Die Säuglingshüfte im Ultraschallbild: ein Atlas

von Reinhard Graf und Peter Schuler

edition medizin

VCH

Vertrieb:
VCH Verlagsgesellschaft, Postfach 1260/1280, D-6940 Weinheim (Federal Republic of Germany)
USA und Canada: VCH Publishers, 303 N.W. 12th Avenue, Deerfield Beach FL 33442-1705 (USA)

ISBN 3-527-15296-2

Die Säuglingshüfte im Ultraschallbild: ein Atlas

von Reinhard Graf und Peter Schuler

VCH

Errata

Seite 33 **Abb. 6.22** rechte Bildhälfte
obere Hinweislinie: 6
untere Hinweislinie: 7

Seite 47 **Abb. 6.62**
1 Perichondriumloch
3 Gelenkkapsel

Seite 51 **Abb. 6.71b.**
Skizze um 90 Grad drehen

Seite 52 **Abb. 6.72**
1 Labrum
2 Perichondriumloch

Seite 57 **Abb. 6.87**
2 Perichondriumloch
3 echoreiches proximales Perichondriumdrittel

Seite 66 **Abb. 6.113**
3 Knöcherner Erker
4 Labrum acetabulare

Seite 66 **Abb. 6.115**
3 und 4 entfallen

Seite 77 **Abb. 6.146**
1 Labrum
2 Gelenkkapsel

Seite 89 **Abb. 7.24**
3 Schallschatten

Seite 103 **Abb. 8.8**
4 Knöcherner Erker

Seite 135 **Abb. 8.99**
Hüfttyp I b

Seite 153 **Abb. 10.5**
$\alpha = 57°$
Hüfttyp II

Seite 159 **Abb. 10.21**
$\alpha = 66°$ bzw. $77°$
je nach Einzeichnung der Pfannendachlinie

Seite 167 **Abb. 10.44 und 10.45**
Die Reihenfolge der Legenden wurde vertauscht.

Seite 181 **Abb. 10.84**
Die Beschriftung der Hinweislinien fehlt. Im Uhrzeigersinn sind zu ergänzen:
1 Labrum acetabulare
2 knöcherner Erker
3 Schallschatten
4 Unterrand des Os ilium.

Seite 212 **Abb. 10.175**
Beschriftung 4 in der Abbildung oben links fehlt.

Seite 246 **Abb. 13.23**
Hüfttyp D

Seite 271 **Abb. 13.87**
Beschriftung 1 in der Abbildung rechts unten fehlt.

Die Säuglingshüfte im Ultraschallbild: ein Atlas

von Reinhard Graf und Peter Schuler

edition medizin

VCH

Univ.-Doz. Dr. med. Reinhard Graf
LSKH Stolzalpe
A-8852 Stolzalpe 39

Dr. med. Peter Schuler
Klinik für Orthopädie
Zentrum für Operative Medizin II
D-3550 Marburg

Lektorat: Silvia Osteen

Herstellerische Betreuung: Heidi Lenz

CIP-Kurztitelaufnahme der Deutschen Bibliothek
Graf, Reinhard: Die Säuglingshüfte im Ultraschallbild: e. Atlas / von Reinhard Graf und Peter Schuler. – Weinheim; Deerfield Beach, FL: Edition Medizin, VCH, 1986.

ISBN 3-527-15296-2

NE: Schuler, Peter:

Satz: Hagedornsatz, D-6806 Viernheim
Druck und Bindung: Passavia GmbH, D-8390 Passau 2

Printed in the Federal Republic of Germany

Geleitwort

Die Orthopädie ist das Fachgebiet, das sich seit dem vergangenen Jahrhundert mit der wissenschaftlichen Untersuchung der Haltungs- und Bewegungsorgane intensiv befaßt. Darunter fallen insbesondere die Diagnose und Therapie der Hüftdysplasie, die mit einer Häufigkeit von etwa 5% bei Neugeborenen die häufigste Störung überhaupt darstellt. Wegweisende Behandlungskonzepte wurden von A. Lorenz und F. Lange für die Therapie der anfangs als unbehandelbar geltenden Hüftluxation, die sich in etwa 0,2% aus der Dysplasie entwickelt, aufgestellt. Anfang der 50er Jahre ging man von der komplizierten Gipsbehandlung mit ihrem nicht unerheblichen Anteil von Hüftkopfnekrosen zu unterschiedlichen funktionellen Therapieverfahren über. Biomechanische Grundlagenforschung und empirisch-therapeutische Erfahrungen haben den Erfolg in der Behandlung der Hüftdysplasie begründet. Demgegenüber blieb eine diagnostische Unsicherheit, die vor allem die ersten Monate nach der Geburt betraf. Die Röntgenuntersuchung kann bekanntlich verwertbare Aussagen erst dann liefern, wenn der Pfannenerker genügend ossifiziert ist, was in der Regel erst im 4. Lebensmonat der Fall ist. Damit verbleibt für die Zeit der knorpeligen Präformation des Pfannenerkers eine therapeutische Lücke, die mit mehr oder weniger sicheren diagnostischen Symptomen zu schließen versucht wurde. Das Bestreben der Orthopädie, ein diagnostisches Verfahren in der Hand zu haben, das auch die Frühveränderungen des Dysplasie exakt erfaßt, konnte lange nicht befriedigend gelöst werden, wenn man von der aufwendigen, invasiven Diagnostik der arthrographischen Darstellung der Hüftgelenke absieht.

Erst Grafs grundlegende Untersuchungen mit dem Ultraschall haben eine exakte Darstellung der knorpeligen Anlage des Hüftgelenkes geliefert und die Voraussetzungen geschaffen, die Dysplasiehüfte frühzeitig im Bild festzuhalten. Die nun möglich gewordene Frühestdiagnose und Frühestbehandlung sind für die Dysplasiehüfte von unschätzbarem Wert, wie auch die Untersuchungen durch meinen damaligen Mitarbeiter Schuler gezeigt haben.

Welche Bedeutung hat die Sonographie der Säuglingshüfte innerhalb von 7 Jahren erlangt? Sie kann als sichere Methode zur Frühestdiagnose der Hüftdysplasie herausgestellt werden, ohne einen invasiven Eingriff darzustellen. Sie ist ein entscheidender Faktor auf dem Weg, durch funktionelle Frühbehandlung eine anatomische Ausheilung der Hüftreifungsstörung zu erzielen. Es sollte allerdings nicht übersehen werden, daß diese neue Methode nur dann segensreich eingesetzt werden kann, wenn der, der sie betreibt, die Qualifikation für die Untersuchung und Behandlung des für den Menschen so wichtigen Hüftgelenkes besitzt. Mangelnde Kenntnis und Erfahrung führen nicht selten zu unklaren Befunden und damit zu fehlerhaften Diagnosen. Hier Abhilfe zu schaffen war das Ziel der Autoren bei der Zusammenstellung dieses Atlas. In einer umfassenden Darstellung wird jede sonographisch am Hüftgelenk erfaßbare Veränderung mit Bildern belegt und durch einen knapp gehaltenen Text beschrieben. Den Autoren wird es mit diesem Buch gelingen, dem Leser ihre große Erfahrung auf dem Gebiet der Hüftsonographie zu vermitteln. Alle mit der Hüftsonographie beschäftigten Kollegen werden dankbar dafür sein, daß in dem gut strukturierten und leicht lesbaren Werk auch auf Fehlermöglichkeiten bei der Darstellung und Interpretation eingegangen wird.

Graf und Schuler haben mit diesem Atlas ein grundlegendes Werk geschaffen, dem in Praxis und Klinik eine weite Verbreitung zu wünschen ist.

Karlsruhe, im November 1985 Karl Rossak

Vorwort

Hüftreifungsstörungen gehören zu den häufigsten kongenitalen Fehlformen des Skelettsystems. Die Folgen einer nicht oder zu spät erkannten Hüftdysplasie reichen weit und sind von großer Tragweite für den Betroffenen, auch über das Säuglings- und Kindesalter hinaus. Große Anstrengungen wurden und werden noch unternommen, um diese Erkrankung zu einem möglichst frühen Zeitpunkt zu diagnostizieren und den Patienten einer gezielten Behandlung zuzuführen. Mit der Sonographie der Säuglingshüftgelenke ist es nun möglich, neben den bereits ossifizierten Gelenkanteilen auch die nicht ossifizierten Strukturen darzustellen und dadurch bereits in den ersten 3 Lebensmonaten eine sichere Diagnose mit einer bildgebenden Methode zu stellen. Wie die Erfahrungen aus den Verlaufsbeobachtungen gezeigt haben, ist der Nutzen der Frühestdiagnose und der nun möglichen Frühestbehandlung von unschätzbarem Wert.

Durch die Weiterentwicklung der theoretischen Grundlagen und die zunehmende klinische Erfahrung sowie durch Verbesserung der Gerätetechnik ist die Zahl der in Klinik und Praxis mit der Sonographie arbeitenden Kolleginnen und Kollegen sprunghaft angestiegen. Für viele ist diese Methode vollkommen neu, unterscheidet sich doch die Hüftsonographie grundsätzlich von der Röntgendiagnostik. Trotz intensiver theoretischer und praktischer Ausbildung entstehen für die Anwender Probleme bei der exakten und reproduzierbaren Schnittbilderstellung und bei der Interpretation. Durch die Vielzahl der von uns veranstalteten sonographischen Ausbildungskurse und Fortbildungsveranstaltungen sind uns die immer wiederkehrenden offenen Fragen und Problemfälle bekannt. Unsere Intention bei der Erstellung dieses Atlasses war daher darauf ausgerichtet, dem sonographisch Tätigen ein Nachschlagewerk zur Hand zu geben, mit dem er schnell bei seiner sonographischen Arbeit im diagnostischen Zweifelsfall seine Bilder überprüfen kann. Obwohl der Atlas durch seinen systematischen Aufbau das gesamte derzeitige Wissen der Hüftsonographie anhand von typischen Bildern vermittelt, soll und kann er eine gründliche Einarbeitung in die Methode nicht ersetzen. Wir haben daher bewußt auf eine detaillierte und umfassende Zusammenstellung der theoretischen Grundlagen verzichtet und diese auf kurze, merksatzähnliche Erläuterungen reduziert.

Wir hoffen, daß dieser Atlas Ihre Arbeit mit der Hüftsonographie erleichtert und verbessert und daß er zum Wohle der uns anvertrauten kleinen Patienten beiträgt.

Stolzalpe und Marburg,
im November 1985

Reinhard Graf
Peter Schuler

Danksagung

Mein besonderer Dank gilt meinem akademischen Lehrer und Klinikchef, Herrn Hofrat Univ.-Prof. Dr. H. Buchner, der durch seine langjährige und unermüdliche Unterstützung bei der Entwicklung der Hüftsonographie wesentlich zur Perfektionierung der Methode beitrug. An dieser Stelle sei ihm auch für die Arbeitsmöglichkeiten an seiner Klinik und die großzügige Hilfestellung herzlichst gedankt.

Bei der Bilddurchsicht und Korrektur war mir Herr K. Lercher (Landessonderkrankenhaus Stolzalpe) eine unentbehrliche Hilfe.

Meiner Frau danke ich für die Niederschrift und Durchsicht des Manuskriptes. Ohne ihr Verständnis und das meiner Tochter wäre die jahrelange, intensive Beschäftigung mit der Hüftsonographie nicht möglich gewesen.

Der edition medizin, insbesondere Frau Silvia Osteen und Frau Heidi Lenz, danken die Autoren für die Mühe und die hervorragende Ausstattung des Buches.

Reinhard Graf

Mein besonderer Dank gilt meinem früheren klinischen Lehrer, Herrn Prof. Dr. K. Rossak, Direktor der Orthopädischen Klinik der St.-Vincentius-Krankenhäuser in Karlsruhe. Ohne seine großzügige Unterstützung wäre es mir nicht möglich gewesen, mich so intensiv mit dieser neuen, bildgebenden Methode zu befassen und an deren Weiterentwicklung und Verbreitung mitzuarbeiten.

Bei Herrn Prof. Dr. med. O. Fettig bedanke ich mich für seine Bereitschaft, mich an seiner Klinik umfangreiche Untersuchungen durchführen zu lassen.

Herrn Prof. Dr. P. Griss danke ich für die großzügigen Arbeitsmöglichkeiten an seiner Klinik und für die jederzeit wohlwollende Hilfe bei meiner Arbeit.

Peter Schuler

Die Zeichnungen und Fotos stammen aus der Fotoabteilung des Landessonderkrankenhauses Stolzalpe (Herren K. Nass, A. Stöger, P. Wegwart), aus der Fotoabteilung des St.-Vincentius-Krankenhauses Karlsruhe (Herr Reinehr) sowie aus der Fotoabteilung des Klinikums der Philipps-Universität Marburg (Frau R. Junghans).

Inhalt

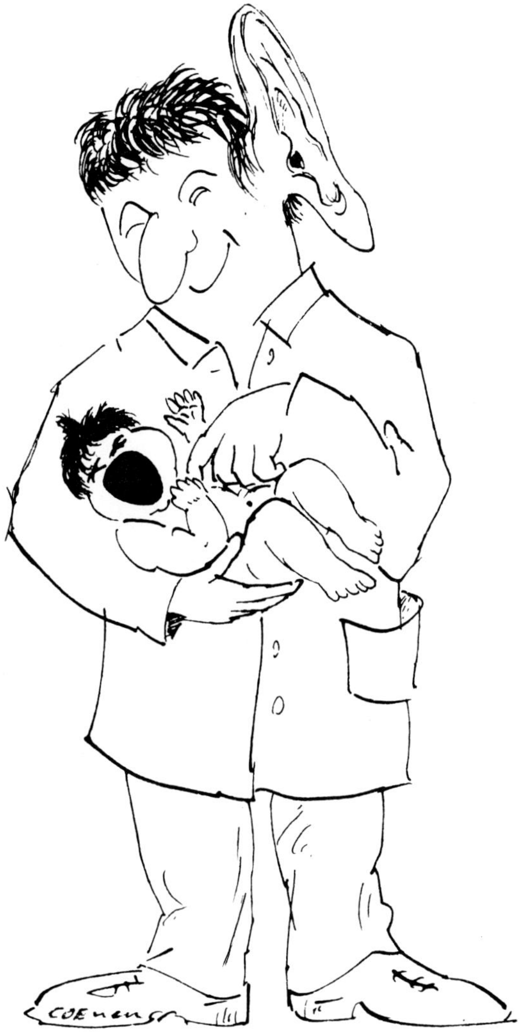

Mit freundlicher Genehmigung
von
Dr. Wilfrid Coenen, Orthopädie,
Villingen – Schwenningen

1 Problematik der Hüftsonographie

1.1 Allgemeines

Durch den rasanten technologischen Fortschritt hat die Hüftsonographie in den letzten Jahren eine stürmische Entwicklung erlebt. Die Anwendung des Ultraschalls zu diagnostischen Zwecken hat sich in wenigen Jahren, nicht zuletzt durch den Vorteil der Strahlenunschädlichkeit, zu einer nicht mehr wegzudenkenden Untersuchungsmethode entwickelt. Vor allem die Wiederholbarkeit ohne jegliche Strahlenbelastung macht sie auch für jene Teilgebiete der Medizin interessant, bei denen die Strahlenbelastung aufgrund der topographischen Gegebenheiten besonders gefürchtet wird. Neue Dimensionen in der Bildgebung werden durch verbesserte Auflösung, größere Eindringtiefe und variable dynamische Fokussierung bei der medizinisch-diagnostischen Anwendung eröffnet.

Mehr als die bisherigen bildgebenden Verfahren, die zur Abbildung der Säuglingshüfte herangezogen werden, verlangt aber die sonographische Schnittbildtechnik ein Höchstmaß an anatomischem Vorstellungsvermögen. Es müssen vom Untersucher nicht nur die Kenntnisse der normalen Anatomie verlangt werden, sondern auch beste Kenntnisse des patho-anatomischen Geschehens während des Luxationsvorganges. Neben diesen orthopädischen Grundvoraussetzungen ist eine qualifizierte Ausbildung in der Hüftsonographie unumgänglich notwendig.

1.2 Ausbildung in Hüftsonographie

Obwohl wir mit dem vorliegenden Atlas eine Lernhilfe zur Verfügung stellen, kann diese eine praktische Ausbildung nicht ersetzen. Es ist nicht möglich, ohne entsprechende Unterweisung durch Erfahrene die Technik der Hüftsonographie zu erlernen. Nicht genug kann vor dem Versuch, sich als Autodidakt die Methode anzueignen, gewarnt werden. Besonders die korrekte Aufnahmetechnik und Bildinterpretation und vor allem das Einzeichnen der Meßlinien zur Charakterisierung des Hüftsonogramms bedarf einer Unterweisung durch kundige Hand.

Nach übereinstimmender Auffassung sämtlicher mit der Hüftsonographie Vertrauten kann ein 3tägiger Grundkurs, gefolgt von einem 3tägigen Aufbaukurs, nur das Basiswissen vermitteln. Um die Kontinuität der Ausbildung zu wahren, sollten diese beiden Kursabschnitte ohne Unterbrechung absolviert werden. Nach diesem Basisprogramm ist es für den Neuling notwendig, eigene Erfahrungen mit der Hüftsonographie bei entsprechend großer Fallzahl zu sammeln. Die endgültige Qualitätssicherung sollte durch einen 2tägigen Abschlußkurs, bei dem sämtliche in der Zwischenzeit angefallenen Probleme in individuellen Gesprächen behandelt werden können, gewährleistet werden. Diese Ausbildung kann aber nur Einführung in das Thema, Abrundung der eigenen praktischen Erfahrungen und durch den Abschlußkurs die fachliche Rückkopplung mit dem Ausbilder geben und stellt ein Minimalprogramm dar. Kein verantwortungsbewußter Untersucher wird daher glauben, nach diesem Minimalprogramm in der Anwendung der Methode perfekt zu sein.

Insbesondere kommt bei der Hüftsonographie der Aspekt der dynamischen Untersuchung hinzu. Dies ist um so bemerkenswerter und kann nicht genug betont werden, da sich darin die Hüftsonographie grundsätzlich von der herkömmlichen statischen Röntgentechnik methodisch unterscheidet. Das alleinige sonographische Abbilden einer Hüfte muß als überholt, wenn nicht sogar als methodischer Irrtum ausgelegt werden.

Als Einführung in die Grundkenntnisse der Hüftsonographie sei auf die entsprechende Literatur verwiesen [5]. Der vorliegende Atlas soll durch sein reiches Bildmaterial das Einsehen in die verschiedenen sonographischen Hüfttypen und Verlaufskontrollen erleichtern. Er dient somit der Ergänzung schon vorhandenen Wissens und setzt bereits Grundkenntnisse der Hüftsonographie voraus.

2 Grundlagen der Hüftsonographie

2.1 Physikalische Grundlagen

Seit über 200 Jahren wird in der Medizin die Schallwelle zu diagnostischen Zwecken in Form der Perkussion benützt. In diesem Falle werden Frequenzbereiche benützt, die es ohne technischen Aufwand gestatten, Informationen aus dem Körperinneren mit Hilfe des Gehörs aufzunehmen. Hingegen ist der Schrei einer Fledermaus für das menschliche Ohr aufgrund seiner hohen Frequenz nicht hörbar. Diese Frequenzbereiche sind daher ohne technische Hilfsmittel für die menschlichen Sinnesorgane nicht wahrnehmbar.

Es werden nach internationalen Normen 3 Schallfrequenzbereiche definiert:

- **Infraschall**
  Dies sind Schallfrequenzen unterhalb der menschlichen Hörschwelle im Frequenzbereich unter 16 Hz.
- **Hörschall**
  Dies sind Schallfrequenzen zwischen 16 Hz und 20.000 Hz, die im Hörbereich des menschlichen Ohres liegen.
- **Ultraschall**
  Dies sind Schallfrequenzen über 20.000 Hz, welche oberhalb der menschlichen Hörgrenze liegen.

2.2 Spezielles Schallverhalten an der Säuglingshüfte

Beim Auftreffen der Ultraschallwellen an Grenzflächen mit verschiedenen akustischen Eigenschaften entsteht Reflexion. Diese wird auf dem Bildschirm als weißer Punkt dargestellt, der um so heller ist, je kräftiger die Reflexion erfolgt. Echos aus mittleren und tiefen Körperbereichen sind ohne zusätzliche künstliche Verstärkung schwächer als oberflächliche. Neben diesen allgemeinen Grundsätzen der Impulsechosonographie zeichnet sich die Hüfte durch spezielle Reflexionsmuster aus.

- Totale Reflexion erfolgt an den knöchernen Anteilen der Hüfte (knöchernes Pfannendach, Unterrand des Os ilium, knöcherner Anteil des koxalen Femurendes). Die Schallauslöschung hinter knöchernen Anteilen bezeichnet man als „Schallschatten“.
- Der hyaline Knorpel ist echoarm oder echofrei. Alle hyalinknorpelig präformierten Strukturen, die sich als echoarme oder echofreie Zone sonographisch darstellen, werden als „Schalloch“ bezeichnet.
- Das Labrum acetabulare ist aufgrund seiner faserknorpeligen Struktur echogen.
- Kollagenfaserige Gebilde (Gelenkkapsel, intermuskuläre Septen und Perichondrium) sind von starker Echogenität.

- Muskelgewebe erzeugt mittelstarke Reflexion.
- Die Beurteilung der histologischen Struktur im Bereich des knorpeligen Pfannendachs ist nur unter Hinzuziehung eines Referenzpunktes möglich [4].

2.3 Gewebsschäden

Immer wieder wird die Frage nach möglichen Gewebsschäden bei der diagnostischen Ultraschallanwendung gestellt. Besonders interessant ist die Frage möglicher Gewebsschädigungen bei hohen Intensitätswerten und längerer zeitlicher Wirkung. Die heute zu diagnostischen Zwecken eingesetzten Ultraschallgeräte senden einen kurzen Ultraschallimpuls von einer Mikrosekunde Dauer in den Körper und schalten dann auf Empfang des Echos um. Das Verhältnis von Impulsdauer zu Sendepause beträgt 1 : 1000. Bei einer Untersuchungsdauer von 10 min werden lediglich über einen Zeitraum von 0,6 s Ultraschallwellen bestimmter Intensität abgestrahlt [2].

Nach genauen Untersuchungen wurde von der Weltgesundheitsorganisation in einem als sehr kritisch zu bewertenden Bericht zusammengefaßt, daß thermische, mechanische oder chemische Wirkungen bei im diagnostischen Bereich verwendetem Ultraschall in der Medizin zu keinen Schäden führen [6].

3 Prinzipielle Anforderungen an Untersucher und Untersuchungstechnik bei der sonographischen Exploration der Säuglingshüfte

Es muß grundsätzlich darauf hingewiesen werden, daß die Erstellung und Befundung des Hüftsonogramms, klinische Untersuchung und therapeutische Konsequenz eine funktionelle Einheit bilden und daher untrennbar miteinander verbunden sind. Eine Befundung des Hüftsonogramms ohne klinische Untersuchung muß als ungenügend bezeichnet werden.

Aus praktischen Gründen empfehlen wir, die notwendige klinische Untersuchung im Anschluß an die sonographische Abklärung der Hüfte durchzuführen. Die Säuglinge werden bei diesem Untersuchungsmodus durch die klinische Untersuchung nicht vorzeitig irritiert und liegen bei der sonographischen Untersuchung ruhiger. Nicht zuletzt hat der Untersucher die Möglichkeit, durch die nachträgliche klinische Abklärung bei bereits bekanntem, objektiviertem Hüftbefund seinen Tastbefund zu überprüfen, und kann so seine klinische Untersuchungstechnik verbessern.

3.1 Anforderungen an den Untersucher

- Gefordert wird nicht nur die exakte Einstellung der Meßebene, sondern auch die Einstellung der hinteren und vorderen Schnittebene. Nur unter diesen Bedingungen ist das tomogrammartige Durchmustern des tragenden Pfannendachbereichs möglich.
- Das Labrum acetabulare, der knöcherne Erker oder der Umschlagpunkt und der Unterrand des Os ilium müssen klar am Sonogramm herausgearbeitet werden.
- Kenntnisse in der Technik der dynamischen Untersuchung mit Darstellung der Hüfte unter Zug und Druck, Ab- und Adduktion, Außen- und Innenrotation sind unabdingbar.
- Kenntnisse der Anatomie und der pathologischen Anatomie der Säuglingshüfte müssen als Grundvoraussetzung nicht besonders erwähnt werden.

3.2 Untersuchungstechnik

3.2.1 Lagerung des Säuglings (Abb. 3.1–3.10)

Die Untersuchung muß rasch durchgeführt werden. Mit zunehmender Untersuchungsdauer wird der Säugling auch in der besten Lagerungsvorrichtung unruhig und erschwert daher das Aufsuchen der Standardebene. Prinzipiell ist die Beurteilung des Sonogramms, vorausgesetzt die Bezugspunkte sind sichtbar, lageunabhängig. Eine standardisierte Lagerungs- und Abtasttechnik ermöglicht jedoch einen raschen Untersuchungsablauf und trägt somit wesentlich zu guten Hüftsonogrammen bei.

Optimale Lagerung gewährleistet rasches Aufsuchen der Standardebene und optimalen Bildinhalt.

Die von uns konstruierte Lagerungsvorrichtung gewährt dem Säugling ein bequemes Liegen in Seitenlage und ist für verschiedene Altersstufen bestens geeignet[1].

3.2.2 Untersuchungsablauf und Abtasttechnik

Die Untersuchung erfolgt in Seitenlage. Das Kniegelenk des Säuglings darf nicht über die Randwülste der Lagerungsschale herausrutschen. Der Säugling sollte nicht durch Streckung der Beinchen unter Zug in eine Zwangshaltung gebracht werden. Leichte Beugung und Innenrotation der Beinchen kommt der Spontanhaltung des Säuglings in Seitenlage am nächsten und ermöglicht eine optimale Untersuchung [4].

- **Handling des Transducers**
  Die Handhabung des Schallkopfes unterscheidet sich bei der Anwendung an der Säuglingshüfte von den üblichen Techniken in anderen Fachbereichen. Im Gegensatz zur abdominellen Anwendung wird bei der Hüftsonographie prinzipiell der Schallkopf mit beiden Händen geführt (Abb. 3.1). Dies ermöglicht eine standardisierte Ausgangsposition.

- **Ausgangsposition** (Abb. 3.1 u. 3.4)
  Korrekte Lagerung vorausgesetzt, ermöglicht diese Ausgangsposition mit in allen Raumrichtungen rechtwinkelig aufgesetztem Transducer die Grundstellung bei optimaler Ausgangsposition für alle weiteren Schnittebenen.

- **Suchlauf**
  Durch Verschieben des Transducers parallel zur Ausgangsposition wird das Zentrum der Säuglingshüfte, charakterisiert durch die Abbildung des Os ilium in der Fossa acetabuli, eingestellt. Erst danach erfolgt die Korrektur der Schnittebene.

- **Korrektur der Schnittebene**
  (Abb. 3.2, 3.5 u. 3.6)
  Durch kontinuierliches Drehen des Schallkopfes über dem Unterrand des Os ilium in der Fossa acetabuli wird tomogrammartig der Pfannendachbereich durchgemustert und neben der Standardebene auch die vordere und die hintere Schnittebene eingestellt. Es muß darauf geachtet werden, daß der Unterrand des Os ilium in der Fossa acetabuli, durch den die Rotationsachse des Schallwandlers während des Drehvorganges geht, nicht verloren wird. Ein geübter Untersucher sollte in 20 s mit der Untersuchung einer Hüfte fertig sein.

---

[1] Hersteller: Fa. Radl KG,
Luthergasse 4, A-8010 Graz, Österreich

Lagerung und Abtasttechnik des linken Hüftgelenks

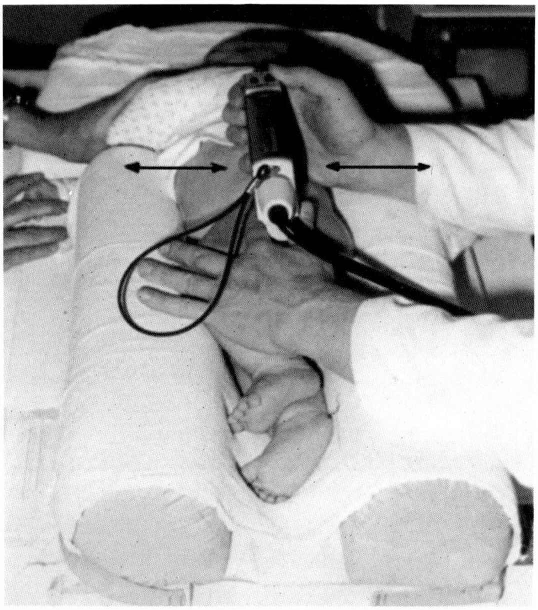

Abb. 3.1. Richtige Lagerung
Das Beinchen des Säuglings wird nicht gestreckt, sondern in Spontanhaltung, d. h. in der Regel mit leicht gebeugtem Knie, gelagert. Die flach aufgelegte Hand drückt das Knie leicht in die Halteschale hinein. Dadurch entsteht im Hüftgelenk eine leichte Innenrotation. Trochanter major, Schenkelhals und Azetabulum liegen nun in der Frontalebene. Der Schallwandler wird in sämtlichen Raumrichtungen gerade aufgesetzt und in dieser Stellung entsprechend der Pfeilrichtung nach ventral oder dorsal verschoben („Suchlauf").

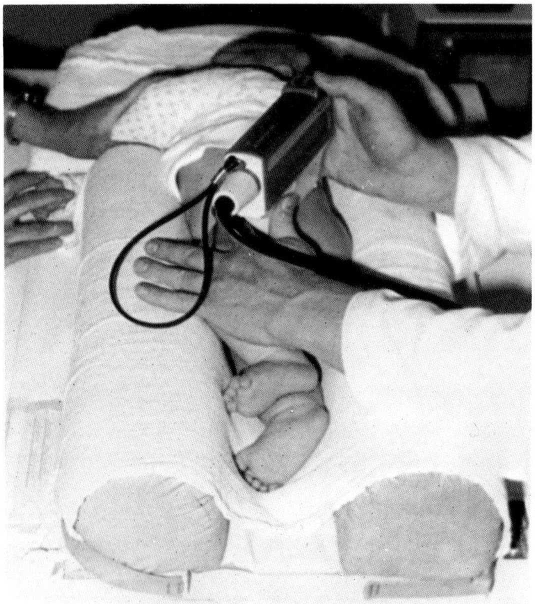

Abb. 3.2. Weiteres Vorgehen
Der dorsale Pfannendachanteil wird durch Rotation des Transducers um die zentrale Azetabulumachse untersucht.

Abb. 3.3. Falsche Ausgangsposition
Der Transducer darf nicht gekippt werden.

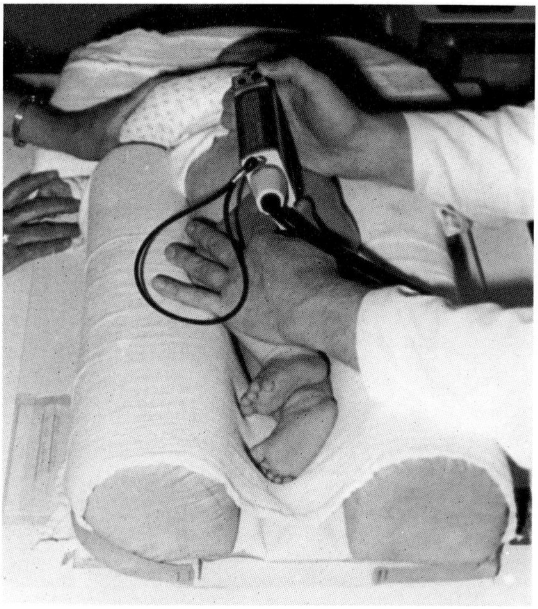

Untersuchung des rechten Hüftgelenks

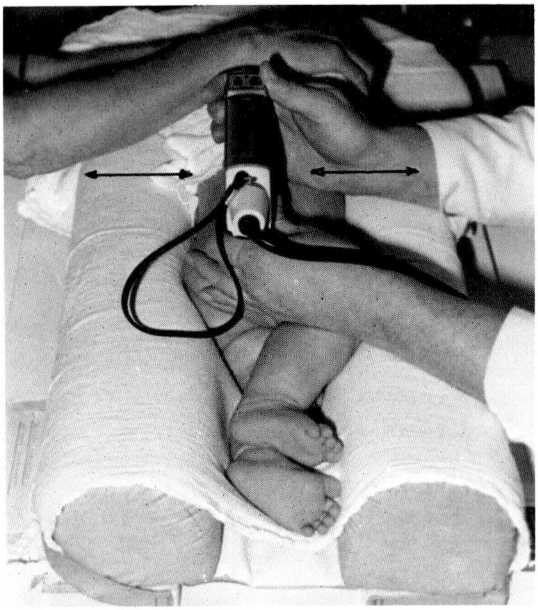

Abb. 3.4. Lagerung und Ausgangsposition
In Analogie zur Untersuchung der linken Hüfte in Abb. 3.1 wird der Säugling in Seitenlagerung mit spontan leicht angezogenem Beinchen gelagert. Die leichte Innenrotation des Beinchens wird durch Druck des Handgelenks nach unten herbeigeführt. Die Pfeilrichtungen markieren den Suchlauf.

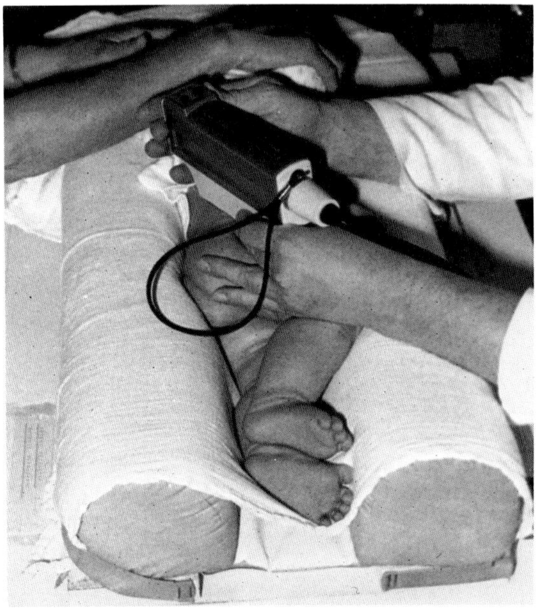

Abb. 3.5. Untersuchung des hinteren Pfannendachanteils
Durch Rotation um die zentrale Azetabulumachse wird der hintere Pfannendachanteil dargestellt.

Abb. 3.6. Untersuchung des vorderen Pfannendachanteils
Durch Rotation um die zentrale Azetabulumachse aus der Position, wie sie in Abb. 3.5 ersichtlich ist, kann der vordere Pfannendachanteil beurteilt werden.

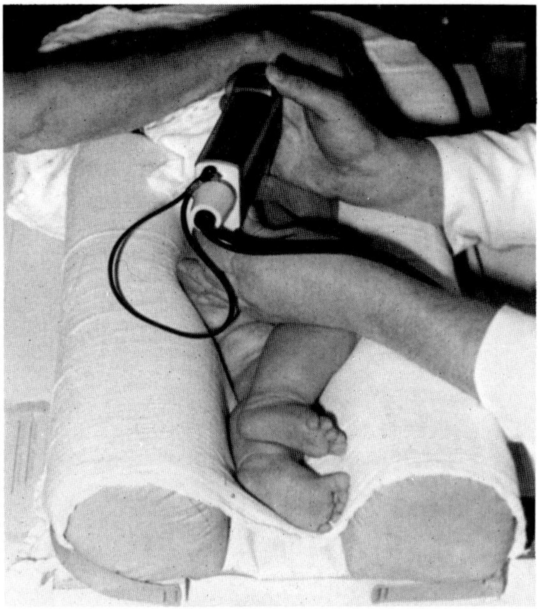

Lagerungsfehler und Fehler in der Abtasttechnik

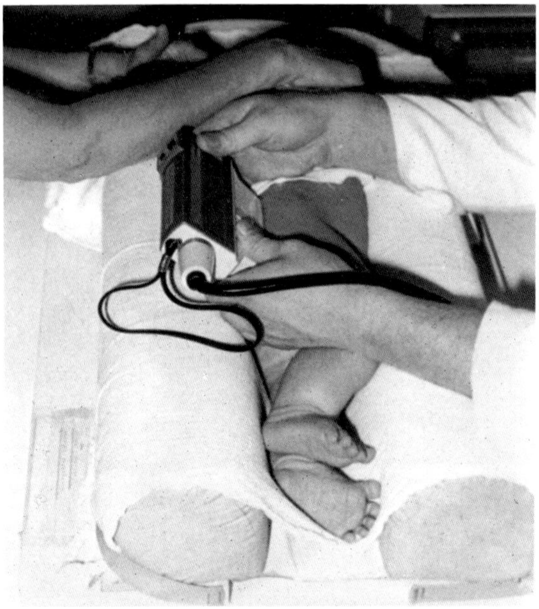

Abb. 3.7. Falsche Transducerposition
Der Säugling ist zwar korrekt gelagert, das Beinchen wird leicht nach innen rotiert und mit dem Handgelenk fixiert. Der Transducer ist aber falsch aufgesetzt. Vergleiche Abb. 3.4 mit der richtigen Position.

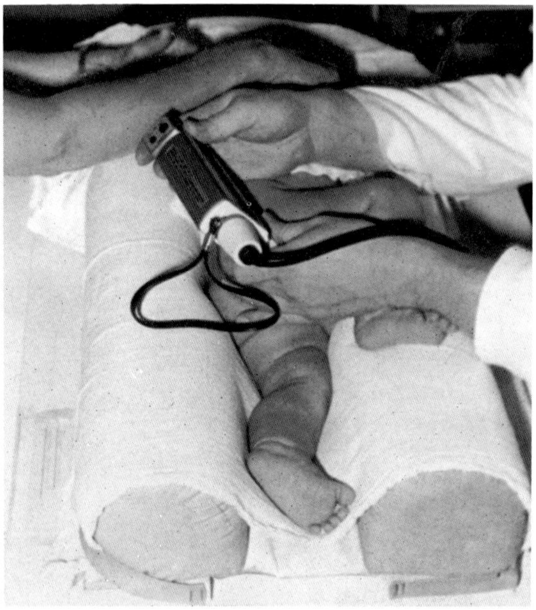

Abb. 3.8. Völlig falsche Lagerung und Abtasttechnik
Das Beinchen rutscht über den Randwulst heraus, dadurch rotiert der Trochanter major als Ankopplungspunkt nach dorsal und ermöglicht somit keine standardisierte Abtasttechnik.

Abb. 3.9. Falsche Lagerungstechnik
Der Transducer ist zwar korrekt aufgesetzt, das Beinchen wird aber durch die Hilfsperson gestreckt. Zusätzlich umklammert der Untersucher noch das Kniegelenk und streckt dadurch das Beinchen noch mehr. Diese Stellung irritiert nicht nur den Säugling, sondern erschwert auch die Abtasttechnik. Der Trochanter major gerät hinter die Frontalebene. Das Aufsuchen der Standardebene wird dadurch erheblich erschwert.

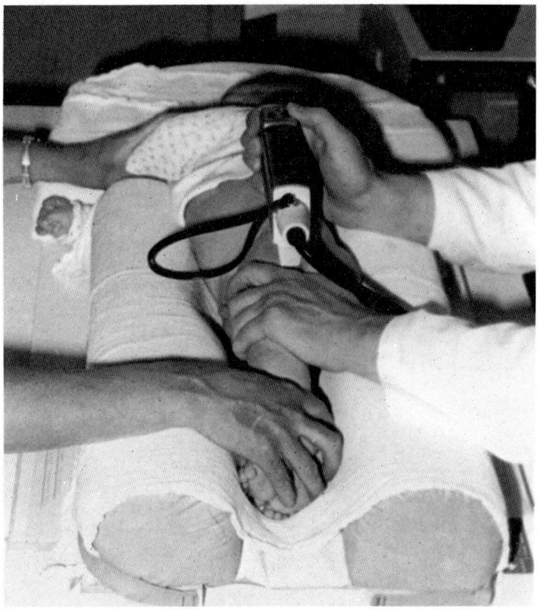

Abb. 3.10. Weiterer Fehler
Das Beinchen rutscht dem Untersucher über den Randwulst heraus, dadurch kann der Transducer nicht mit beiden Händen geführt werden.

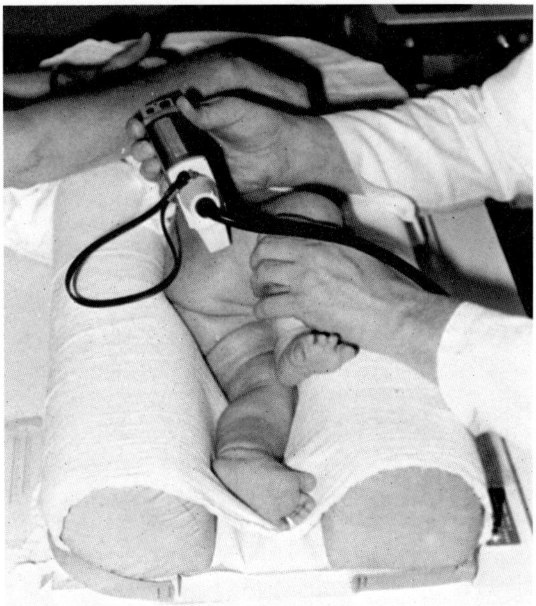

4 Apparative Ausstattung, Geräteabstimmung und Dokumentation

4.1 Ultraschallgeräte für die Säuglingshüfte

Besonders dem Anfänger macht die Auswahl eines entsprechenden Ultraschallgerätes für die Hüftsonographie Schwierigkeiten. Ist zwar die Untersuchung der Säuglingshüfte mit herkömmlichen, handelsüblichen Ultraschallgeräten prinzipiell möglich, so müssen doch einige spezielle Anforderungen an das Gerät gestellt werden.

4.1.1 Schallwandler

Um das geforderte Mindestmaß an Auflösung zu erreichen, ist die Verwendung eines 5-MHz-Transducers notwendig. Schallköpfe mit geringerer Megahertzzahl erbringen nicht die geforderte Detailauflösung. Werden nur und ausschließlich Neugeborene untersucht, empfiehlt sich ein 7-MHz-Schallkopf. Die Auflösung des 7-MHz-Transducers ist besser als die des 5-MHz-Schallkopfes und ermöglicht besonders bei den feinen Strukturen der Neugeborenenhüfte eine bessere Detailauflösung, die allerdings auf Kosten der Eindringtiefe geht. Dieser Verlust der Eindringtiefe kann zwar bei Neugeborenenhüften für die bessere Auflösung in Kauf genommen werden, bei größeren Kindern verhindert sie jedoch die Abbildung von in der Tiefe der Pfanne liegenden Strukturen. In der Regel ist ein Standardschallkopf mit 5 MHz zu empfehlen, da sowohl Neugeborenenhüften mit ausreichendem Auflösungsvermögen als auch größere Kinder untersucht werden können. Bei Mehrfachverwendung des Gerätes in verschiedenen medizinischen Disziplinen kann der 5-MHz-Transducer ebenfalls als Kompromiß angesehen werden.

4.1.2 Linear- oder Sektorscan

Die spezielle Schnittebenentechnik mit standardisierter Abtasttechnik unter Ausnützung der gut reproduzierbaren Schallschatten, die wesentlicher Bestandteil jedes Hüftsonogramms, insbesondere bei der geforderten Meßtechnik, ist, macht die Verwendung eines Parallelscan nahezu zur unabdinglichen Forderung. Wir haben sowohl Linear- als auch Sektorscanner auf ihre Verwendbarkeit überprüft und sind nach reiflichen experimentellen Untersuchungen zu dem Schluß gekommen, daß für das spezielle Anwendungsgebiet der Sonographie an der Säuglingshüfte der Linearscan dem Sektorscan vorzuziehen ist.

Sämtliche experimentellen Untersuchungen, die Erstellung der standardisierten Hüftsonogramme, die Einführung der Charakteristika mit Hilfe der Meßlinien und der Daten für den Knochenwinkel α und Knorpelwinkel β, wurden mit Linearscannern durchgeführt. Die exakte Schallschattenbildung, die wesentlich zu einer korrekten Diagnose und Meßtechnik beiträgt, setzt parallel einfallende Schallstrahlen voraus. In der Regel ist auch die Handhabung der Sektorscanner im speziellen Anwendungsgebiet mit der Forderung nach exakt reproduzierbaren Schnittebenen schwieriger als die von Linearscannern. Bei diesen kann sich der Untersucher bereits von außen gut über die zu erwartende Schnittebene bei der Untersuchung orientieren. Eine Wasservorlaufstrecke ist bei Linearscannern in der Regel nicht erforderlich. Dieser Umstand erleichtert das Handling gegenüber Sektorscannern wesentlich. Aus diesen und ähnlichen Gründen raten wir, zur Abbildung der Säuglingshüfte den Linearscan zu verwenden.

4.2 Wahl des Ultraschallgerätes

Um eine Diskriminierung zu vermeiden, haben wir im vorliegenden Atlas auf Firmennamen strikte verzichtet. Der Ultraschallinteressierte sollte sich die Gelegenheit nicht entgehen lassen, verschiedene Geräte nebeneinander oder kurz hintereinander zu testen. Die Darstellbarkeit des Labrum acetabulare bietet eine gute Möglichkeit, das Gerät hinsichtlich seines Auflösungsvermögens zu testen.

Der Untersucher darf nicht dem Irrtum unterliegen, daß mit kleinen Schallköpfen im Bereich der „kleinen Säuglingshüfte“ bessere Bilder zu erzielen sind. Der Schallkopf muß in der Hand gehalten werden. Daher erschweren kleine Schallköpfe das Handling und die exakte Führung des Schallkopfes wesentlich. Bei der Auswahl des Gerätes muß nach entsprechender Testung hinsichtlich des Auflösungsvermögens das Gerät auf folgende Kriterien hin überprüft werden:

4.2.1 Bildformat

Es muß bereits am Monitor eine eindeutige, rasche und klare Definition des Reifungsstadiums der Hüfte möglich sein. Das erhaltene Bild muß nach der Dokumentation auch genügend groß sein, d. h., das Bild muß bereits primär am Monitor eine genügende Bildgröße aufweisen. Nachträgliche Vergrößerungen durch die Dokumentationseinrichtung gehen auf Kosten des Auflösungsvermögens. Geräte von mittlerer Qualitäts- und Preisklasse sind in der Regel besser hinsichtlich ihrer Bildqualität durch digitale Nachverarbeitung als Einfachgeräte ohne Postprocessing.

4.2.2 Alphanumeric

Das Fehlen einer Schreibmaschinentastatur macht ein Ultraschallgerät im Routinebetrieb zur Qual. Das Eingeben eines Zahlencodes anstelle des Namens macht die Archivierung und Nachkontrolle ausgesprochen schwierig. Zusätzliche Informationen (Untersuchung unter Druck oder Zug, Ab- und Adduktion) im vorhandenen Bild können ohne Alphanumeric nicht angebracht werden. Wir raten daher von Geräten ohne Alphanumeric dringend ab.

In diesem Zusammenhang möchten wir auch noch vor technischen Spielereien warnen. Ein übertrieben ausgeführtes Postprocessing kann niemals ein primär schlechtes Bild in seiner Qualität verbessern. Solche Geräte werden in der Bedienung nur komplizierter und überfordern nach unseren Erfahrungen den in der Routine tätigen Arzt meistens. Der erhoffte Qualitätsgewinn rechtfertigt oft nicht den Aufwand.

4.3 Geräteabstimmung
(Abb. 4.1–4.4)

Um Fehlinterpretationen zu vermeiden und eine optimale Bildinformation zu erlangen, müssen Grundverstärkung, Tiefenausgleich und Monitorhelligkeit sorgfältig abgestimmt werden und sind den individuellen Notwendigkeiten der Hüftsonographie anzupassen. Nicht zuletzt spielt bei der Abstimmung des Monitors die Raumhelligkeit eine Rolle.

Prinzipiell wird das Ultraschallgerät so eingestellt, daß der hyaline Hüftkopf echoarm oder sogar echofrei ist. An allen Ultraschallgeräten stehen folgende Regelknöpfe zur Verfügung:

- Grundverstärkung
- Tiefenausgleich
- Meistens ein Prä- bzw. Postprocessing

Wir raten daher, die Geräteabstimmung selbständig in Zusammenarbeit mit dem Techniker durchzuführen, diesem jedoch nicht die alleinige Geräteabstimmung zu übertragen. Das Monitorbild muß so abgestimmt werden, daß von der Oberfläche bis in die Tiefe des Azetabulums ein gleichmäßig helles, kontrastreiches Bild entsteht, bei dem die hyalinknorpelig präformierten Anteile von schwacher oder fehlender Echogenität sind. Zu hohe Grund- oder Ausgangsverstärkung erzeugen ein zu echoreiches, helles Bild. Die einzelnen Strukturen sind überstrahlt. Bei zu geringer Grundverstärkung ist das Bild zu dunkel und echoarm. Feine Echos werden nicht mehr abgebildet.

Durch den Tiefenausgleich können Echos, die aus der Tiefe kommen und daher schwächer sind, mehr verstärkt werden als oberflächliche. Dies ist die Grundvoraussetzung, um ein gleichmäßig helles Bild zu bekommen. In der Regel wird bei Hüftsonogrammen das Gerät so eingestellt, daß zuerst die aus der Tiefe kommenden Echos verstärkt werden und dann die mittleren und oberflächlichen Echos nach erfolgter Tiefeneinstellung auf diese primäre Abstimmung nachjustiert werden. Bei guter Ausgangsverstärkung und gut gewähltem Tiefenausgleich ist in der Regel nur in wenigen Fällen bei verschieden großen Kindern eine geringgradige Nachkorrektur notwendig. Die Abbildungen dieses Atlas sind in der täglichen Routineuntersuchung entstanden und waren auch primär nicht für eine Veröffentlichung vorgesehen. Wenn für den Untersucher die notwendigen Bildparameter sichtbar waren, wurde daher oft auf eine Nachkorrektur hinsichtlich der Geräteabstimmung verzichtet. Wir werden bei diesen Bildern auf die aufnahmetechnischen Mängel in den Legenden besonders hinweisen.

4.4 Dokumentation von Hüftsonogrammen

Die speziellen Anforderungen der Hüftsonographie machen auch eine spezielle Dokumentationsart erforderlich. Es ist notwendig, sowohl bei der bildlichen als auch bei der schriftlichen Dokumentation Mindestanforderungen und ein Schema beizubehalten.

4.4.1 Bilddokumentation

- Mindestanforderung
- Empfehlungen
- Bildsysteme

Mindestanforderungen

Um dem dynamischen Untersuchungsablauf und der speziellen Schnittebenentechnik gerecht zu werden, ist die Dokumentation zweier Bilder pro Hüfte unbedingt notwendig. Diese sollen möglichst in der Standardebene angefertigt sein. In schwierigen Fällen wird man mehrere Schnittebenen aus dem Pfannendachbereich dokumentieren. Die Dokumentation von nur einem Bild pro Hüfte muß als unverantwortlich bezeichnet werden.

Die exakte Beurteilung der Feinstrukturen der Säuglings- und insbesondere der Neugeborenenhüfte macht ein Mindestmaß an Bildgröße erforderlich: 8 · 8,5 cm für das Einzelbild, Foliengröße 18 · 24, bei je 4 Bildquadranten (2 Bilder jeder Seite). Vereinbarungsgemäß werden alle Hüftsonogramme auf rechts projiziert, so daß sie einem rechten Röntgen-ap-Bild einer Hüfte ähnlich sind.

Empfehlungen

Wir empfehlen, die Hüftsonogramme auf weißem Hintergrund zu dokumentieren. Aus physikalischen Gründen wirken auf hellem Bildhintergrund die Sonogramme durch die Unterdrückung einiger Grauwertstufen für das Auge klarer. Das Eintragen der Meßlinien mit dem Bleistift und das Ablesen der Winkelwerte ist auf weißem Hintergrund wesentlich leichter durchzuführen. Die Eingabe des tatsächlichen Untersuchungsalters in Monaten oder Wochen hat sich im Routinebetrieb der Eingabe des Geburtsdatums als überlegen erwiesen. Besonders bei Verlaufskontrollen und bei der Beurteilung der Sonogramme in Abhängigkeit vom tatsächlichen Lebensalter erspart diese Art der Dokumentation zusätzliches Kopfrechnen.

Bei pathologischen Fällen empfehlen wir, die Dokumentation des gesamten tragenden Pfannendachbereichs im vorderen, mittleren und hinteren Abschnitt durchzuführen.

Bildsysteme (Abb. 4.5–4.8)

Ohne auf die Vielfalt der Dokumentationssysteme näher einzugehen, sollen nur die gebräuchlichsten kurz erwähnt und kommentiert werden.

- Sofortbildkamera
- Multiformatsysteme
- Videodokumentation
- Kleinbildformat
- Blattfilme
- Drykopies
- Computerdruckbild

Sofortbildkamera

Sie liefert in der Regel bei den derzeit angebotenen Kameras zu kleine Bilder. Die Bildqualität läßt erfahrungsgemäß zu wünschen übrig. Die geforderte Dokumentation mit 4 Bildern pro Patient erhöht die Betriebskosten beträchtlich. Die zusätzliche Unterteilung des Bildformats bringt völlig unbrauchbare Bilder aufgrund der Kleinheit des Formats. Das Einzeichnen von Meßlinien bereitet große Schwierigkeiten, fallweise Korrekturen von Meßlinien sind aufgrund der geringen Oberflächenkratzfestigkeit kaum möglich. In Zukunft muß dieses Dokumentationssystem für die Säuglingshüfte als ungenügend abgelehnt werden.

Multiformatsysteme

Jedes Durchsichtbild ist einem Aufsichtbild hinsichtlich der Qualität überlegen. Dies bedingt auch die Überlegenheit der Multiformatsysteme. In unserem Hause hat sich die Dokumentation auf einer Foliengröße von 18 · 24 cm mit 4 Bildquadranten bewährt. Es kann somit auf einer Folie ein Patient zur Gänze mit 2 Schnittbildern pro Hüfte dokumentiert werden. Die Folien können in einer Röntgenentwicklungsmaschine mitentwickelt werden und stehen sofort, auch für eine meßtechnische Bearbeitung, zur Verfügung. Die Archivierung kann zusammen in einem bestehenden Röntgenarchiv mit fallweise zusätzlich angefertigten Röntgenaufnahmen problemlos durchgeführt werden. Diese Methode ist derzeit für die Hüftsonographie als optimal zu bezeichnen.

Videodokumentation

Diese Dokumentationsmöglichkeit verleitet in der Regel zur Dokumentation des gesamten Untersuchungsablaufs, so daß keine exakt eingestellten Standardschnittebenen dokumentiert werden. Ein Ausmessen der Bilder von Hand ist nicht möglich. Bei gleichzeitig notwendiger Röntgenaufnahme ist ein Vergleich ausgesprochen schwierig. Wir haben daher diese Dokumentationsart für die Hüftsonographie vollständig verlassen und können sie nicht weiterempfehlen. Lediglich aus Fortbildungsgründen haben wir Videobänder zur Demonstration des dynamischen Untersuchungsablaufes bei Zug- und Druckeinwirkung auf den Hüftkopf verwendet.

Kleinbildformat

Bei verhältnismäßig konstanter Einstellung des Ultraschallgerätes und entsprechend justierter Kamera liefert die Kleinbildkamera sehr gute

Bilder. Als Nachteil muß die Bildgröße angesehen werden (Diaformat!). Ein Ausmessen von Hand ist nicht möglich. Außerdem müssen die Bilder nachvergrößert werden, was zusätzlichen Zeitaufwand und Kosten verursacht. Die Bilder stehen zu Vergleichszwecken nicht sofort zur Verfügung.

Blattfilmkamera

Dieses Dokumentationssystem ist ähnlich dem Multiformatsystem, wobei jedoch nur Einzelbilder im vorgenannten Format angefertigt werden. Die vier losen Einzelbilder müssen sofort zusammengeheftet werden, da ansonsten bei Kontrollen Verwechslungsmöglichkeiten bestehen.

Drykopie (Abb. 4.6)

Diese Dokumentationsart ist bei Fehlen einer Entwicklungsmaschine eine gerade noch ausreichende Alternative. Auf lichtempfindlichen Papierstreifen können 4 Bilder in genügender Größe hergestellt werden. Diese Dokumentationsart entspricht dem Sofortbildsystem mit Aufsichtbildern. Die Qualität dieser Bilder kann bei relativ günstigen Betriebskosten als ausreichend bezeichnet werden.

Computerdruckbild (Abb. 4.7)[1]

Der an das Ultraschallgerät angeschlossene Kleincomputer ist mit einem Drucker kombiniert und druckt das fertige Bild auf einem Papierstreifen sofort aus. Zusätzlich können auf einer Magnetscheibe die Sonogramme archiviert werden. Eine speziell entwickelte Software ermöglicht den sofortigen Zugriff auch ohne Papierausdruck.

Die Anschaffungskosten liegen weit unter denen der Multiformatsysteme, im Betrieb ist diese Dokumentationsart äußerst wirtschaftlich.

4.4.2 Befundbeschreibung durch schriftliche Dokumentation

Die Beschreibung des Bildes soll kurz und prägnant sein. Die für die Befundbeschreibung verwendete Terminologie, die für die Hüftsonographie allgemein üblich ist, ist ausführlich beschrieben worden [5]. Ein korrekter sonographischer Hüftgelenkbefund muß folgende Punkte enthalten:

- Beschreibung des knöchernen Erkers und der knöchernen Formgebung
- Beschreibung des knorpeligen Pfannendachs hinsichtlich seiner Form und Struktur
- Hüftkopfkern vorhanden „ja“, „nein“
- Eintragung der Meßlinien
- Angabe der Winkel α und β
- Genaue Typenbezeichnung nach dem Sonometer (Abb. 4.9)
- Therapeutische Kosequenz

Hinweise zur Diagnosestellung

- Die Untersuchung muß rasch und zügig durchgeführt werden. Zu lange Untersuchungen irritieren das Kind und führen in der Regel zu schlechten Ergebnissen. Es ist daher sinnvoll, bevor das Kind gelagert wird, sämtliche Daten am Gerät einzugeben.

- Die Diagnose wird prinzipiell bereits vom Monitorbild gestellt. Die Diagnosestellung wird dadurch wesentlich erleichtert, daß sämtliche Bilder so projiziert werden, daß sie Röntgen-ap-Aufnahmen einer rechten Hüfte ähnlich sind. Es entsteht dadurch für den Untersucher immer der gleiche Bildeindruck, so daß Fehler und Abweichungen von der klassischen Typ-I-Hüfte sofort erkannt werden können.

---

[1] ROTA Datenverarbeitung GmbH
Vogteistraße 31, D-4060 Viersen 1

- Die Betrachtungsweise am Monitor entspricht der internationalen Norm mit dunklem Bildhintergrund und hellen Reflexen. Zur Dokumentation empfehlen wir jedoch, die Bilder auf hellem Hintergrund zu dokumentieren. Das Eintragen von Meßlinien und Winkeln wird dadurch wesentlich erleichtert.

- Zur Diagnosefindung werden primär nicht die Winkel herangezogen. An erster Stelle steht die Befundbeschreibung und die daraus resultierende Typisierung. Dies ist möglich, da die Terminologie streng gefaßt ist [5] und bei korrekter Verwendung in den richtigen Hüfttyp einmündet. Die Winkelmessung dient lediglich zur Absicherung des Befundes.

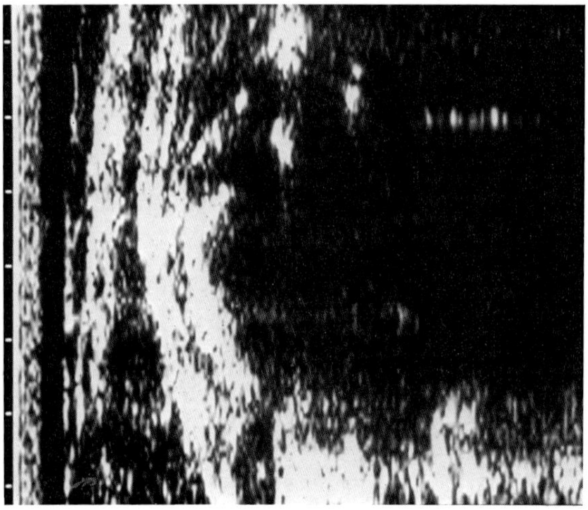

Abb. 4.1. Gute Grundverstärkung bei gut eingestelltem Tiefenausgleich
Das Bild ist von der Oberfläche (linker Bildrand) bis in die Tiefe (rechter Bildrand) gleichmäßig hell und gut verstärkt.

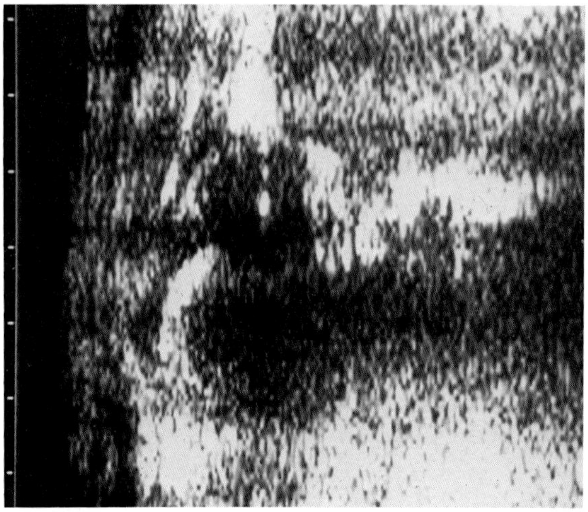

Abb. 4.2. Zu hoch eingestellter Tiefenausgleich
Die Tiefenechos (rechte Bildseite) sind gegenüber dem zu schwach verstärkten Anfangsecho (linker Bildrand) zu stark verstärkt.

Abb. 4.3. Zu hohe Grundverstärkung
Das Bild ist in seiner Gesamtheit von der Oberfläche bis in die Tiefe zu stark verstärkt.

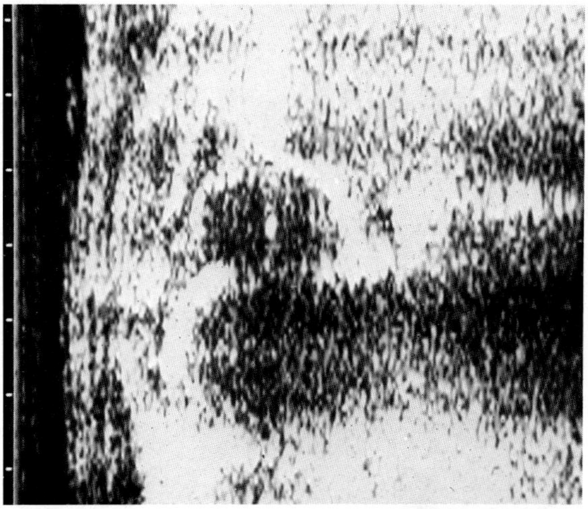

Abb. 4.4. Anfangsverstärkung zu stark eingestellt
Die oberflächlichen Echos am linken Bildrand sind zu stark verstärkt.

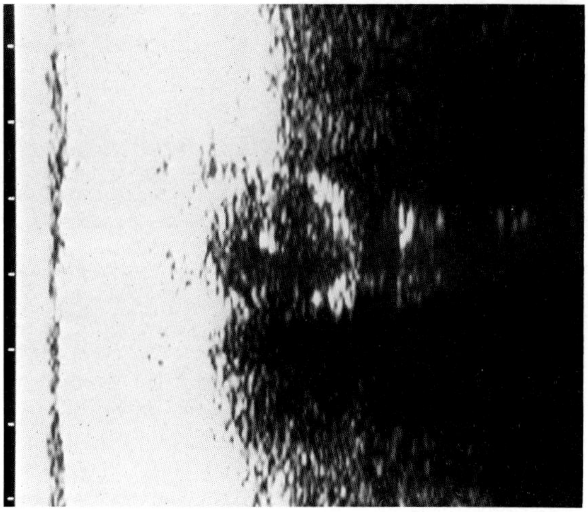

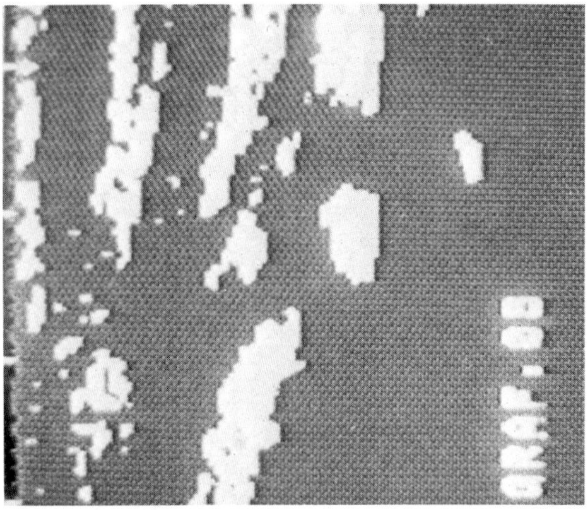

Abb. 4.5. Computerbild vom Monitor fotografiert, rechte Hüfte
Das Bild wurde digital nachverarbeitet und auf 4 Grauwertstufen reduziert. Dadurch kann in vielen Fällen das Bild verdeutlicht werden.

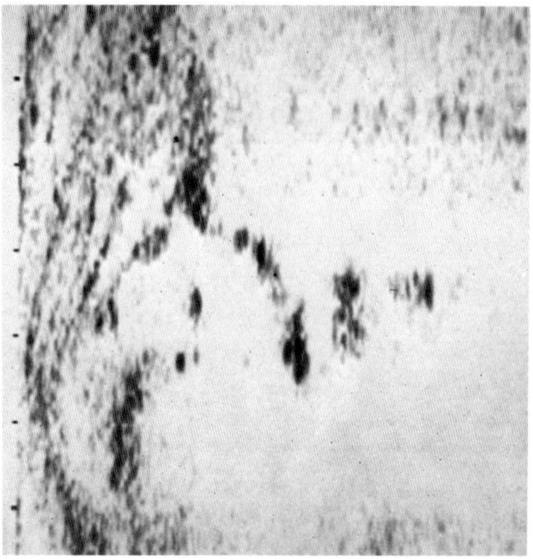

Abb. 4.6. Drykopie
Hüftsonogramm mit der Drykopietechnik dokumentiert.

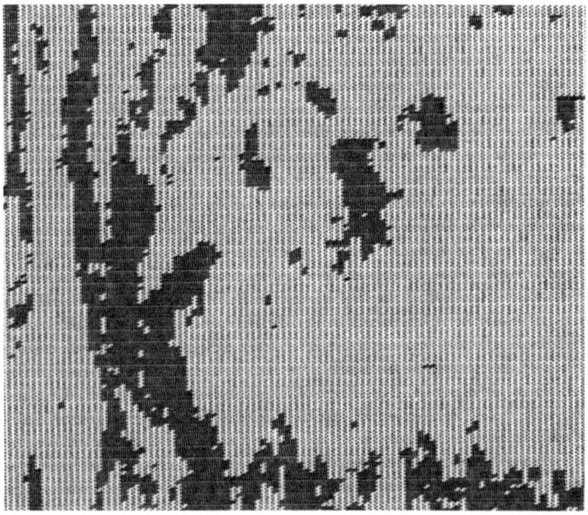

Abb. 4.7. Computerbild gedruckt, 4 Monate alter Säugling, rechte Hüfte
Digital nachverarbeitetes Bild.

Abb. 4.8 a, b. Völlig insuffiziente Aufnahmetechnik und Dokumentation
Verwendet wurde ein 3-MHz-Transducer, die Auflösung ist ungenügend. Keinerlei anatomische Bezugspunkte sind sichtbar. Außerdem wurden die Bilder auf links projiziert, dadurch wird die Interpretation wesentlich erschwert.

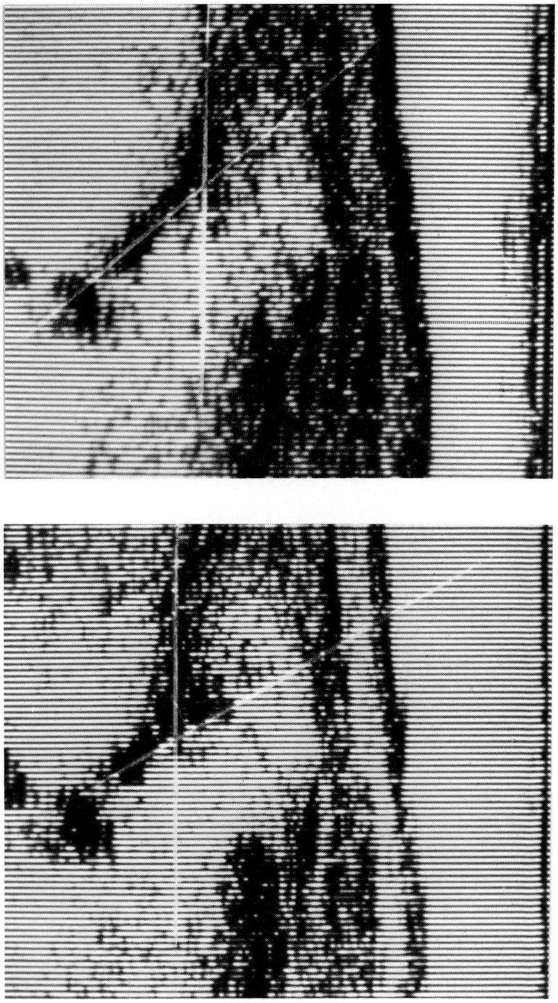

Abb. 4.9. Sonometer
Graphische Zuordnung der Winkelparameter zu den Hüfttypen.

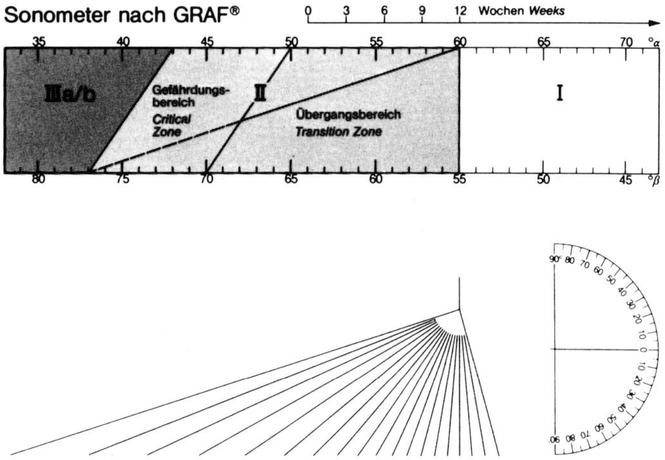

5 Wichtige Hinweise zur Handhabung und Systematik des vorliegenden Atlas

Wir möchten nochmals darauf hinweisen, daß es nicht Aufgabe eines Atlas sein kann, Grundwissen zu vermitteln. Dieser Atlas soll dem mit der Hüftsonographie bereits vertrauten Untersucher die Möglichkeit bieten, sein Wissen systematisch zu erweitern und zu vertiefen. Außerdem soll er durch seinen systematischen Aufbau dem Untersucher bei Problemen mit eigenen Hüftsonogrammen durch Analogien bei der Lösung einzelner Probleme helfen und Unterstützung in schwierigen Fällen geben.

Wir haben uns bemüht, im vorliegenden Atlas eine möglichst große Variationsbreite an Bildmaterial zu demonstrieren.

- Die Hüftsonogramme wurden mit verschiedenen Geräten angefertigt, um unterschiedliche Darstellungstechniken zu demonstrieren. Durch die Vielfalt der Abbildungstechniken sollen immer wiederkehrende Prinzipien der Hüftsonographie auch bei Verwendung verschiedener Geräte herausgestellt werden.
- In den Kapiteln mit spezieller Thematik haben wir beim Kopieren der Bildoriginale darauf geachtet, die themenbezogenen Bezugspunkte fototechnisch herauszuarbeiten. Für die Fragestellung weniger wichtiger Bildteile des Sonogramms wurden vernachlässigt.
- Die Abbildungen auf teils dunklem, teils hellem Hintergrund dürfen nicht darüber hinwegtäuschen, daß prinzipiell routinemäßig Hüftsonogramme auf hellem Bildhintergrund dokumentiert werden. Die Negativdarstellung dient zur Übung und Gewöhnung an das Monitorbild. Um dem Prinzip der möglichst großen Bildvielfalt gerecht zu werden, haben wir die Bilder möglichst wenig selektioniert. Es wurden daher auch Hüftsonogramme mit verschieden großem Bildformat in Negativ- und Positivdarstellung und Bilder mit Aufnahme- und Abbildungsfehlern aufgenommen. Mit kritischen Bemerkungen in den Legenden soll auf spezielle Probleme zusätzlich hingewiesen werden. Im Kapitel „Verlaufskontrollen“ wurden weniger wichtige sonographische Zwischenkontrollen nicht angeführt. Anfangsbefund und vorläufiger Endbefund, ohne die zwischenzeitlich durchgeführten Kontrollen, sollen der Anschaulichkeit und dem Umfang des Atlas zugute kommen.

6 Sonographische Anatomie der Säuglingshüfte

Bei von lateral nach medial eingestrahltem Ultraschall durchdringt der Ultraschall nach der Haut die Subkutis sowie die Fascia lata und die Glutealmuskelschichten, ehe er auf das Gelenk trifft. Die Fascia lata und die intermuskulären Septen sind echogener als die dazwischenliegenden Muskelanteile und das subkutane Fett. Die Gelenkkapsel sowie das Labrum acetabulare sind ebenfalls echogen. Hyaline Knorpelanteile sind aufgrund ihrer histologischen Struktur echoarm bzw. echofrei und imponieren sonographisch als Schalloch. Am Knochen kommt es zur Totalreflexion und dahinter zur kompletten Schallauslöschung, die man als „Schallschatten“ bezeichnet.

6.1 Weichteile
(Abb. 6.1–6.11)

Der Weichteilmantel kommt besonders gut zur Darstellung, wenn Trochanter, Schenkelhals und Azetabulum möglichst in der Frontalebene liegen. Dies setzt eine korrekte Lagerungstechnik mit leicht innenrotiertem Hüftgelenk voraus.

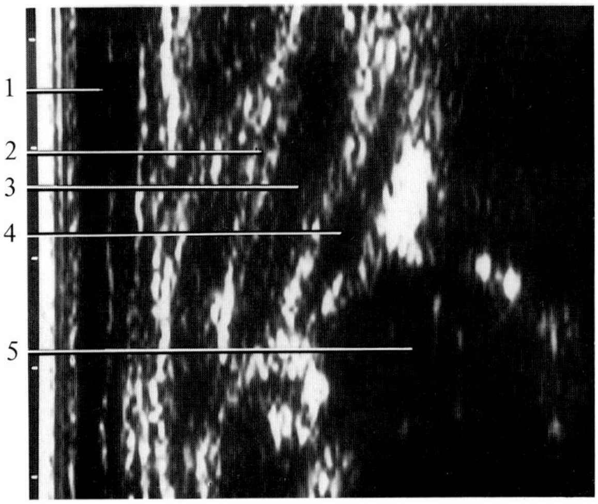

Abb. 6.1. K. H., 4 Monate, rechtes Hüftgelenk, Monitorbild
1 Subcutis
2 intermuskuläres Septum
3 Glutaeus medius
4 Glutaeus minimus
5 Hüftkopf

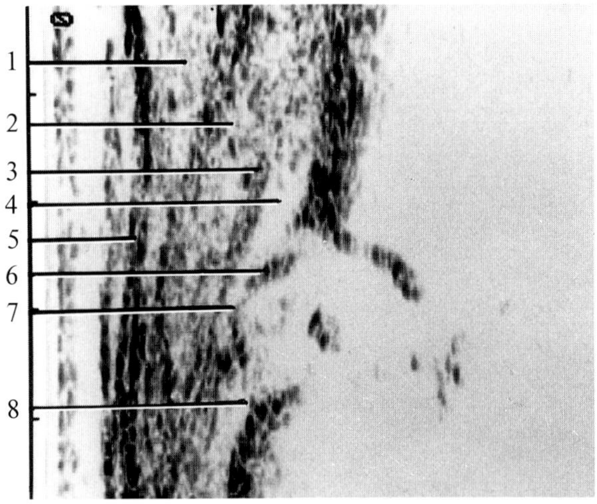

Abb. 6.2. R. J., 6 Monate, linkes Hüftgelenk
1 Musculus glutaeus maximus
2 Musculus glutaeus medius
3 intermuskuläres Septum
4 Musculus glutaeus minimus
5 Fascia lata
6 Labrum acetabulare
7 Gelenkkapsel
8 knorpelig präformierter Anteil des Schenkelhalses

Abb. 6.3. S. Y., 3 Monate, rechtes Hüftgelenk
Der Weichteilmantel ist gut dargestellt.
1 M. glutaeus maximus
2 M. glutaeus medius
3 Intermuskuläres Septum
4 M. glutaeus minimus
5 Fascia lata
6 Gelenkkapsel
7 Trochanter major
8 Knorpelig präformierter Anteil des Schenkelhalses

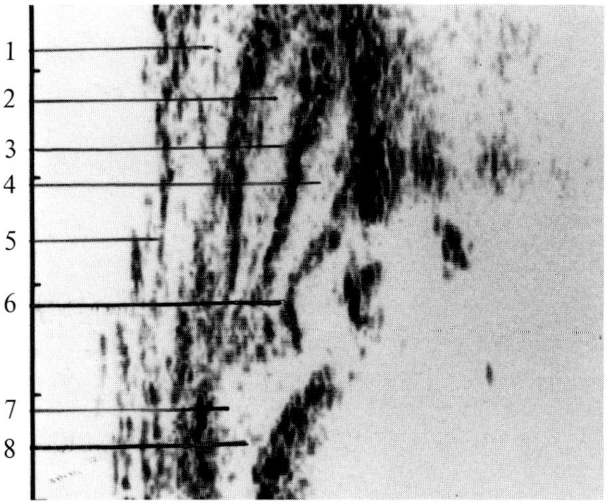

Abb. 6.4. B. O., 4 Monate, rechtes Hüftgelenk
1 M. glutaeus maximus
2 Besonders breiter M. glutaeus medius
3 M. glutaeus minimus
4 Trochanter major
5 M. vastus lateralis des M. quadriceps
6 Labrum acetabulare
7 Knöcherner Erker

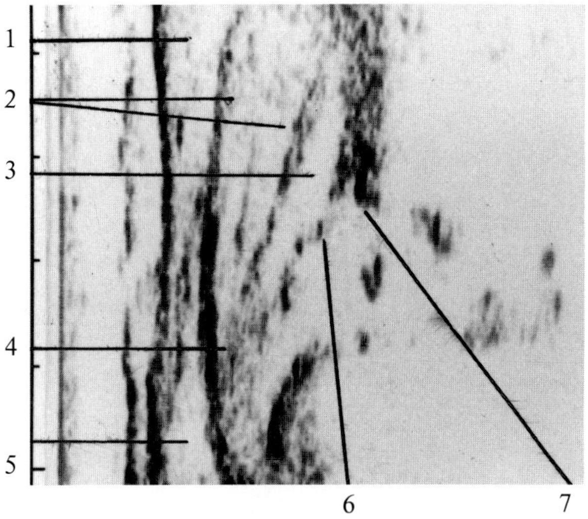

Abb. 6.5. H. L., 6 Monate, rechtes Hüftgelenk
1 Subkutis
2 Intermuskuläres Septum
3 M. glutaeus medius mit intramuskulärem Septum
4 Labrum acetabulare
5 Knorpelig präformiertes Pfannendach

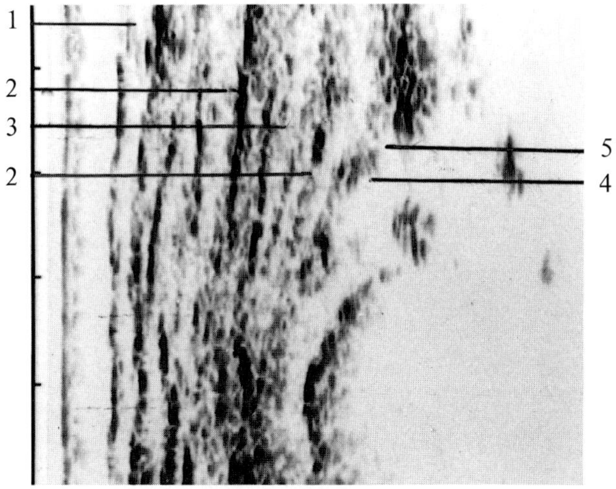

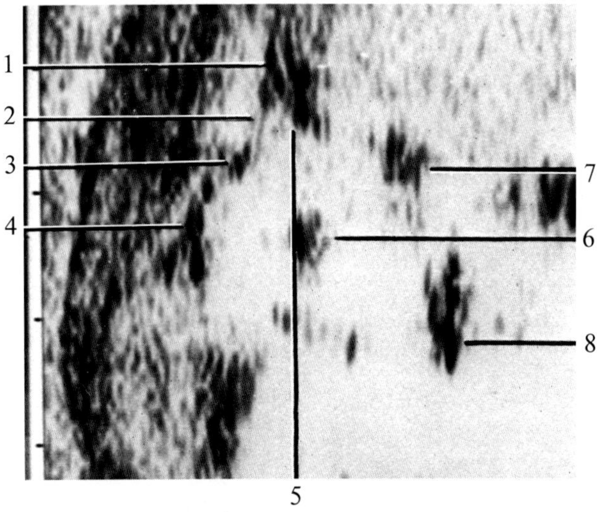

Abb. 6.6. E. D., 5 Monate, linkes Hüftgelenk
1 Perichondrium
2 Perichondriumloch
3 Labrum acetabulare
4 Gelenkkapsel
5 Knöcherner Erker
6 Hüftkopfkern
7 Taillierung
8 Os ischii

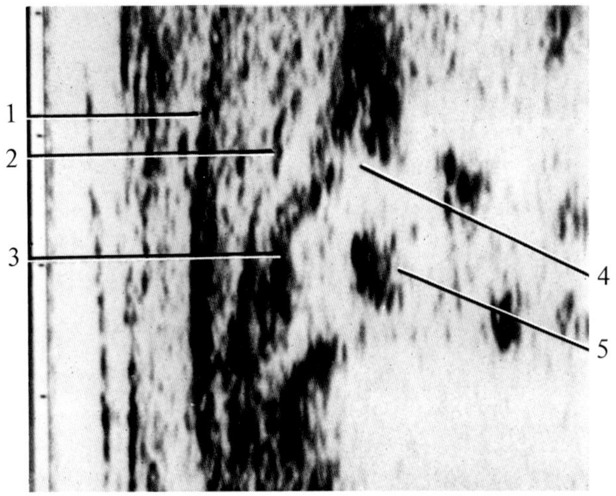

Abb. 6.7. N. W., 4,5 Monate, linkes Hüftgelenk
1 Septum intermusculare
2 Septum intermusculare zwischen M. glutaeus medius und M. glutaeus minimus
3 Gelenkkapsel
4 Knorpelig präformiertes Pfannendach
5 Hüftkopfkern

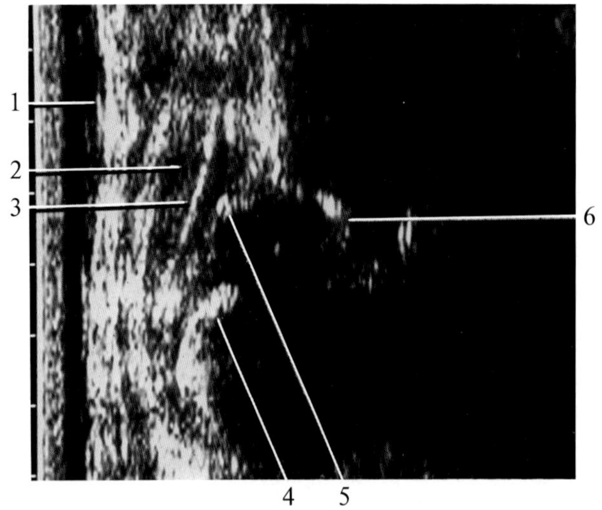

Abb. 6.8. S. T., 4 Monate, linkes Hüftgelenk, Monitorbild
1 Fascia lata
2 M. glutaeus medius
3 Intermuskuläres Septum
4 Knorpel-Knochen-Grenze
5 Labrum acetabulare
6 Os ilium

Abb. 6.9. S. T., 4 Monate, rechtes Hüftgelenk, Monitorbild
1 M. glutaeus medius
2 Intermuskuläres Septum
3 M. glutaeus minimus
4 Gelenkkapsel
5 Labrum acetabulare
6 Knorpelig präformiertes Pfannendach
7 Os ilium

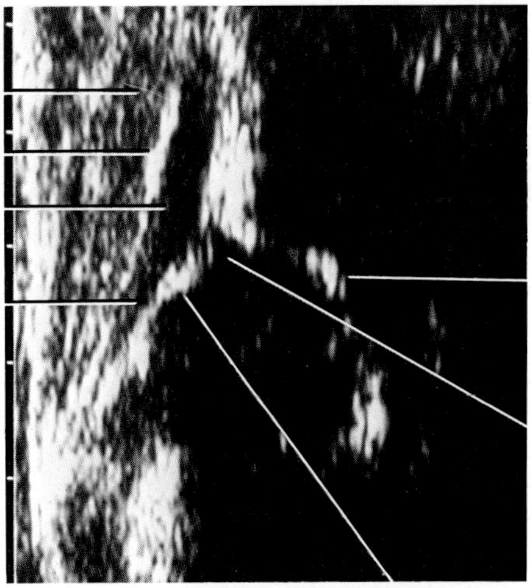

Abb. 6.10. G. M., 2 Monate, rechtes Hüftgelenk
1 Fascia lata
2 Intermuskuläres Septum, dazwischen M. glutaeus medius
3 Labrum acetabulare
4 Umschlagfalte

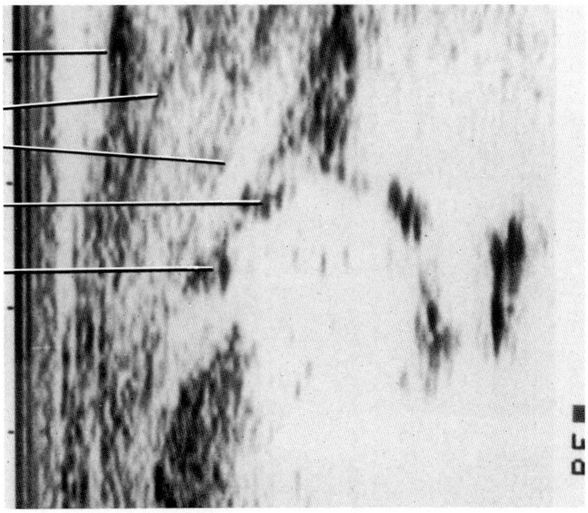

Abb. 6.11. I. E., 4 Monate, linkes Hüftgelenk
Der knöcherne Erker ist deutlich gerundet bei gerade noch ausreichender knöcherner Formgebung, das knorpelige Pfannendach wirkt auffallend breit, ist aber noch übergreifend.
1 Fascia lata
2 M. glutaeus minimus
3 Labrum acetabulare
4 Umschlagfalte
5 Knorpelig präformiertes Pfannendach
6 Hüftkopfkern

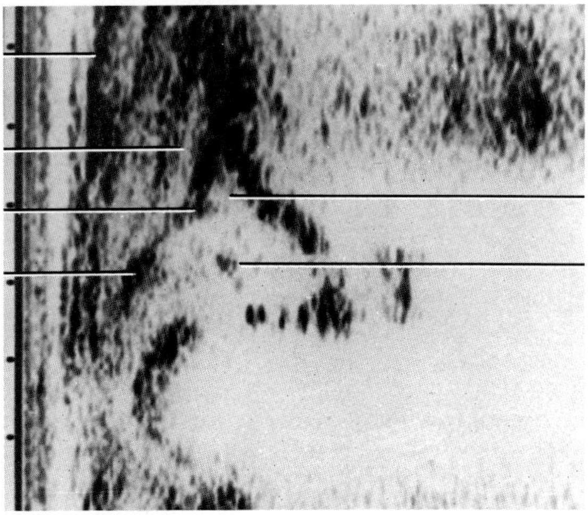

6.2 Trochanterformen und Knorpel-Knochen-Grenze

(Abb. 6.12–6.28)

Im Gegensatz zum Erwachsenen ist bei Säuglingen und Kindern der Schenkelhals ausgesprochen kurz. Die Knorpel-Knochen-Grenze am koxalen Femurende entwickelt differente Wachstumspotenzen, die verschiedene Verlaufsrichtungen der Knorpel-Knochen-Grenze zur Folge haben.

Je nach Stellung des koxalen Femurendes wird der Trochanter major, der als mehr oder weniger echoarme Zone imponiert, angeschnitten. Die äußere Begrenzung des Trochanter major ist sonographisch durch die einstrahlenden Sehnen aufgerauht und unregelmäßig begrenzt.

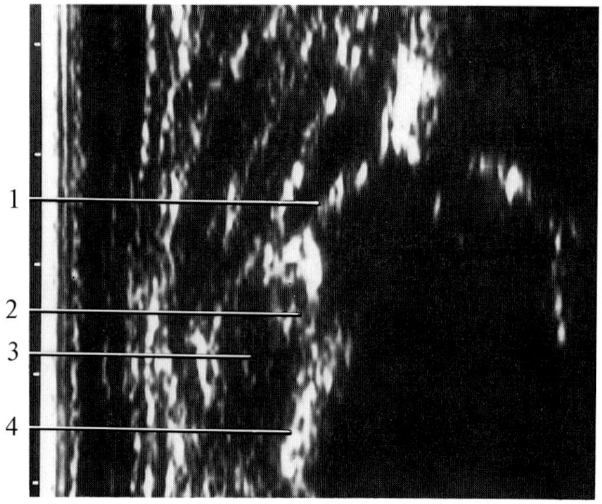

Abb. 6.12. M. E., 4 Monate, linkes Hüftgelenk, Monitorbild
1 Gelenkskapsel
2 Umschlagfalte
3 Trochanter major
4 Knorpelknochengrenze

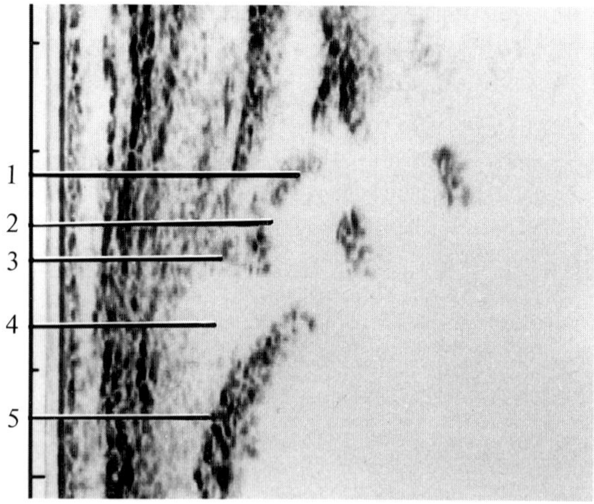

Abb. 6.13. K. A., 10 Monate, linkes Hüftgelenk
Das coxale Femurende und die Fossa acetabuli liegen exakt in der Frontalebene. Das Schalloch des Trochanter major und die Knorpel-Knochen-Grenze kommen gut zur Darstellung. Die Trochanterspitze wird durch den Umschlagpunkt von Gelenkkapsel zu Perichondrium deutlich abgegrenzt.
1 Labrum acetabulare
2 Gelenkkapsel
3 Umschlagpunkt Gelenkkapsel zu Perichondrium
4 Schalloch des Trochanter major
5 Knorpel-Knochen-Grenze

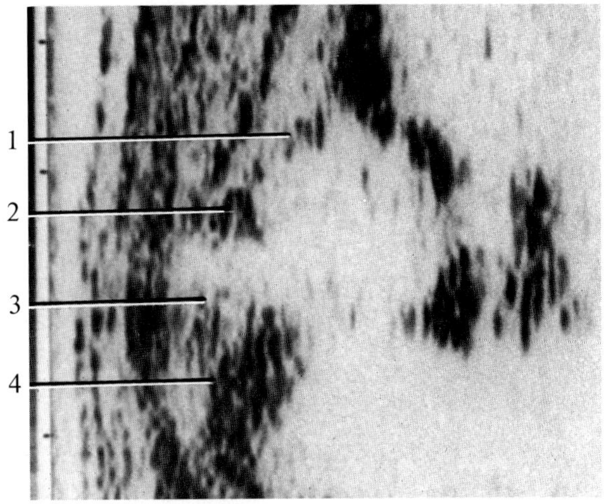

Abb. 6.14. K. B., 4 Monate, rechtes Hüftgelenk
Die Knorpel-Knochen-Grenze ist schräg angeschnitten, die Trochanterbasis mit dem ebenfalls schräg angeschnittenen Trochanter major gut sichtbar. Die Umschlagfalte, die den Umschlagpunkt von Gelenkkapsel zu Perichondrium des knorpelig präformierten Anteils des Schenkelhalses markiert, ist gut sichtbar.
1 Labrum acetabulare
2 Umschlagfalte
3 Trochanter major
4 Knorpel-Knochen-Grenze

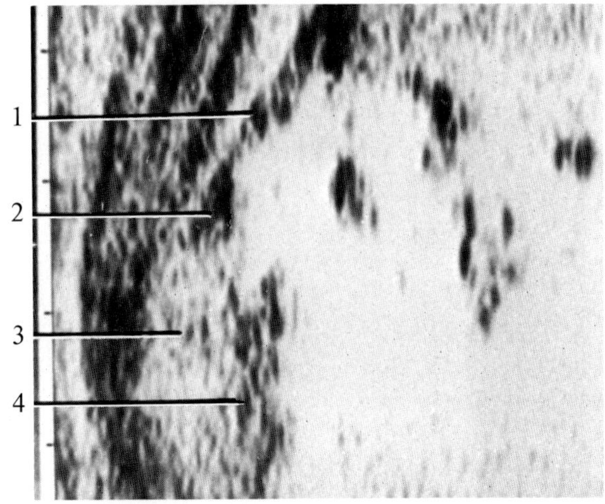

Abb. 6.15. S. A., 2 Monate, linkes Hüftgelenk
Das Labrum acetabulare ist gut sichtbar. Die Umschlagfalte markiert den Übergang von Gelenkkapsel zu Perichondrium. Die Trochanterbasis und der knorpelig präformierte Schenkelhalsanteil ist gut sichtbar. Die Knorpel-Knochen-Grenze ist stark echogen.
1 Labrum acetabulare
2 Umschlagfalte
3 Trochanterbasis
4 Knorpel-Knochen-Grenze

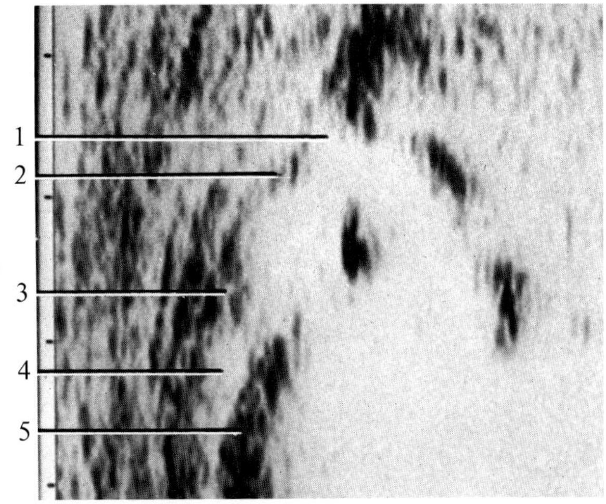

Abb. 6.16. G. R., 5 Monate, linkes Hüftgelenk
Die Knorpel-Knochen-Grenze kommt klar zur Darstellung. Der knorpelig präformierte Anteil des Schenkelhalses ist gut sichtbar. Der Trochanter major liegt durch die Rotation des koxalen Femurendes außerhalb der Schnittebene und wird daher nicht mehr dargestellt.
1 Knorpelig präformiertes Pfannendach
2 Labrum acetabulare
3 Umschlagfalte
4 Knorpelig präformierter Anteil des Schenkelhalses
5 Knorpel-Knochen-Grenze

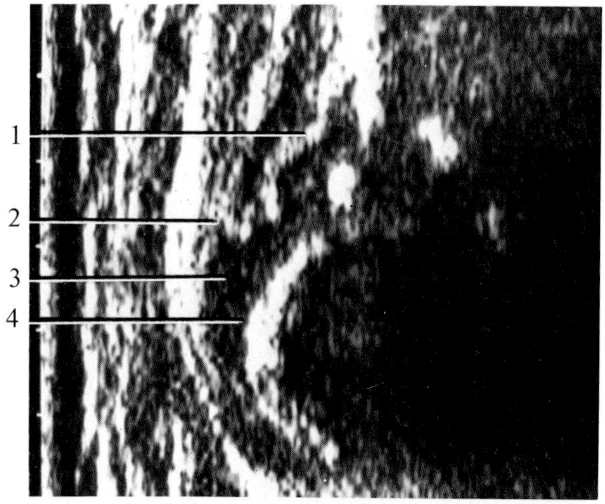

Abb. 6.17. S. T., 8 Monate, linkes Hüftgelenk, Monitorbild

Das koxale Femurende und die Fossa acetabuli liegen genau in der Frontalebene, daher kommen der Trochanter major mit der Trochanterspitze und die Knorpel-Knochen-Grenze gut zur Darstellung.

1 Labrum acetabulare
2 Trochanterspitze
3 Trochanter major
4 Knorpel-Knochen-Grenze

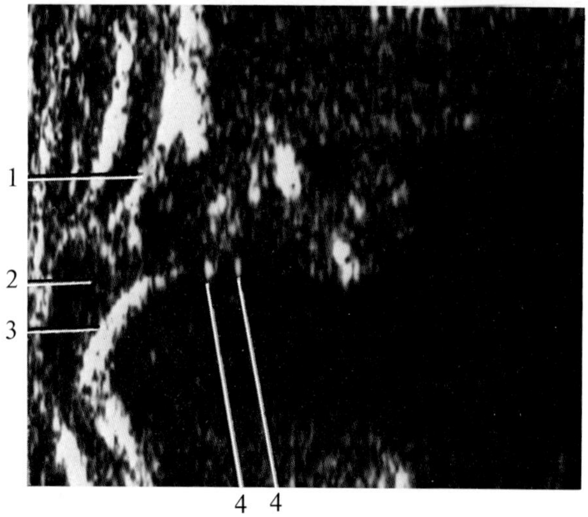

Abb. 6.18. M. M., 4 Monate, linkes Hüftgelenk, Monitorbild

Man sieht die Knorpel-Knochen-Grenze mit Schallpalisade, das Labrum acetabulare und die Trochanterbasis. Die Schallpalisade kommt durch die gerade tangential angeschnittene Knorpel-Knochen-Grenze zustande.

1 Labrum acetabulare
2 Trochanterbasis
3 Knorpel-Knochen-Grenze
4 Schallpalisade

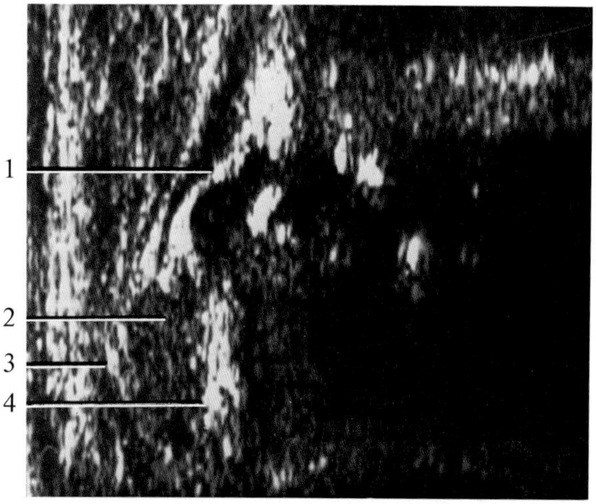

Abb. 6.19. P. U., 7 Monate, linkes Hüftgelenk, Monitorbild

Es besteht eine starke Rotation des koxalen Femurendes, die an der steilgestellten Knorpel-Knochen-Grenze erkennbar ist.

1 Labrum acetabulare
2 Trochanterbasis
3 Einstrahlende Sehnen
4 Knorpel-Knochen-Grenze

Abb. 6.20. U. K., 6 Monate, linkes Hüftgelenk, Monitorbild

Bei größeren Kindern ist die Knorpel-Knochen-Grenze in der Regel stark gewinkelt, so daß die medialen Anteile nicht mehr zur Darstellung kommen. Das Labrum acetabulare ist nur zart angedeutet, die Umschlagfalte ist gut sichtbar.

1 Labrum acetabulare
2 Umschlagfalte
3 Einstrahlende Sehnen
4 Hyaline Anteile des knorpelig präformierten Schenkelhalses und der Trochanterbasis
5 Knorpel-Knochen-Grenze
6 Hüftkopfkern

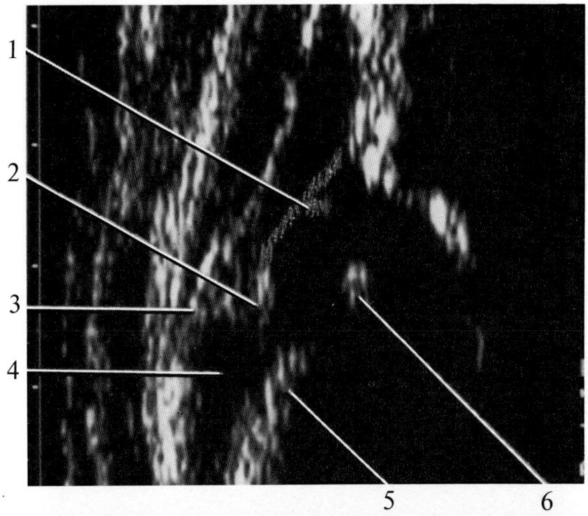

Abb. 6.21. R. N., 4 Monate, rechtes Hüftgelenk, Monitorbild

Das koxale Femurende ist stark rotiert, kenntlich durch die steilgestellte Knorpel-Knochen-Grenze, nur ein schmaler Anteil des knorpelig präformierten Schenkelhalses ist sichtbar, die Umschlagfalte ist deutlich zu erkennen.

1 Labrum acetabulare
2 Gelenkkapsel
3 Anteil des knorpelig präformierten Schenkelhalses
4 Knorpel-Knochen-Grenze
5 Umschlagfalte

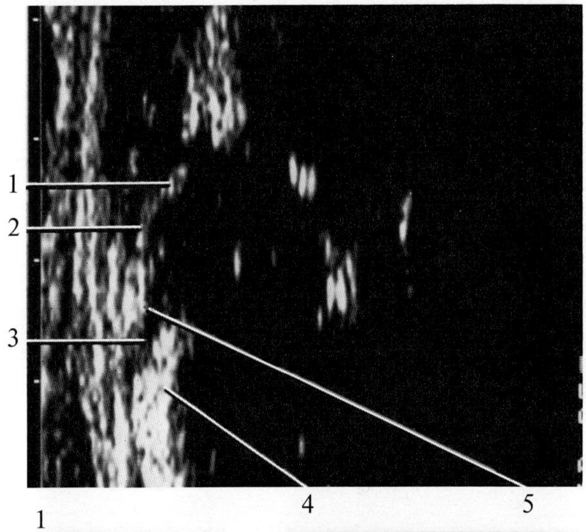

Abb. 6.22. G. E., 2 Monate, linkes Hüftgelenk, Monitorbild

Man erkennt eine deutlich sichtbare Knorpel-Knochen-Grenze, die bogenförmig in Form von Schallpalisaden weit nach medial verläuft.

1 Labrum acetabulare
2 Doppelecho der Umschlagfalte
3 Trochanterbasis mit hyalinem Schenkelhalsanteil
4 Knorpel-Knochen-Grenze
5 Schallpalisaden
6 Unterrand des Os ilium
7 Gewebe der Fossa acetabuli

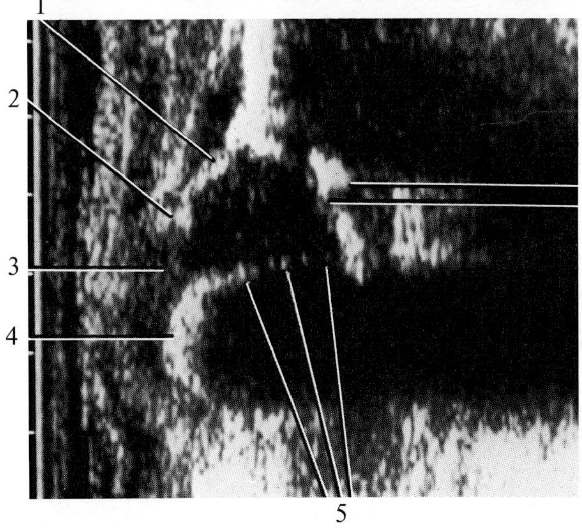

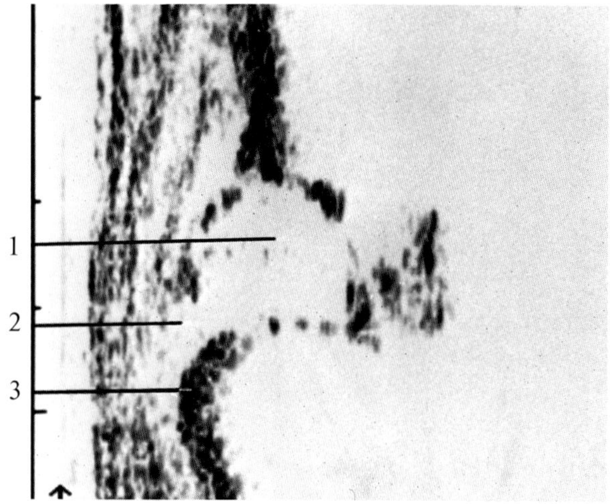

Abb. 6.23. R. J., 4 Wochen, linkes Hüftgelenk
Die knöcherne und knorpelige Hüftpfannenanlage ist sehr gut entwickelt. Hinter dem knöchernen Pfannenerker ist bereits der Schallschatten erkennbar. Die Knorpel-Knochen-Grenze zeichnet sich durch die starke Echogenität deutlich ab und verläuft bei dem 4 Wochen alten Säugling noch bogenförmig. Der Verlauf der Knorpel-Knochen-Grenze kann bis in die Fossa acetabuli eingesehen werden. Bei noch kurzem Schenkelhals schmiegt sich der Trochanter major dem Hüftkopf an.
1 Hüftkopf
2 Trochanter major
3 Knorpel-Knochen-Grenze

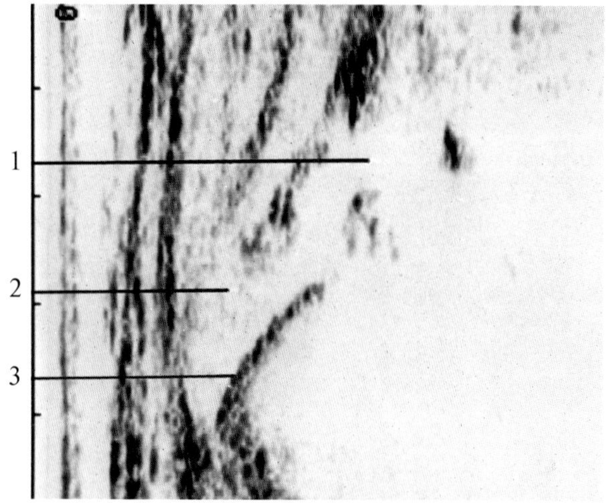

Abb. 6.24. G. M., 7 Monate, rechtes Hüftgelenk
Im Vergleich mit Abb. 6.23 ist der Verlauf der Knorpel-Knochen-Grenze im Schenkelhalsbereich nicht mehr bogenförmig. Der mittlere Anteil der Knorpel-Knochen-Grenze wölbt sich bereits deutlich nach proximal. Der mediale Anteil der Knorpel-Knochen-Grenze gerät durch diese Formveränderung in den Schallschatten und kann daher nicht mehr eingesehen werden.
1 Hüftkopf
2 Trochanter major
3 Knorpel-Knochen-Grenze

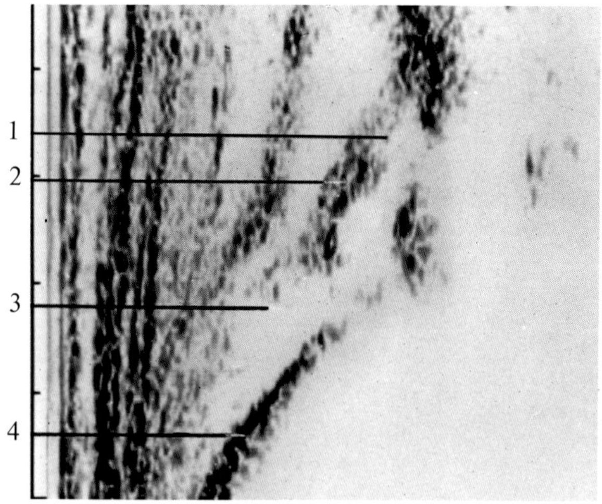

Abb. 6.25. M. M., 24 Monate, linkes Hüftgelenk
Die Knorpel-Knochen-Grenze ist bei dem 24 Monate alten Kleinkind deutlich nach proximal vorgewölbt. Aus ihrem Verlauf läßt sich die Weiterentwicklung des Schenkelhalses und die zunehmende Trennung des Trochanter major vom Hüftkopf ablesen. Die medialen Anteile der Knorpel-Knochen-Grenze liegen durch die Abwinkelung des Wachstumsplatte im Schallschatten.
1 Hyalinknorpelig präformiertes Pfannendach
2 Labrum acetabulare
3 Hyalinknorpeliger Anteil des Schenkelhases
4 Knorpel-Knochen-Grenze

Abb. 6.26. F. A., 6 Wochen, linkes Hüftgelenk
Man sieht die Abflachung des knöchernen Pfannenerkers, die schlechte Ausformung des Azetabulums und ein bereits nach oben außen abgedrängtes knorpeliges Pfannendach. Die Knorpel-Knochen-Grenze verläuft hier noch bogenförmig und kann wiederum bis in die Fossa acetabuli verfolgt werden.
1 Perichondriumloch
2 Knorpel-Knochen-Grenze
3 Schallpalisade der abgewinkelten Knorpel-Knochen-Grenze

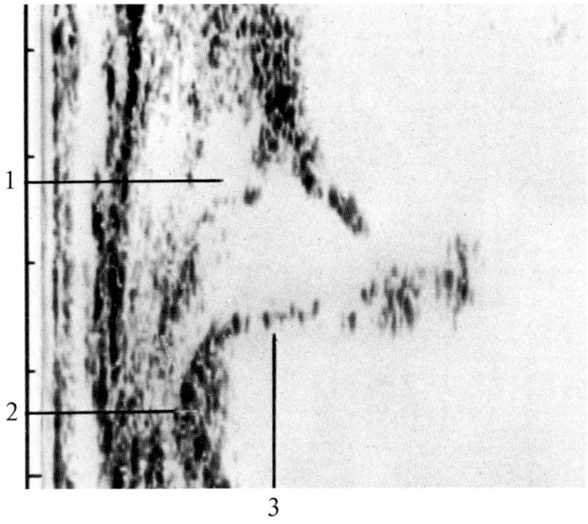

Abb. 6.27. H. N., 12 Monate, rechtes Hüftgelenk
Es besteht ein Zustand nach 8 Monate dauernder konservativer Behandlung bei Hüftluxation. Auch bei diesem 12 Monate alten Säugling ist die Knorpel-Knochen-Grenze im mittleren bis lateralen Teil nach proximal vorgewölbt. Auch hier sind Trochanter major und Hüftkopf bereits deutlich getrennt. Der gestreckte Verlauf der Knorpel-Knochen-Grenze zeigt die Weiterentwicklung des Schenkelhalses auf. Die medialen Anteile der Knorpel-Knochen-Grenze liegen wiederum im Schallschatten.
1 Hyalinknorpeliges Pfannendach
2 Labrum acetabulare, 3 Trochanter major
4 Knorpel-Knochen-Grenze

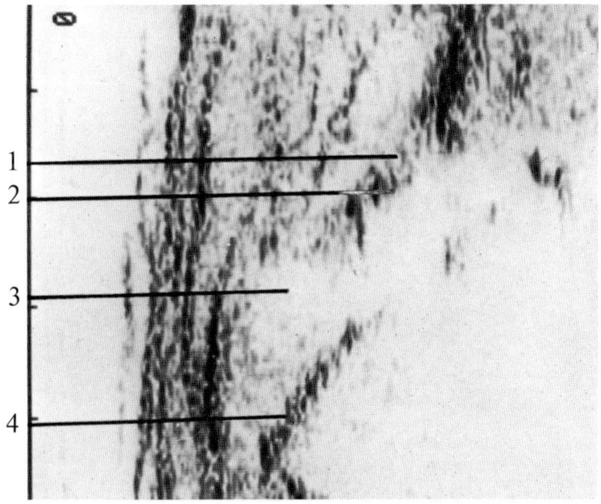

Abb. 6.28. E. A., 5 Monate, rechtes Hüftgelenk
Die Knorpel-Knochen-Grenze ist gut ausgebildet, der knorpelig präformierte Anteil des Schenkelhalses schmal dargestellt. Die Knorpel-Knochen-Grenze ist stark abgewinkelt und kommt im medialen Anteil nicht zur Darstellung.
1 Perichondriumloch
2 Labrum acetabulare
3 Knorpel-Knochen-Grenze
4 Knöcherner Erker
5 Knorpelig präformiertes Pfannendach
6 Schallschatten hinter der Knorpel-Knochen-Grenze

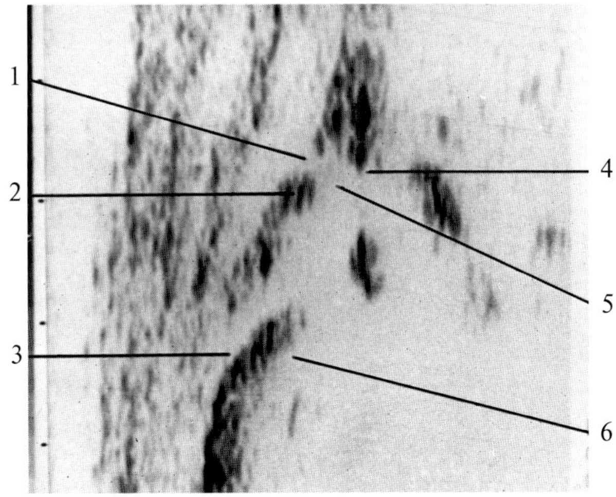

6.3 Kopfkernentwicklung und Halbmondphänomen

(Abb. 6.29–6.60)

Das Auftreten des Hüftkopfkernes kann sonographisch in der Regel 14 Tage bis 3 Wochen früher als im Röntgenbild dokumentiert werden [5]. Auch bei Neugeborenenhüften kann manchmal der Hüftkopfkern bereits nachgewiesen werden, wenn die Hüfte ein gutes Reifungsstadium aufweist.

Wird der Hüftkopfkern größer und stärker echogen, durchdringt der Schallstrahl nicht mehr den gesamten Hüftkopfkern, sondern bleibt an der lateralen Oberfläche, so daß der mediale Anteil des Hüftkopfkernes in den Schallschatten gerät. Es entsteht das typische sogenannte „Halbmondphänomen".

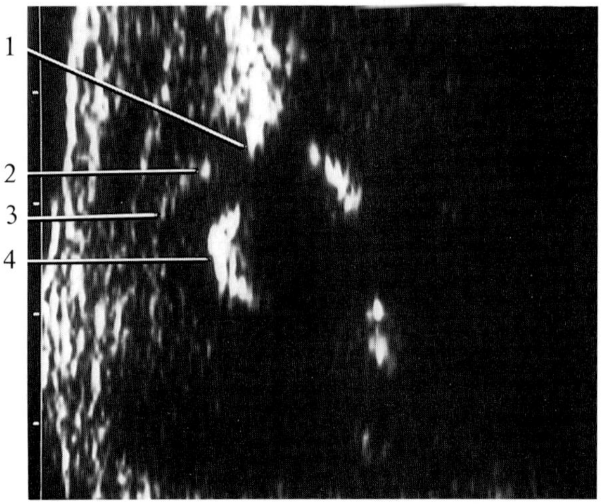

Abb. 6.29. R. A., 7 Monate, rechtes Hüftgelenk, Monitorbild
Es ist ein großer Hüftkopfkern vorhanden, der nur mehr in seinem lateralen Anteil als Halbmondphänomen imponiert.
1 knöcherner Erker
2 Labrum acetabulare
3 Gelenkkapsel
4 Hüftkopfkern mit Halbmondphänomen

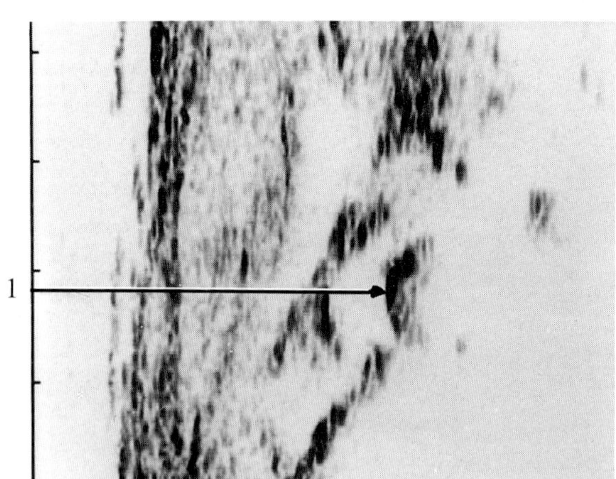

Abb. 6.30. E. R., 23 Monate, linkes Hüftgelenk
Bei weit fortgeschrittener Hüftkopfkernentwicklung stellt sich dieser im Sonogramm mit dem typischen Halbmondphänomen dar (1). Die zentralen und medialen Anteile des Hüftkopfkernes liegen im Schallschatten. Die Knorpel-Knochen-Grenze ist stark abgewinkelt, so daß auch hier die medialen Anteile sonographisch nicht dargestellt werden können. Der Unterrand des Os ilium ist in der Aufnahme ungenügend herausgearbeitet.

Abb. 6.31. F. F., 6 Wochen, rechtes Hüftgelenk, Monitorbild
Der zarte Hüftkopfkern ist deutlich sichtbar. Im Gegensatz zum Sonogramm ist im Röntgenbild in Abb. 6.33 rechts der Kopfkern kaum sichtbar.
1 Hüftkopfkern
2 Labrum acetabulare

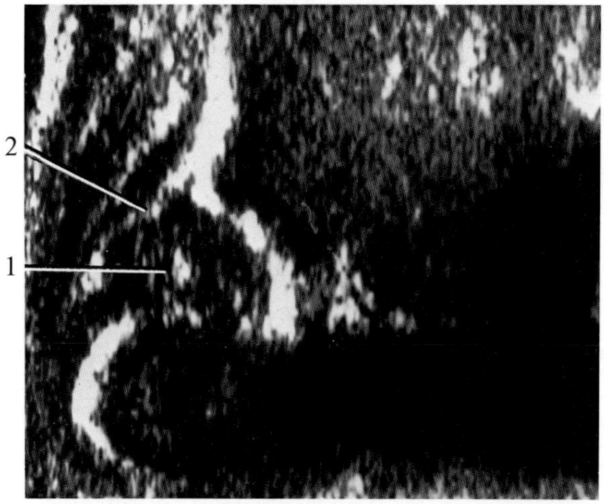

Abb. 6.32. Derselbe Patient wie in Abb. 6.31, jedoch linkes Hüftgelenk
Auch hier ist der Hüftkopfkern bereits deutlich sichtbar.
1 Hüftkopfkern
2 Labrum acetabulare

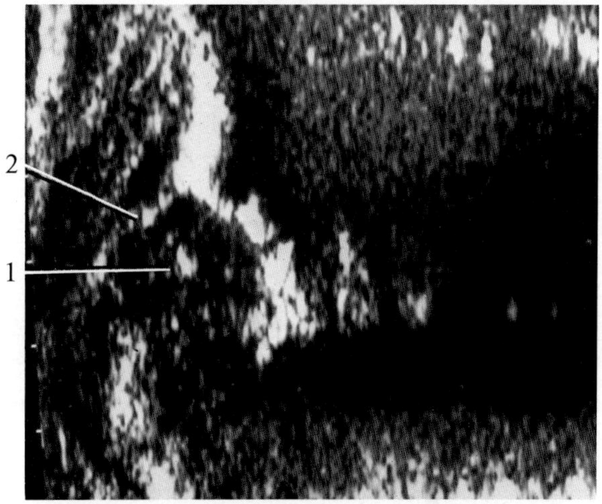

Abb. 6.33. Röntgenbild zu Abb. 6.31 und 6.32
Der Hüftkopfkern ist nur angedeutet sichtbar und mit Pfeilen markiert.

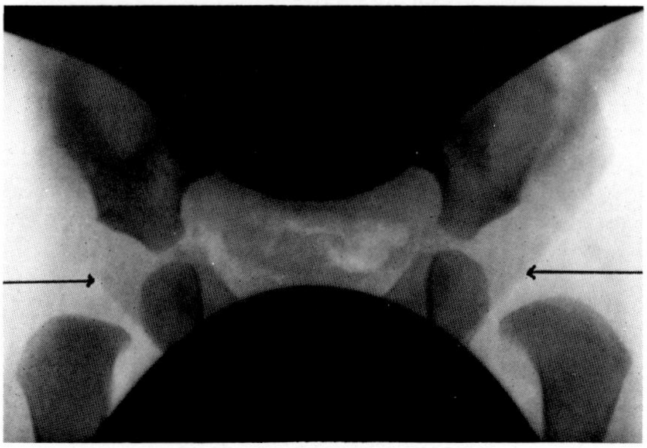

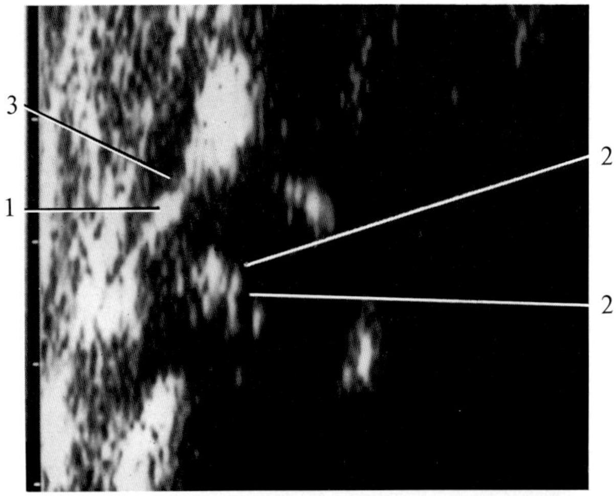

Abb. 6.34. P. L., 3 Monate, rechtes Hüftgelenk, Monitorbild
Obwohl auf dem Röntgenbild (Abb. 6.36) kein Hüftkopfkern sichtbar ist, kommt bereits ein deutliches Kopfkernecho zur Darstellung. Das Perichondriumloch kommt nur andeutungsweise zur Darstellung. Es besteht nur eine Echoschwächung.
1 Labrum acetabulare
2 Kopfkernecho
3 Angedeutetes Perichondriumloch

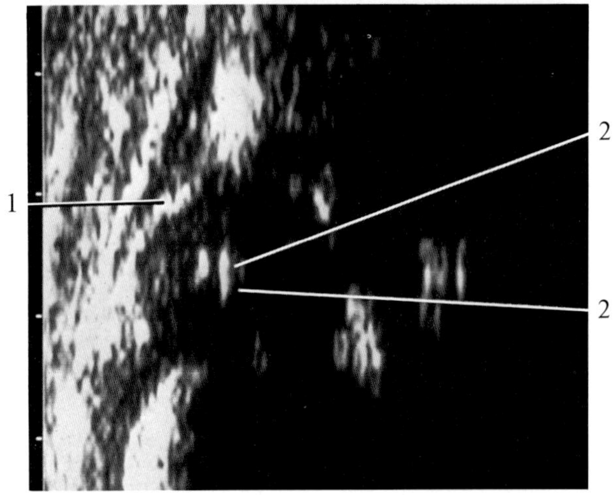

Abb. 6.35. Derselbe Patient wie in Abb. 6.34, jedoch linkes Hüftgelenk
Auch hier sieht man ein deutliches Doppelecho des Hüftkopfkernes. Gegenüber der rechten Seite ist es jedoch nicht so stark ausgeprägt. Auf dem Röntgenbild (Abb. 6.30) ist auf der linken Seite ebenfalls kein Hüftkopfkern sichtbar.
1 Labrum acetabulare
2 Doppelecho des Hüftkopfkernes

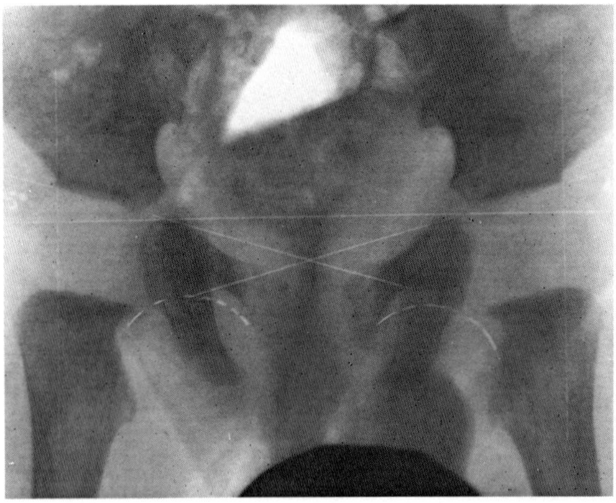

Abb. 6.36. Röntgenbild zu Abb. 6.34 und 6.35
Der Hüftkopfkern ist nicht sichtbar.

Abb. 6.37. R. A., 6 Wochen, rechtes Hüftgelenk, Monitorbild
Ein deutliches Kopfkernecho ist sichtbar. Die Hüfte ist gerade noch ausreichend knöchern überdacht bei einem breiten knorpeligen Erker.
1 Perichondriumloch
2 Labrum acetabulare
3 Kopfkernecho

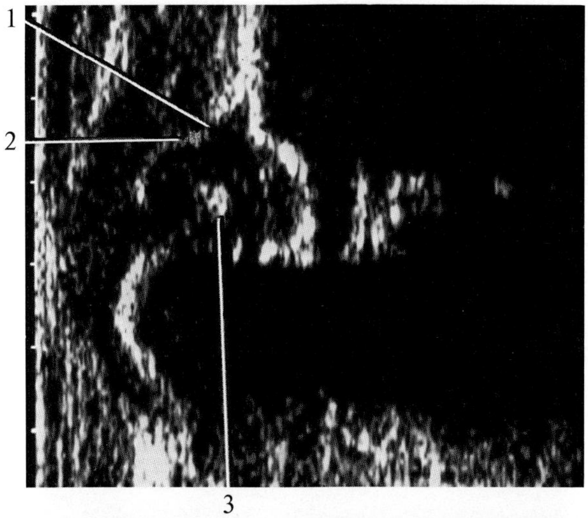

Abb. 6.38. K. A., 8 Wochen, rechtes Hüftgelenk, Monitorbild
Es ist ebenfalls ein deutliches Hüftkopfkernecho bei ausreichender Gesamtüberdachung und altersgemäßem Pfannendachbefund zu erkennen.
1 Perichondriumloch
2 Labrum acetabulare
3 Hüftkopfkern

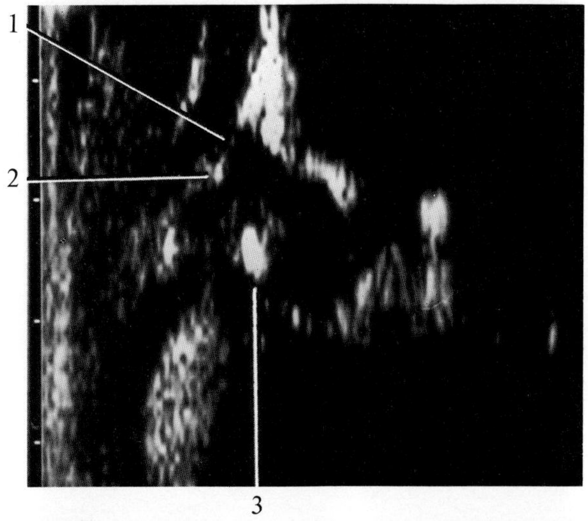

Abb. 6.39. B. A., 5 Monate, linkes Hüftgelenk, Monitorbild
Der knöcherne Erker ist bei guter knöcherner Formgebung gut ausgebildet, der knorpelige Erker übergreifend; der Hüftkopfkern ist vorhanden, aber in seiner Struktur nicht einheitlich, sondern besteht aus zwei parallel nebeneinander liegenden Echos.
1 Labrum acetabulare
2 Kopfkernecho
3 Knöcherner Erker
4 Unterrand des Os ilium

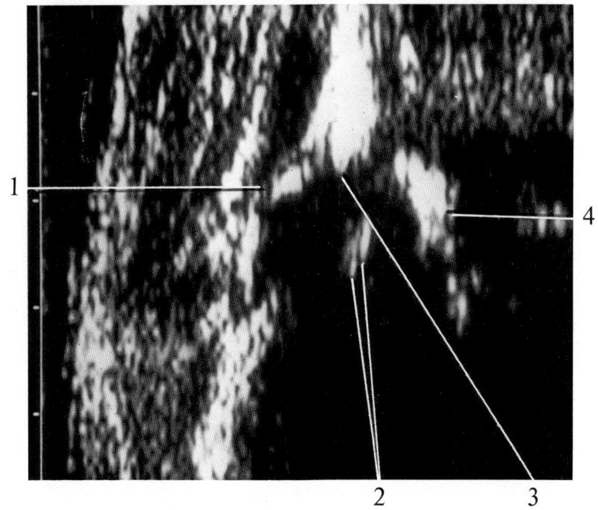

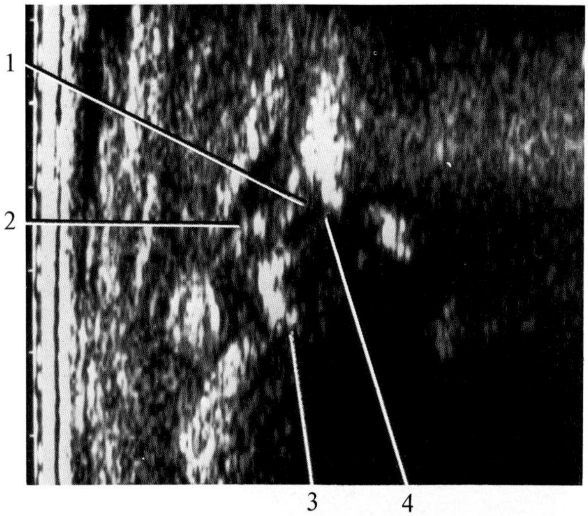

Abb. 6.40. G. V., 8 Monate, rechtes Hüftgelenk, Monitorbild
Man erkennt einen großen Hüftkopfkern mit typischem Halbmondphänomen, das fälschlicherweise oft als Kernlateralisation bezeichnet wird.

1 Knorpelig präformierter Erker
2 Labrum acetabulare
3 Hüftkopfkern
4 Leicht abgerundeter Knochenerker, entsprechend dem kleinen, mit Pfeil markierten Erkerdefekt in Abb. 6.41

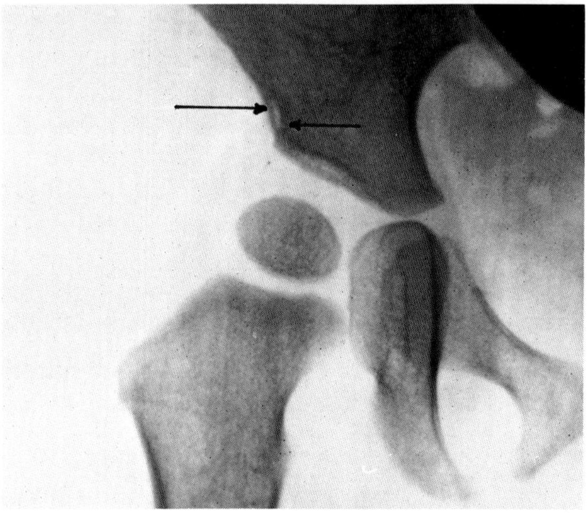

Abb. 6.41. Röntgenbild zu Abb. 6.40
Der Erkerdefekt ist mit einem Pfeil markiert.

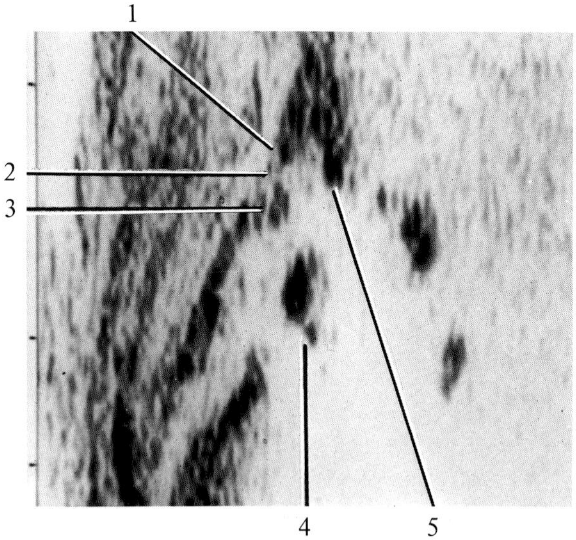

Abb. 6.42. H. V., 6 Monate, linkes Hüftgelenk
Das Halbmondphänomen ist durch den großen Hüftkopfkern bedingt. Im oberen Drittel ist das Perichondrium immer stark echogen. Das Perichondriumloch mit dem darunterliegenden Labrum ist gut sichtbar. Der eckig konturierte knöcherne Erker ist gut ausgebildet.

1 Perichondrium
2 Perichondriumloch
3 Labrum acetabulare
4 Hüftkopfkern
5 Knochenerker

Abb. 6.43. M. J., 7 Monate, rechtes Hüftgelenk
Im Sonogramm wird ein frühes Stadium der Hüftkopfkernentwicklung dargestellt. Der Hüftkopfkern zeichnet sich noch als nahezu runde Struktur im Zentrum des Hüftkopfes ab. Bei noch geringer Kalksalzeinlagerung kann der Ultraschall noch so weit in den Hüftkopfkern eindringen, daß auch die medialen Anteile des Hüftkopfkernes dargestellt werden.
1 Labrum acetabulare
2 Hüftkopfkern in einem früheren Entwicklungsstadium

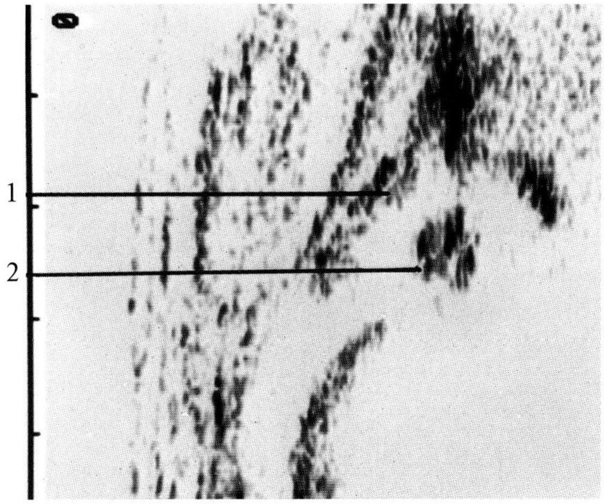

Abb. 6.44. S. R., 7 Monate, rechtes Hüftgelenk
Es besteht ein minimaler Ossifikationsdefekt am knöchernen Pfannenerker mit jedoch schon deutlicher Schallschattenbildung. Die knorpelige Überdachung ist übergreifend, der Hüftkopf ist in der Gesamtheit gut überdacht. Im Vergleich mit Abb. 6.43 ist die Hüftkopfkernentwicklung deutlich fortgeschritten. Durch zunehmende Kalksalzeinlagerung wird der Hüftkopfkern reflexreicher. Im Sonogramm stellen sich daher nur noch die lateralen Anteile des Hüftkopfkernes dar. Die medialen Anteile treten in den Schallschatten. 1 Knöcherner Pfannenerker mit geringer Ossifikationsstörung. 2 Schallschattenbildung durch den knöchernen Pfannenerker. 3 Labrum acetabulare. 4 Laterale Zirkumferenz des Hüftkopfkernes

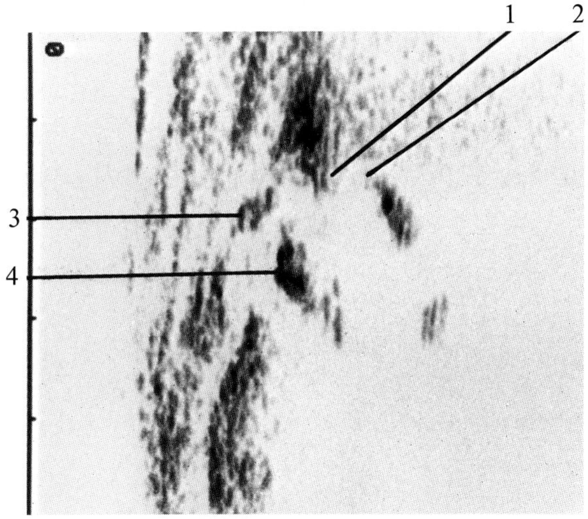

Abb. 6.45. R. N., 7 Monate, linkes Hüftgelenk
Der Hüftkopfkern ist bei diesem ebenfalls 7 Monate alten Säugling noch größer als in den Abb. 6.43 und 6.44. Der Hüftkopfkern stellt sich nur noch als lateral liegendes, halbmondförmiges Gebilde dar. Die Grenze des Hüftkopfes wird durch den Flüssigkeitsfilm markiert.
1 Proximaler, reflexreicher Anteil des Perichondriums
2 Perichondriumloch
3 Labrum acetabulare
4 Halbmondförmige Darstellung des Hüftkopfkernes

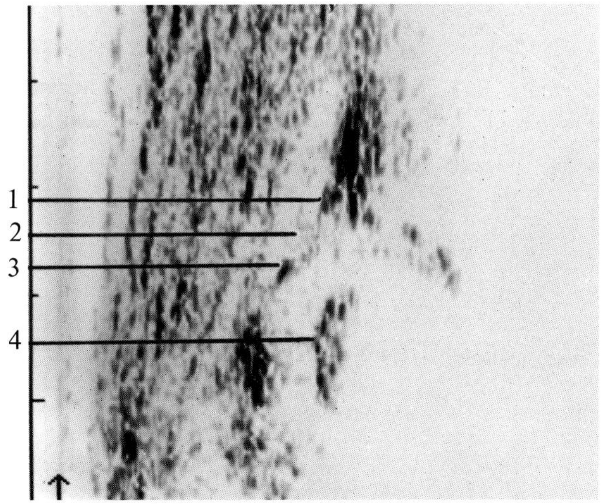

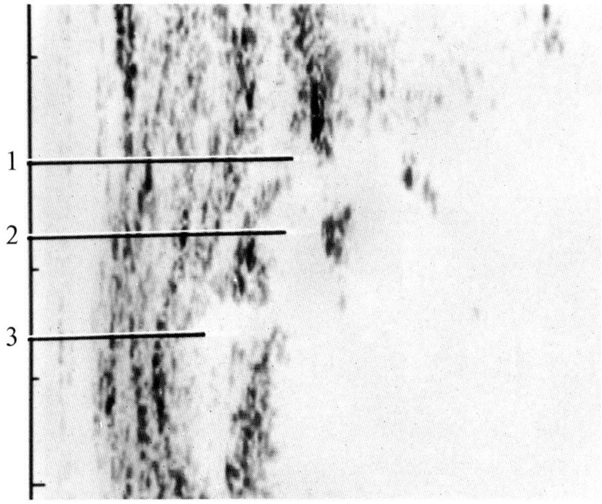

Abb. 6.46. B. M., 8 Monate, linkes Hüftgelenk
Man findet eine gute knöcherne und knorpelige Ausbildung der Hüftpfannenanlage. Der Hüftkopf mit deutlich nachweisbarer Hüftkopfkernentwicklung steht zentriert.
1 Schalloch des hyalinknorpelig präformierten Pfannendachs
2 Schalloch des Hüftkopfes mit Hüftkopfkernentwicklung
3 Schalloch des hyalinknorpelig präformierten Trochanter majors

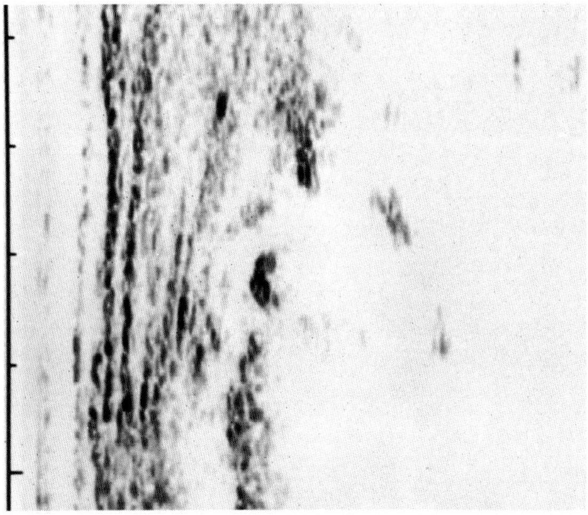

Abb. 6.47. Derselbe Patient wie in Abb. 6.46, rechtes Hüftgelenk
Eckig entwickelter knöcherner Pfannenerker mit deutlicher Schallschattenbildung, gute knöcherne und knorpelige Hüftkopfüberdachung, reflexreiche Darstellung der lateralen Zirkumferenz des Hüftkopfkernes. Durch das Halbmondphänomen kommen die medialen Anteile nicht zur Darstellung.

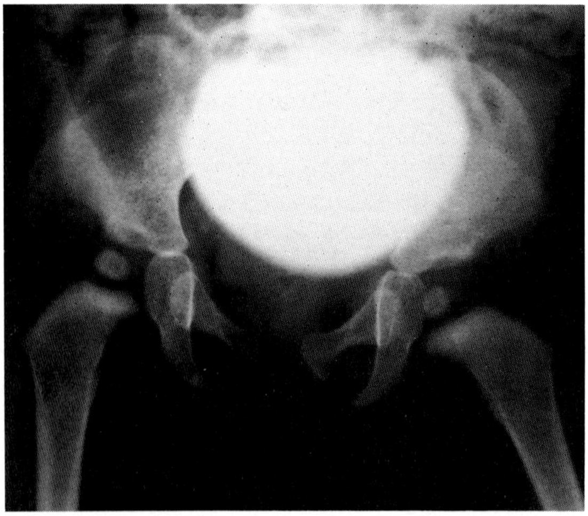

Abb. 6.48. Röntgenbild zu Abb. 6.46 und 6.47
Auch röntgenologisch findet man eine unterschiedliche Darstellung der Größe der Hüftkopfkerne bei einer nicht optimalen Beckenübersichtsaufnahme.

Abb. 6.49. P. L., 17 Monate, rechtes Hüftgelenk
Es ist ein nahezu eckig entwickelter, knöcherner Pfannenerker mit guter Ausformung des knöchernen Pfannendachs dargestellt. Die knorpelige Überdachung ist hinsichtlich Form und Struktur korrekt, der Hüftkopf ist über die Hälfte überdacht. Sonographisch besteht noch kein Hinweis für eine beginnende Kopfkernentwicklung.

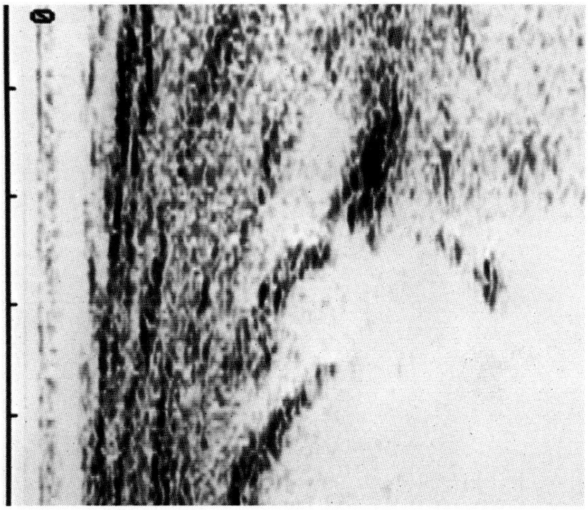

Abb. 6.50. Derselbe Patient wie in Abb. 6.49, linkes Hüftgelenk
Auch auf der linken Seite ist sonographisch noch keine Hüftkopfkernentwicklung nachweisbar bei sonst gut entwickelter knöcherner und knorpeliger Hüftpfannenanlage. Die Knorpel-Knochen-Grenze ist bei dem 17 Monate alten Kleinkind lateral weit nach proximal vorgewölbt.

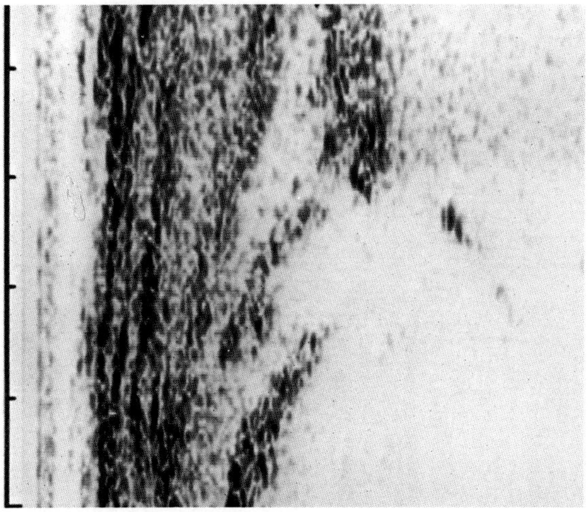

Abb. 6.51. Röntgenbild zu Abb. 6.49 und 6.50
Röntgenologisch sind ebenfalls noch keine Hüftkopfkerne nachweisbar.

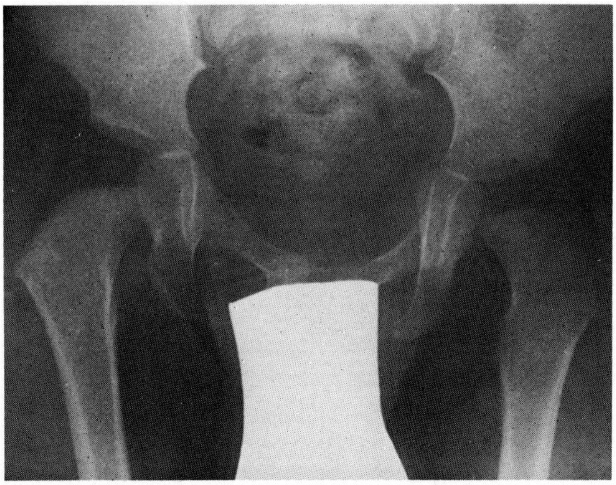

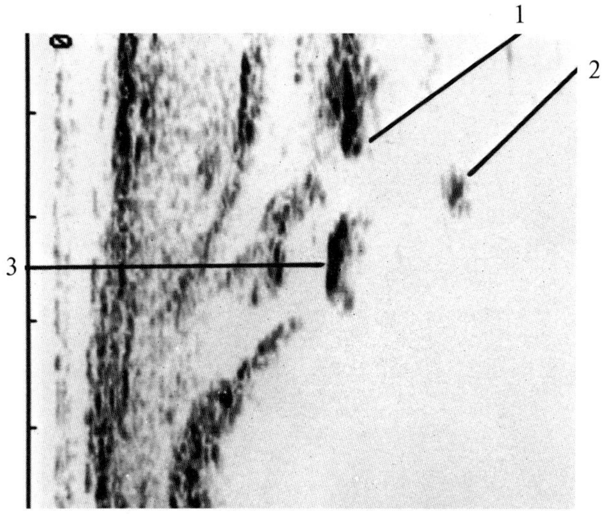

Abb. 6.52. A. N., 15 Monate, rechtes Hüftgelenk
Eckiger knöcherner Pfannenerker mit deutlicher Schallschattenbildung; gute, übergreifende knorpelige Hüftkopfüberdachung. Deutliche Darstellung des Halbmondphänomens durch Schallschattenbildung des ossifizierten, reflexreichen Hüftkopfkernes. Bei fehlender Darstellung der medialen Anteile des Hüftkopfkernes scheint der Hüftkopfkern im Sonogramm lateralisiert. Der Unterrand des Os ilium ist sonographisch noch gut darstellbar. Die Einsicht in die Tiefe des Azetabulums ist jedoch durch den Hüftkopfkern nicht mehr möglich.
1 Knöcherner Pfannenerker
2 Unterrand des Os ilium
3 Halbmondphänomen des Hüftkopfkernes

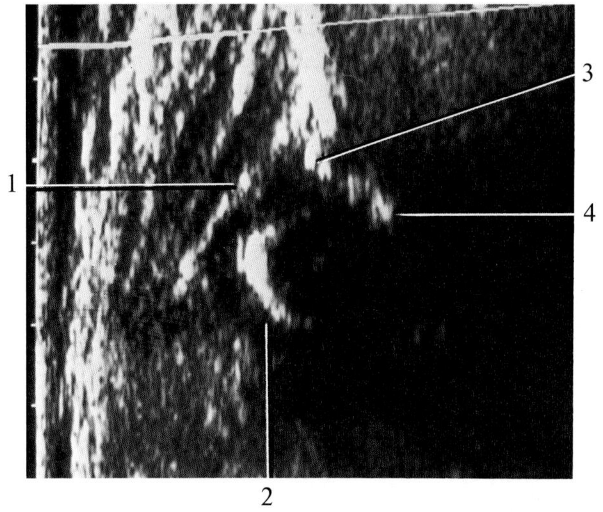

Abb. 6.53. S. T., 9 Monate, rechtes Hüftgelenk, Monitorbild
Die Hüfte zeigt ein deutliches Halbmondphänomen. Durch den großen Hüftkopfkern und das Halbmondphänomen erscheint die Hüfte fälschlich lateralisiert. Der Schnitt wurde nicht völlig korrekt angelegt, sondern zieht etwas dorsal der Meßebene durch die Fossa acetabuli.
die Fossa acetabuli.
1 Labrum acetabulare
2 Halbmondphänomen
3 Knochenerker
4 Os ilium

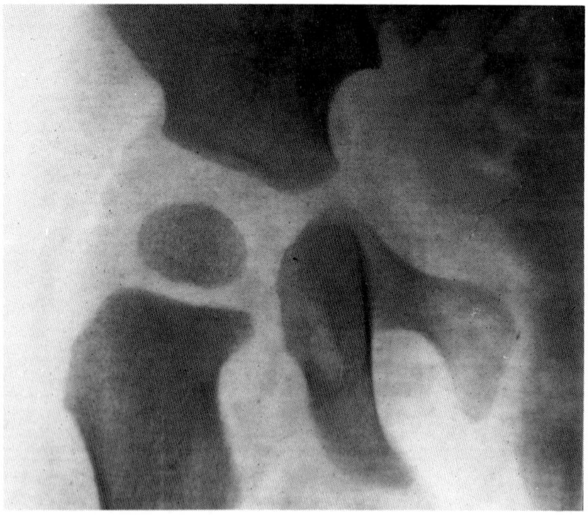

Abb. 6.54. Röntgenbild zu Abb. 6.53

Abb. 6.55. N. J., 3 Monate, rechtes Hüftgelenk Der Hüftkopfkern ist nur zart angedeutet, aber gut sichtbar. Der knöcherne Erker ist gerundet, die knöcherne Formgebung ausreichend, der knorpelige Erker ist breit und übergreifend.
1 Labrum acetabulare
2 Hüftkopfkern
3 Knöcherner Erker
4 Knorpelerker

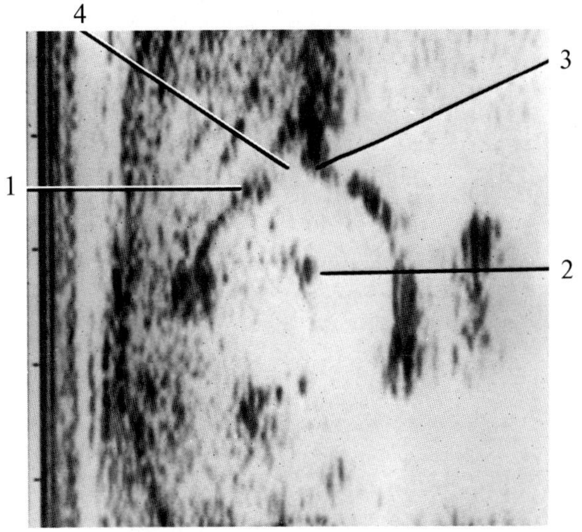

Abb. 6.56. R. W., 9 Monate, rechtes Hüftgelenk Der Hüftkopfkern ist bereits sehr groß und kommt als typisches Halbmondphänomen zur Darstellung. Der knöcherne Erker ist eckig bei guter knöcherner Formgebung und schmal übergreifendem Knorpelerker.
1 Labrum acetabulare
2 Hüftkopfkern
3 Os ilium

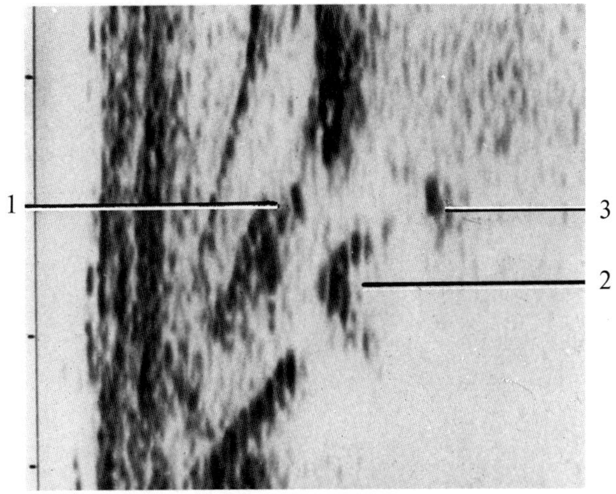

Abb. 6.57. H. G., 6 Monate, linkes Hüftgelenk Der Hüftkopfkern ist deutlich kleiner als in Abb. 6.56, weist aber bereits ebenfalls ein leichtes Halbmondphänomen auf. Die Hüfte erscheint bei Einbeziehung des Hüftkopfkernes lateralisiert.
1 Labrum acetabulare
2 Hüftkopfkern

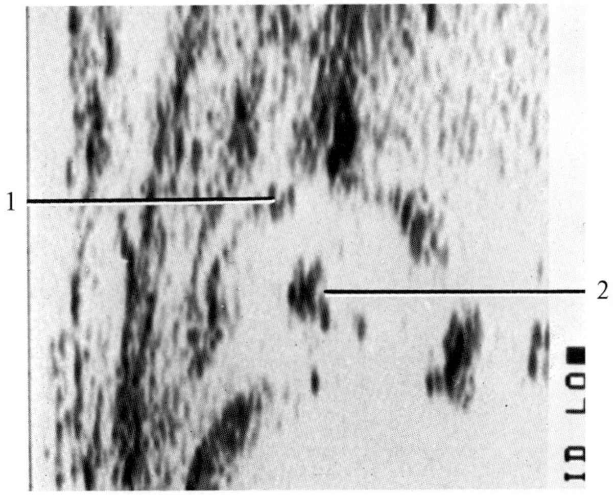

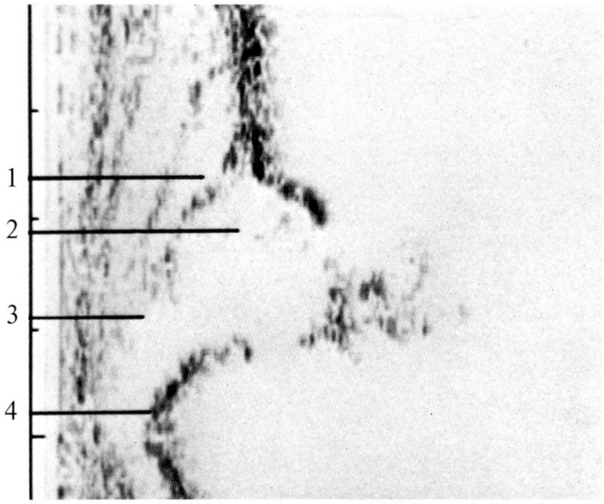

Abb. 6.58. S. N., 8 Wochen, rechtes Hüftgelenk
Noch im altersentsprechenden Normbereich liegende Hüftgelenksentwicklung mit ausreichender knöcherner und knorpeliger Gesamtüberdachung, zentriert stehender Hüftkopf; noch keine Kopfkernentwicklung sonographisch nachweisbar.
1 Perichondriumloch
2 Hüftkopf ohne Hüftkopfkern
3 Trochanter major
4 Knorpel-Knochen-Grenze

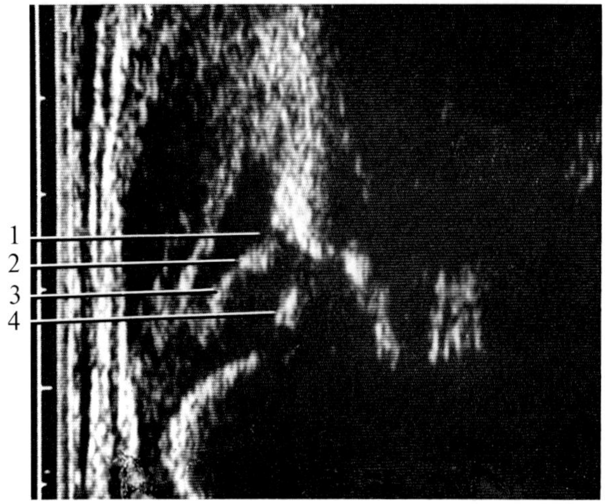

Abb. 6.59. B. A., 1 Tag, rechtes Hüftgelenk
Altersentsprechend sehr gut entwickeltes Hüftgelenk mit leichter Rundung im Bereich des knöchernen Pfannenerkers; hinter dem knöchernen Pfannenerker bereits eine deutliche Schallschattenbildung. Knorpelige Überdachung hinsichtlich Form und Struktur korrekt, zentriert stehender Hüftkopf, bereits überdurchschnittliche Kopfkernentwicklung bei dem 1 Tag alten Säugling türkischer Nationalität.
1 Perichondriumloch
2 Labrum acetabulare
3 Gelenkkapsel
4 Hüftkopfkern

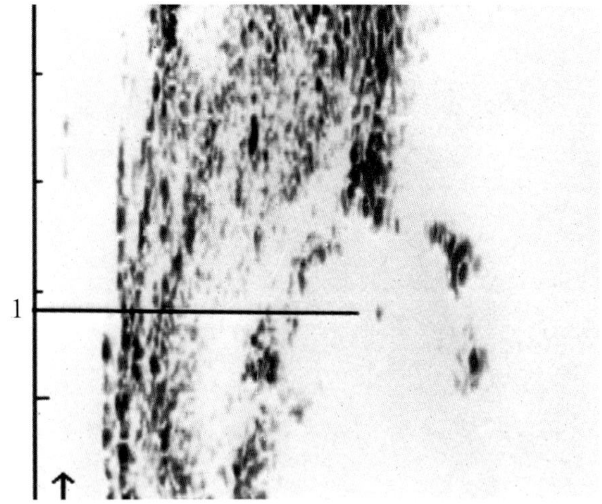

Abb. 6.60. C. S., 10 Wochen, linkes Hüftgelenk
Es findet sich ein bereits gut entwickelter knöcherner Pfannenerker mit deutlicher Schallschattenbildung. Die Ausformung des Azetabulums ist gut, die knorpelige Überdachung ist korrekt. Im Zentrum des Hüftkopfes kommt es zur ersten sonographisch nachweisbaren Strukturverdichtung als Zeichen der Hüftkopfkernentwicklung (1).

6.4 Perichondriumloch und Labrumformen

(Abb. 6.61–6.104)

Das Perichondrium ist im unteren Drittel, kranial des Labrum acetabulare, am knorpelig präformierten Pfannendach ausgesprochen dünn, so daß es oft nicht zur Darstellung kommt und die laterale Begrenzung des knorpelig präformierten Pfannendachs (= Knorpelerker) scheinbar fehlt. Im oberen Drittel ist das Perichondrium am Knorpelerker immer stark echogen. Das Labrum acetabulare liegt immer kaudal des Perichondriumlochs.

Das Labrum acetabulare ist echogen und liegt immer lateral-distal des Schallochs des Knorpelerkers dem Echo der Gelenkkapsel innen an. Es liegt immer distal-kaudal des Perichondriumlochs. Es ist anatomisch und sonographisch nicht immer gleich groß und mehr oder weniger dreieckig geformt.

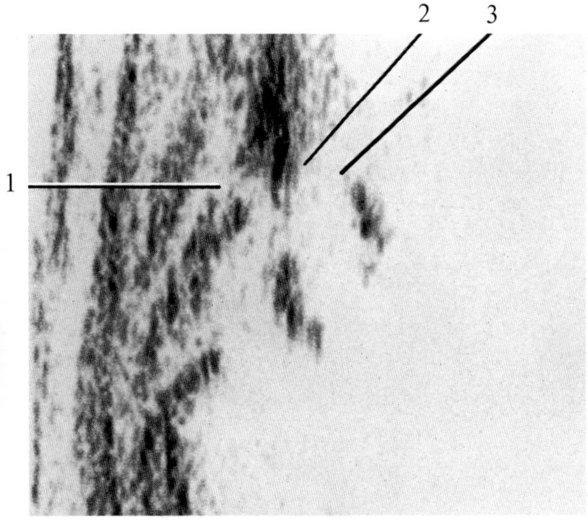

Abb. 6.61. A. J., 5 Monate, linkes Hüftgelenk
Bei fehlender Echogenität des hyalinknorpeligen Pfannendachs (Schalloch) und bei nicht dargestelltem Perichondrium entsteht ein Loch in der lateralen Begrenzung des Hüftkopfes, das Perichondriumloch. Hier ist das Labrum acetabulare deutlich als periphere Begrenzung des Schallochs unter der Gelenkkapsel zu erkennen. Hinter dem eckigen knöchernen Pfannenerker kommt es zur Schallschattenbildung. Kaudal des knöchernen Pfannenerkers kommt es in Folge des speziellen Reflexionsverhaltens des Knochens zur Artefaktbildung. 1 Perichondriumloch, 2 Knöcherner Erker, 3 Schallschatten

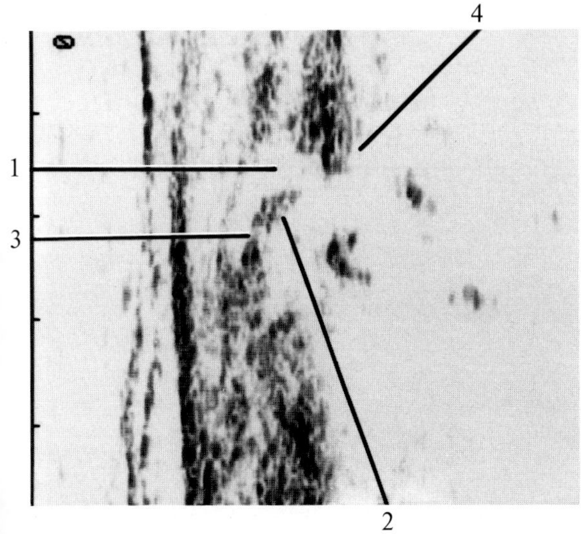

Abb. 6.62. V. C., 4 Monate, linkes Hüftgelenk
Im Vergleich mit Abb. 6.61 ist das Labrum acetabulare nicht so deutlich von der Gelenkkapsel zu differenzieren. Bei genauer Betrachtung findet sich jedoch das Labrum acetabulare der Gelenkkapsel innen anhängend am Übergang von Gelenkkapsel zu Perichondrium im Bereich des Perichondriumlochs.
1 Gelenkkapsel
2 Labrum acetabulare
3 Perichondriumloch
4 Knöcherner Erker

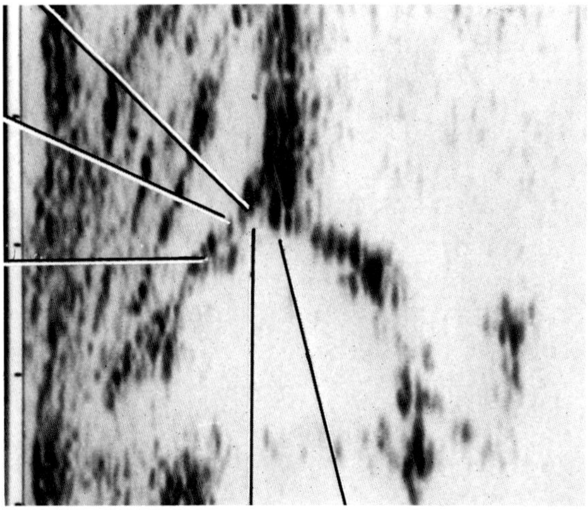

Abb. 6.63. F. W., 4 Monate, linkes Hüftgelenk
Das Labrum acetabulare ist als Echoknötchen lateral-distal des knorpelig präformierten Pfannendachs deutlich sichtbar; das Perichondrium ist ebenfalls gut sichtbar, aber im distalen Anteil weniger echogen als im proximalen. Das obere Drittel des Perichondriums ist in der Regel stark echogen.
1 Labrum acetabulare
2 Knorpelerker
3 Knochenerker
4 Distales, echoarmes Perichondrium
5 Proximaler Perichondriumanteil

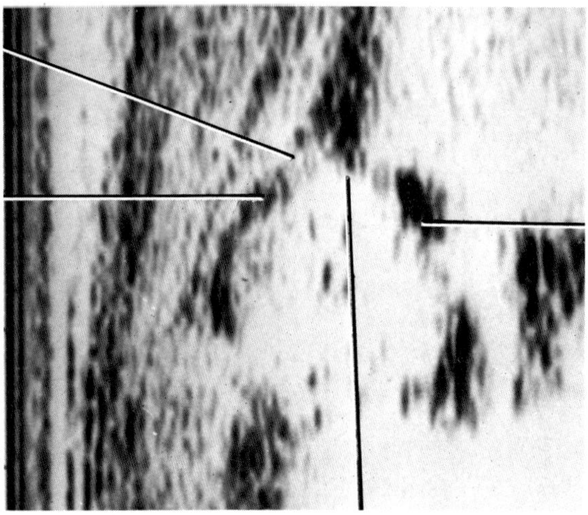

Abb. 6.64. N. J., 3 Monate, linkes Hüftgelenk
Das Labrum acetabulare ist zart dargestellt und an der Gelenkkapsel innen anliegend. Der knöcherne Erker ist abgerundet.
1 Labrum acetabulare
2 Knochenerker
3 Unterrand des Os ilium
4 Perichondriumloch

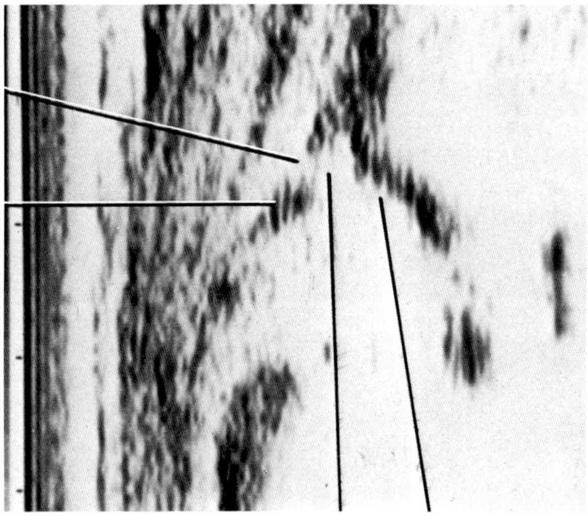

Abb. 6.65. W. E., 3 Monate, rechtes Hüftgelenk
Das Perichondriumloch ist deutlich sichtbar, kaudal des Perichondriumlochs liegt der Gelenkkapsel das Labrum acetabulare innen an. Es findet sich ein breiter knorpeliger Erker bei abgerundetem knöchernen Erker.
1 Perichondriumloch
2 Labrum acetabulare
3 Knorpeliger Erker
4 Knöcherner Erker

Abb. 6.66. S. S., 2 Monate, rechtes Hüftgelenk
Das Labrum acetabulare ist als zartes Knötchen kaudal-distal des Perichondriumlochs deutlich sichtbar. Proximal des Perichondriumlochs endet das obere Drittel des Perichondriums als verhältnismäßig starkes Echo und darf nicht mit dem Labrum verwechselt werden. Das Labrum acetabulare behält immer Kontakt mit dem Hüftkopf. Der Umschlagpunkt ist markiert durch einen zarten Schallschatten (siehe Kapitel Meßtechnik).
Hüfttyp IIIa
1 Labrum acetabulare
2 Perichondriumloch
3 Proximales Drittel des Perichondriums
4 Umschlagpunkt

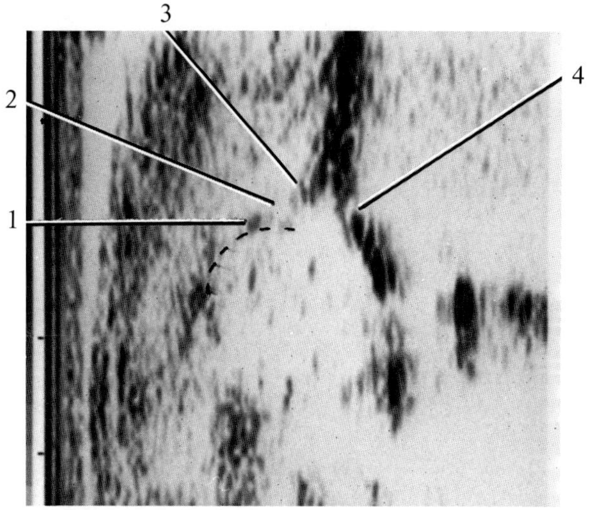

Abb. 6.67. H. V., 3 Monate, rechtes Hüftgelenk
1 Perichondriumloch
2 Labrum acetabulare
3 Knöcherner Erker

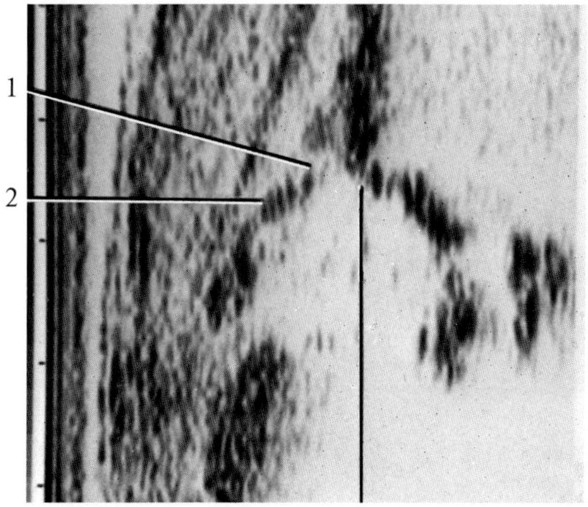

Abb. 6.68. R. T., 4 Wochen, rechtes Hüftgelenk
Der Hüftkopf wird abgegrenzt durch die Gelenkkapsel, er ist vollständig luxiert und liegt in den Weichteilen. Das Labrum acetabulare ist als deutliches Echo medial zwischen Hüftkopf und Knochenerker gut sichtbar. Die Gelenkkapsel mit dem Perichondrium ist zwischen Hüftkopf und knöchernen Pfannenanteilen „eingeschlagen".
Hüfttyp IV
1 Gelenkkapsel
2 Labrum acetabulare
3 Gelenkkapsel zwischen Hüftkopf und knöchernen Pfannenanteilen
4 Knochenerker
5 Hüftkopf

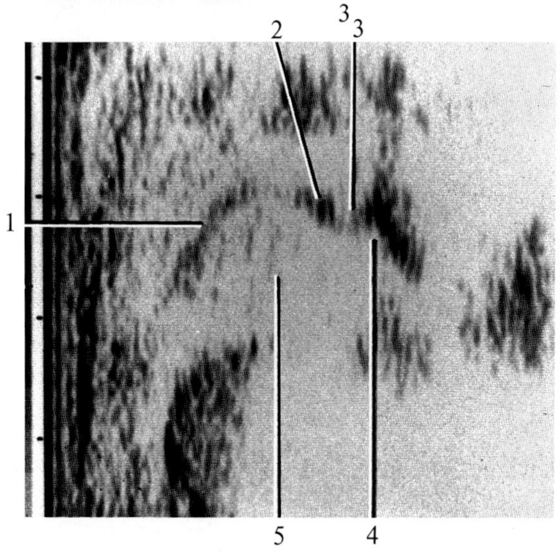

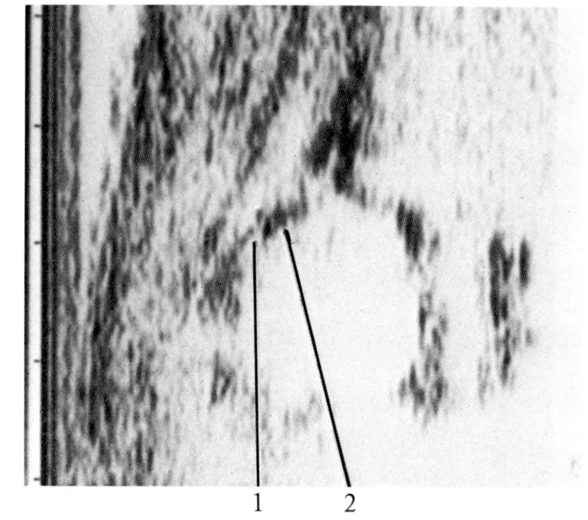

Abb. 6.69. C. A., 6 Wochen, rechtes Hüftgelenk
Das Labrum acetabulare ist deutlich sichtbar. Es hängt frei in das Gelenk hinein, so daß zwischen Gelenkkapsel und Labrum acetabulare ein kleiner Recessus entsteht.
1 Recessus
2 Labrum acetabulare

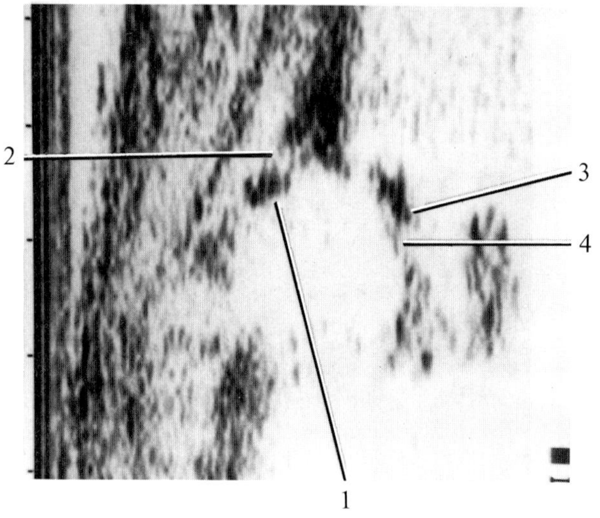

Abb. 6.70. Derselbe Patient wie in Abb. 6.69, jedoch linkes Hüftgelenk
Das Labrum acetabulare ist als massives Echo ohne den vorbeschriebenen Recessus sichtbar. Das Perichondriumloch befindet sich immer kranial des Labrum acetabulare.
1 Labrum acetabulare
2 Perichondriumloch
3 Os ilium
4 Fossa acetabuli

Abb. 6.71 a. F. W., 4 Monate, rechtes Hüftgelenk, Monitorbild
Das Labrum acetabulare liegt immer an jener Stelle, an der die Kopfkontur nach medial zieht und die Echos der Gelenkkapsel nach oben ziehen, d. h. an jener Stelle, an der sich die Kopfkontur von den Echos der Gelenkkapsel trennt (siehe auch Skizze Abb. 6.71). Das Pfannendach ist knorpelig präformiert.
1 Labrum acetabulare
2 Knorpelerker

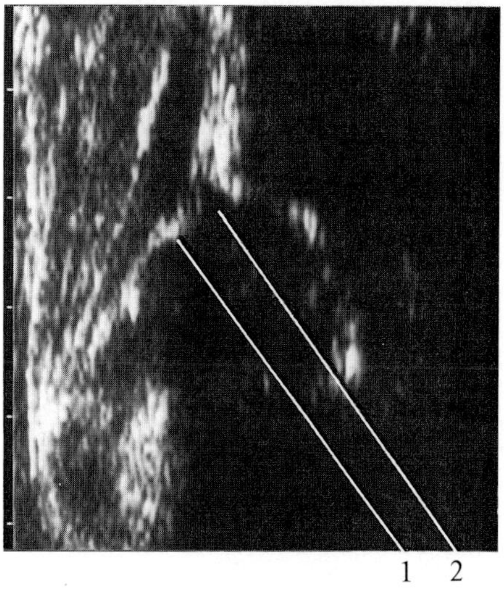

Abb. 6.71 b. Schematische Darstellung eines Hüftsonogramms
Das Labrum acetabulare liegt immer an jener Stelle, an der sich die nach medial ziehende Kopfkontur von den Echos der nach oben ziehenden Gelenkskapsel trennt.
1 Labrum acetabulare

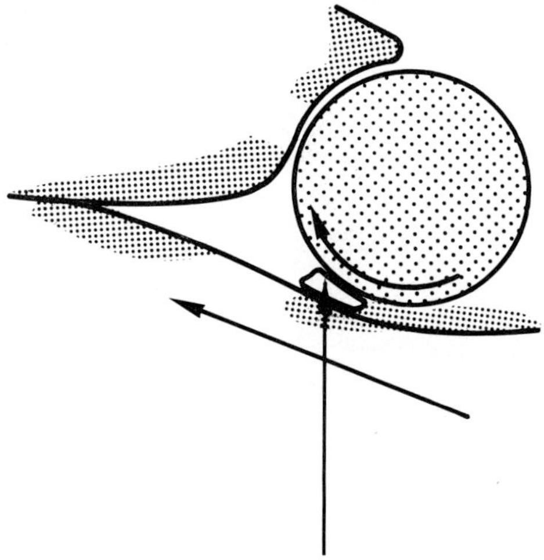

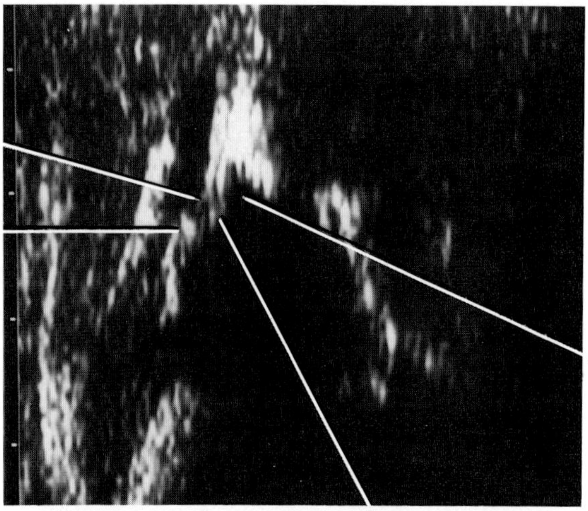

Abb. 6.72. M. N., 4 Monate, linkes Hüftgelenk, Monitorbild

Das Labrum acetabulare ist schwer zu erkennen. Es handelt sich aber um jenes Echo, welches kaudal und distal des Perichondriumlochs liegt. Die Echos proximal davon sind bereits einem zarten Flüssigkeitsfilm zuzuordnen.

1 Perichondriumloch
2 Labrum acetabulare
3 Flüssigkeitsfilm
4 Knorpelerker

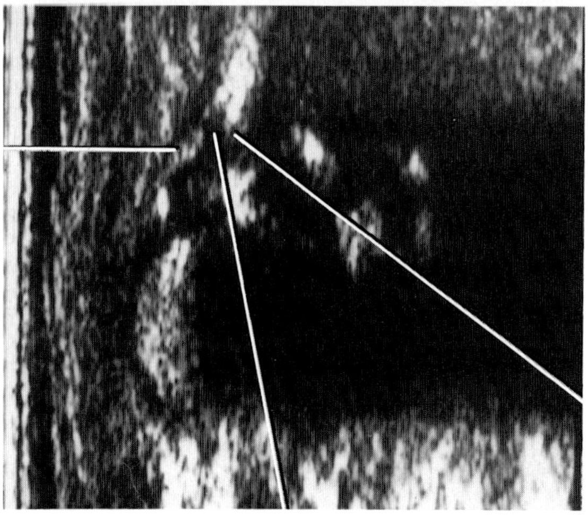

Abb. 6.73. S. L., 5 Monate, rechtes Hüftgelenk, Monitorbild

Das Labrum acetabulare ist keilförmig von den Echos der Gelenkkapsel nicht mehr sicher trennbar, jedoch kaudal-lateral des Knorpelerkers eindeutig zu identifizieren.

1 Labrum acetabulare
2 Knorpelerker
3 Knochenerker

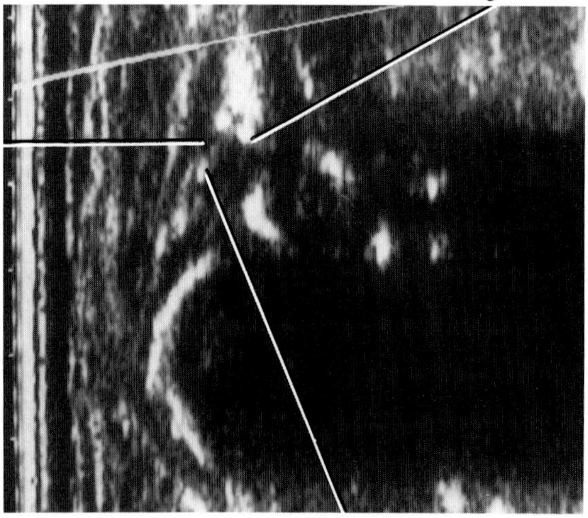

Abb. 6.74. B. K., 3 Monate, rechtes Hüftgelenk, Monitorbild

Das Labrum acetabulare ist mit dem Recessus, der das Labrum gut gegenüber der Gelenkkapsel abtrennt, deutlich sichtbar. Proximal davon liegt das Perichondriumloch.

1 Perichondriumloch
2 Labrum acetabulare
3 Knöcherner Erker.

Abb. 6.75. G. W., 3 Monate, linkes Hüftgelenk
1 Perichondriumloch
2 Labrum acetabulare
3 Knöcherner Erker

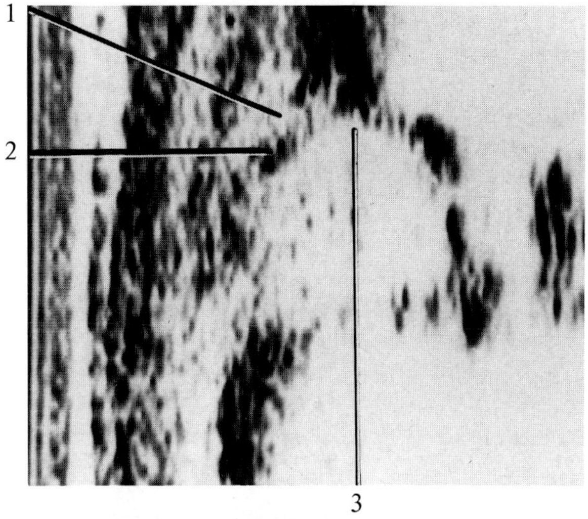

Abb. 6.76. Derselbe Patient wie in Abb. 6.75, jedoch 6 Monate alt, linkes Hüftgelenk
Das Labrum acetabule ist durch einen zarten Recessus von der Gelenkkapsel getrennt. Das Perichondriumloch ist zart angedeutet, der knöcherne Erker geschweift.
1 Perichondriumloch
2 Labrum acetabulare
3 Knochenerker
4 Recessus

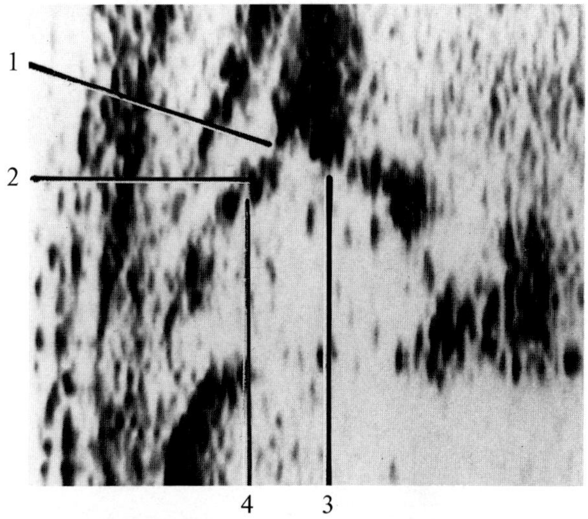

Abb. 6.77. S. G., 5 Monate, rechtes Hüftgelenk
Das Perichondriumloch ist deutlich sichtbar. Das Labrum acetabulare begrenzt den breiten, knorpeligen Erker nach lateral-kaudal. Man erkennt einen deutlichen Schallschatten, der den Umschlagpunkt von Konkavität in Konvexität markiert.
1 Perichondriumloch
2 Labrum acetabulare
3 Knorpelerker
4 Schallschatten

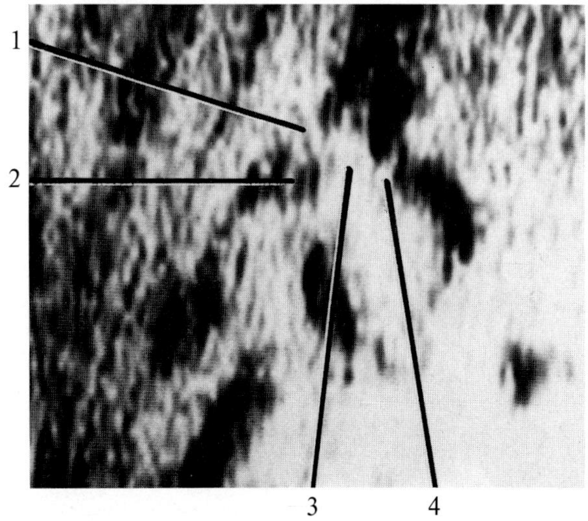

Chemie Vlg., Ultraschallatlas Bg. 5 (16 Seiten)

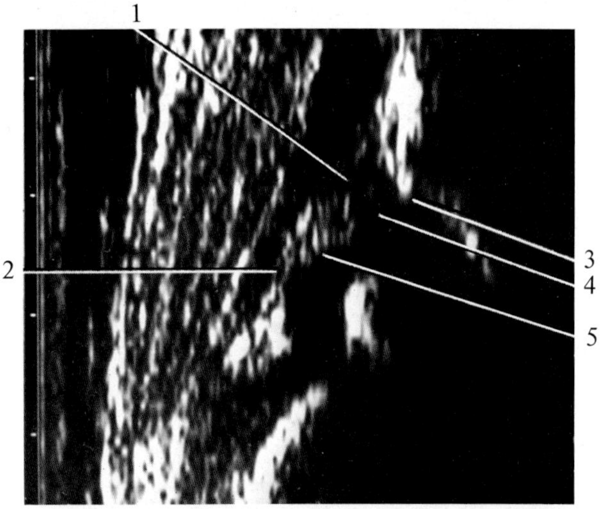

Abb. 6.78. E. E., 5 Monate, linkes Hüftgelenk, Monitorbild
Großes, gut ausgeprägtes Schalloch (1), Gelenkkapsel (2), großes Labrum acetabulare (5), das deutlich von der Gelenkkapsel zu differenzieren ist.
Standardsituation: Der Hüftkopfkontur entlang von lateral nach medial kommt zuerst das Labrum acetabulare (5), als zweites der Knorpelerker (4) und medial davon der knöcherne Erker bzw. Umschlagpunkt (3).

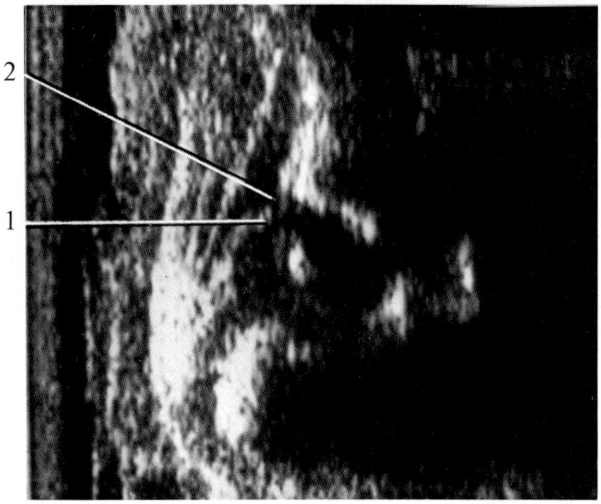

Abb. 6.79. G. R., 7 Monate, linkes Hüftgelenk, Monitorbild
Auch auf diesem kleinen Bild kann unter Zuhilfenahme des Perichondriumlochs das Labrum acetabulare kaudal der Gelenkkapsel innen anliegend lokalisiert werden.
1 Labrum acetabulare
2 Perichondriumloch

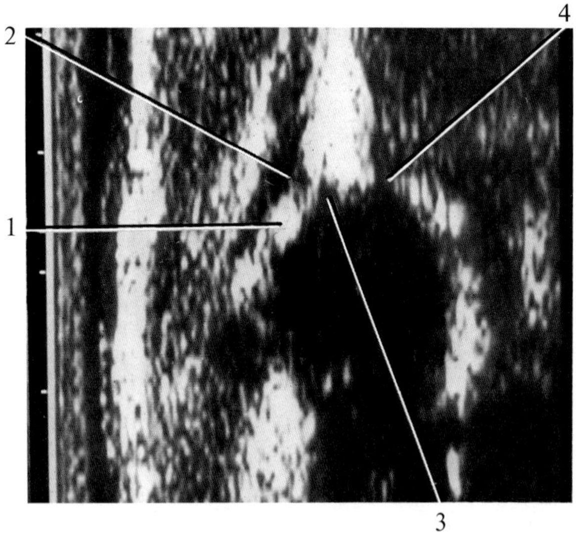

Abb. 6.80. S. V., 4 Wochen, linkes Hüftgelenk, Monitorbild
Das Labrum acetabulare ist gut sichtbar, proximal davon ein zart angedeutetes Perichondriumloch. Der Knorpelerker ist klein, man sieht einen deutlichen Schallschatten hinter dem knöchernen Erker.
1 Labrum acetabulare
2 Perichondriumloch
3 Knorpelerker
4 Schallschatten

Abb. 6.81. E. A., 10 Monate, rechte Hüfte
Die als Schalloch imponierenden hyalinknorpelig präformierten Anteile des koxalen Femurendes und des Azetabulums sind sonographisch dargestellt.
1 Schalloch des Hüftkopfes
2 Schalloch des Trochanter major
3 Schalloch der Trochanterbasis und des knorpelig präformierten Schenkelhalses
4 Schalloch des hyalinknorpelig präformierten Pfannendachs
5 Schalloch der hyalinknorpeligen Y-Fuge

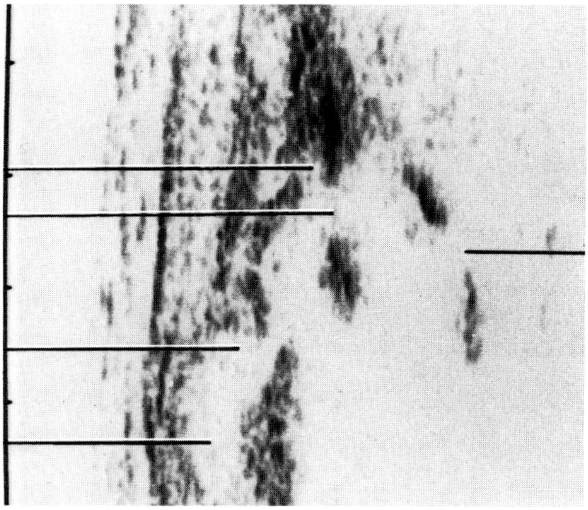

Abb. 6.82. P. P., 5 Monate, rechte Hüfte
Es kommt zur Schallschattenbildung durch Totalreflexion des Schallstrahls am koxalen Femurende und am Azetabulum.
1 Knorpel-Knochen-Grenze
2 Schallschatten (knöcherner Anteil des Schenkelhalses)
3 Knöcherner Pfannenerker
4 Schallschatten hinter dem knöchernen Pfannenerker

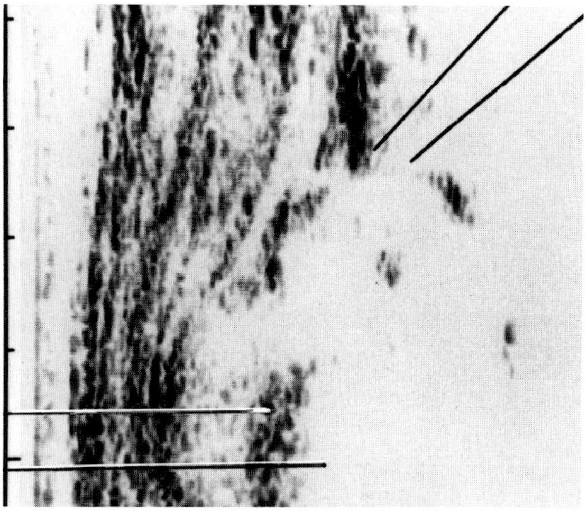

Abb. 6.83. K. J., $3\frac{1}{2}$ Monate, rechte Hüfte
Das Sonogramm dient der Differenzierung von Schalloch und Schallschatten. Durch Rotation des Beinchens ist das Schalloch des Trochanter major nahezu vollständig aus der Schnittebene gedreht.
Hinter der Knorpel-Knochen-Grenze findet sich das sonographische Phänomen des Schallschattens (6).
1 Schalloch des hyalinknorpelig präformierten Hüftkopfs
2 Schalloch des hyalinknorpelig präformierten Pfannendachs
3 Schallschatten hinter dem knöchernen Pfannenerker
4 Schalloch der hyalinknorpeligen Y-Fuge
5 knorpelig präformierter Schenkelhals

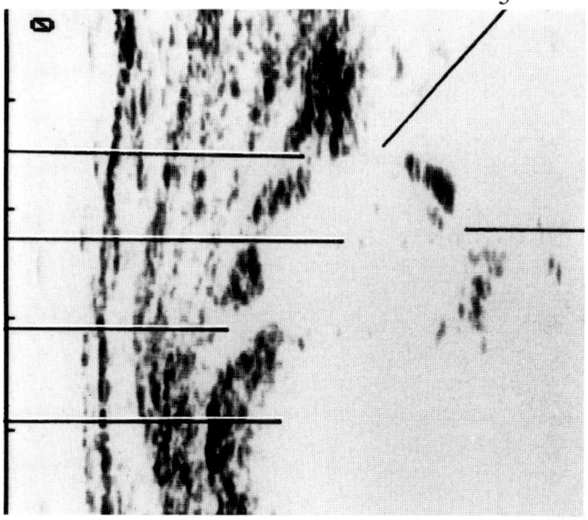

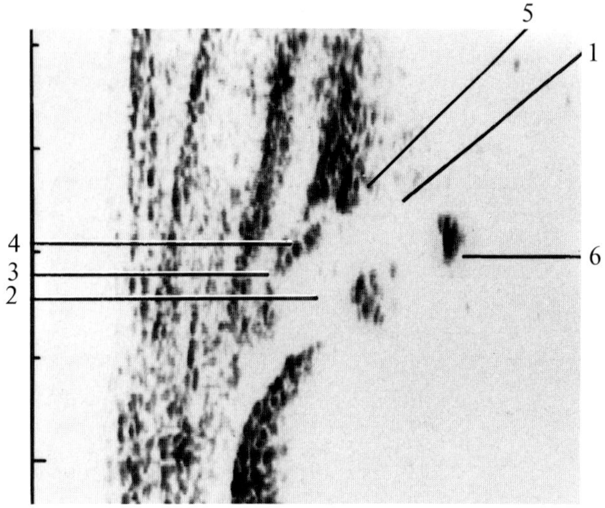

Abb. 6.84. W. K., 7 Monate, Sonogramm der linken Hüfte
Hinter dem gut ausgebildeten, knöchernen Pfannenerker stellt sich sonographisch bei guter knöcherner Ausformung des Azetabulums ein breiter Schallschatten dar (1). Der hyalinknorpelig präformierte Hüftkopf (2) wird durch die ihn umgebenden echoreichen Strukturen der Gelenkkapsel (3), des Labrum acetabulare (4), des knöchernen Pfannenerkers (5) und des Unterrandes des Os ilium (6) abgrenzbar.

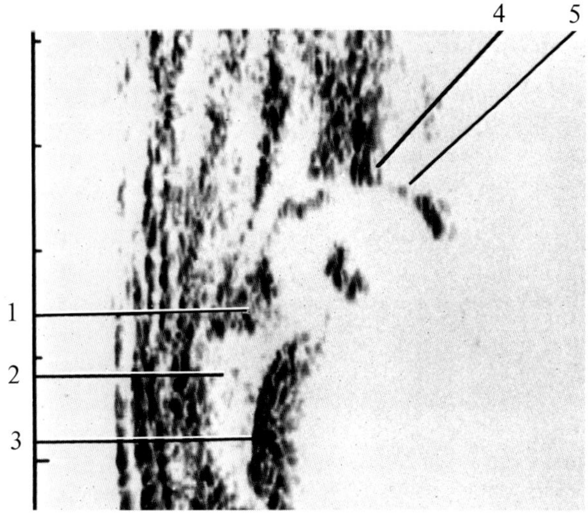

Abb. 6.85. R. E., 5 Monate, linkes Hüftgelenk
Die Spitze des Trochanterschallochs ist durch die vermehrte Echogenität der einstrahlenden Sehnen der Glutealmuskulatur (1) gut zu erkennen. Das Schalloch der Trochanterbasis und des knorpelig präformierten Schenkelhalses (2) wird nach medial durch die Knorpel-Knochen-Grenze (3) begrenzt. Hinter dem knöchernen Pfannenerker (4) kommt es zur Schallschattenbildung (5). Dieser ist jedoch im Vergleich mit Abb. 6.84 deutlich kleiner.

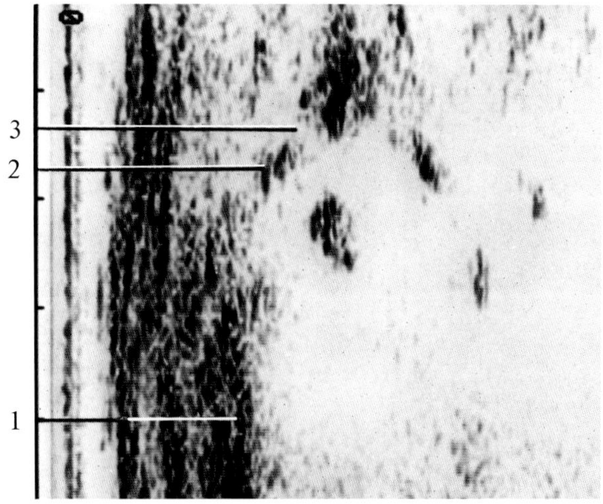

Abb. 6.86. N. B., 6 Monate, rechtes Hüftgelenk
Im Vergleich mit dem Sonogramm der Abb. 6.85 ist das Schalloch des Trochanter major durch verstärkte Rotation aus der Schnittebene herausgedreht. Hinter der knöchernen Oberfläche des Femurs kommt es zur Schallschattenbildung.
1 Femur
2 Labrum acetabulare
3 Schalloch des hyalinknorpelig präformierten Pfannendachs

Abb. 6.87. K. J., 7 Monate, rechtes Hüftgelenk
Das Sonogramm wurde mit der Compoundtechnik hergestellt. Das Labrum acetabulare (1) ist dreieckig und begrenzt das Schalloch des hyalinknorpelig präformierten Pfannendachs nach distal. Sonographisch stellt sich nur der kraniale Teil des Perichondriums dar (2). Der dünne, lateral gelegene Anteil des Perichondriumstreifens ist sonographisch nicht dargestellt. Der Defekt im Verlauf von Gelenkkapsel - Perichondrium - Darmbeinperiost imponiert als Perichondriumloch (3).

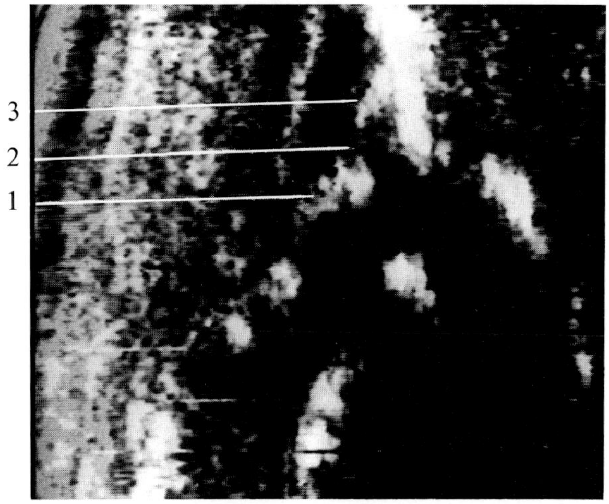

Abb. 6.88. R. J., 4 Monate, linkes Hüftgelenk
Der den Hüftkopf umhüllende Gewebsstreifen Gelenkkapsel - Perichondrium - Darmbeinperiost ist auch hier über dem knorpeligen Pfannendach unterbrochen. Bei fehlender Echogenität des hyalinknorpeligen Pfannendachs entsteht in der Umhüllung des Hüftkopfes sonographisch ein Loch, das Perichondriumloch (1).

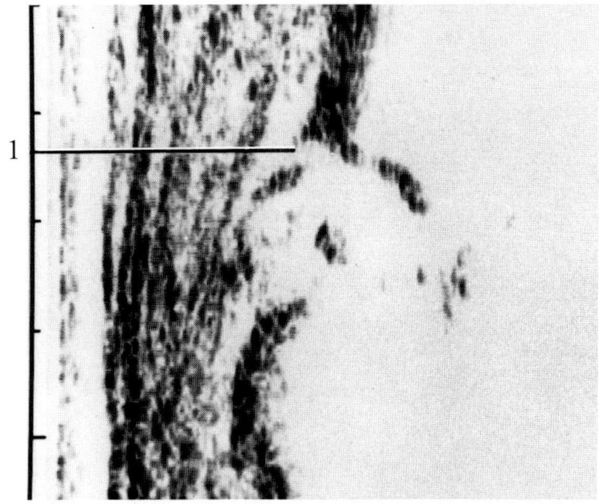

Abb. 6.89. O. C., 3 Monate, rechtes Hüftgelenk
Der kraniale Anteil des Perichondriums ist stark echogen (1) und geht fließend in das Darmbeinperiost über (2). Das Labrum acetabulare (3) läßt sich deutlich am Übergang vom Perichondrium zur Gelenkkapsel abgrenzen.

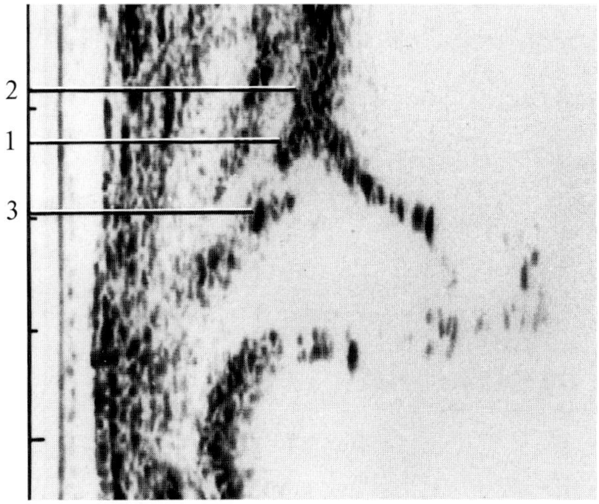

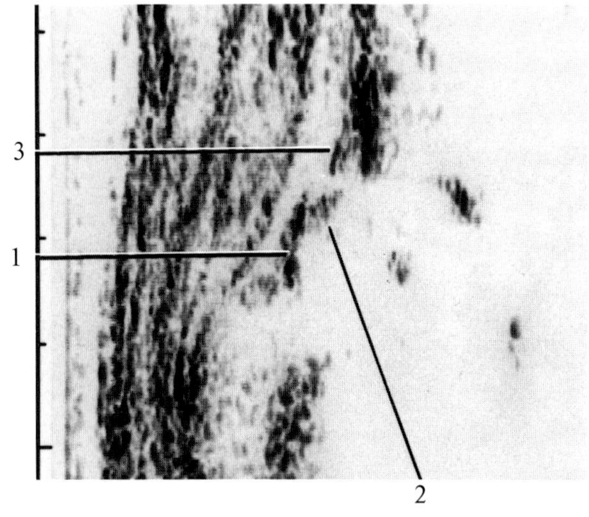

Abb. 6.90. P. P., 5 Monate, rechtes Hüftgelenk
Man sieht eine typische Darstellung des Perichondriumlochs. Das Labrum acetabulare befindet sich am Übergang von Perichondrium zu Gelenkkapsel und liegt innen der Gelenkkapsel an.
1 Gelenkkapsel
2 Labrum acetabulare
3 Kranialer, echogener Teil des Perichondriums

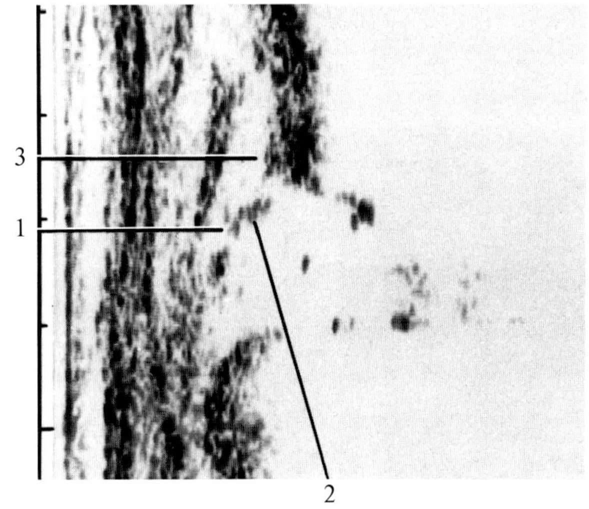

Abb. 6.91. P. S., 4 Wochen, rechtes Hüftgelenk
In bezug auf die laterale Begrenzung des Hüftkopfes wird ein nahezu identischer Befund wie in Abb. 6.90 dargestellt.
1 Gelenkkapsel
2 Labrum acetabulare
3 Übergang des kranialen Teils des Perichondriums in das Darmbeinperiost

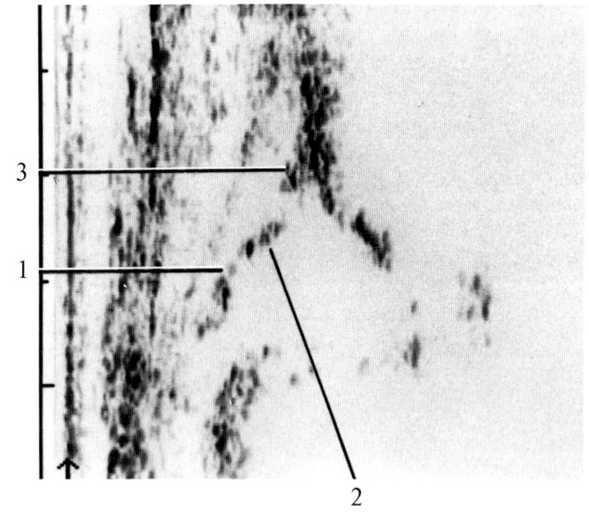

Abb. 6.92. F. A., 8 Wochen, linkes Hüftgelenk
Es ist eine dysplastische Hüftpfannenanlage mit abgerundetem knöchernen Erker und schlechter Ausformung des Azetabulums zu erkennen. Das sogenannte Perichondriumloch erleichtert die Identifizierung des Labrum acetabulare am Übergang vom Perichondrium zur Gelenkkapsel. Der kraniale Teil des Perichondriums stellt sich hier wiederum sehr stark echogen dar und geht dann in das Darmbeinperiost über.
1 Gelenkkapsel
2 Labrum acetabulare
3 Kranialer Teil des Perichondriums

Abb. 6.93. Sch. D., 4 Monate, rechtes Hüftgelenk
Man erkennt einen eckigen knöchernen Pfannenerker mit guter knöcherner Formgebung. Die knorpelige Überdachung ist hinsichtlich Form und Struktur korrekt. Das Labrum acetabulare stellt sich durch seinen hohen Gehalt an kollagenen Fasern deutlich dar.
1 Knöcherner Pfannenerker
2 Hyalinknorpelig präformiertes Pfannendach
3 Labrum acetabulare

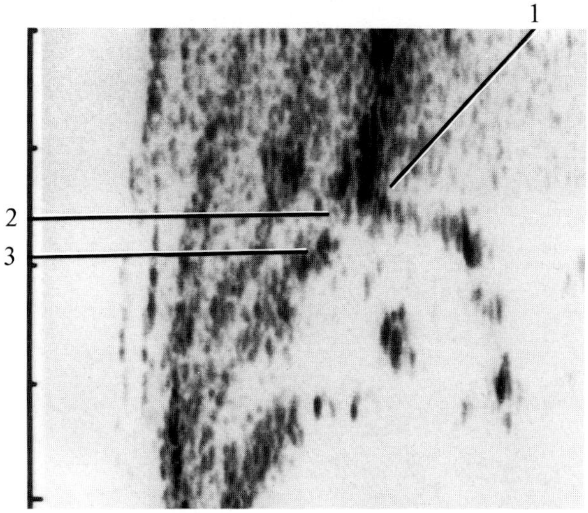

Abb. 6.94. W. S., 5 Monate, linkes Hüftgelenk
Es wird ein eckiger knöcherner Pfannenerker mit guter Ausformung des knöchernen Azetabulums dargestellt. Distal vom Schalloch des hyalinen Knorpels ist das dreieckige, echoreiche Labrum acetabulare (1) erkennbar. Es liegt der Gelenkkapsel (2) innen an. Bei der gewählten Tiefenverstärkung ist nahezu der gesamte Verlauf des Perichondriums im Sonogramm zu erkennen.

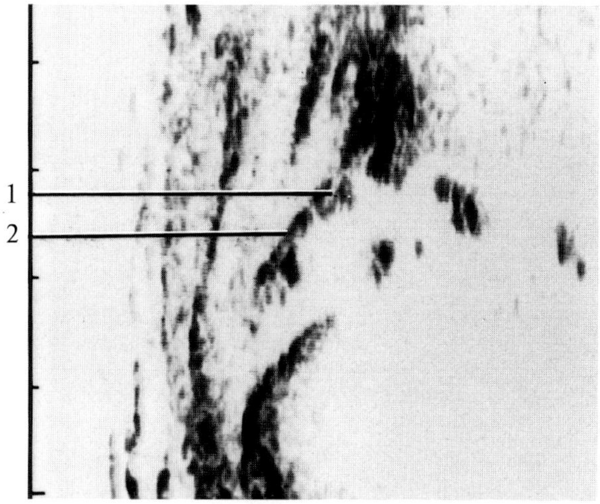

Abb. 6.95. R. E., 5 Monate, linkes Hüftgelenk
Auch hier ist das Labrum acetabulare noch deutlich als reflexreiche Struktur zu erkennen, die der Gelenkkapsel innen anliegt. Das Labrum acetabulare ist wiederum durch die reflexreiche Struktur distal des Schallochs des hyalinknorpeligen Pfannendachs zu identifizieren.
1 Übergang des proximalen Anteils des Perichondriums in das Darmbeinperiost
2 Perichondriumloch
3 Labrum acetabulare
4 Gelenkkapsel

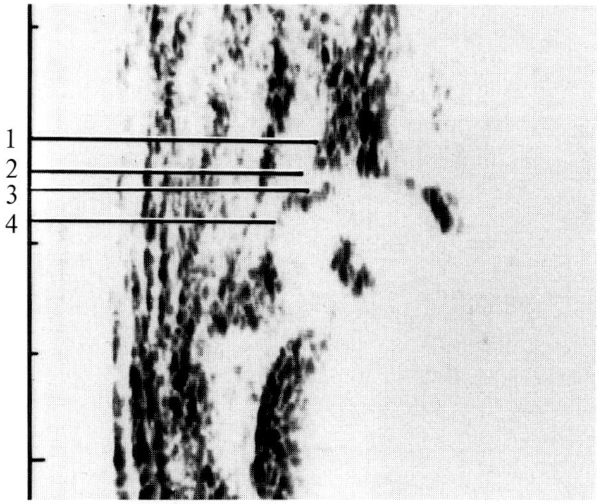

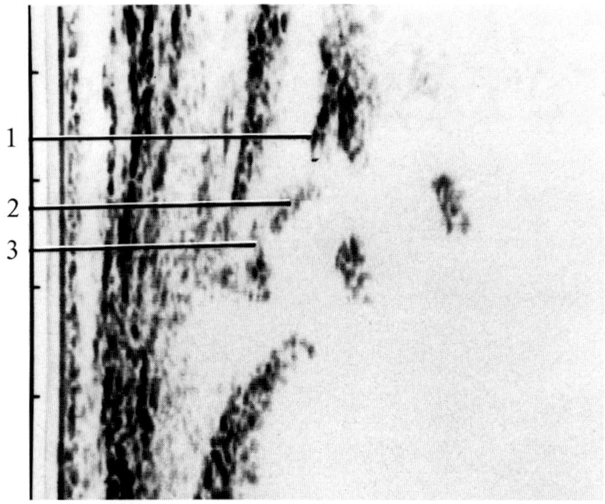

Abb. 6.96. K. A., 9 Monate, linkes Hüftgelenk
Die knöcherne Hüftpfannenanlage mit übergreifendem knorpeligen Pfannendach ist gut entwikkelt. Das große Labrum acetabulare schmiegt sich an der Peripherie des hyalinen Knorpels an der Gelenkkapsel innen an.
1 Proximaler, reflexreicher Anteil des Perichondriums
2 Labrum acetabulare
3 Gelenkkapsel

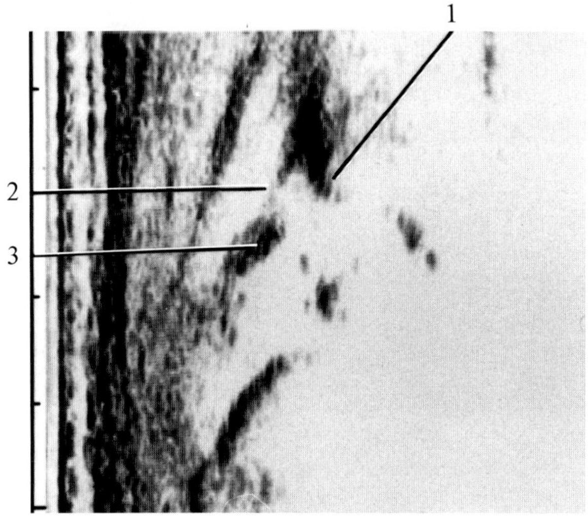

Abb. 6.97. S. C., 6 Monate, linkes Hüftgelenk
Erkennbar ist ein geschweifter knöcherner Pfannenerker mit guter knöcherner Formgebung. Der das Hüftgelenk umhüllende Gewebsstreifen bestehend aus Gelenkkapsel, Perichondrium und Darmbeinperiost ist in gesamter Länge zu erkennen. Medial anliegend an der Gelenkkapsel ist das große, reflexreiche Labrum acetabulare abgrenzbar.
1 Geschweifter knöcherner Pfannenerker
2 Umhüllender Gewebsstreifen
3 Labrum acetabulare

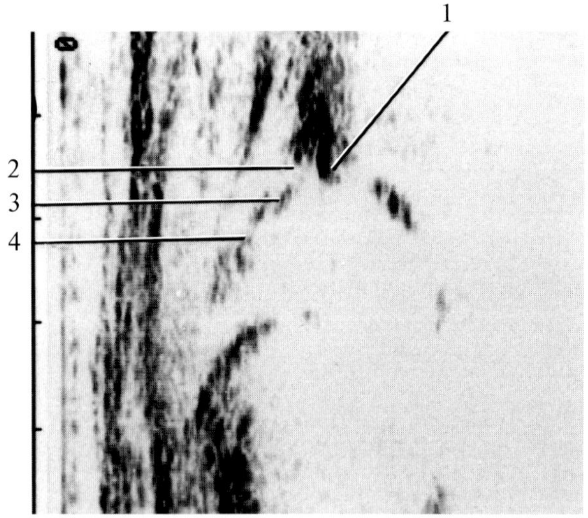

Abb. 6.98. E. H., 6 Monate, rechtes Hüftgelenk
Im Vergleich mit Abb. 6.96 und 6.97 ist das Labrum acetabulare deutlich kleiner. Ausgehend von der Anatomie, daß das Labrum acetabulare jenem reflexreichen Echo entspricht, das dem Schalloch des hyalinen Knorpels nach peripher folgt, läßt es sich jedoch eindeutig identifizieren..
1 Knöcherner Erker
2 Hyalinknorpeliges Pfannendach
3 Labrum acetabulare
4 Gelenkkapsel

Abb. 6.99. S. D., 10 Wochen, linkes Hüftgelenk
Es besteht ein Ossifikationsdefekt im Bereich des knöchernen Pfannenerkers und man erkennt ein in der Basis verbreitertes knorpeliges Pfannendach. Das Labrum acetabulare ist an den „Echoknötchen" distal des Schallochs des hyalinen Knorpels zu erkennen. Es projeziert sich im Sonogramm an den Übergang von Perichondrium zu Gelenkkapsel und hängt frei vom knorpeligen Erker in das Gelenk hinein.
1 Knöcherner Erker mit Ossifikationsdefekt
2 Knorpeliges Pfannendach
3 Echoknötchen des Labrum acetabulare

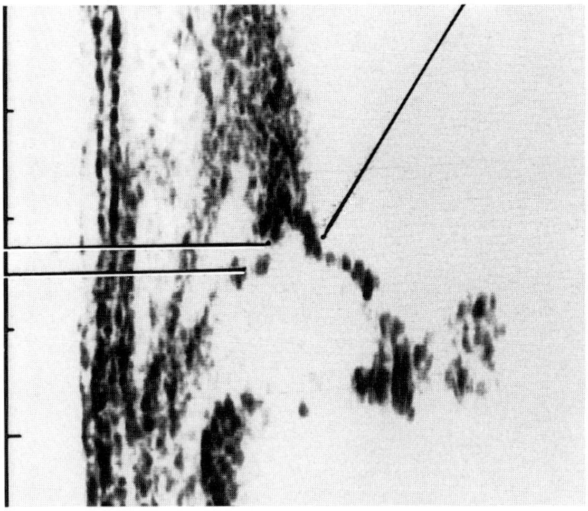

Abb. 6.100. M. S., 8 Monate, rechtes Hüftgelenk
Es ist ein eckiger knöcherner Pfannenerker mit guter Ausformung des knöchernen Pfannendachs erkennbar. Die knorpelige Überdachung ist hinsichtlich Form und Sturktur korrekt. Zur Identifizierung des Labrum acetabulare kann das Perichondriumloch mit herangezogen werden. Es markiert den Übergang der Gelenkkapsel in das Perichondrium. Das Labrum acetabulare hängt an diesem Übergang frei vom knorpeligen Erker in das Gelenk hinein.
1 Proximaler, echoreicher Anteil des Perichondriums
2 Übergang Gelenkkapsel - Perichondrium
3 Labrum acetabulare

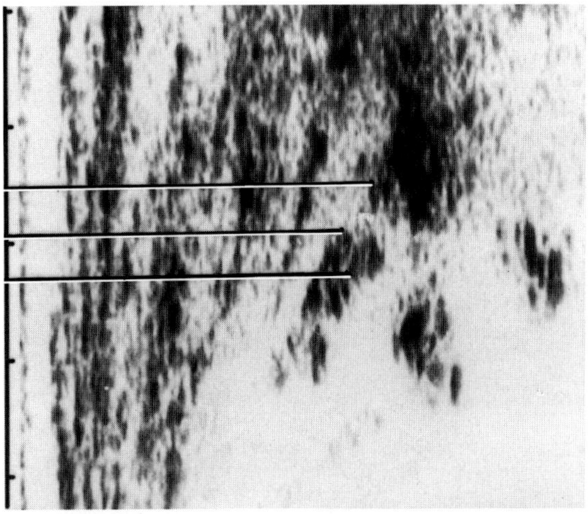

Abb. 6.101. S. M., 7 Monate, linkes Hüftgelenk, Monitorbild
Das knöcherne Pfannendach sowie der knöcherne Erker sind altersgemäß ausgeformt. Der knorpelige Erker ist schmal übergreifend.
1 Perichondriumloch
2 Labrum acetabulare
3 Schallschatten
4 Os ilium
5 Knorpelerker

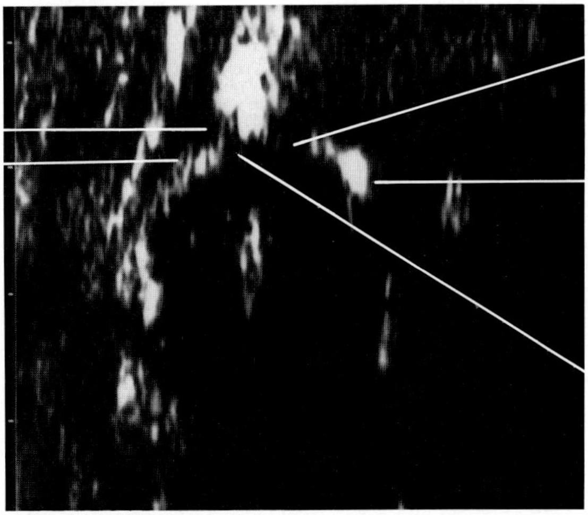

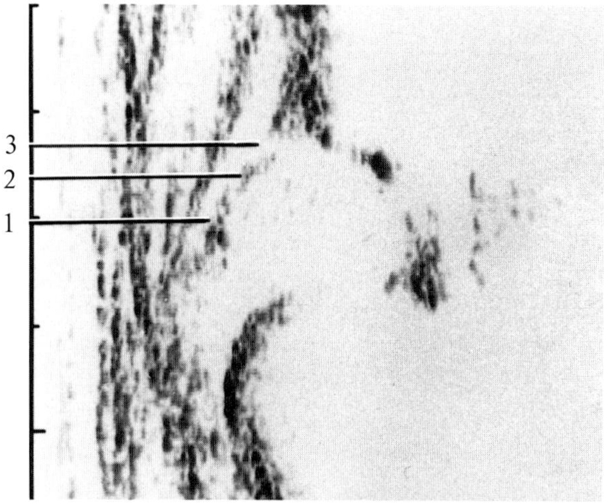

Abb. 6.102. T. C., 8 Wochen, linkes Hüftgelenk Der knöcherne Pfannenerker ist bei ausreichender knöcherner Formgebung leicht gerundet. Die knorpelige Überdachung ist übergreifend. Der Hüftkopf ist in der Gesamtheit über die Hälfte von der knöchernen und knorpeligen Form umschlossen. Auf diesem Sonogramm ist das Labrum acetabulare nicht so deutlich dargestellt. Bei genauem Hinsehen ist es jedoch als Echoverdichtung distal des Schalloches vom hyalinen Knorpel zu erkennen. Zudem kann wiederum das Perichondriumloch zur Identifizierung des Labrum acetabulare mit herangezogen werden. 1 Gelenkkapsel, 2 Labrum acetabulare, 3 Perichondriumloch

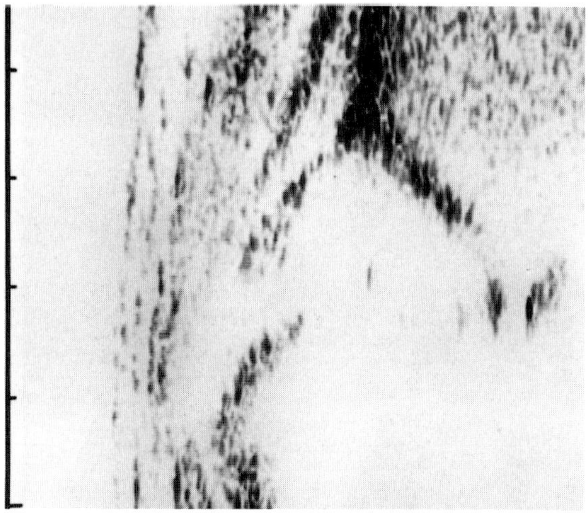

Abb. 6.103 M. S., 7 Monate, linkes Hüftgelenk Für eine exakte Analyse der Hüftgelenksverhältnisse ist das Sonogramm unbrauchbar. Bei schlechter Aufnahmetechnik ist das knorpelige Pfannendach und das Labrum acetabulare nicht mit Sicherheit zu identifizieren. Dieses Sonogramm kann zur Beurteilung nicht verwendet werden.

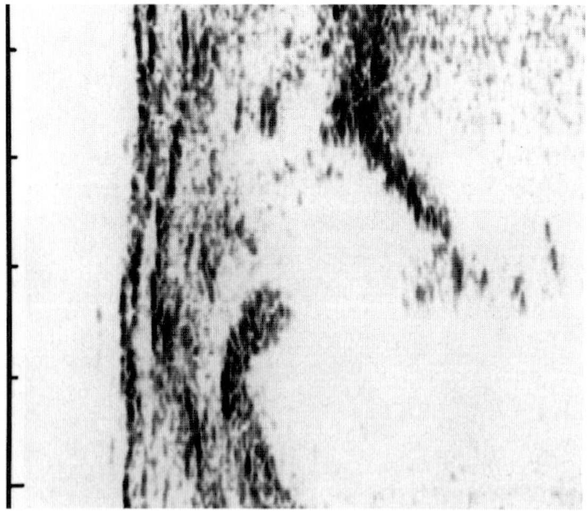

Abb. 6.104. P. S., 4 Monate, linkes Hüftgelenk Es liegt ein völlig unzureichendes Sonogramm bei schlechter Aufnahmetechnik vor. Auch hier ist keine Aussage über die knöcherne und knorpelige Überdachung des Hüftkopfes möglich. Dieses Sonogramm darf nicht interpretiert werden.

6.5 Os ilium, Gewebe der Fossa acetabuli, Ligamentum capitis femoris

(Abb. 6.105–6.127)

Der Unterrand des Os ilium, der der Fossa acetabuli zugehört und nur durch lockeres Bindegewebe bedeckt ist, ist zur Beurteilung der Säuglingshüfte im Sonogramm unumgänglich notwendig. Von lateral nach medial besteht der Pfannenboden im Bereich der Fossa acetabuli aus drei Schichten. Die erste Schicht entspricht dem Ligamentum capitis femoris, die zweite oder mittlere Schicht dem lockeren Gewebe der Fossa acetabuli, die dritte mediale Schicht ist der Pfannenboden, bestehend aus Os ilium, Os ischii und Os pubis, die durch die Schenkel der Y-Fuge zusammengehalten werden.

Der Unterrand des Os ilium in der Fossa acetabuli ist durch lockeres Bindegewebe der mittleren Schicht bedeckt, sonographisch kommt es daher oft zu einer scheinbaren Verlängerung des Unterrandes des Os ilium nach kaudal. Der lateral des Os ilium liegende, zarte Echostreifen wird durch die sogenannte Taillierung vom Unterrand des Os ilium abgegrenzt [5].

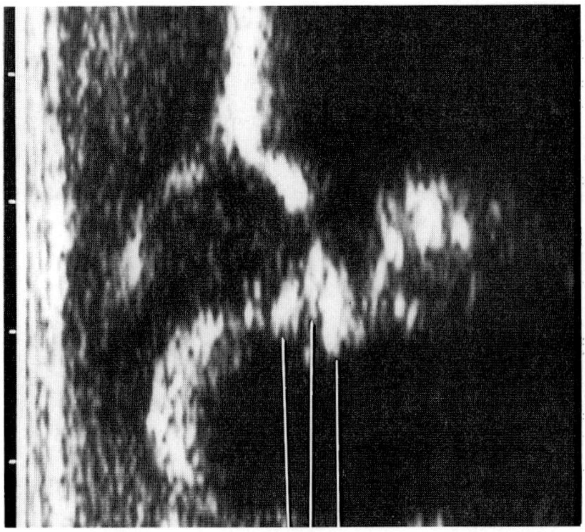

Abb. 6.105. W. D., Neugeborenenhüfte, rechtes Hüftgelenk, Monitorbild
Die dreischichtige Echostrukturierung in der Tiefe der Fossa acetabuli kommt deutlich zur Ansicht.
1 Ligamentum capitis femoris
2 Gewebe der Fossa acetabuli
3 Os ischiadicum

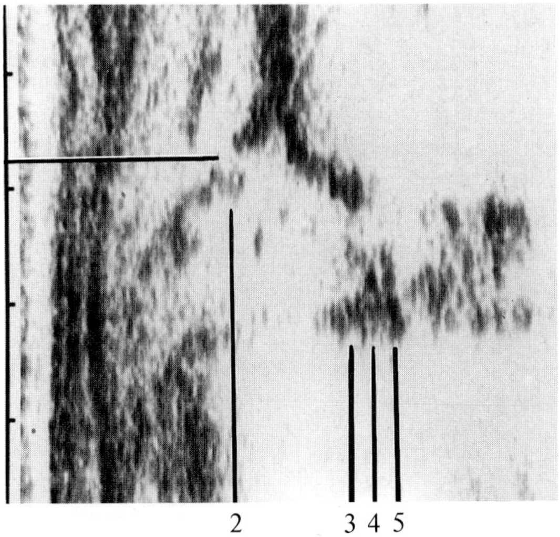

Abb. 6.106. H. S., 4 Wochen, linkes Hüftgelenk
Stark abgerundeter knöcherner Pfannenerker bei soeben noch ausreichender knöcherner Hüftkopfüberdachung. Das knorpelige Pfannendach ist in der Basis verbreitert. In der Fossa acetabuli lassen sich die drei Schichten von lateral nach medial abgrenzen: Ligamentum capitis femoris (3), Gewebe der Fossa acetabuli (4) und Os ischii (5).
1 Perichondriumloch
2 Labrum acetabulare

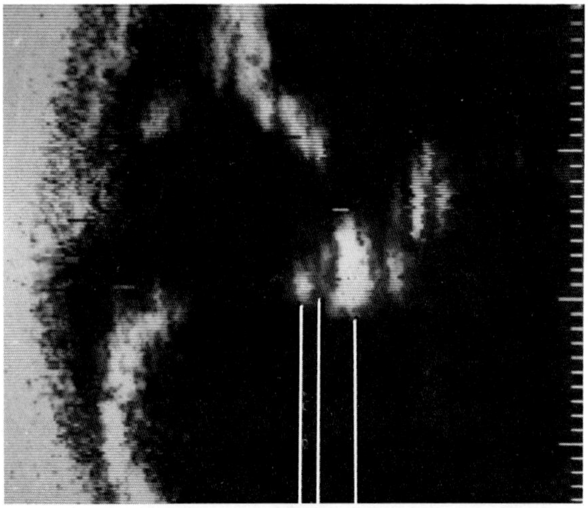

Abb. 6.107. P. R., 5 Wochen, rechtes Hüftgelenk, Monitorbild
Dargestellt ist die typische 3schichtige Echogenität der Fossa acetabuli. Von lateral nach medial sieht man:
1 Ligamentum capitis femoris (starkes Echo)
2 Schwaches Echo des lockeren Gewebes der Fossa acetabuli
3 Os ischii

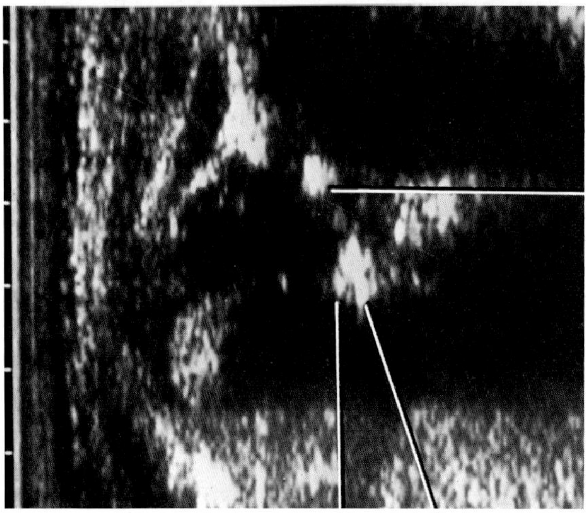

Abb. 6.108. G. E., 2 Monate, linkes Hüftgelenk, Monitorbild
Die Taillierung markiert den Unterrand des Os ilium (1). Das Echo des Ligamentum capitis femoris (2) ist als lateralste Echozone gut sichtbar. Zwischen Ligamentum und Os ischii (3) liegt ein schwächeres Echo, kenntlich durch eine kleine Einziehung, die dem lockeren Gewebe der Fossa acetabuli entspricht.

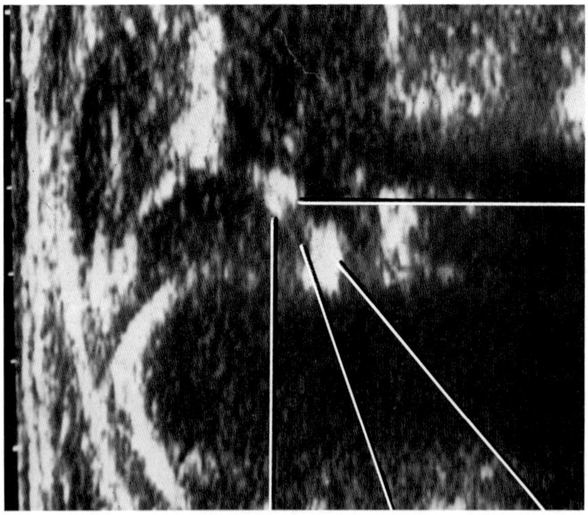

Abb. 6.109. S. T., 3,5 Monate, linkes Hüftgelenk, Monitorbild
Man sieht den Unterrand des Os ilium (1), lateral davon das Ligamentum capitis femoris (2), das in die Fovea centralis einstrahlt. Zwischen Os ilium und Ligamentum capitis femoris findet sich ein schwacher Echostreifen (3), der dem Gewebe der Fossa acetabuli entspricht.
4 Os ischii

Abb. 6.110. L. H., 4 Monate, rechtes Hüftgelenk
Der Unterrand des Os ilium (1) wird durch eine zarte Grenzlinie vom kelchförmigen Gewebe der Fossa acetabuli (2) getrennt. Das Labrum acetabulare (3) ist nicht ideal dargestellt.

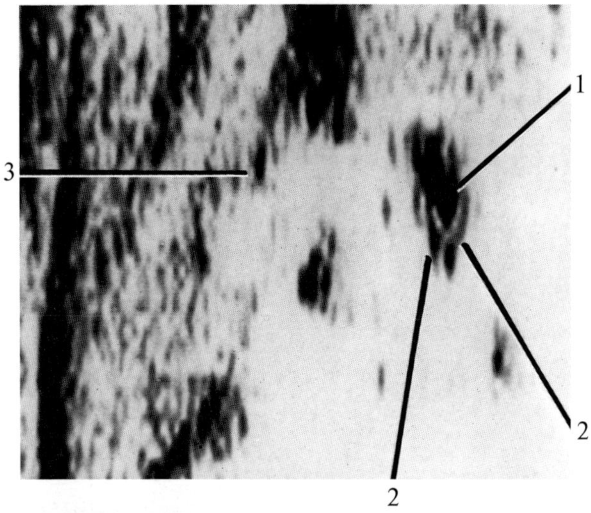

Abb. 6.111. T. E., 4 Monate, linkes Hüftgelenk
Die typische 3schichtige Echogenität in der Tiefe der Fossa acetabuli ist gut erkennbar. Man sieht das Os ilium (1), das Gewebe der Fossa acetabuli (2) als mittleres Echo, lateral davon das Ligamentum capitis femoris (3) und medial davon das starke Echo des Os ischii.
4 Os ischii
5 Labrum acetabulare

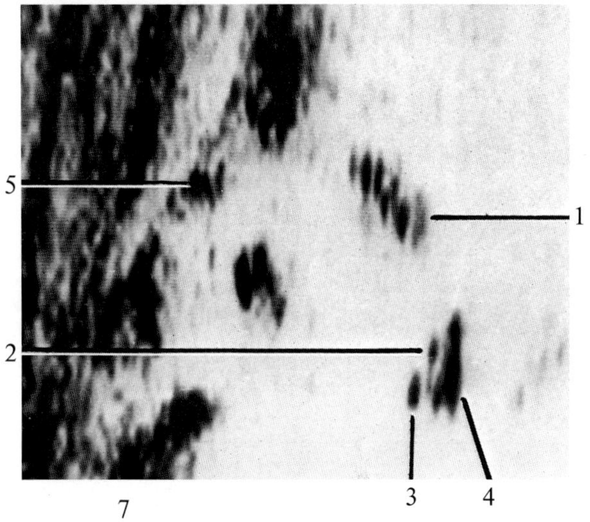

Abb. 6.112. P. D., 4 Wochen, linkes Hüftgelenk
Bei diesem 4 Wochen alten Säugling kommt die Tiefe der Fossa acetabuli mit Ligamentum capitis femoris (1), Gewebe der Fossa acetabuli (2) und Os ischii (3) gut zur Darstellung. Das Perichondrium der Y-Fuge und die medial davon liegenden Echos, die dem M. iliopsoas zugehören, sind ebenfalls gut sichtbar.
4 Perichondrium der Y-Fuge an der Beckeninnenwand
5 Labrum acetabulare
6 Perichondriumloch
7 Proximales Perichondriumdrittel

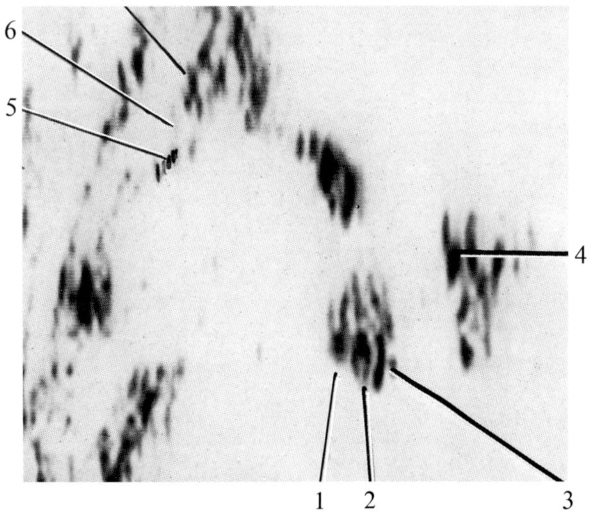

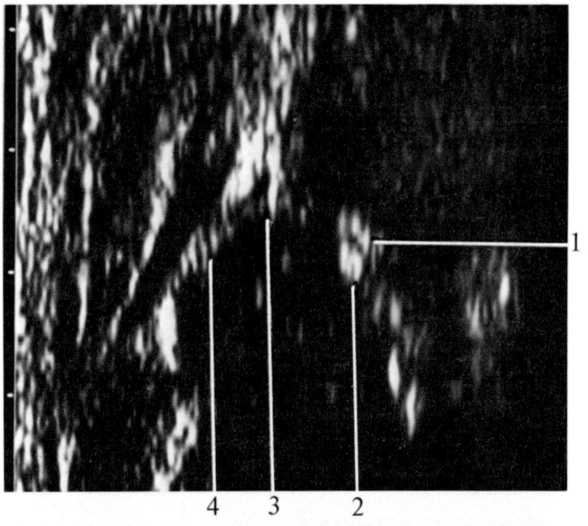

Abb. 6.113. G. M., 3,5 Monate, linkes Hüftgelenk, Monitorbild

Die Bildqualität ist relativ schlecht.

Der zwischen dem Ligamentum capitis femoris und dem Os ilium liegende echoschwache Gewebsstreifen entspricht dem Gewebe der Fossa acetabuli.

1 Unterrand des Os ilium

2 Ligamentum capitis femoris

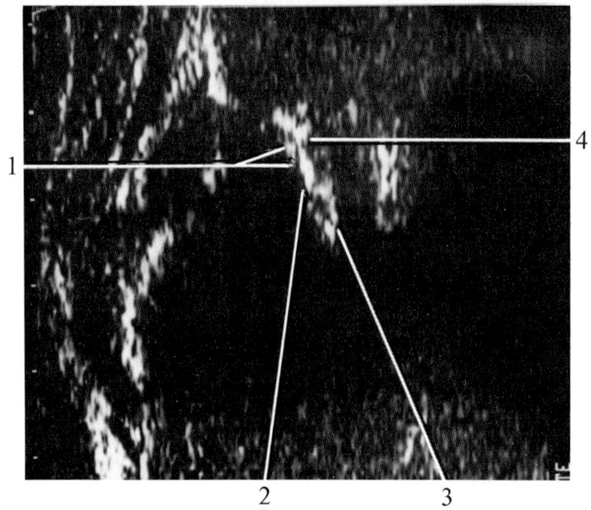

Abb. 6.114. B. A., 5 Monate, linkes Hüftgelenk, Monitorbild

Das Ligamentum ist an seiner Ansatzstelle, der Fovea centralis (1), gut sichtbar, der Gewebsstreifen medial davon ist dem Gewebe der Fossa acetabuli zugehörig (2). Noch weiter medial liegt in der Tiefe der Fossa acetabuli das Os ischii (3). Der Unterrand des Os ilium (4) mit der Taillierung ist gut sichtbar.

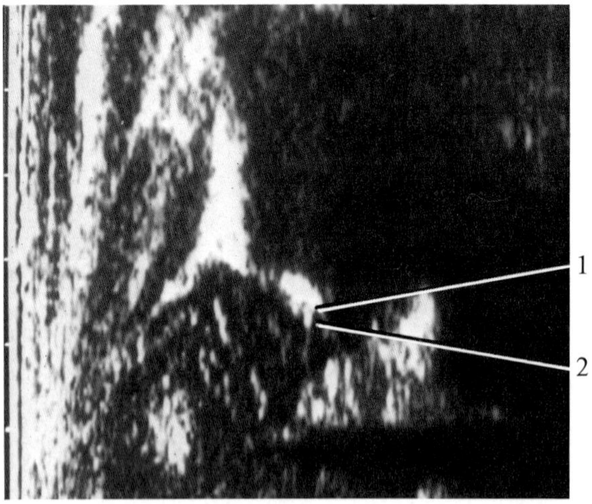

Abb. 6.115. T. M., 8 Wochen, rechtes Hüftgelenk, Monitorbild

Die Taillierung (1) ist gut sichtbar. Das Gewebe der Fossa acetabuli ist zipfelförmig nach kaudal ausgezogen (2).

3 Knöcherner Erker

4 Labrum acetabulare

Abb. 6.116. N. J., 5 Monate, linkes Hüftgelenk, Monitorbild
Man erkennt deutlich die Taillierung am Unterrand des Os ilium am Übergang zum Gewebe der Fossa acetabuli, das zipfelförmig vor dem Os ilium nach kaudal zieht. Der knöcherne Erker ist gut ausgebildet.
1 Os ilium mit Taillierung
2 Gewebe der Fossa acetabuli
3 Labrum acetabulare
4 Knochenerker

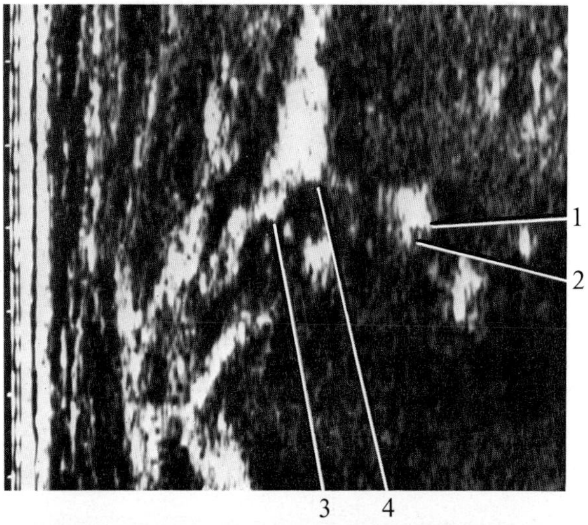

Abb. 6.117. K. V., 3 Monate, linkes Hüftgelenk, Monitorbild
Der Unterrand des Os ilium (1) ist klar dargestellt, das Labrum acetabulare (2) gut sichtbar. Os ischiadicum (3) und Perichondrium (4) an der Beckeninnenseite sind erkennbar.

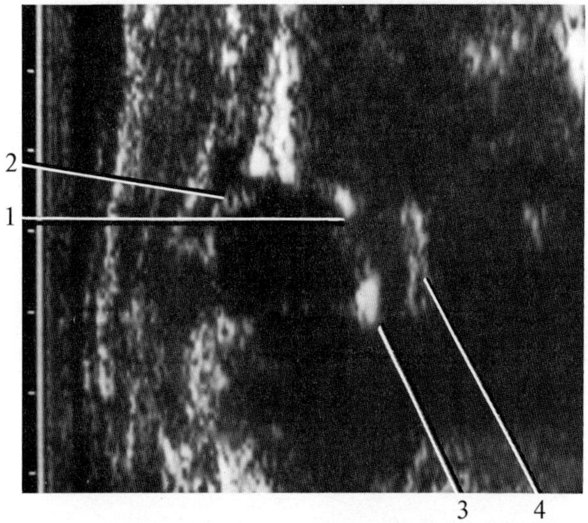

Abb. 6.118. S. R., 5 Monate, rechtes Hüftgelenk, Monitorbild
Der Unterrand des Os ilium ist nicht mehr sehr klar einsehbar (1). Er wird wahrscheinlich durch die „ausgefransten" Echos des Gewebes der Fossa acetabuli (2) nach distal verlängert.
3 Labrum acetabulare

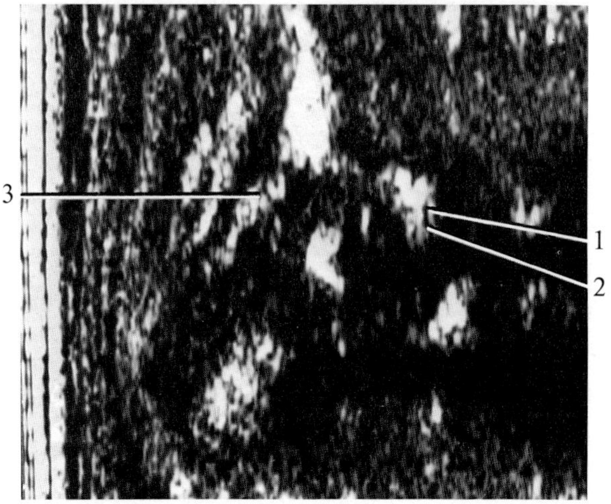

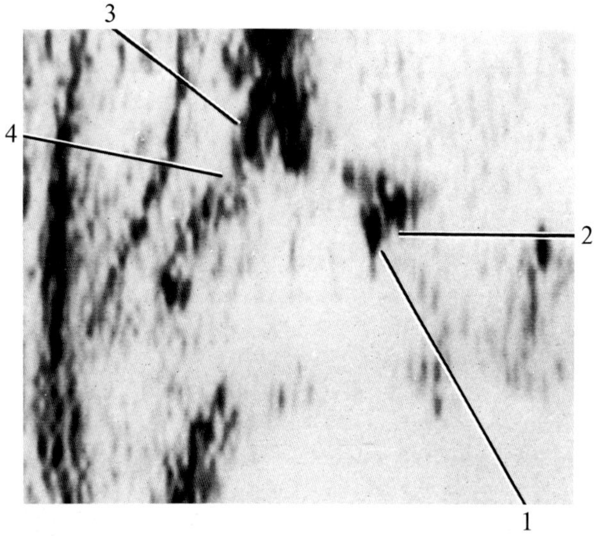

Abb. 6.119. G. S., 4 Wochen, rechtes Hüftgelenk
Der Unterrand des Os ilium ist durch die Taillierung deutlich markiert. Das lateral davon liegende Echo ist der Fovea centralis und dem Ligamentum capitis femoris zugehörig. Die zwischen den beiden Strukturen liegende zarte Trennlinie entspricht dem Fettgewebe der Fossa acetabuli.
1 Ligamentum capitis femoris
2 Taillierung
3 Proximales Perichondrium
4 Perichondriumloch

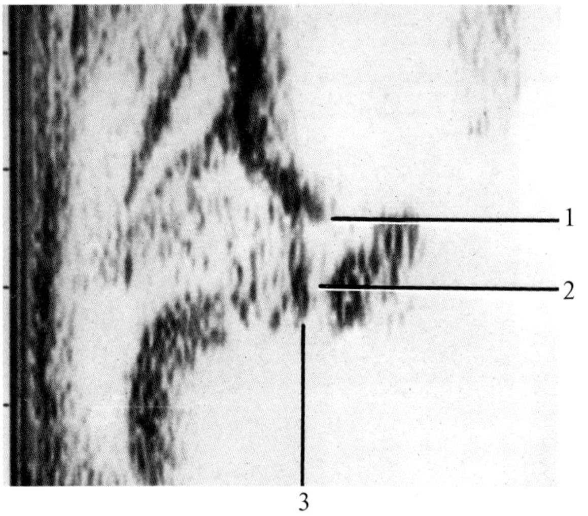

Abb. 6.120. L. M., 17 Tage, linkes Hüftgelenk
Bei diesem Sonogramm wurde Wert auf die Darstellung der Strukturen in der Tiefe der Fossa acetabuli gelegt. Aus diesem Grunde wurde auch das Labrum acetabulare nicht gut herausgearbeitet.
1 Os ilium
2 Absteigender Schenkel der Y-Fuge
3 Ligamentum capitis femoris

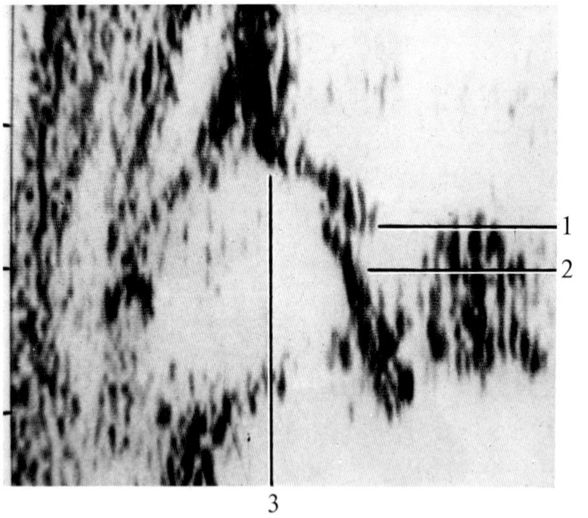

Abb. 6.121. K. L., 4 Wochen, linkes Hüftgelenk
Der knöcherne Erker ist gerundet, die knöcherne Formgebung ausreichend und der Knorpelerker breit übergreifend. Das Ligamentum capitis femoris kommt gut zur Darstellung. Der Unterrand des Os ilium ist scharf begrenzt. Die Aufhellungszone zwischen Ligament und Unterrand des Os ilium entspricht dem Gewebe der Fossa acetabuli.
1 Unterrand des Os ilium
2 Ligamentum capitis femoris
3 Knöcherner Erker

Abb. 6.122. R. J., 4 Wochen, linkes Hüftgelenk
Eckiger knöcherner Pfannenerker, gute knöcherne Formgebung, die knorpelige Überdachung ist übergreifend, noch keine Kopfkernentwicklung. Die Knorpel-Knochen-Grenze kann bis in die Tiefe der Fossa acetabuli verfolgt werden. Der Unterrand des Os ilium ist klar und deutlich im Sonogramm durch das starke Echo dargestellt. Darunter schließt sich das Schalloch der hyalinknorpeligen Y-Fuge an. Distal davon stellen sich die Strukturen in der Fossa acetabuli dar.
1 Unterrand Os ilium
2 Y-Fuge
3 Strukturen in der Fossa acetabuli

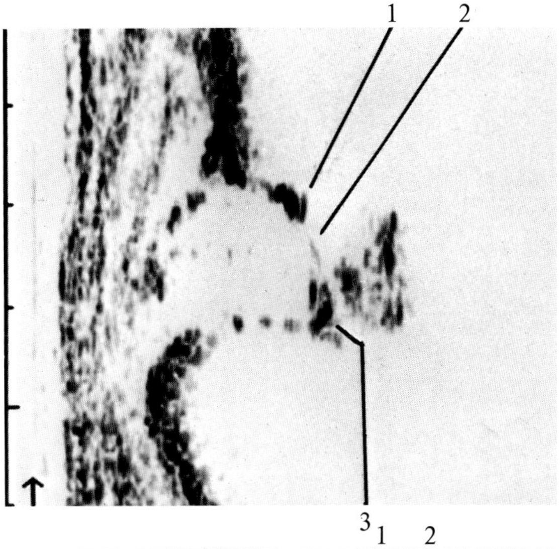

Abb. 6.123. E. H., 6 Wochen, linkes Hüftgelenk
Es findet sich eine leichte Abrundung des knöchernen Pfannenerkers bei guter knöcherner Formgebung. Der Unterrand des Os ilium ist klar dargestellt, daran anschließend das Schalloch der Y-Fuge. Kaudal davon liegen die Strukturen der Fossa acetabuli, das Ligamentum capitis femoris, Fettbindegewebspolster und das Os ischii.
1 Unterrand Os ilium
2 Y-Fuge
3 Ligamentum capitis femoris
4 Gewebe der Fossa acetabuli
5 Os ischii

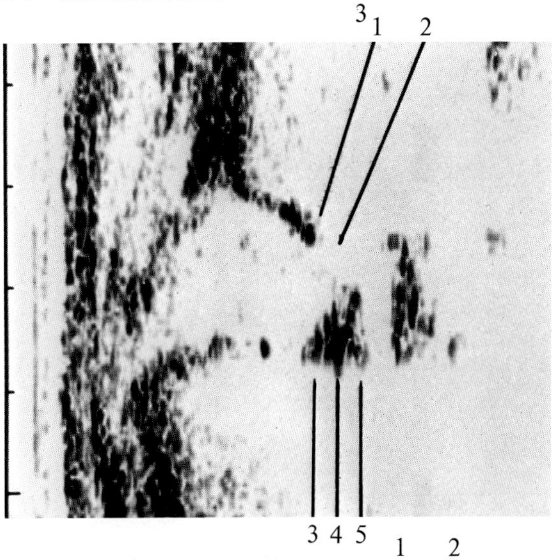

Abb. 6.124. S. D., 8 Wochen, rechtes Hüftgelenk
Abrundung des knöchernen Pfannenerkers und bereits schlechte knöcherne Formgebung. Das knorpelige Pfannendach ist verbreitert und zieht noch übergreifend über den Hüftkopf; noch keine Kopfkernentwicklung. Deutliche Darstellung der drei Strukturen in der Fossa acetabuli.
1 Unterrand des Os ilium
2 Y-Fuge
3 Ligamentum capitis femoris
4 Gewebe der Fossa acetabuli
5 Os ischii

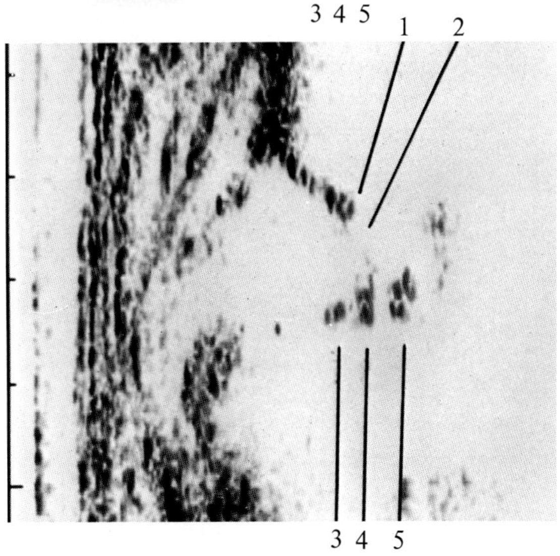

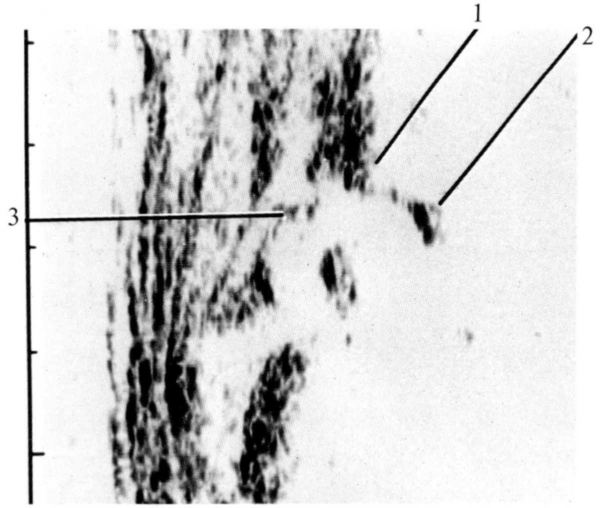

Abb. 6.125. R. E., 5 Monate, linkes Hüftgelenk
Eckiger knöcherner Pfannenerker, gute knöcherne und knorpelige Überdachung. Der Unterrand des Os ilium ist mit seinem starken Echo klar und deutlich dargestellt. Das starke Echo des Os ischii ist bei dieser Schnittführung im Sonogramm nicht zu erkennen.
1 Knöcherner Erker
2 Unterrand des Os ilium
3 Labrum acetabulare

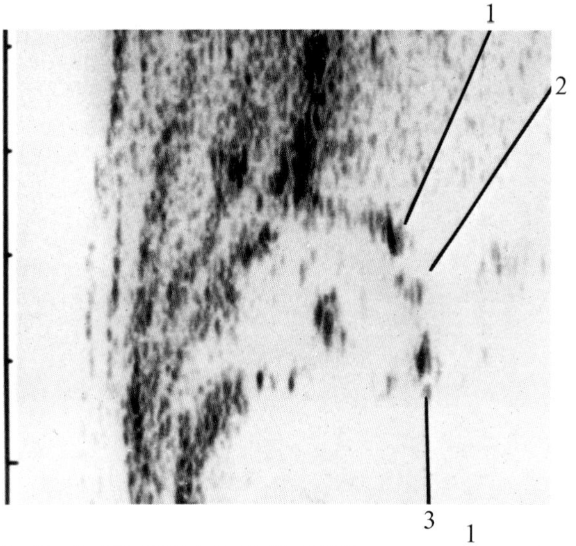

Abb. 6.126. S. D., 4 Monate, rechtes Hüftgelenk
Es findet sich eine insgesamt gute knöcherne und knorpelige Ausbildung der Hüftpfannenanlage mit beginnender Kopfkernentwicklung. Zwischen den starken Echos des Unterrandes des Os ilium und des Os ischii liegt das Schalloch des hyalinen Knorpels der Y-Fuge.
1 Unterrand des Os ilium
2 Y-Fuge
3 Os ischii

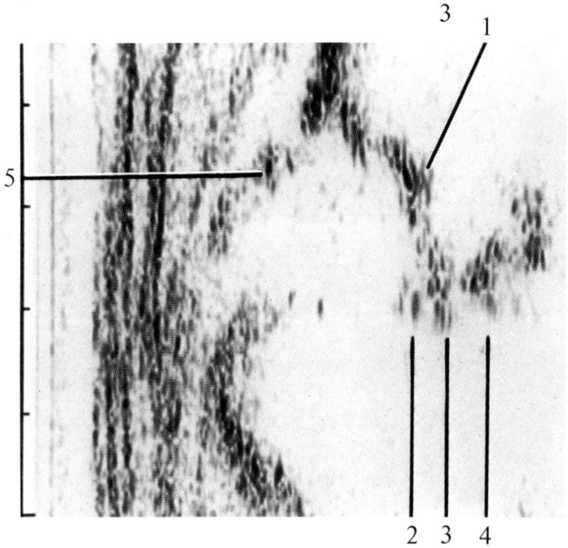

Abb. 6.127. S. C., 6,5 Monate, linkes Hüftgelenk
Man erkennt die Abrundung des knöchernen Pfannenerkers mit schlechter knöcherner Formgebung und verbreitertem knorpeligem Pfannendach. Die Aufnahme zeigt, daß das Fettbindegewebspolster in der Fossa acetabuli bis an den Unterrand des Os ilium zieht.
1 Unterrand des Os ilium
2 Ligamentum capitis femoris
3 Gewebe der Fossa acetabuli
4 Os ischii
5 Labrum acetabulare

6.6 Flüssigkeitsfilm
(Abb. 6.128–6.150)

Bei gut ausgebildeten Hüftkopfpfannensystemen liegt der Pfannendachknorpel dem Knorpel des Hüftkopfes so eng an, daß der schmale Gelenkspalt nicht sichtbar gemacht werden kann. Bei der dynamischen Untersuchung gelingt es aber manchmal, eine minimale Gelenkspaltverbreiterung, bedingt durch physiologische Inkongruenzen, herbeizuführen. Die Flüssigkeitsansammlung im Gelenkspalt führt zu einem Impedanzsprung und kann als Trennlinie zwischen Hüftkopf und Pfannendachknorpel gut zur Ansicht gebracht werden. Besonders bei Hüften mit großem Pfannendachknorpel, bei eher mangelhaft ausgebildeter knöcherner Formgebung (Typ-II-Hüften), kommt es zu einem stärkeren Federn des Kopf-Pfannen-Systems bei der dynamischen Untersuchung mit konsekutivem breitem Flüssigkeitsfilm.

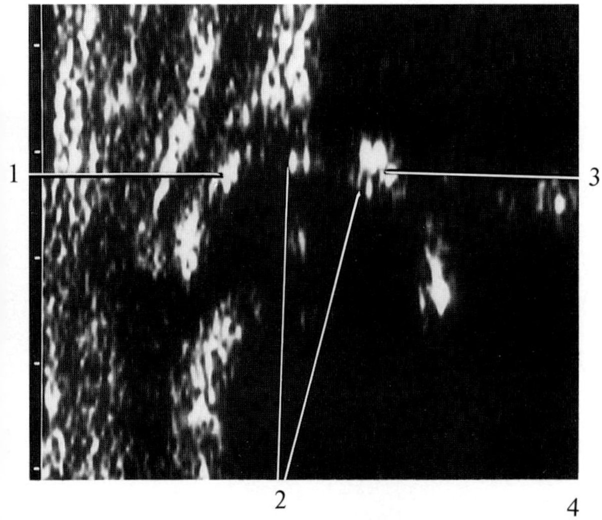

Abb. 6.128. K. P., 6 Monate, rechtes Hüftgelenk, Monitorbild
1 Labrum acetabulare
2 Flüssigkeitsfilm
3 Os ilium

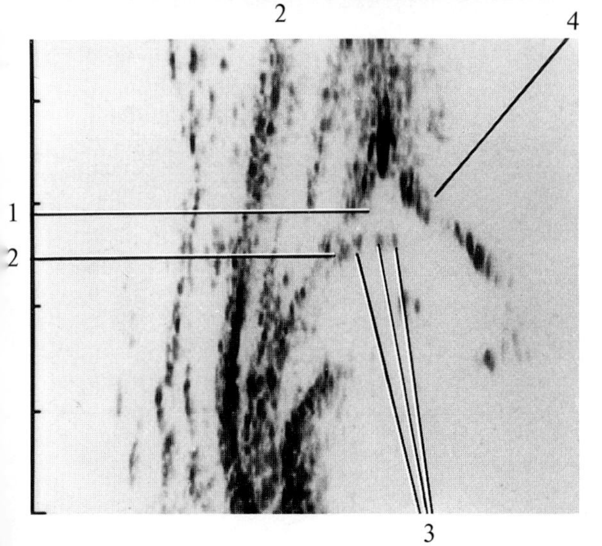

Abb. 6.129. K. M., 3 Monate, linkes Hüftgelenk
Die knöcherne Formgebung ist mangelhaft, der knorpelige Erker ist sehr groß, breit und übergreift den Hüftkopf. Der Flüssigkeitsfilm ist angedeutet sichtbar und grenzt den Hüftkopf gegenüber dem breiten knorpeligen Pfannendach ab.
1 Knorpelerker
2 Labrum acetabulare
3 Flüssigkeitsfilm
4 knöcherner Erker

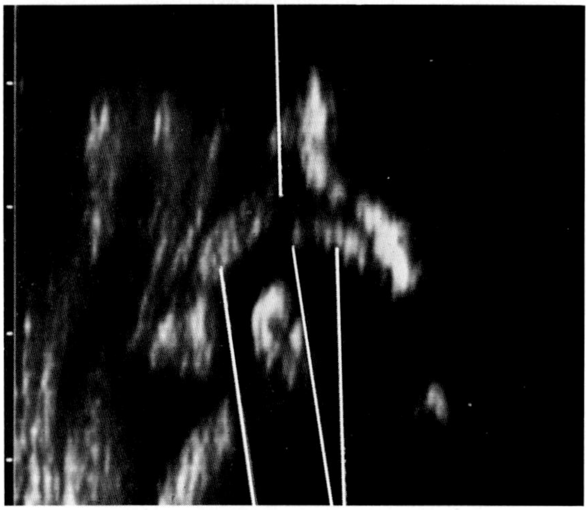

Abb. 6.130. S. C., 11 Monate, Monitorbild
Der breite, nach medial ziehende Flüssigkeitsfilm ist als Trennlinie zwischen dem breiten, übergreifenden knorpeligen Pfannendach und dem Hüftkopf gut sichtbar. Die knöcherne Formgebung ist mangelhaft bei stark gerundetem Erker.
1 Labrum acetabulare
2 Flüssigkeitsfilm
3 Knorpelerker

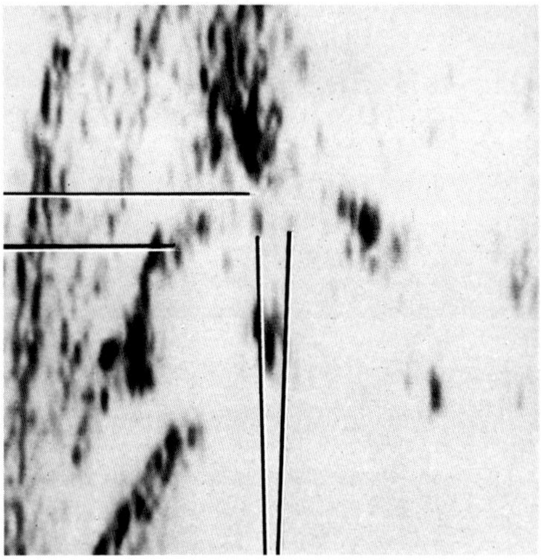

Abb. 6.131. A. W., 4 Monate, linkes Hüftgelenk
Der Flüssigkeitsfilm ist durch wenige Echos nur zart angedeutet.
1 Labrum acetabulare
2 Flüssigkeitsfilm
3 Breites knorpeliges Pfannendach

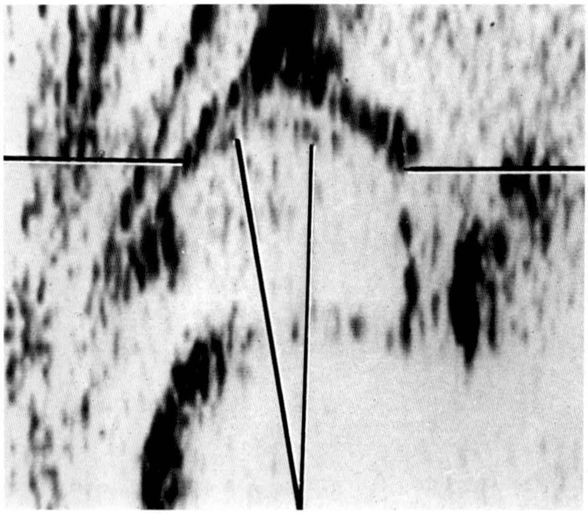

Abb. 6.132. K. V., 4 Wochen, linkes Hüftgelenk
1 Zarter Flüssigkeitsfilm
2 Taillierung am Unterrand des Os ilium
3 Labrum acetabulare

Abb. 6.133. S. C., 11 Monate, rechtes Hüftgelenk, Monitorbild
Der Flüssigkeitsfilm, der den Hüftkopf gegenüber dem breiten Pfannendachknorpel trennt, ist gut sichtbar.
1 Flüssigkeitsfilm
2 Knochenerker
3 Labrum acetabulare

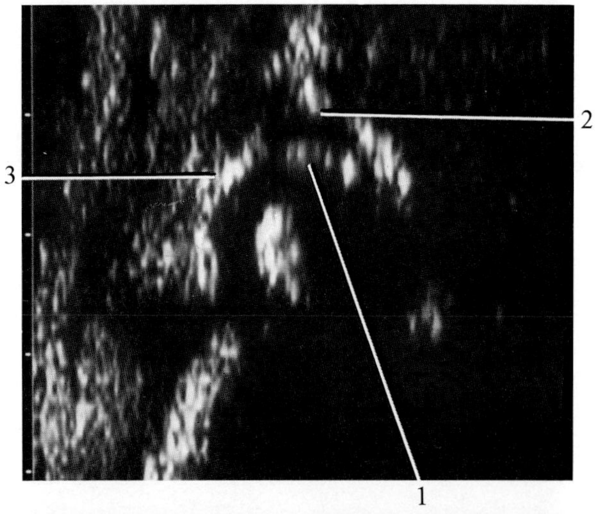

Abb. 6.134. Derselbe Patient wie in Abb. 6.133, linkes Hüftgelenk, Monitorbild
Auch auf der linken Seite trennt der breite Flüssigkeitsfilm den Hüftkopf vom Pfannendachknorpel.
1 Flüssigkeitsfilm
2 Os ilium
3 Knöcherner Erker

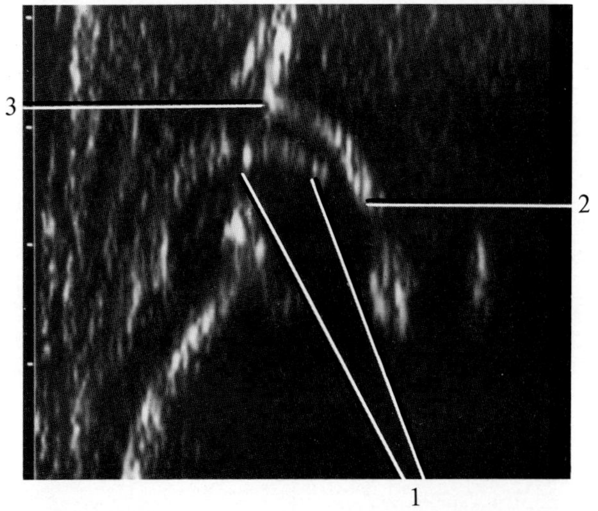

Abb. 6.135. P. K., 6 Monate, linkes Hüftgelenk, Monitorbild
Das etwas überstrahlte Bild ist von minderer Aufnahmequalität. Der Flüssigkeitsfilm (1) ist jedoch gut sichtbar.

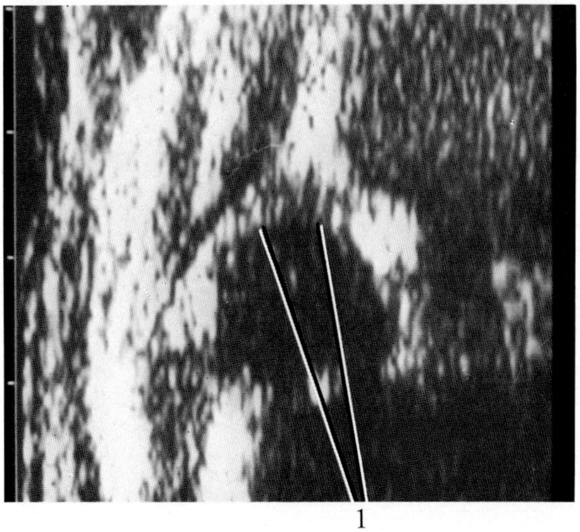

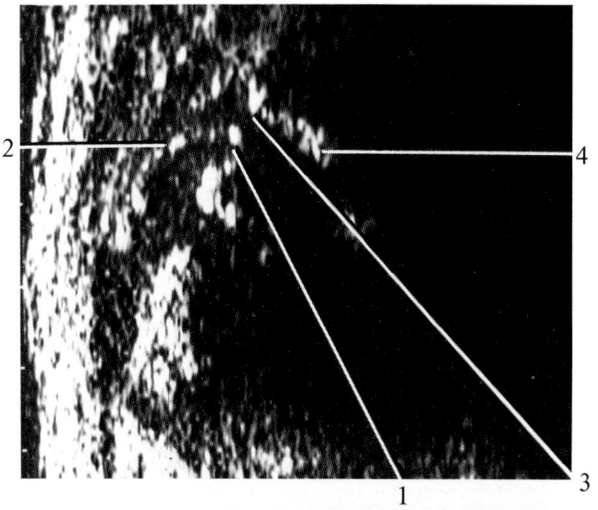

Abb. 6.136. G. S., 8 Monate, rechtes Hüftgelenk, Monitorbild
Die Hüfte weist einen sehr breiten knorpeligen Erker auf. Die knöcherne Formgebung ist schlecht. Das Sonogramm entspricht der rechten Seite in Abb. 6.138.
1 Flüssigkeitsfilm
2 Labrum acetabulare
3 Knöcherner Erker
4 Unterrand Os ilium

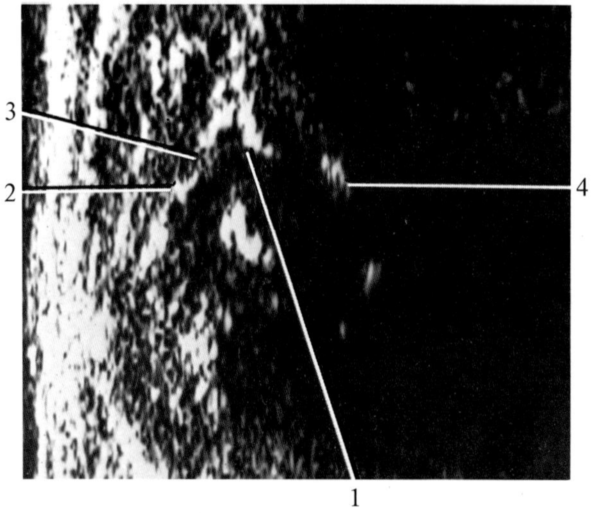

Abb. 6.137. Derselbe Patient wie in Abb. 6.136, jedoch linkes Hüftgelenk, Monitorbild
Der Flüssigkeitsfilm ist nicht sichtbar. Die knöcherne Formgebung ist ausreichend, bei etwas abgerundetem knöchernem Erker und breitem knorpeligen Pfannendach, entsprechend Abb. 6.138 links. Der breite knorpelige Pfannenerker entspricht dem Verknöcherungsdefekt am Pfannenerker im Röntgenbild links.
1 Knöcherner Erker
2 Labrum acetabulare
3 Perichondriumloch
4 Unterrand des Os ilium

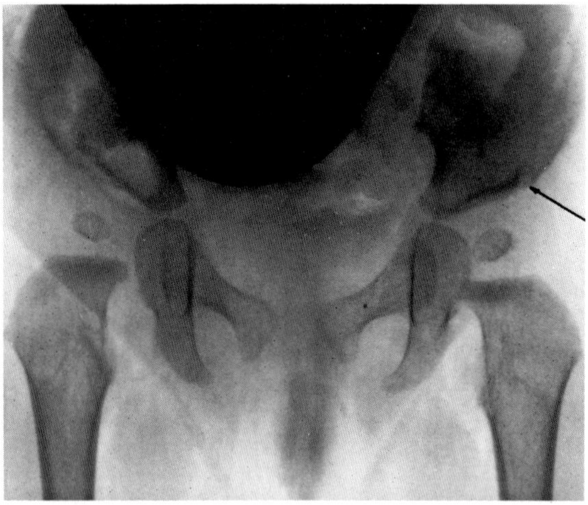

Abb. 6.138. Röntgenbild zu Abb. 6.136 und 6.137
Der Knochendefekt am Pfannenerker entspricht dem knorpeligen Erker in Abb. 6.137 und ist mit einem Pfeil markiert.

Abb. 6.139. I. D., 6 Wochen, rechtes Hüftgelenk
Man sieht einen breiten Flüssigkeitsfilm (1) mit breit übergreifendem Knorpelerker (2) bei abgerundetem knöchernem Erker (3).
4 Labrum acetabulare

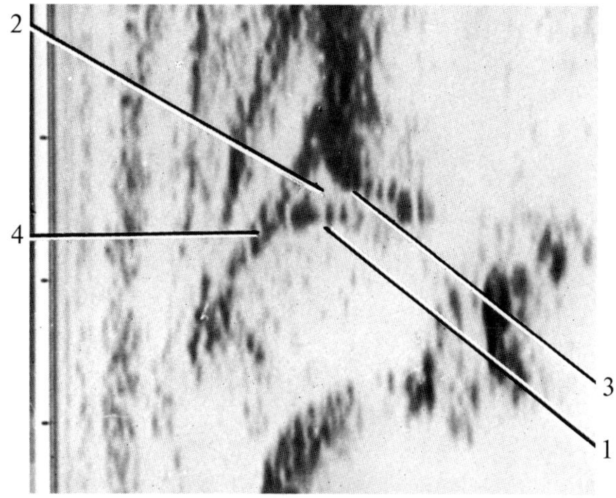

Abb. 6.140. E. G., 4 Monate, linkes Hüftgelenk
Der Flüssigkeitsfilm ist deutlich sichtbar. Die Taillierung, die den Unterrand des Os ilium markiert, ist gut dargestellt.
1 Flüssigkeitsfilm
2 Labrum acetabulare
3 Taillierung

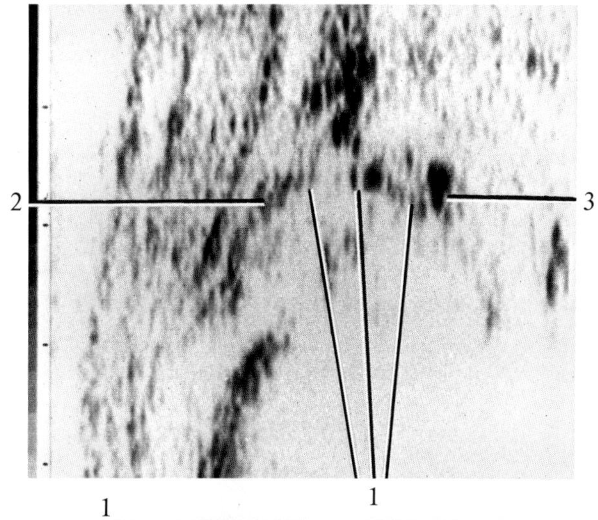

Abb. 6.141. W. M., 9 Monate, linkes Hüftgelenk, Monitorbild
1 Perichondriumloch
2 Labrum acetabulare
3 Knorpeliges Pfannendach
4 Os ilium
5 Flüssigkeitsfilm

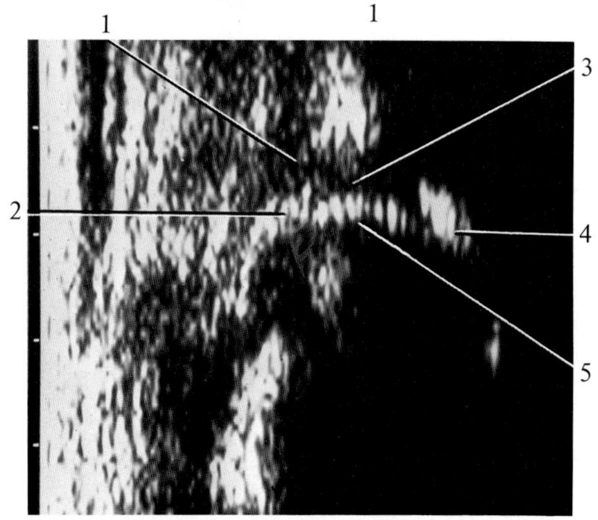

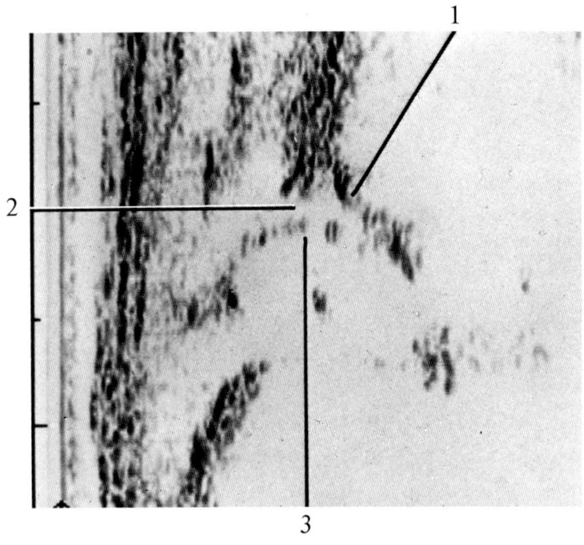

Abb. 6.142. S. D., 4 Monate, rechtes Hüftgelenk
Abrundung des knöchernen Pfannenerkers und schlechte knöcherne Formgebung. Das knorpelige Pfannendach ist verbreitert, jedoch noch übergreifend. Der Hüftkopf steht zentriert. Der Gelenkspalt ist auf dieser Aufnahme durch den Flüssigkeitsfilm dargestellt.
1 Abgerundeter knöcherner Pfannenerker
2 Verbreitertes hyalinknorpeliges Pfannendach
3 Flüssigkeitsfilm

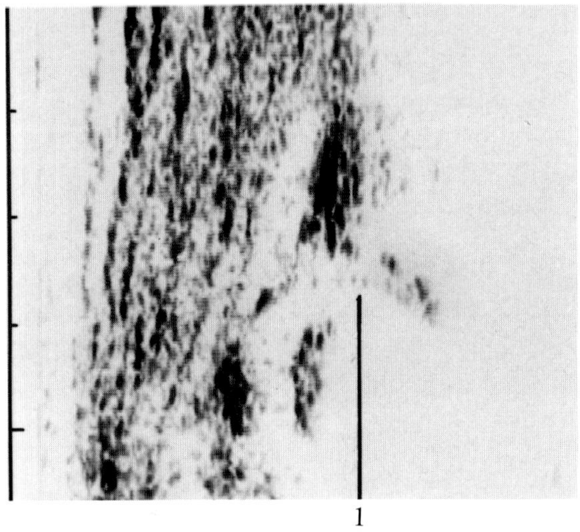

Abb. 6.143. R. N., 7 Monate, linkes Hüftgelenk
Man erkennt einen eckigen knöchernen Pfannenerker mit guter knöcherner und knorpeliger Überdachung des Hüftkopfes. Der Gelenkspalt wird auch hier durch den Flüssigkeitsfilm (1) markiert.

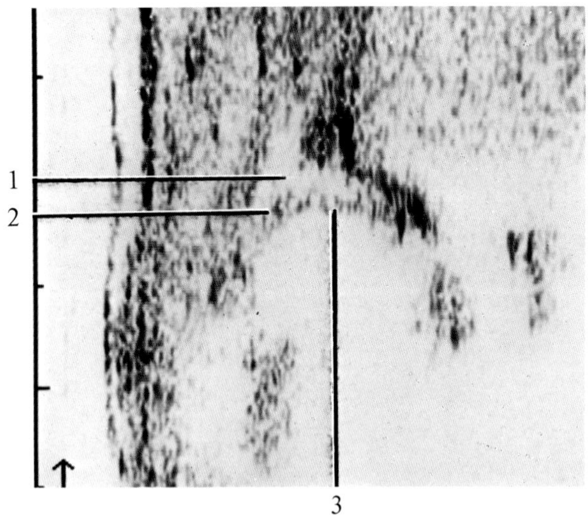

Abb. 6.144. W. S., 5 Monate, linkes Hüftgelenk
Es handelt sich um die erste Verlaufskontrolle bei einer therapiebedürftigen Hüftreifungsstörung. Zwischen Hüftkopfknorpel und Pfannendachknorpel befindet sich Gelenkflüssigkeit.
1 Perichondriumloch
2 Labrum acetabulare
3 Flüssigkeitsfilm

Abb. 6.145. K. M., 6 Monate, rechtes Hüftgelenk
Abflachung des knöchernen Pfannenerkers mit schlechter knöcherner Formgebung, verbreitertes, noch über den Hüftkopf hinwegziehendes knorpeliges Pfannendach. Unmittelbar neben dem Labrum acetabulare kommt ein kleiner Flüssigkeitsfilm als Trennlinie zwischen Hüftkopfknorpel und Pfannendachknorpel zur Darstellung.
1 Hyalinknorpeliges Pfannendach
2 Labrum acetabulare
3 Flüssigkeitsfilm

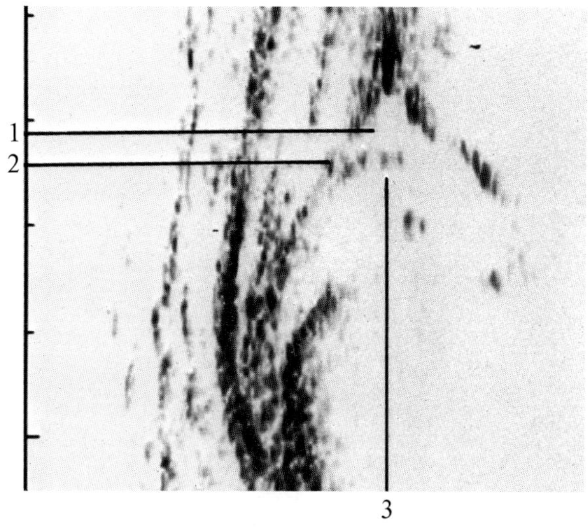

Abb. 6.146. Derselbe Patient wie in Abb. 6.145, rechtes Hüftgelenk
Der Flüssigkeitsfilm markiert wieder den Gelenkspalt als Trennlinie zwischen Hüftkopfknorpel und Pfannendachknorpel. Im Vergleich mit der Voraufnahme ist der Flüssigkeitsfilm noch deutlicher dargestellt, die Abgrenzung der oberen Zirkumferenz des Hüftkopfes ist im Sonogramm gut möglich. Auch im lateralen Anteil ist eine deutliche Trennung zwischen Gelenkkapsel (1), Labrum acetabulare (2) und Flüssigkeitsfilm (3) gut möglich.

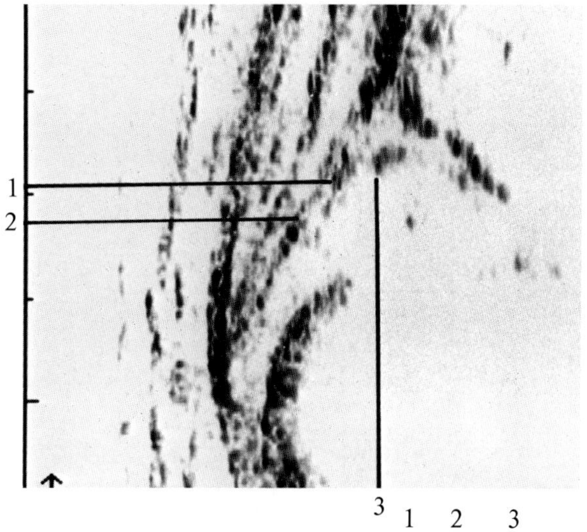

Abb. 6.147. B. M., 6 Monate, rechtes Hüftgelenk
Der Flüssigkeitsfilm stellt sich besonders häufig bei Gelenken mit einer Hüftreifungsstörung dar. Vereinzelt bildet sich der Flüssigkeitsfilm wie in dieser Abbildung bei guter knöcherner und knorpeliger Formsicherung ab. Er darf in diesem Fall nicht mit dem Unterrand des Os ilium verwechselt werden.
1 Knöcherner Erker
2 Schallschatten hinter dem knöchernen Erker
3 Unterrand des Os ilium
4 Labrum acetabulare
5 Flüssigkeitsfilm

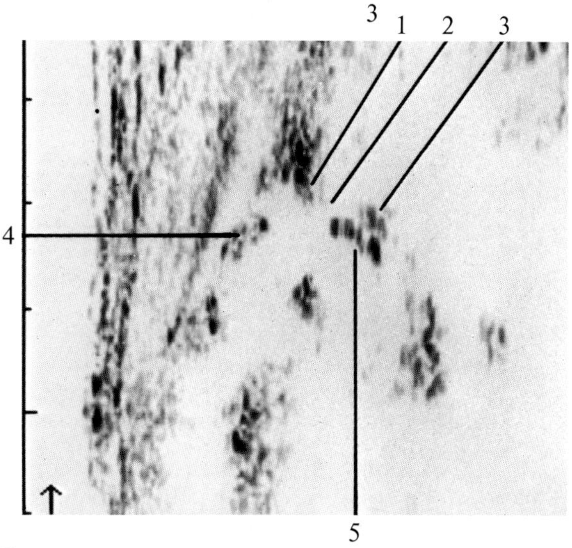

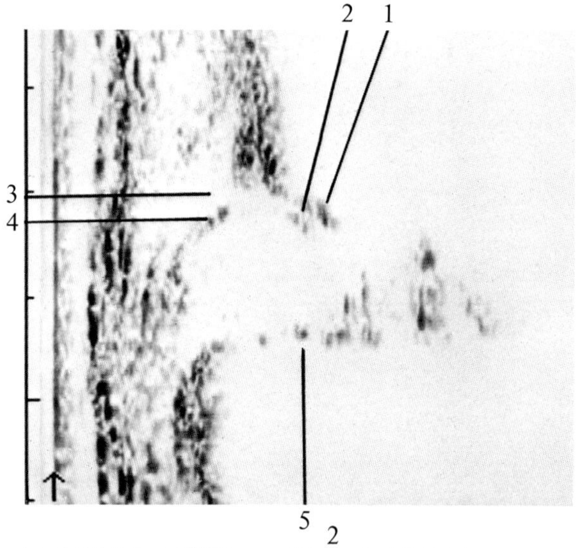

Abb. 6.148. F. A., 6 Wochen, rechtes Hüftgelenk
Im altersentsprechenden Normbereich liegende Hüftgelenksentwicklung. Unter dem knöchernen Pfannendach ist der Flüssigkeitsfilm deutlich zu erkennen. An der lateralen Begrenzung des Hüftkopfes stellt sich distal des Schallochs vom hyalinknorpeligen Pfannendach das Labrum acetabulare dar. Dieses darf nicht mit einem Flüssigkeitsfilm verwechselt werden. Vergleiche dazu Abb. 6.146.
1 Unterrand des Os ilium
2 Flüssigkeitsfilm
3 Perichondriumloch
4 Labrum acetabulare
5 Schallpalisade der Knorpel-Knochen-Grenze

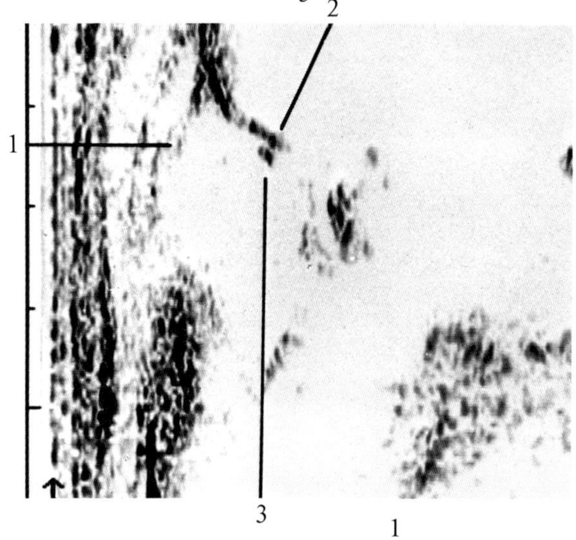

Abb. 6.149. S. N., 6 Wochen, rechtes Hüftgelenk
Abrundung des knöchernen Pfannenerkers bei ausreichender knöcherner Formgebung. Die knorpelige Überdachung ist übergreifend, noch keine Kopfkernentwicklung.
Manchmal gelingt die sonographische Darstellung einer punktförmigen Echogenität kaudal des knöchernen Pfannendachs. Bei der dynamischen Untersuchung zeigt sich, daß sich diese punktförmige Echogenität mit dem Hüftkopf mitbewegt. Sie entspricht dem Ansatz des Ligamentum capitis femoris in der Fovea centralis des Hüftkopfes. 1 Labrum acetabulare, 2 Unterrand des Os ilium, 3 Ansatz des Ligamentum capitis femoris in der Fovea centralis

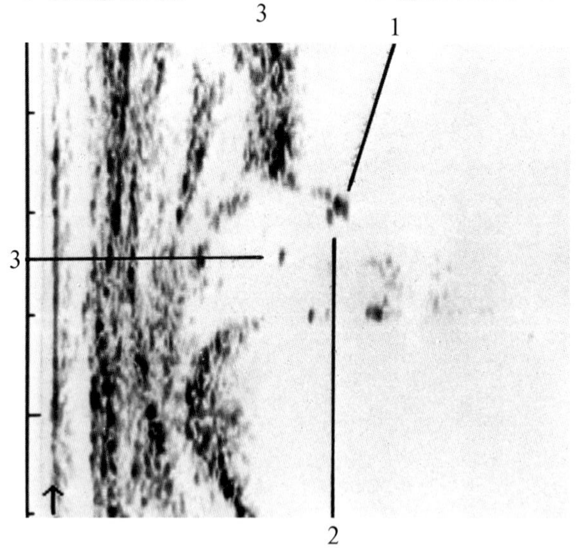

Abb. 6.150. P. S., 4 Wochen, rechtes Hüftgelenk
Man sieht eine noch minimale Abrundung des knöchernen Pfannenerkers bei altersentsprechend sehr guter knöcherner Ausformung des Azetabulums. Die knorpelige Überdachung ist übergreifend bei beginnender Hüftkopfkernentwicklung. Auch hier stellt sich eine punktförmige Echogenität unmittelbar vor dem Unterrand des Os ilium dar. Sie entspricht dem Ansatz des Ligamentum capitis femoris in der Fovea centralis.
1 Unterrand des Os ilium
2 Ansatz des Ligamentum capitis femoris in der Fovea centralis
3 Beginnende Kopfkernentwicklung

7 Typeneinteilung, knöcherne und knorpelige Erkerformen, knöcherne Formgebung und Befundbeschreibung

Die Beschreibung des knöchernen Erkers umfaßt die Begriffe.

- eckig und geschweift
- rund
- flach

Sie gehen in der Regel, bis auf wenige Ausnahmen, mit den Begriffen der knöchernen Formgebung (Formsicherung)

- gute knöcherne Formgebung
- ausreichende bis mangelhafte knöcherne Formgebung
- schlechte knöcherne Formgebung (mangelhafte knöcherne Formgebung)

Hand in Hand.

Während mit der Beschreibung des knöchernen Erkers die Erkerform festgelegt wird, bezeichnet die knöcherne Formgebung die gesamte Ausformung des knöchernen Anteils des Azetabulums.
Das knorpelig präformierte Pfannendach (Knorpelerker) wird als

- schmal bzw. breitbasig aufsitzend, übergreifend (Typ I a oder b)
- breit übergreifend (Typ II)
- breit verdrängt (Typ III–IV)

beschrieben.

7.1 Eckiger und geschweifter Knochenerker

(Abb. 7.1–7.20)

Bei der Beschreibung der Erkerformen bei vollausgereiften Hüften entsprechend der sonographischen Klassifizierung Typ I können zwei differente Erkerformen unterschieden werden:

● **Der eckige Knochenerker**
Diese Erkerform ist durch einen scharf begrenzten und eckig konturierten knöchernen Erker charakterisiert. Sie tritt vornehmlich bei Typ-Ia-Hüften auf.

● **Der sogenannte „geschweifte" Erker**
Bei dieser Erkerform fehlt die laterale scharfe Erkerkonturierung. Statt desen findet sich eine leichte Rundung des knöchernen Erkers. Dadurch erscheint der knorpelige Erker etwas breiter. Hüften mit geschweiftem Erker sind meistens Typ-Ib-Hüften entsprechend dem etwas breiteren knorpeligen Erker.

Beide Erkerformen gehören dem Typ I an. Der α-Winkel ist 60° oder größer.

Dieses Phänomen der verschiedenen Ausprägungsformen des knöchernen Erkers ist uns auch aus der Röntgendarstellung des Pfannendaches bekannt: Bei korrekten Pfannendachwinkeln und guten Überdachungsverhältnissen gibt es einerseits Hüften, die eine scharfe eckige Pfannenerkerkonturierung aufweisen, andererseits Hüften, bei denen diese scharfkantige Erkerentwicklung fehlt und der Pfannendacherker leicht geschwungen bis abgerundet zur Darstellung kommt. Bei der Beschreibung des Sonogramms bei Typ-I-Hüften darf der Begriff „rund" für die Erkerbeschreibung nicht verwendet werden, da er für Typ-II-Hüften reserviert ist. Die Ausformung des knöchernen Pfannendaches, die unabhängig von der Erkerkonturierung ist, wird bei Typ-I-Hüften mit dem Terminus „gute knöcherne Formgebung" (Formsicherung) beschrieben.

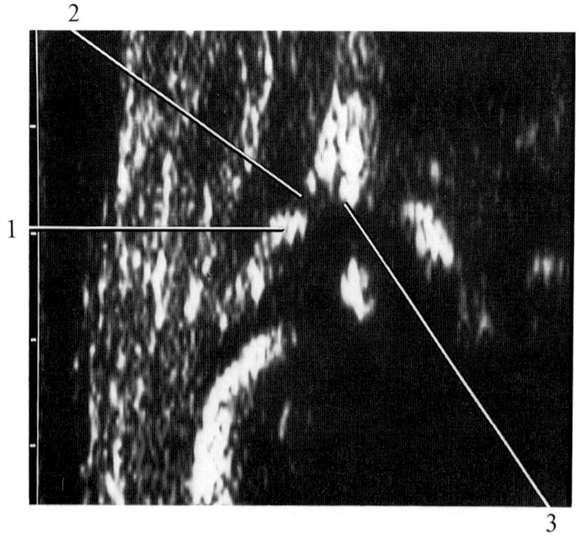

Abb. 7.1. D. A., 5 Monate, linkes Hüftgelenk, Monitorbild
Die knöcherne Formgebung ist sehr gut, der knöcherne Erker ist eckig konturiert, das Knorpeldach ist gut übergreifend, schmal und dreieckig.
1 Labrum acetabulare
2 Perichondriumloch
3 eckiger knöcherner Erker

Abb. 7.2. E. Z., 3 Monate, rechtes Hüftgelenk
Der knöcherne Erker ist eckig bei guter knöcherner Formgebung und schmal, dreieckig, spitzzipfelig übergreifendem Knorpelerker.
Hüfttyp I
1 Labrum acetabulare
2 Knochenerker

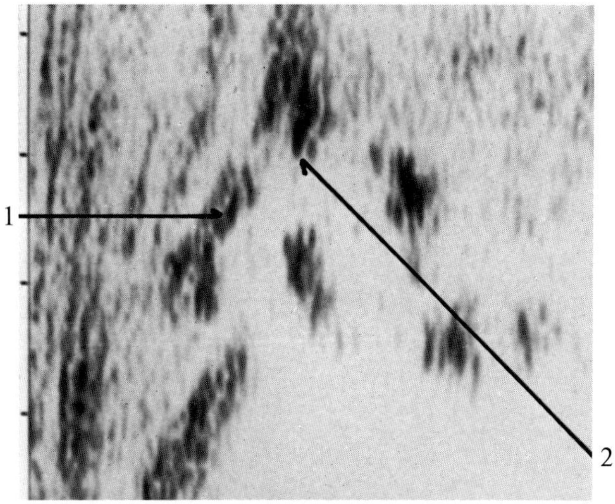

Abb. 7.3. Derselbe Patient wie in Abb. 7.2, jedoch linkes Hüftgelenk
Der knöcherne Erker (2) ist geschweift (= angedeutet gerundet) bei guter knöcherner Formgebung. Der Knorpelerker ist aufgrund der leichten Schweifung etwas verbreitert, aber übergreifend.
Hüfttyp I
1 Labrum acetabulare

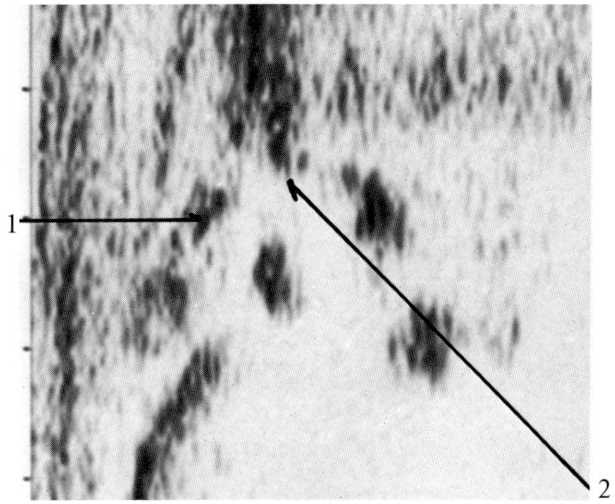

Abb. 7.4. R. F., 4 Monate, linkes Hüftgelenk
Der knöcherne Erker (2) ist geschweift bei guter knöcherner Formgebung. Der Knorpelerker ist schmal übergreifend (Hüfttyp I).
1 Labrum acetabulare

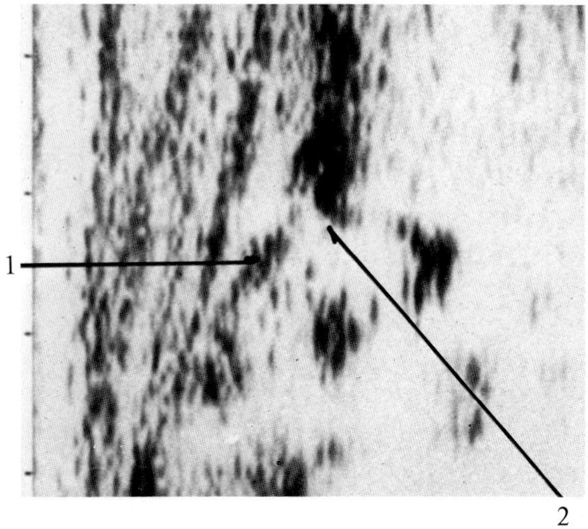

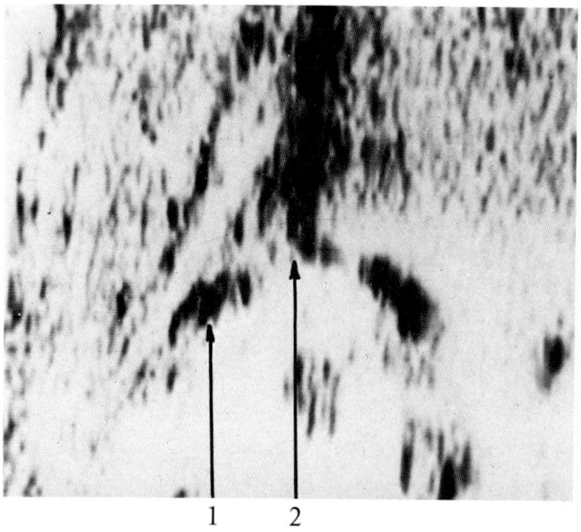

Abb. 7.5. E. K., 2 Monate, rechtes Hüftgelenk
Vergrößerung des Pfannendachbereiches, Schweifung des knöchernen Erkers bei guter knöcherner Formgebung und schmal übergreifendem knorpeligem Pfannendach.
Hüfttyp I
1 Labrum acetabulare
2 Geschweifter knöcherner Erker

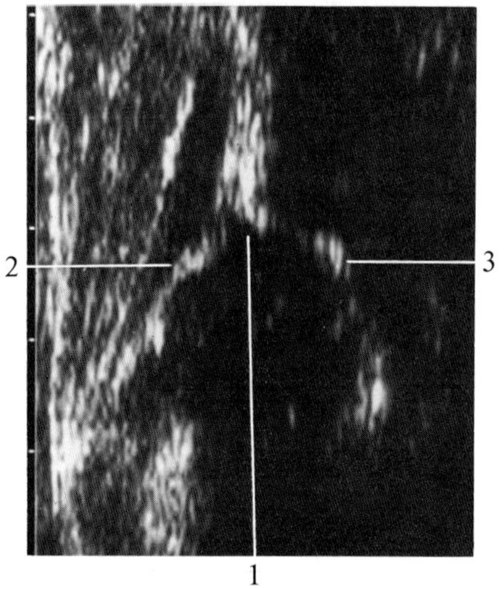

Abb. 7.6. F. W., 4 Monate, linkes Hüftgelenk, Monitorbild
Deutliche Schweifung des knöchernen Erkers bei guter knöcherner Formgebung. Der Hüftkopfkern fehlt.
Hüfttyp I
1 Geschweifter Knochenerker
2 Labrum acetabulare
3 Os ilium

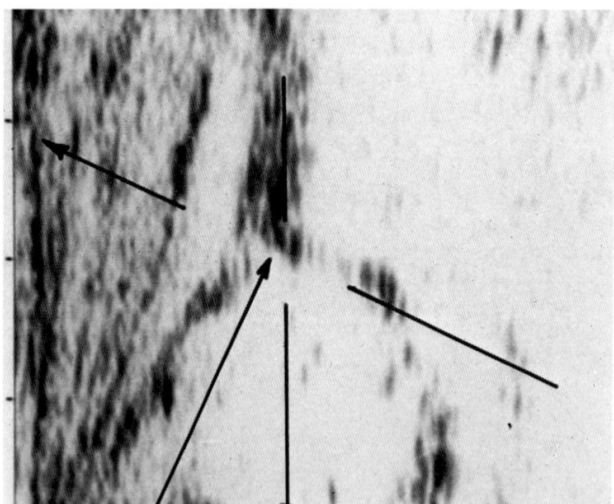

Abb. 7.7. R. P., 4 Monate, rechtes Hüftgelenk
Deutliche Schweifung des knöchernen Erkers bei ausreichender Formgebung und schmal übergreifendem knorpeligem Pfannendach. Die Grund- und Pfannendachlinie sind eingezeichnet.
Hüfttyp I
1 Geschweifter Knochenerker

Abb. 7.8. S. T., 5 Monate, linkes Hüftgelenk
Eckiger knöcherner Erker bei guter knöcherner Formgebung, schmal übergreifender Knorpelerker, Hüftkopfkern vorhanden.
Hüfttyp I
1 Knorpelerker
2 Labrum acetabulare
3 Knochenerker

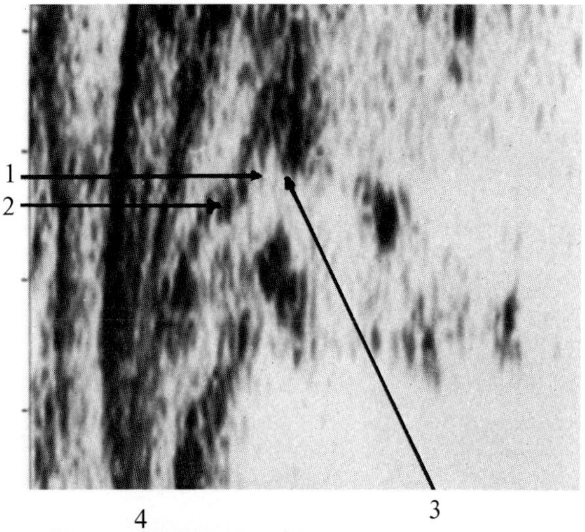

Abb. 7.9. Derselbe Patient wie in Abb. 7.8, rechtes Hüftgelenk
„Leicht gerundeter" knöcherner Erker bei ausreichender knöcherner Formgebung. Das knorpelige Pfannendach wird bereits von proximal nach kausal als Ausdruck einer Nachverknöcherung echogen.
1 Knorpeliges Pfannendach
2 Labrum acetabulare
3 Knochenerker, „geschweift".
4 Beginnende Nachverknöcherung

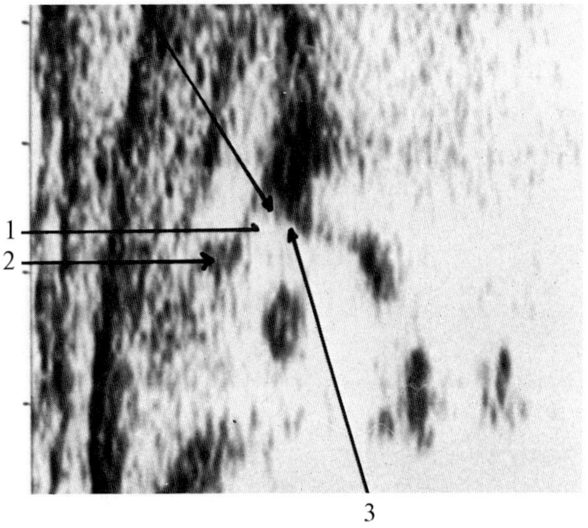

Abb. 7.10. Zum Vergleich mit Abb. 7.8 und 7.9
Deutlich gerundeter knöcherner Erker bei gerade noch ausreichender knöcherner Formgebung.
Hüfttyp II
1 Perichondriumloch
2 Labrum acetabulare
3 Runder Knochenerker
4 Os ilium

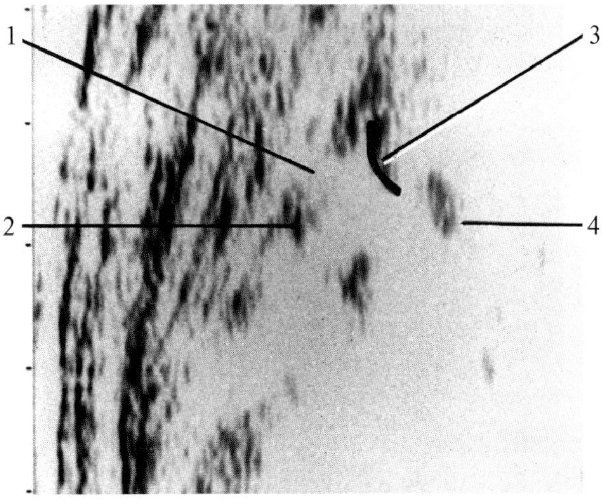

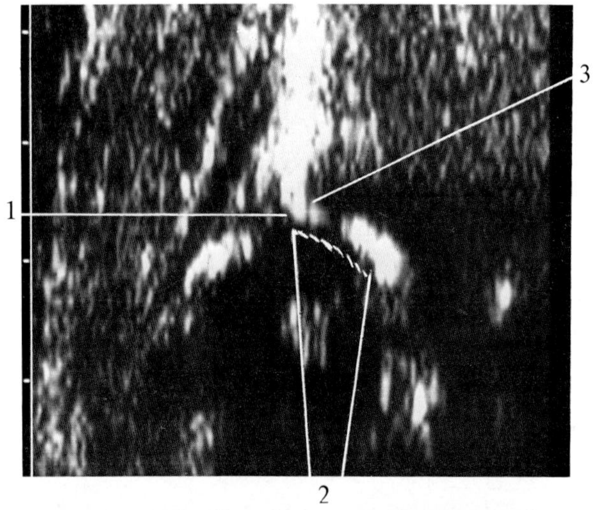

Abb. 7.11. W. M., 5 Monate, rechtes Hüftgelenk, Monitorbild
Geschweifter knöcherner Erker mit zartem Schallschatten hinter dem knöchernen Erker, gute knöcherne Formgebung, der knorpelige Erker ist breit übergreifend.
1 Knöcherner Erker
2 „Formgebung"
3 Schallschatten

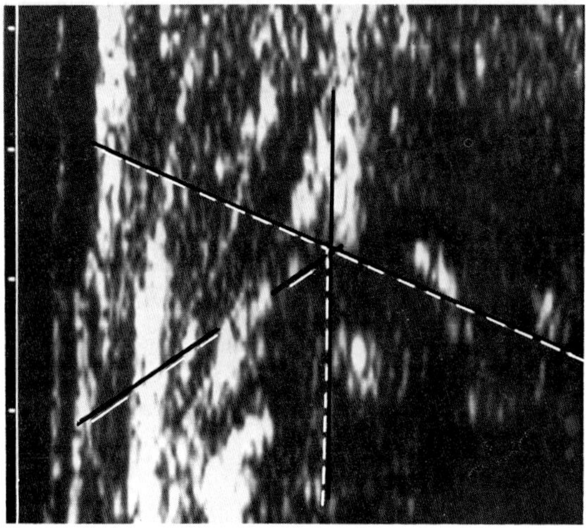

Abb. 7.12. R. S. 5 Monate, rechtes Hüftgelenk, Monitorbild
Eckiger knöcherner Erker bei guter knöcherner Formgebung. Der knorpelige Erker ist schmal übergreifend. Die Meßlinien sind eingezeichnet. Hüfttyp I
Ob Typ Ia oder Ib vorliegt, kann nur durch den β-Wert bestimmt werden.

Abb. 7.13. Derselbe Patient wie in Abb. 7.12, jedoch linkes Hüftgelenk
Leichte Schweifung des knöchernen Erkers bei guter knöcherner Formgebung. Der knorpelige Erker ist gegenüber rechts eine Spur breiter. Vergleiche auch Röntgenbild Abb. 7.13. Hüfttyp I

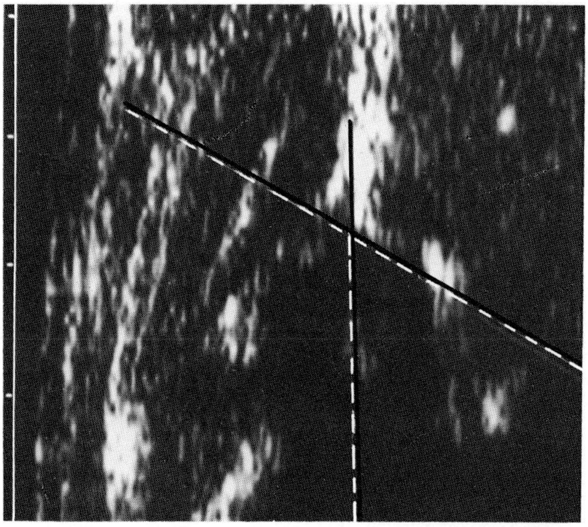

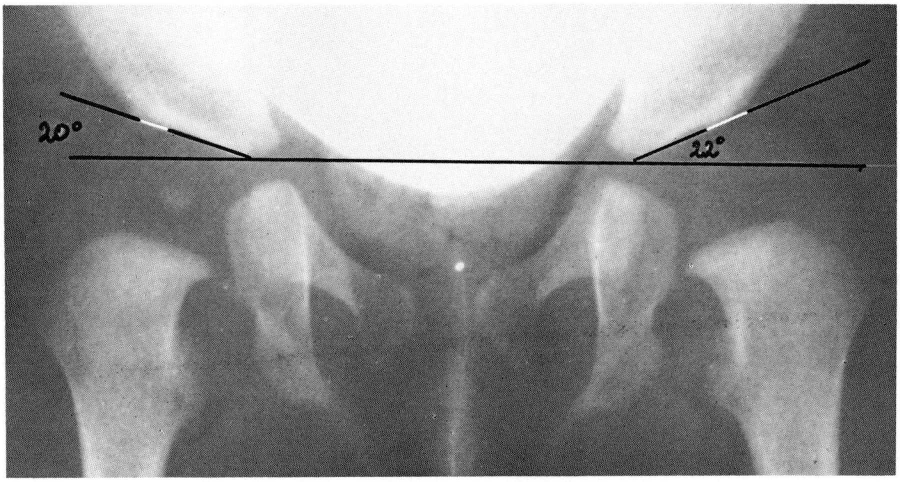

Abb. 7.14. Röntgenbild zu Abb. 7.12 und 7.13
Links ist der Pfannendachwinkel entsprechend der leichten Schweifung in Abb. 7.13 2° höher als rechts.

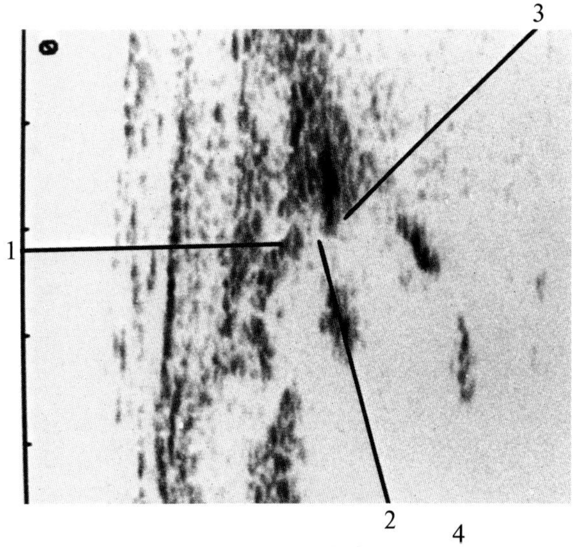

Abb. 7.15. E. A., 7 Monate, rechtes Hüftgelenk
Eckiger, gut konturierter knöcherner Pfannenerker mit deutlicher Schallschattenbildung. Das Labrum acetabulare sowie der Unterrand des Os ilium sind gut erkennbar. Der knorpelige Erker ist schmal übergreifend und von normaler Form und Struktur.
1 Labrum acetabulare
2 Physiologisches U
3 Eckiger knöcherner Pfannenerker

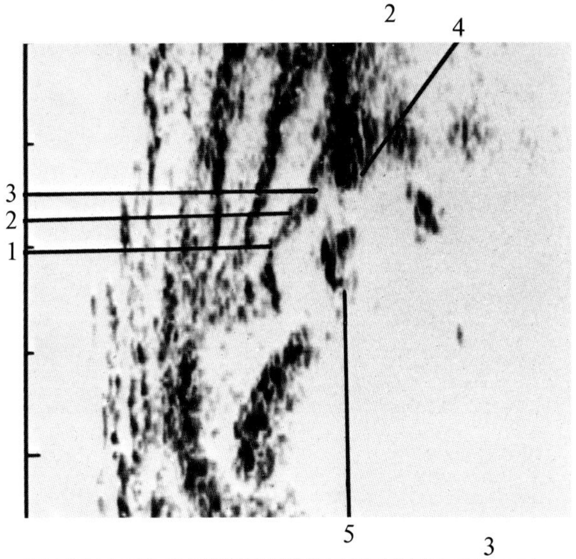

Abb. 7.16. S. Y., 7 Monate, rechtes Hüftgelenk
Der knöcherne Erker ist eckig und scharf konturiert. Hinter dem knöchernen Pfannenerker deutliche Schallschattenbildung, weit aufgebrauchter und verknöcherter Knorpelerker, distal davon der Gelenkkapsel innen anliegend das Labrum acetabulare.
1 Gelenkkapsel
2 Labrum acetabulare
3 Physiologisches U
4 Eckiger, scharf konturierter knöcherner Pfannenerker
5 Hüftkopfkern mit Halbmondphänomen

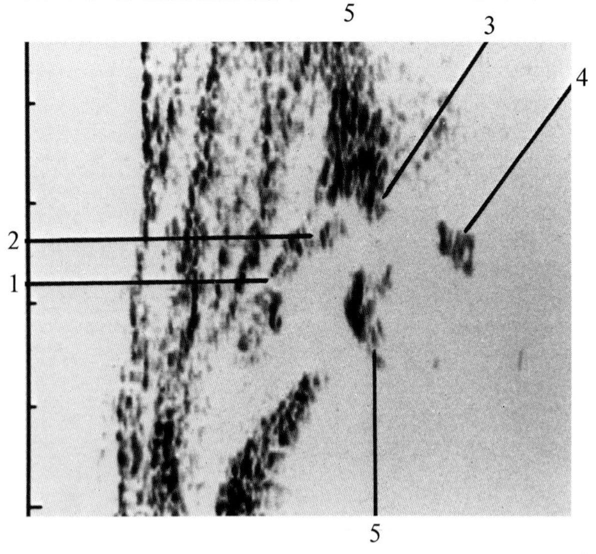

Abb. 7.17. W. A., 11 Monate, rechtes Hüftgelenk
Eckiger, scharf konturierter knöcherner Pfannenerker, deutliche Schallschattenbildung, klare Darstellung des Unterrandes des Os ilium. Distal des weitgehend aufgebrauchten und verknöcherten Knorpelerkers stellt sich das Labrum acetabulare dar. Weit fortgeschrittene Hüftkopfkernentwicklung mit Halmondphänomen.
1 Gelenkkapsel
2 Labrum acetabulare
3 Eckiger knöcherner Pfannenerker
4 Unterrand des Os ilium mit Toullierung
5 Hüftkopfkern mit Halbmondphänomen

Abb. 7.18. T. C., 8 Wochen, linkes Hüftgelenk
Stark geschweifter knöcherner Pfannenerker mit guter knöcherner Formgebung. Das knorpelige Pfannendach ist übergreifend und in der Struktur echoarm, noch keine Kopfkernverdichtung.
1 Geschweifter knöcherner Pfannenerker
2 Schallschattenbildung
3 Unterrand des Os ilium

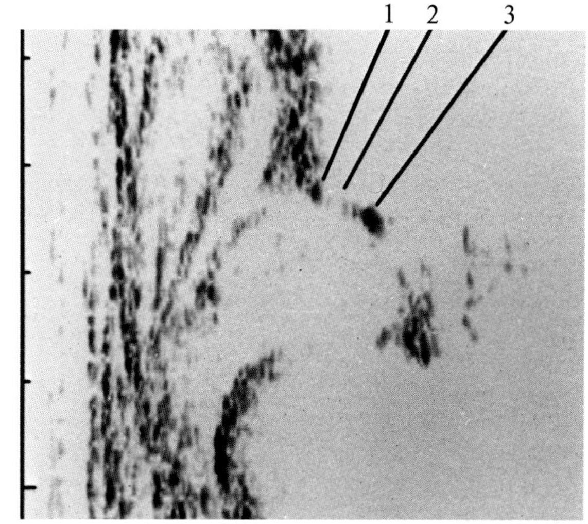

Abb. 7.19. T. B., 3 Monate, linkes Hüftgelenk
Geschweifter knöcherner Pfannenerker bei guter knöcherner Formgebung des Azetabulums. Der knorpelige Erker ist schmal übergreifend und von normaler Form und Struktur.
1 Labrum acetabulare
2 Geschweifter knöcherner Pfannenerker
3 Unterrand des Os ilium

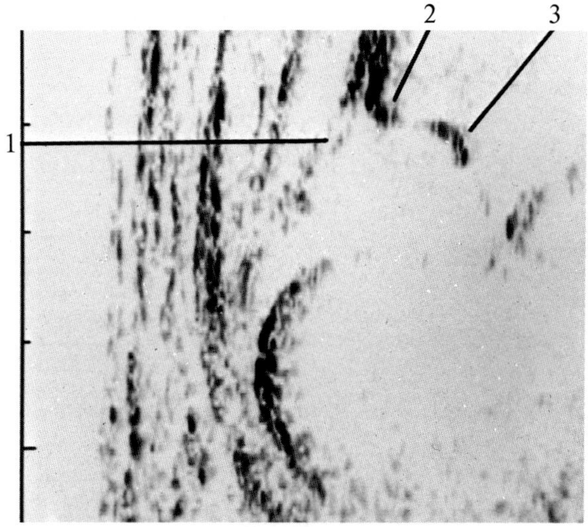

Abb. 7.20. N. J., 4 Monate, linkes Hüftgelenk
Abgerundeter knöcherner Pfannenerker mit bereits unzureichender knöcherner Ausformung des Azetabulums. Das knorpelige Pfannendach ist übergreifend und in der Basis verbreitert. Die Struktur ist echoarm, noch keine Kopfkernentwicklung.
1 Labrum acetabulare
2 Gerundeter knöcherner Pfannenerker
3 Unterrand des Os ilium

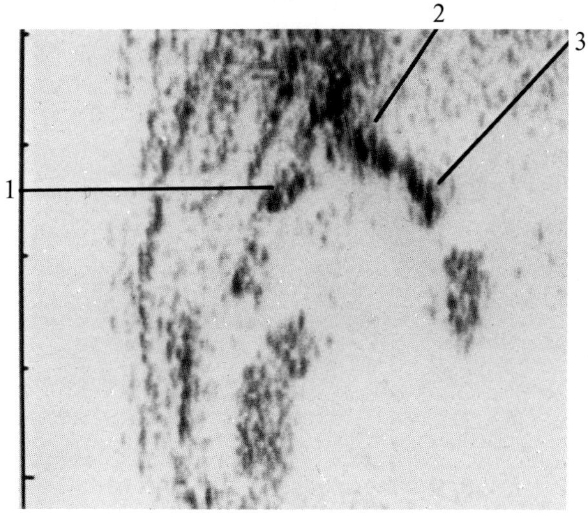

7.2 Runder Knochenerker
(Abb. 7.21–7.28)

Ist der knöcherne Erker abgerundet, so hat dies in der Regel eine mangelhafte knöcherne Formgebung (Formsicherung) zur Folge. Aus der mangelhaften knöchernen Formgebung und dem abgerundeten knöchernen Erker ergibt sich eine Verschiebung des Knorpel-Knochen-Verhältnisses bei der Gesamtüberdachung. Das knorpelige Pfannendach wird daher breit, behält aber noch seine korrekte Form und übergreift den Hüftkopf gut. Für die Beschreibung der knöchernen Formgebung stehen bei Typ-II-Hüften die Begriffe „ausreichend" bis „mangelhaft" zur Verfügung.

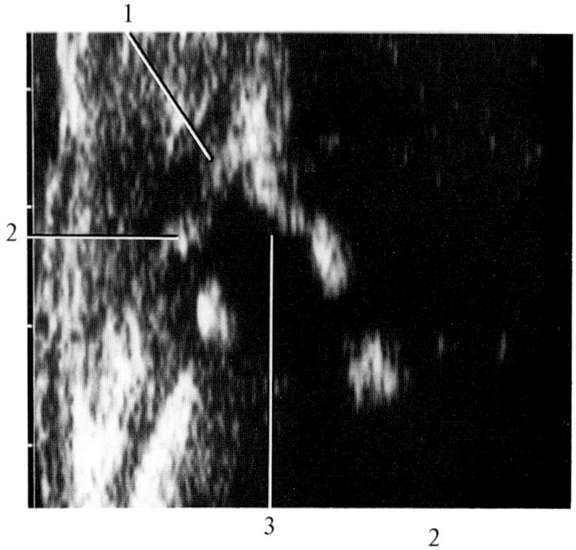

Abb. 7.21. E. T., 8 Monate, rechtes Hüftgelenk, Monitorbild
Der knöcherne Erker ist abgerundet, bei mangelnder knöcherner Formgebung. Der knorpelige Pfannendachanteil ist breit und übergreifend.
1 proximales Perichondriumdrittel
2 Labrum acetabulare
3 abgerundeter knöcherner Erker

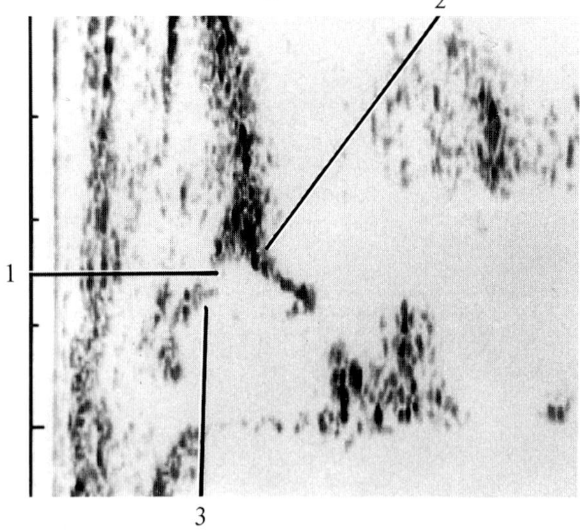

Abb. 7.22. S. N., 3 Wochen, rechtes Hüftgelenk
Deutlich abgerundeter knöcherner Pfannenerker bei soeben noch ausreichender knöcherner Hüftkopfüberdachung. In der Basis verbreitertes, echoarmes knorpeliges Pfannendach, das ergänzend den Hüftkopf noch gut übergreift. Das Labrum acetabulare ist als schwaches Echo, der Gelenkkapsel innen anhängend, im Sonogramm zu erkennen (3).
1 knorpelig präformiertes Pfannendach
2 abgerundeter knöcherner Pfannenerker

Abb. 7.23. F. A., 4 Wochen, rechtes Hüftgelenk, Monitorbild
Runder knöcherner Erker (3) bei ausreichender knöcherner Formgebung. Der knorpelige Erker ist breit übergreifend.
1 Perichondriumloch
2 Labrum acetabulare
4 Schallschatten

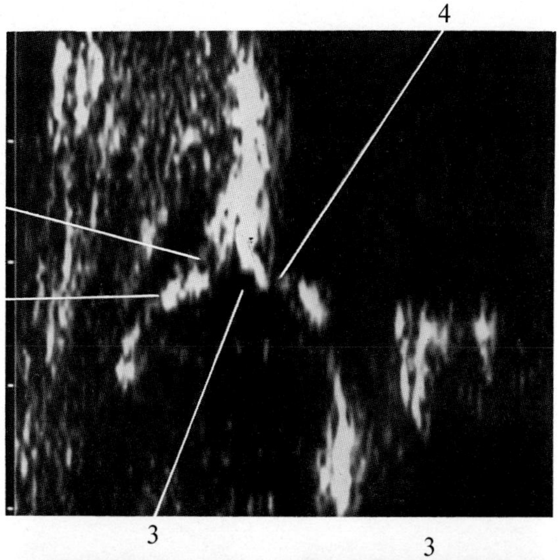

Abb. 7.24. Derselbe Patient wie in Abb. 7.23, jedoch linkes Hüftgelenk, Monitorbild
Knöcherner Erker abgerundet bei ausreichender knöcherner Formgebung. Der knorpelige Erker ist breit übergreifend.
1 Labrum acetabulare
2 Knorpelerker
4 Schallschatten

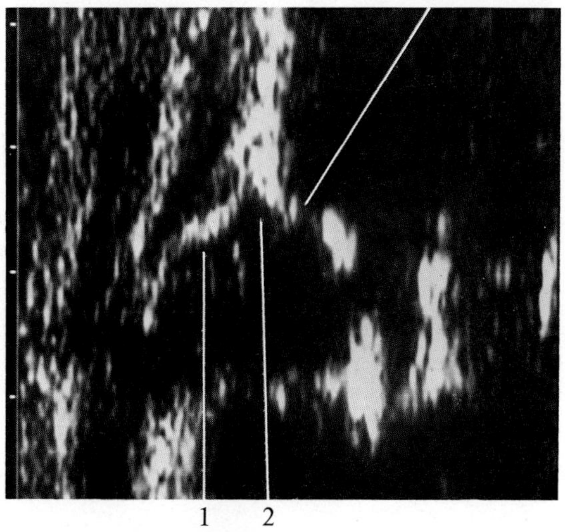

Abb. 7.25. U. M., 4 Wochen, linkes Hüftgelenk
Knöcherner Erker rund (2) bei ausreichender knöcherner Formgebung. Der breite knorpelige Erker (1) ist lateral begrenzt durch das gut sichtbare Labrum acetabulare. Die Grund- und Pfannendachlinie sind eingetragen.
$\alpha = 58°$
Hüfttyp II a

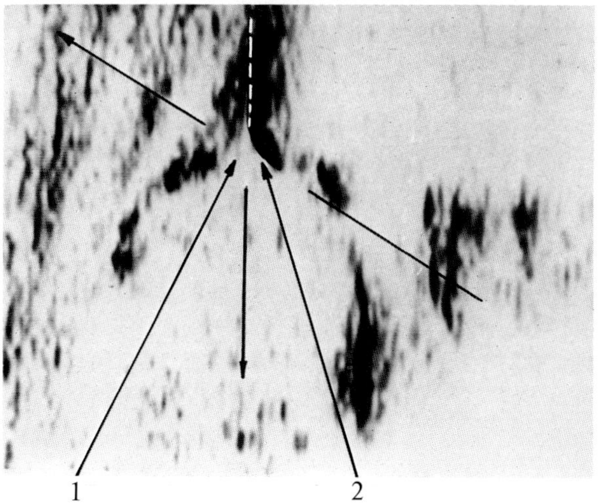

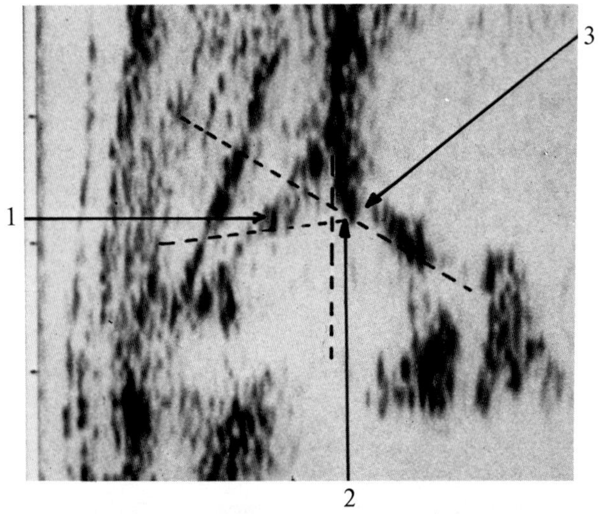

Abb. 7.26. G. A., 10 Wochen, rechtes Hüftgelenk
Als Ausnahme von der Regel findet man hier eine relativ gute Erkerkonturierung (2) bei ausreichender, aber nicht guter knöcherner Formgebung (α = 56°, β = 82°). Breiter knorpeliger Erker, Labrum acetabulare (1), deutlicher Schallschatten (3) hinter dem gut ausgebildeten knöchernen Erker.
Hüfttyp II a

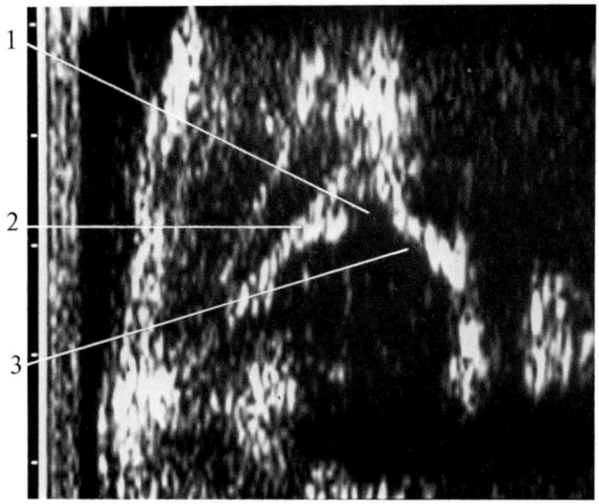

Abb. 7.27. B. C., 2 Monate, rechtes Hüftgelenk, Monitorbild
Die knöcherne Formgebung ist ausreichend bei stark gerundetem knöchernem Erker. Das knorpelige Pfannendach ist sehr breit und gerade noch übergreifend.
Hüfttyp II
1 Knorpelig präformiertes Pfannendach
2 Labrum acetabulare
3 Abgerundeter knöcherner Erker

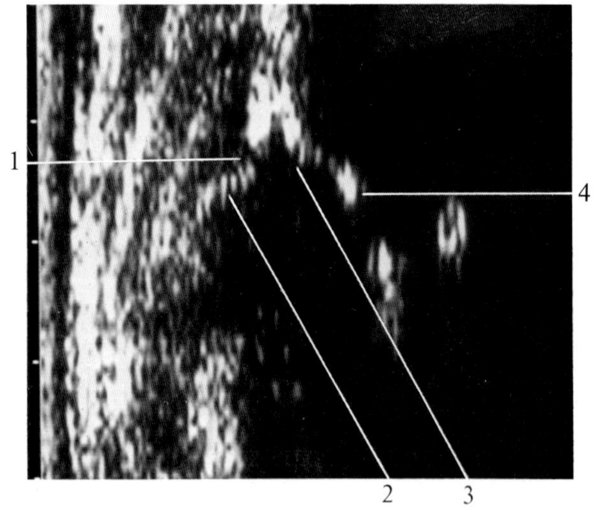

Abb. 7.28. S. N., 2 Monate, rechtes Hüftgelenk, Monitorbild
Der knöcherne Erker ist stark gerundet bei ausreichender knöcherner Formgebung. Der Knorpelerker ist breit übergreifend.
Hüfttyp II
1 Perichondriumloch
2 Labrum acetabulare
3 Gerundeter knöcherner Erker
4 Unterrand des Os ilium

7.3 Flacher Knochenerker

(Abb. 7.29–7.39)

Hüftpfannen, die sehr schlecht ausgebildet sind und die radiologisch als Flachpfannen imponieren, weisen, wenn überhaupt, in den meisten Fällen nur eine sehr geringe Ausprägung des knöchernen Erkers auf. Der Knochenerker ist „flach". Dementsprechend ist auch die Ausformung der knöchernen Pfanne schlecht:

Die „knöcherne Formgebung" ist schlecht. Von wenigen Hüften im Grenzbereich abgesehen, sind Hüften mit Flachpfannen, schlechter knöcherner Formgebung und flachem Knochenerker dezentriert. Wie die Sonographie zeigt, hat der Hüftkopf das verbreiterte knorpelige Pfannendach nach kranial verdrängt.

Dezentrierte Hüften, bei denen der Hüftkopf das knorpelige Pfannendach nach kranial verdrängt hat, werden als Typ-III-Hüften bezeichnet.

Als Typ-IV-Hüften bezeichnet man jene Hüften, bei denen der Hüftkopf das knorpelige Pfannendach nicht mehr nach kranial vor sich herschiebt, sondern der Pfannendachknorpel vom Hüftkopf nach medial und mediokaudal gedrängt wird. Dieser Hüfttyp entspricht meistens der hohen Luxation.

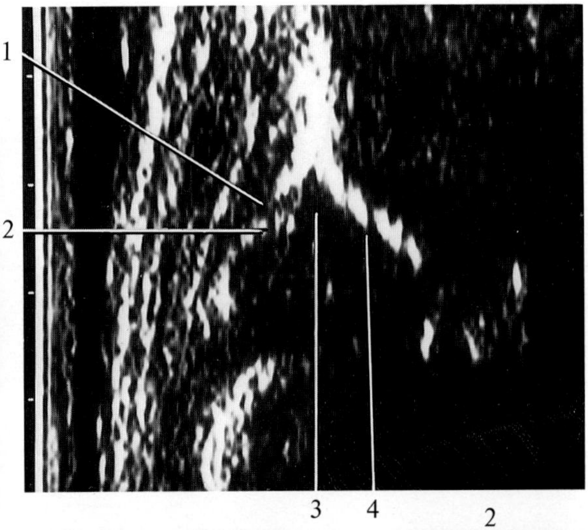

Abb. 7.29. F. C., 3 Monate, rechtes Hüftgelenk, Monitorbild

Der knöcherne Erker ist flach bei schlechter knöcherner Formgebung. Das knorpelige Pfannendach ist breit, das Labrum acetabulare bereits etwas angehoben und nach oben verdrängt.

1 Perichondriumloch
2 Labrum acetabulare
3 Knorpelerker
4 ehemaliger knöcherner Erker, markiert durch einen zarten Schallschatten.

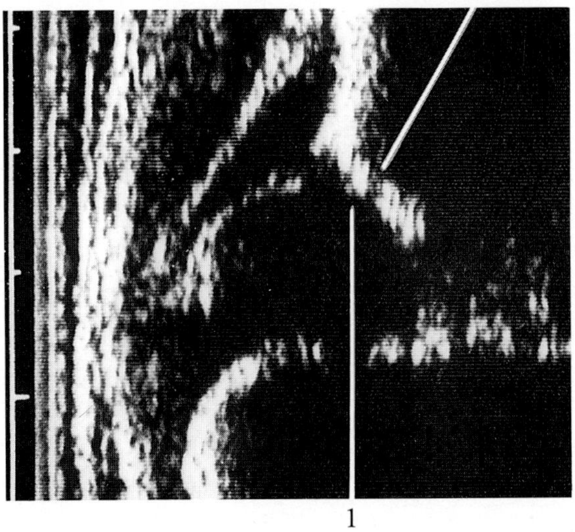

Abb. 7.30. S. D., 2 Tage, linkes Hüftgelenk, Monitorbild

Abgeflachter knöcherner Pfannenerker mit mangelhafter knöcherner Hüftkopfüberdachung. Verbreitertes, echoarmes, nach oben abgedrängtes knorpeliges Pfannendach. Dezentriert stehender Hüftkopf. Die Schallschattenbildung am Umschlagpunkt ist im Sonogramm deutlich zu erkennen.

1 abgeflachter knöcherner Pfannenerker
2 Schallschattenbildung am Umschlagpunkt

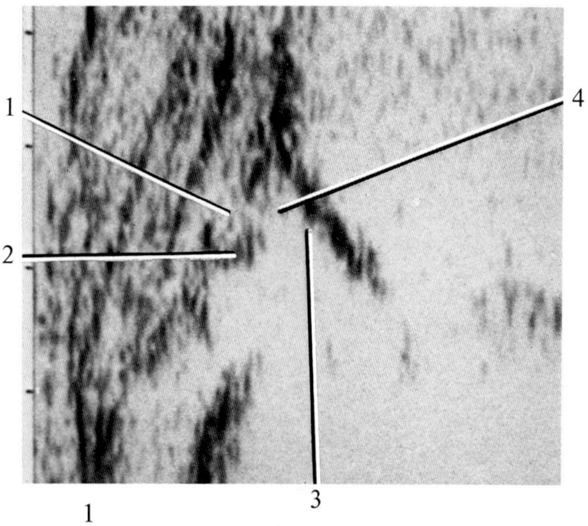

Abb. 7.31. W. L., 6 Wochen, rechtes Hüftgelenk
Der Knochenerker ist nur angedeutet und flach, die knöcherne Formgebung schlecht (schiefe Ebene!), der Knorpelerker breit und verdrängt, aber von normaler echoarmer Struktur.
1 Perichondriumloch
2 Labrum acetabulare
3 Knochenerker
4 Knorpelerker

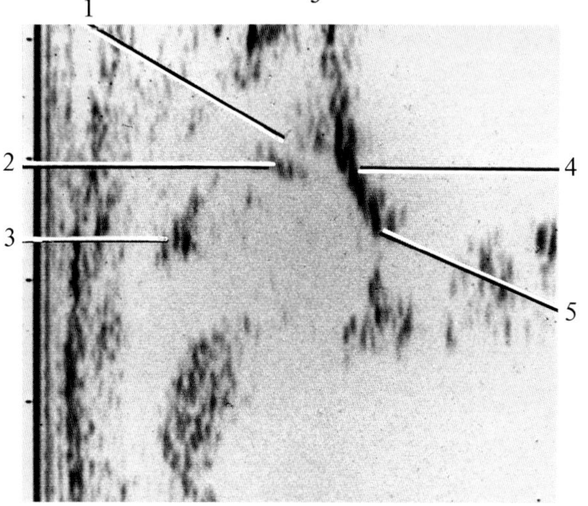

Abb. 7.32. K. D., 4 Wochen, linkes Hüftgelenk
Flacher knöcherner Erker bei schlechter knöcherner Formgebung. Der Knorpelerker ist verbreitert und von normaler echoarmer Struktur. Das Labrum acetabulare ist nach kranial verdrängt.
Hüfttyp IIIa
1 Perichondriumloch
2 Labrum acetabulare
3 Umschlagfalte
4 Knöcherner Erker
5 Unterrand Os ilium

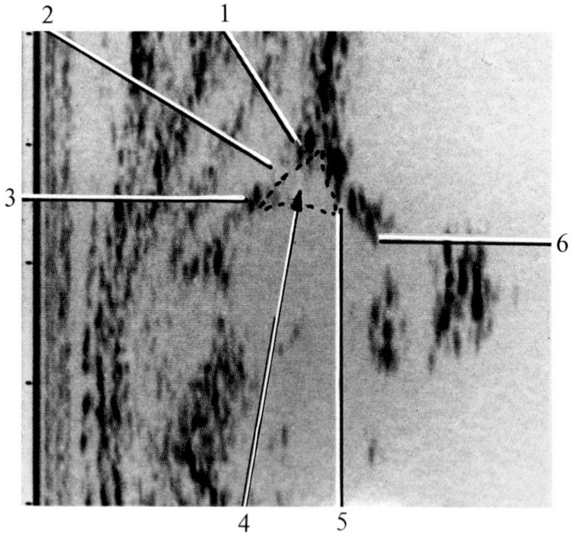

Abb. 7.33. B. S., 5 Wochen, linkes Hüftgelenk
Knöcherner Erker flach, knöcherne Formsicherung schlecht, knorpeliges Pfannendach verbreitert und nach kranial verdrängt, aber von normaler echoarmer Struktur. Das Labrum acetabulare ist angehoben.
Hüfttyp IIIa
1 Proximales Perichondriumdrittel
2 Perichondriumloch
3 Labrum acetabulare
4 Knorpelerker
5 Knochenerker
6 Os ilium

Abb. 7.34. K. M., 6 Monate, rechtes Hüftgelenk
Stark abgerundeter knöcherner Pfannenerker mit schlechter Ausformung des Azetabulums. Das knorpelige Pfannendach ist übergreifend und verbreitert. Die Struktur ist echoarm. Der Hüftkopf steht zentriert, die kraniale Zirkumferenz wird durch den Flüssigkeitsfilm dargestellt, beginnende Kopfkernentwicklung.
1 Labrum acetabulare
2 Stark abgerundeter knöcherner Pfannenerker

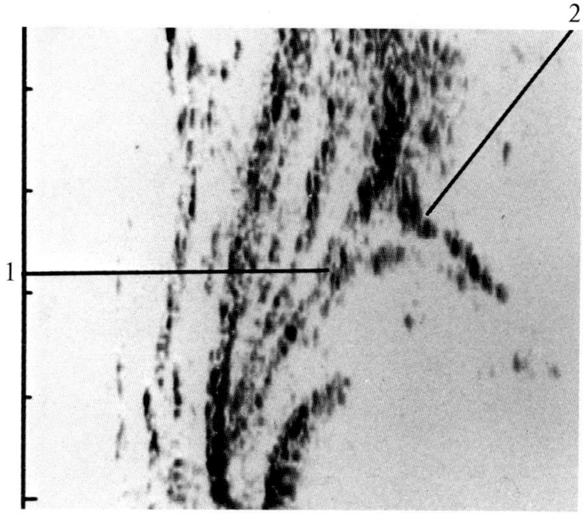

Abb. 7.35. K. J., 3 Monate, linkes Hüftgelenk
Abgeflachter knöcherner Pfannenerker mit fließendem Übergang in das schlecht ausgeformte knöcherne Pfannendach. Das knorpelige Pfannendach ist verbreitert und bereits leicht nach oben außen aufgebogen, beginnende Kopfkernentwicklung.
1 Abgeflachter knöcherner Pfannenerker mit fließendem Übergang in das Azetabulum
2 Labrum acetabulare

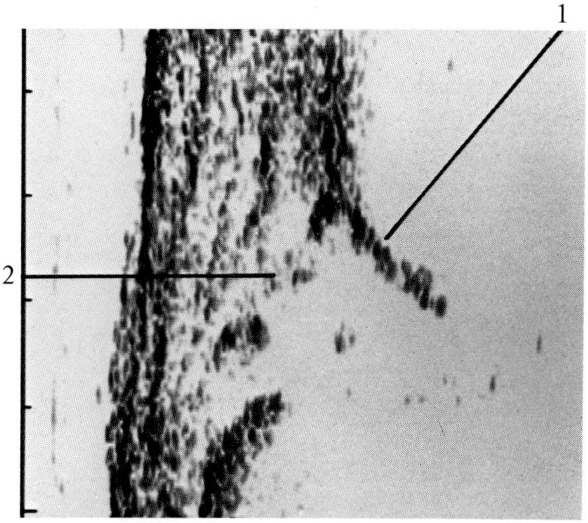

Abb. 7.36. S. D., 4 Monate, rechtes Hüftgelenk
Abgeflachter knöcherner Pfannenerker, schlechte knöcherne Formgebung. Das echoarme, breite knorpelige Pfannendach ist bereits nach oben aufgebogen. Dieses läßt sich vom ebenfalls echoarmen Hüftkopf durch den Flüssigkeitsfilm abgrenzen.
1 Flüssigkeitsfilm
2 Abgeflachter knöcherner Pfannenerker

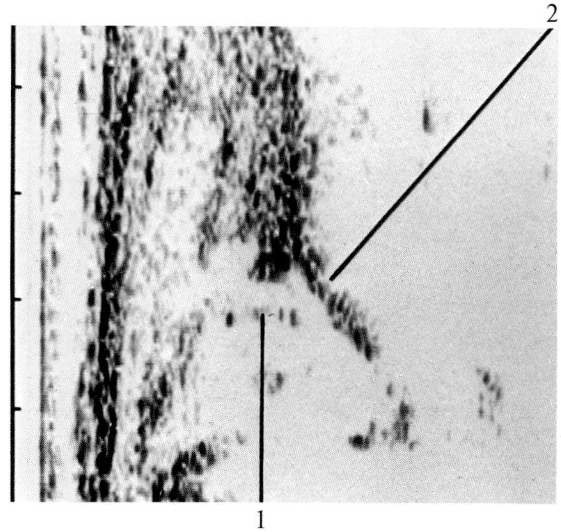

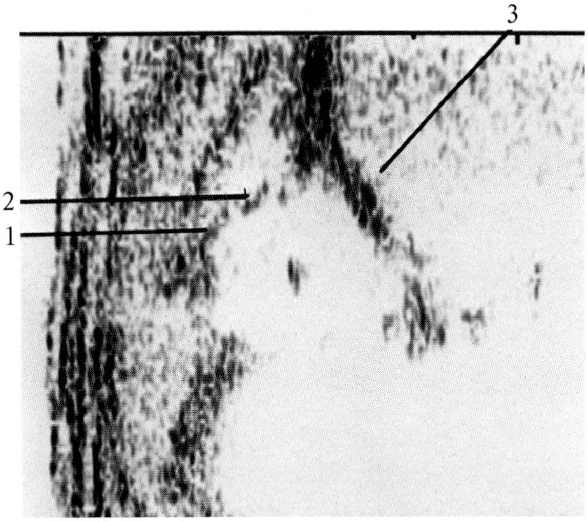

Abb. 7.37. P. S., 3,5 Monate, linkes Hüftgelenk
Stark abgeflachter knöcherner Pfannenerker mit fließendem Übergang des Azetabulums in die Darmbeinkontur, nach oben außen abgedrängtes Labrum acetabulare mit bereits deutlicher Echoverdichtung im kranialen Anteil des Pfannendachs, beginnende Kopfkernentwicklung. Hüfttyp III a mit Übergang in Typ III b
1 Gelenkkapsel
2 Labrum acetabulare
3 Stark abgeflachter knöcherner Pfannenerker

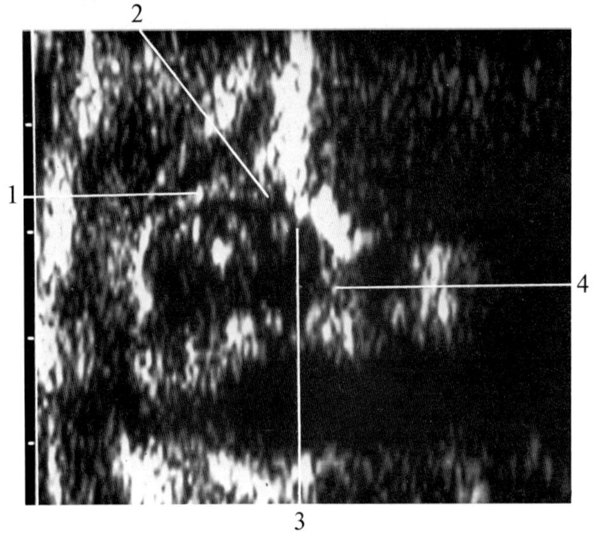

Abb. 7.38. B. M., 4 Wochen, linkes Hüftgelenk, Monitorbild
Der knöcherne Erker ist flach, die knöcherne Formgebung schlecht. Das knorpelige Pfannendach ist mit dem Labrum nach kranial verdrängt und zeigt eine beginnende Echogenität. Hüfttyp III a mit schon beginnenden Strukturstörungen
1 Labrum acetabulare
2 Knorpelerker
3 Knöcherner Erker
4 Gewebe der Fossa acetabuli

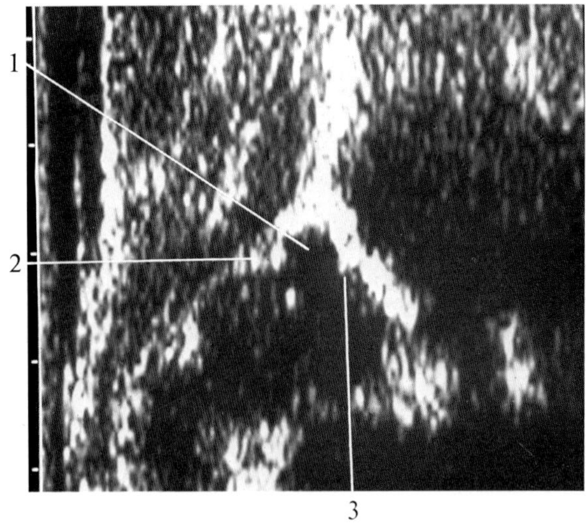

Abb. 7.39. U. C., 6 Wochen, linkes Hüftgelenk, Monitorbild
Der knöcherne Erker ist flach und nur angedeutet, die knöcherne Formgebung schlecht (schiefe Ebene!). Das knorpelige Pfannendach ist breit und mit dem Labrum nach lateral-kranial verdrängt. Die Struktur des knorpeligen Pfannendachs erscheint noch echoarm.
Hüfttyp III a
1 Knorpelerker
2 Labrum acetabulare
3 Knöcherner Erker

7.4 Knorpelerkerformen

(Abb. 7.40–7.53)

Je nach Ausprägung des knöchernen Pfannendachs wird dieses durch verschiedene, knorpelig präformierte Pfannendachformen ergänzt. Das knorpelig präformierte Pfannendach (= Knorpelerker) wird als „schmal übergreifend", „breit übergreifend", „breit verdrängt" und mit oder ohne Strukturstörungen beschrieben.

Das Perichondriumloch ist das sonographische Äquivalent für den distalen, anatomisch sehr dünnen Perichondriumstreifen kranial des Labrum acetabulare. Das proximale Drittel des Perichondriums ist dagegen immer stark echogen.

Lateral-distal des Schallochs des Knorpelerkers liegt immer das Labrum acetabulare der Gelenkkapsel innen an.

1

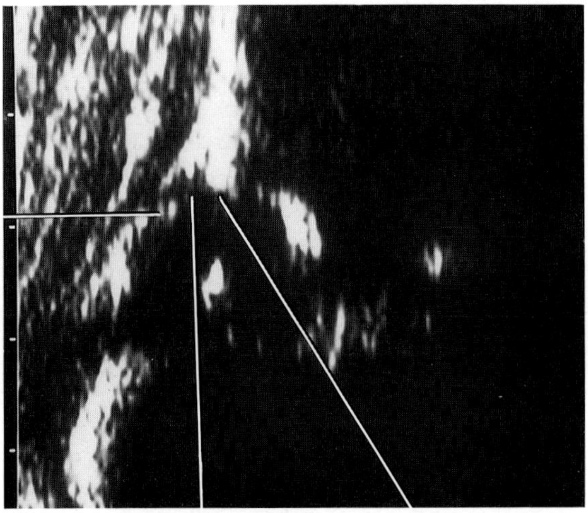

2 3

Abb. 7.40. K. N., 3 Monate, linkes Hüftgelenk, Monitorbild
Der knöcherne Erker ist eckig bei guter knöcherner Formgebung. Der Knorpelerker übergreift den Hüftkopf und ist im proximalen Anteil bereits aufgebraucht und echogen.
1 Labrum acetabulare
2 Knorpelerker
3 knöcherner Erker

1
2
3

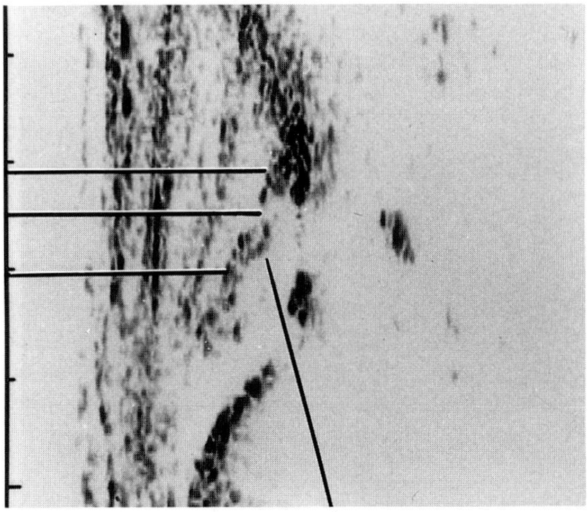

4

Abb. 7.41. F. M., 7 Monate, rechtes Hüftgelenk
Eckiger knöcherner Pfannenerker mit guter knöcherner Hüftkopfüberdachung. Der Knorpelerker ist schmal übergreifend und echoarm. Distal davon ist an der Gelenkkapsel innen anhängend das Labrum acetabulare zu erkennen.
1 proximaler Anteil des Perichondrium
2 Perichondriumloch
3 Gelenkkapsel
4 Labrum acetabulare

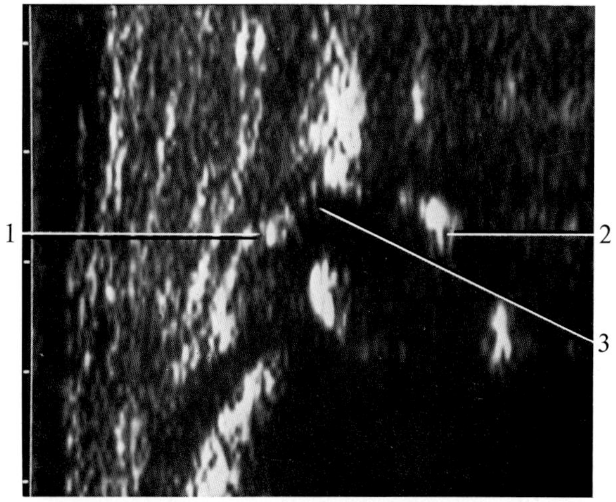

Abb. 7.42. B. M., 8 Monate, linkes Hüftgelenk, Monitorbild
Der knöcherne Erker ist eckig bei guter knöcherner Formgebung. Das knorpelige Pfannendach ist schmal und übergreifend.

1 Labrum acetabulare der Gelenkkapsel innen anliegend
2 Unterrand des Os ilium mit Taillierung
3 Knorpelerker

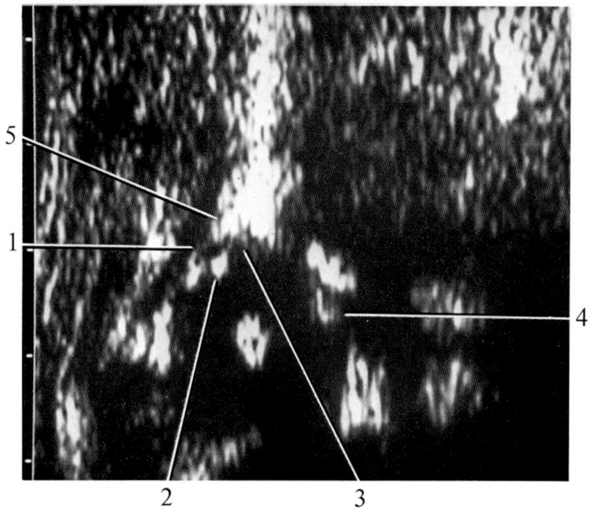

Abb. 7.43. F. S., 4 Monate, linkes Hüftgelenk, Monitorbild
Der knöcherne Erker ist eckig, der knorpelige Erker kurz, aber gut übergreifend und schmal. Gegenüber der Abb. 7.42 ist das knorpelige Pfannendach deutlich kürzer. Vergleiche auch Abb. 7.44 mit erheblich breiterem und gut einsehbarem knorpeligem Pfannendach.

1 Perichondriumloch mit knorpeligem Erker
2 Labrum acetabulare
3 Knorpelig präformierter Pfannenerker
4 Gewebe der Fossa acetabuli
5 Proximales Drittel des Perichondriums

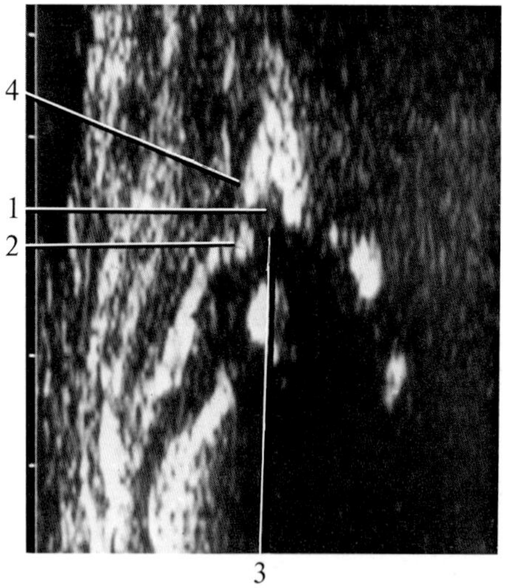

Abb. 7.44. H. V., 6,5 Monate, linkes Hüftgelenk, Monitorbild
Eckiger knöcherner Erker bei gut ausgeprägtem knöchernem Pfannendach. Der knorpelige Erker ist breit, aber gut übergreifend.

1 Perichondriumloch
2 Labrum acetabulare
3 Knorpelerker
4 Proximales Drittel des Perichondriums

Abb. 7.45. W. B., 6 Monate, rechtes Hüftgelenk
Eckiger knöcherner Pfannenerker mit guter knöcherner Formgebung. Das knorpelige Pfannendach ist schmal übergreifend und zieht dreiecksförmig nach kaudal distal. Sonographisch ist das hyalinknorpelige Pfannendach echoarm.
1 Gelenkkapsel
2 Labrum acetabulare
3 Hyalinknorpeliges echoarmes Pfannendach

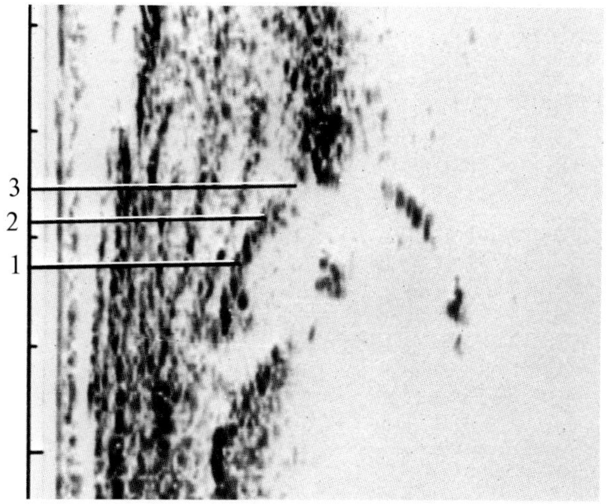

Abb. 7.46. K. J., 3 Monate, rechtes Hüftgelenk
Eckiger, gut konturierter knöcherner Pfannenerker mit Schallschattenbildung, klare Darstellung des Unterrandes des Os ilium. Das knorpelige Pfannendach zieht dreiecksförmig nach unten und führt zu einer übergreifenden Hüftkopfüberdachung. Sonographisch findet sich bereits eine leichte Verdichtung im kranialen Anteil des knorpeligen Pfannenerkers.
1 Gelenkkapsel
2 Labrum acetabulare
3 Hyalinknorpeliges Pfannendach
4 Knöcherner Erker

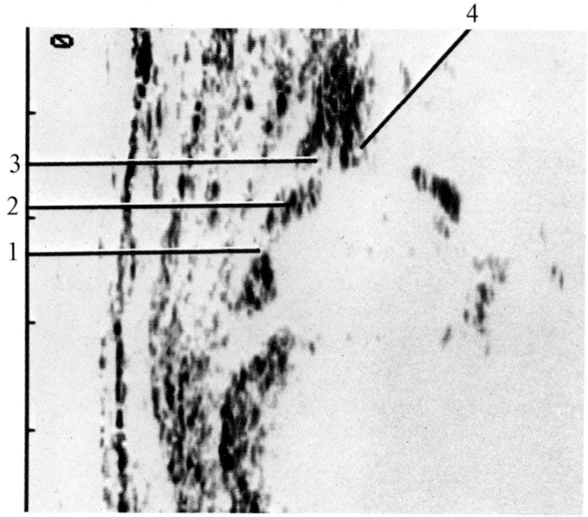

Abb. 7.47. D. K., 9 Monate, linkes Hüftgelenk
Noch deutliche Abrundung des knöchernen Pfannenerkers bei noch unzureichender knöcherner Formgebung. Der knöcherne Defekt wird durch ein breites knorpeliges Pfannendach kompensiert. Dieses zieht übergreifend über den Hüftkopf hinweg. Der Flüssigkeitsfilm im Gelenkspalt zeichnet die Trennung zwischen kranialer Zirkumferenz des Hüftkopfes einerseits und dem knorpeligen Pfannendach und den Gelenkknorpel andererseits.
1 Labrum acetabulare
2 Hyalinknorpeliges Pfannendach
3 Gerundeter knöcherner Pfannenerker
4 Flüssigkeitsfilm

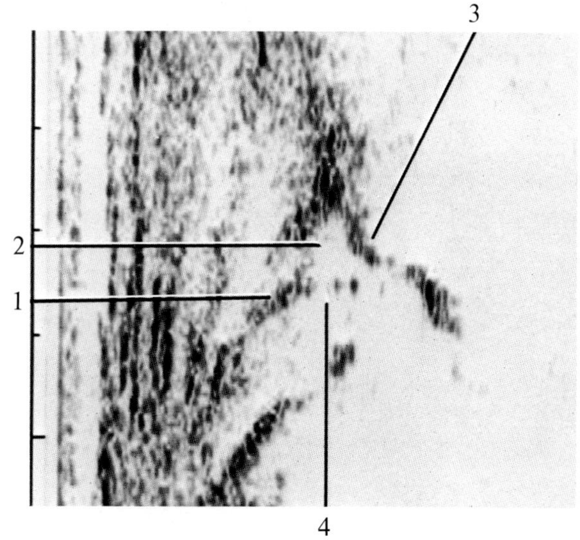

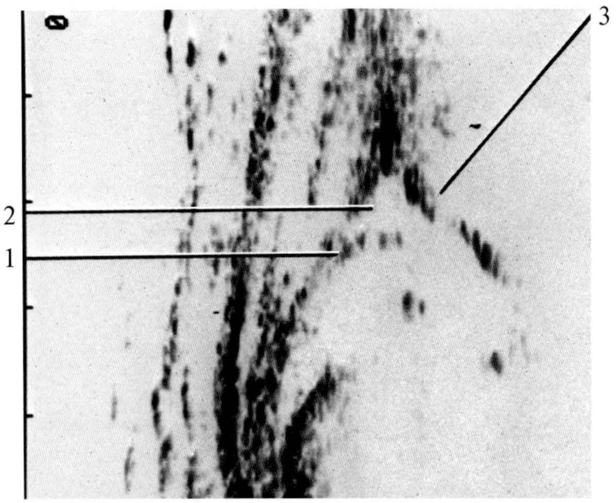

Abb. 7.48. K. M., 6 Monate, rechtes Hüftgelenk
Deutliche Abrundung des knöchernen Pfannenerkers und schlechte knöcherne Formgebung, nach unten, über den Hüftkopf hinwegziehendes, in der Basis verbreitertes knorpeliges Pfannendach. Das gesamte hyalinknorpelige Pfannendach ist echoarm. Die Grenze zwischen Pfannendach und Gelenkknorpel sowie zwischen dem Hüftkopf wird wiederum durch einen Flüssigkeitsfilm angedeutet dargestellt.

1 Labrum acetabulare
2 Verbreitertes, echoarmes knorpeliges Pfannendach
3 Abgerundeter knöcherner Pfannenerker

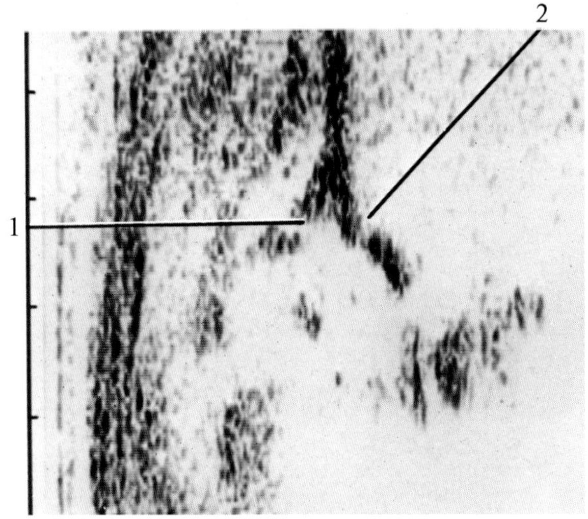

Abb. 7.49. M. S., 4 Wochen, linkes Hüftgelenk
Bereits abgeflachter knöcherner Pfannenerker mit schlechter knöcherner Formgebung. Der Hüftkopf kann nicht mehr im Azetabulum gehalten werden. Das Labrum acetabulare und die angrenzenden knorpeligen Pfannendachanteile sind bereits nach oben aufgebogen. Das Labrum acetabulare ist der Gelenkkapsel innen anhängend am Perichondriumloch zu erkennen; bereits deutliche Kopfkernverdichtung.

1 Verbreitertes, nach oben abgedrängtes hyalinknorpeliges Pfannendach mit Labrum acetabulare
2 Abgeflachter knöcherner Pfannenerker

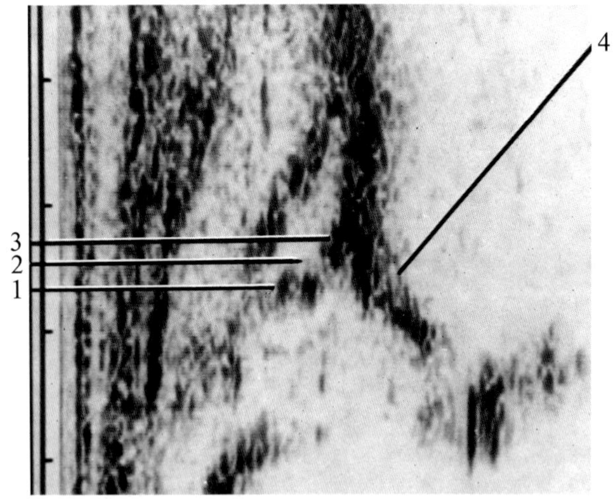

Abb. 7.50. B. A., 5 Tage, rechtes Hüftgelenk
Stark abgerundeter knöcherner Pfannenerker, unzureichende knöcherne Formgebung. Auch hier ist das Labrum acetabulare mit dem angrenzenden knorpeligen Pfannendachanteil bereits nach oben außen aufgebogen. Die Gelenkkapsel ist durch den luxierenden Hüftkopf abgedrängt. Die Struktur des hyalinknorpeligen Pfannendachs ist im Vergleich mit dem hyalinen Hüftkopf nicht verändert.

1 Labrum acetabulare
2 Perichondriumloch
3 Proximaler Anteil des Perichondriums
4 Stark abgerundeter knöcherner Pfannenerker

Abb. 7.51. S. S., 6 Monate, linkes Hüftgelenk
Stark abgeflachter knöcherner Pfannenerker mit fließendem Übergang des Os ilium in das Azetabulum. Das knorpelige Pfannendach ist nach oben außen aufgebogen. Im Vergleich mit dem sonographischen Verhalten des Hüftkopfes ist das knorpelige Pfannendach echoreich als Ausdruck einer Strukturveränderung.
1 Gelenkkapsel
2 Hüftkopfkern
3 Knorpeliges Pfannendach mit beginnendem Umbau

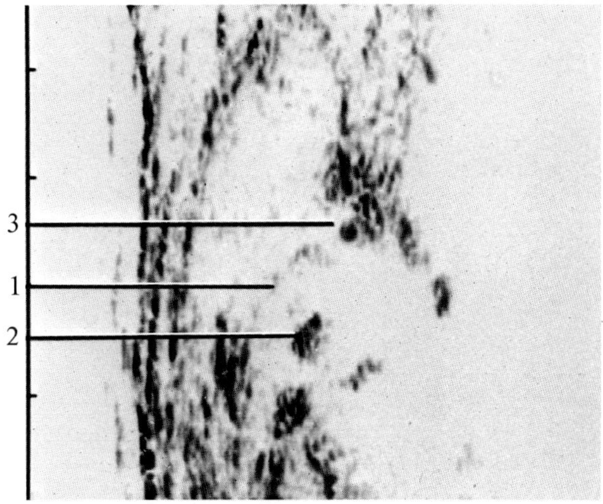

Abb. 7.52. K. J., 6 Wochen, rechtes Hüftgelenk
Abgeflachter knöcherner Pfannenerker, völlig unzureichende knöcherne Formgebung. Der Hüftkopf steht dezentriert und hat die Gelenkkapsel haubenförmig nach oben außen abgehoben. Das hyalinknorpelige Pfannendach zeigt bereits im kranialen Anteil ein vermehrtes Reflexverhalten als Hinweis für eine beginnende Strukturveränderung; bereits deutliche Kopfkernverdichtung.
1 Hüftkopfkern
2 Labrum acetabulare
3 Hyalinknorpeliges Pfannendach mit beginnender vermehrter Echogenität im kranialen Anteil

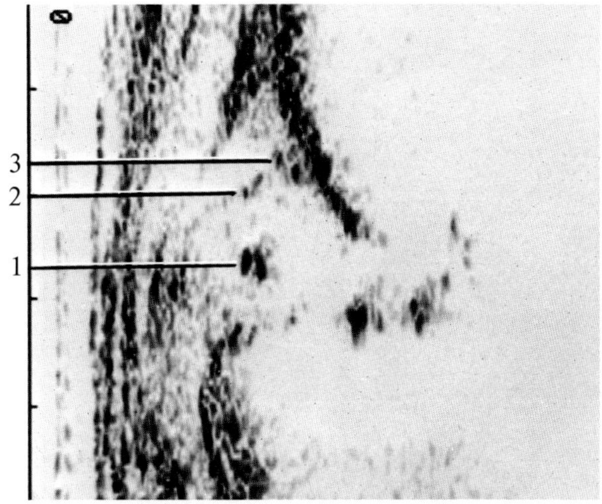

Abb. 7.53. H. P., 4 Wochen, linkes Hüftgelenk, Compoundbild, Monitorbild
Der knöcherne Erker ist flach mit völlig unzureichender knöcherner Formgebung, das knorpelige Pfannendach ist verbreitert und nach kranial verdrängt; völlig echoarmer knorpeliger Erker.
Hüfttyp IIIa
1 Strukturarmer Knorpelerker
2 Labrum acetabulare
3 Knöcherner Erker

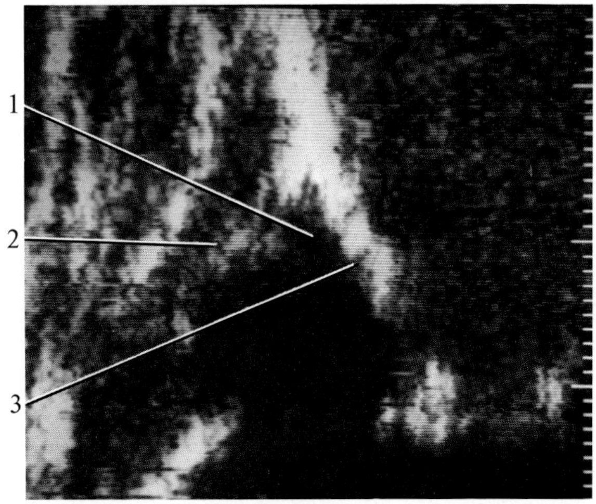

8 Meßtechnik

Zur Charakterisierung der knorpeligen und knöchernen Verhältnisse des Pfannendachs werden Pfannendach-, Grund- und Ausstellungslinie eingezeichnet [5]. Pfannendach- und Grundlinie schließen den Knochenwinkel α, Grund- und Ausstellungslinie den Knorpelwinkel β ein.

8.1 Pfannendachlinie
(Abb. 8.1–8.23)

Die Pfannendachlinie verbindet den Unterrand des Os ilium mit dem lateralsten Punkt des knöchernen Erkers. Bei runden Erkern wird die Pfannendachlinie immer tangential an den Erker gelegt. Drehpunkt der Pfannendachlinie bleibt dabei der Unterrand des Os ilium.

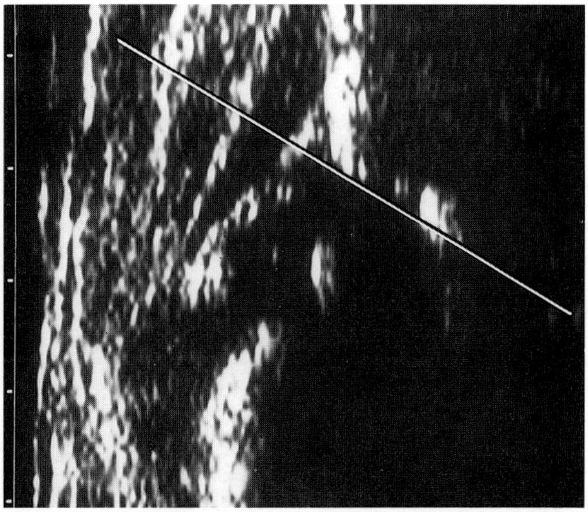

Abb. 8.1. K. E., 9 Monate, rechtes Hüftgelenk, Monitorbild
Die Pfannendachlinie schneidet die Gewebsanteile am Unterrand des Os ilium ab und liegt tangential dem knöchernen Erker an.

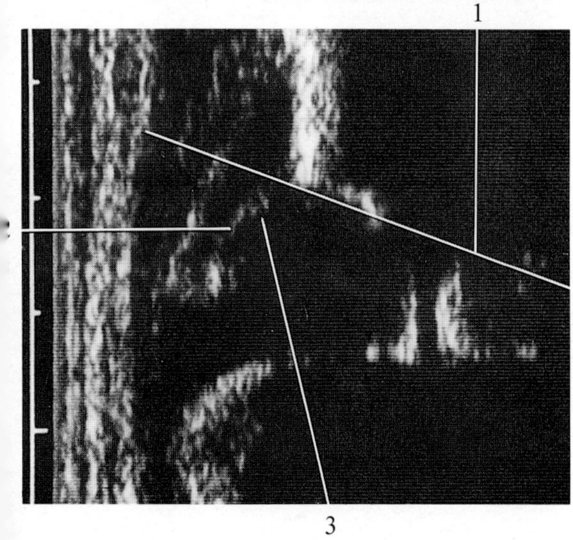

Abb. 8.2. R. B., 2 Tage, rechtes Hüftgelenk, Monitorbild
Bereits sehr gut entwickeltes Hüftgelenk bei der Neugeborenenuntersuchung. Der knöcherne Erker ist eckig bei guter knöcherner Formgebung. Die Pfannendachlinie zieht vom Unterrand des Os ilium zum lateralsten Punkt des knöchernen Pfannenerkers.
1 Pfannendachlinie
2 Gelenkkapsel
3 Labrum acetabulare

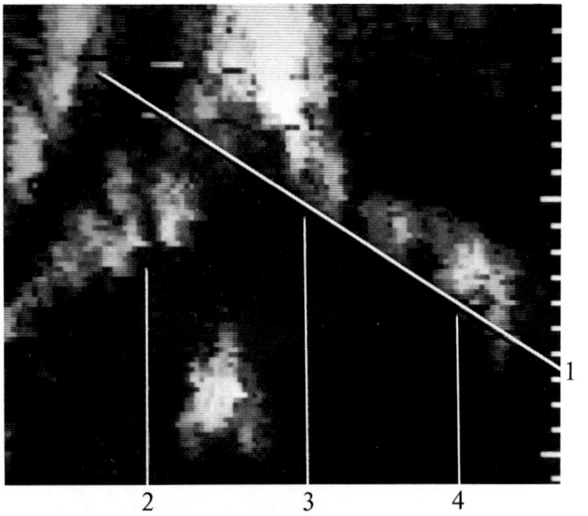

Abb. 8.3. G. A., 7 Monate, linkes Hüftgelenk, Monitorbild
Die Pfannendachlinie berührt den Unterrand des Os ilium und ist tangential am runden knöchernen Erker angelegt.
1 Pfannendachlinie
2 Labrum acetabulare
3 Knöcherner Erker
4 Os ilium

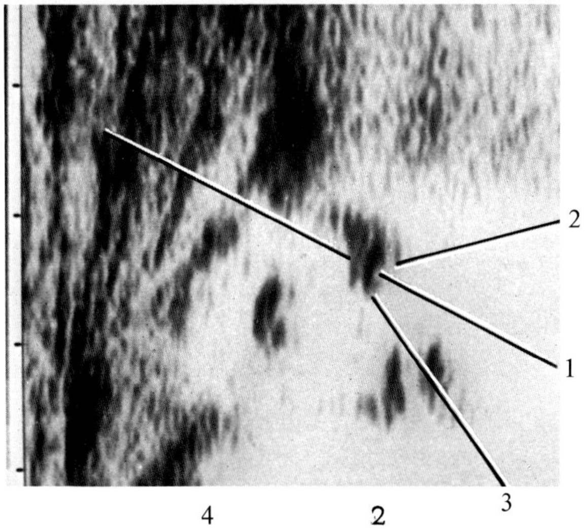

Abb. 8.4. A. E., 4 Monate, rechtes Hüftgelenk
Die Pfannendachlinie ist am Unterrand des Os ilium (1), kenntlich durch die Taillierung (2), angelegt. Das Gewebe der Fossa acetabuli (3) muß mit der Pfannendachlinie abgeschnitten werden.

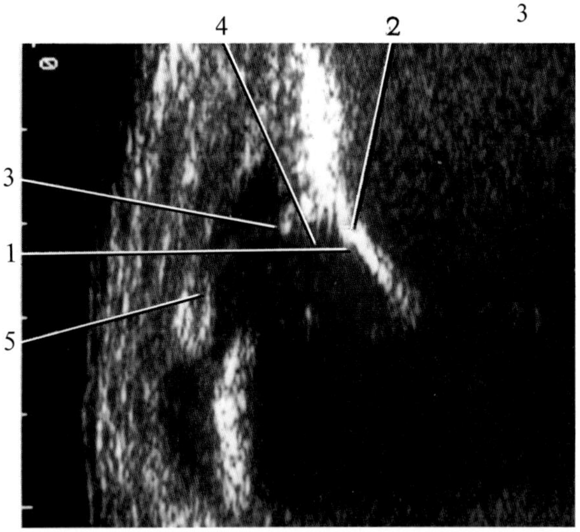

Abb. 8.5. G. S., 3 Monate, linkes Hüftgelenk, Monitorbild
Der Umschlagpunkt ist durch eine zarte Schallschattenbildung gekennzeichnet, die knöcherne Flachpfanne. Das knorpelige Pfannendach ist verbreitert und nach kranial abgedrängt.
1 Knöcherner Erker (Umschlagpunkt)
2 Schallschatten
3 Labrum acetabulare
4 Knorpelerker
5 Gelenkkapsel

Abb. 8.6. O. M., 3 Monate, rechtes Hüftgelenk, Monitorbild
Die Pfannendachlinie (1) ist am Erker korrekt tangential angelegt, das Gewebe der Fossa acetabuli (3) abgeschnitten, die Meßlinie geht durch die Taillierung (2), die den Unterrand des Os ilium markiert.
4 Labrum acetabulare
5 Perichondriumloch
6 Proximales Perichondriumdrittel

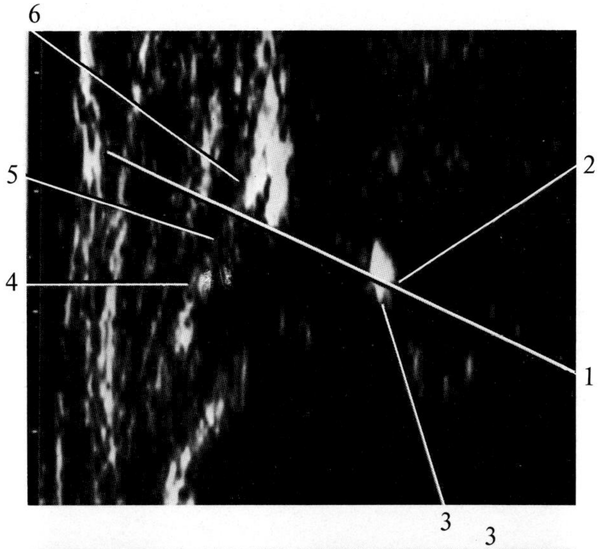

Abb. 8.7. T. T., 6 Monate, rechtes Hüftgelenk, Monitorbild
Die Meßlinie (1) schneidet das Gewebe der Fossa acetabuli (4) ab und liegt dem knöchernen Erker (3) tangential an.
2 Labrum acetabulare
5 Bereits dem Flüssigkeitsfilm zugehöriges Echo

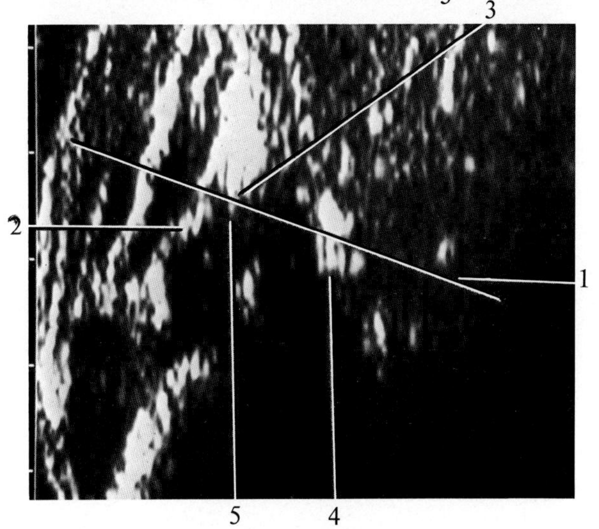

Abb. 8.8. U. N., 4 Monate, rechtes Hüftgelenk
Die Pfannendachlinie (1) schneidet ebenfalls die „ausgefransten" Echos des Gewebes der Fossa acetabuli (3) ab.
Der knöcherne Erker ist geschweift bei guter knöcherner Formsicherung, das knorpelige Pfannendach ist schmal, spitz und übergreifend. Hüfttyp I
2 Taillierung
3 Knöcherner Erker

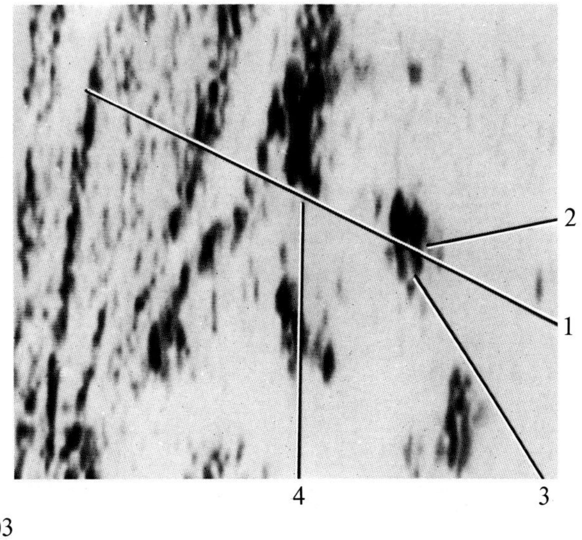

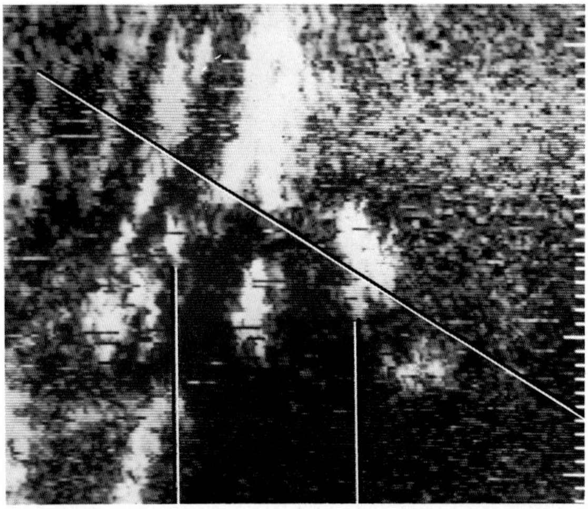

Abb. 8.9. T. S., 5 Monate, rechtes Hüftgelenk, Monitorbild, altes Compoundbild
Durch die Überstrahlung des Bildes ist der Unterrand des Os ilium nicht ideal einzusehen. Er wird scheinbar nach kaudal durch „Echofransen" (Gewebe der Fossa acetabuli) verlängert.
1 Pfannendachlinie
2 Gewebe der Fossa acetabuli
3 Labrum acetabulare

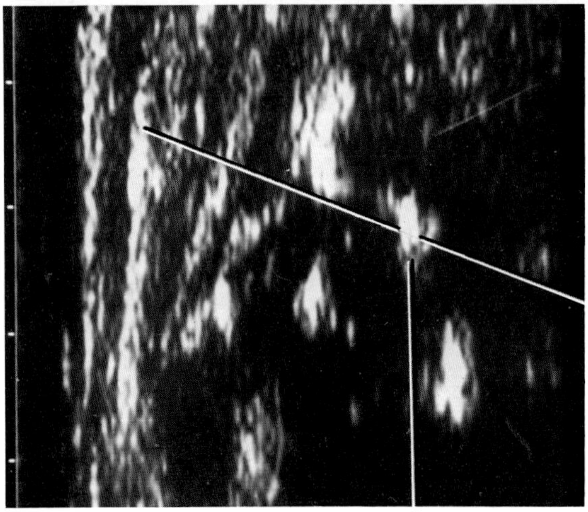

Abb. 8.10. K. K., 5 Monate, linkes Hüftgelenk, Monitorbild
Die Pfannendachlinie (1) kann am Unterrand des Os ilium nicht sicher angelegt werden, da der Unterrand des Os ilium nicht klar zur Ansicht kommt. Die „gefransten" Echos (2) gehören bereits dem Gewebe der Fossa acetabuli an. Die Taillierung ist nicht sicher erkennbar.

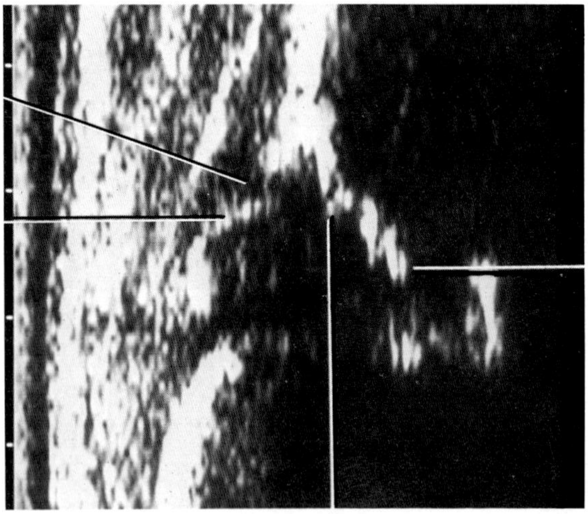

Abb. 8.11. G. S., 5 Monate, rechtes Hüftgelenk, Monitorbild
Der Unterrand des Os ilium ist nicht sicher dargestellt. Die Echos in der Tiefe der Fossa acetabuli (1) können nicht mit Sicherheit identifiziert werden. Das Einzeichnen der Pfannendachlinie ist in diesem Falle problematisch.
2 Knöcherner Erker
3 Perichondriumloch
4 Labrum acetabulare

Abb. 8.12. B. J., 6 Monate, rechtes Hüftgelenk
Eckiger knöcherner Pfannenerker, gute knöcherne Formgebung. Die knorpelige Überdachung ist hinsichtlich Form und Struktur korrekt. In der Aufnahme ist die Pfannendachlinie vom Unterrand des knöchernen Erkers zum Unterrand des Os ilium eingezeichnet.
1 Labrum acetabulare
2 Knöcherner Erker
3 Unterrand des Os ilium
4 Pfannendachlinie

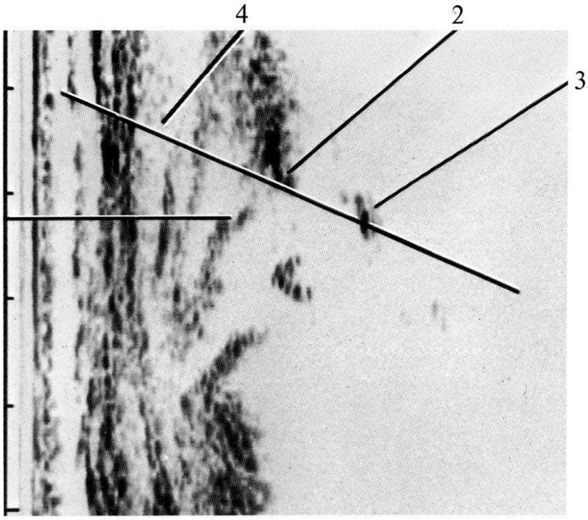

Abb. 8.13. B. J., 6 Monate, rechtes Hüftgelenk
Derselbe Patient am gleichen Untersuchungstag wie in Abb. 8.12 mit einer leicht geänderten Schnittebene, wie an der Darstellung des Hüftkopfkernes zu erkennen ist. Zudem ist im Vergleich mit der Abb. 8.12 eine unscharfe Ausziehung des Unterrandes des Os ilium zu erkennen. Dies entspricht einem Bindegewebsstreifen des die Fossa acetabuli auskleidenden Gewebes. Die Pfannendachlinie wird durch die Taillierung an den Unterrand des Os ilium gelegt.
1 Labrum acetabulare
2 Knöcherner Erker
3 Unterrand des Os ilium
4 Bindegewebszipfel in der Fossa acetabuli
5 Pfannendachlinie

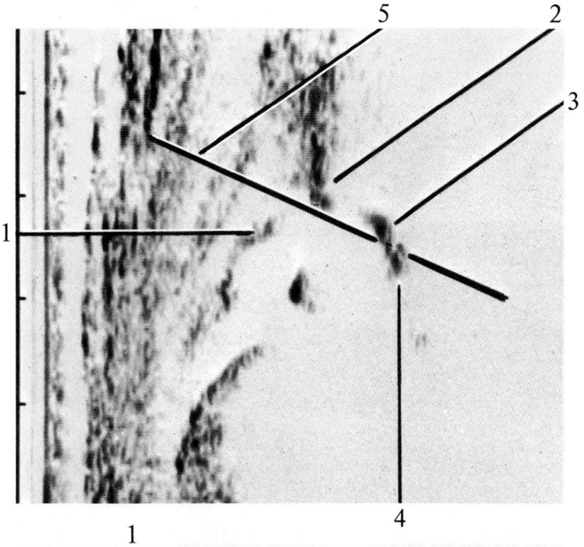

Abb. 8.14. K. J., 7 Monate, rechtes Hüftgelenk, Monitorbild, altes Compoundbild
Eckiger knöcherner Pfannenerker, übergreifende knorpelige Überdachung, zentriert stehender Hüftkopf mit Kopfkernentwicklung. Die Pfannendachlinie wird am Unterrand des Os ilium durch die Taillierung gelegt. Der Bindegewebszipfel der Fossa acetabuli wird abgeschnitten.
1 Pfannendachlinie

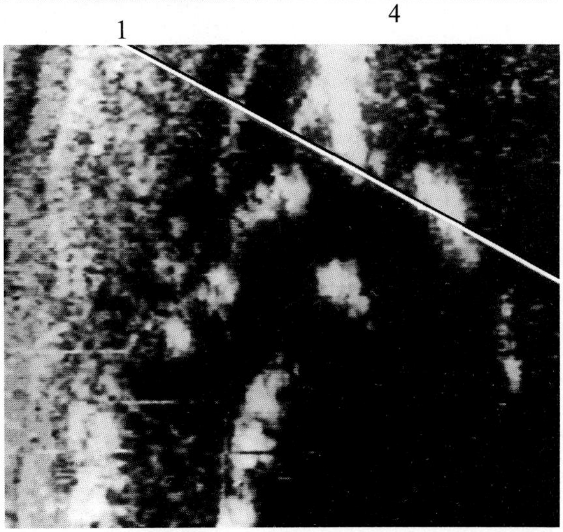

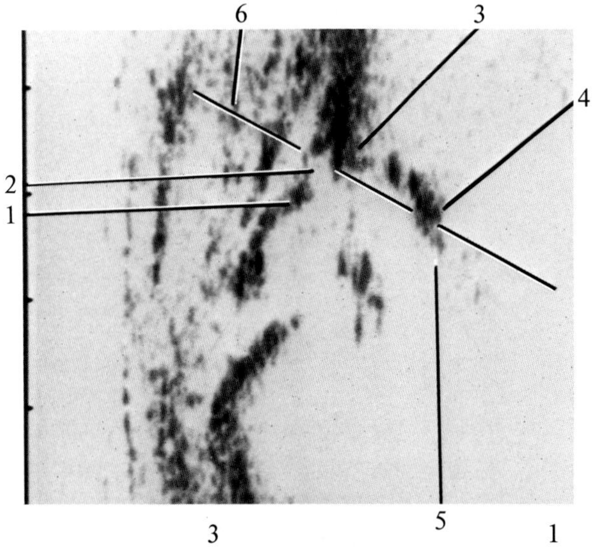

Abb. 8.15. M. J., 3,5 Monate, rechtes Hüftgelenk
Eckiger knöcherner Pfannenerker, dreiecksförmige, übergreifende knorpelige Überdachung, zentriert stehender Hüftkopf mit beginnender Kopfkernentwicklung. In der Abb. ist die Pfannendachlinie vom knöchernen Pfannenerker zum Unterrand des Os ilium eingezeichnet. Abgeschnitten wird der Bindegewebsanteil der Fossa acetabuli, welcher sich durch die unterschiedliche Echogenität vom Unterrand des Os ilium abgrenzen läßt. 1 Labrum acetabulare,
2 Hyalinknorpeliges Pfannendach,
3 Knöcherner Erker, 4 Unterrand des Os ilium,
5 Fettbindegewebe, 6 Pfannendachlinie

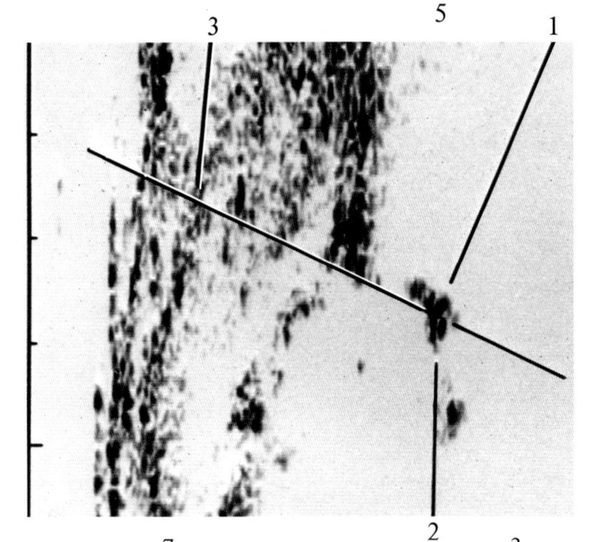

Abb. 8.16. C. S., 10 Wochen, linkes Hüftgelenk
Knöcherner Pfannenerker mit Schallschattenbildung, gute knöcherne Formgebung. Die knorpelige Überdachung ist hinsichtlich Form und Struktur korrekt. Der Unterrand des Os ilium kann durch die Taillierung vom Fettbindegewebe abgegrenzt werden.
1 Unterrand des Os ilium
2 Bindegewebe der Fossa acetabuli
3 Pfannendachlinie

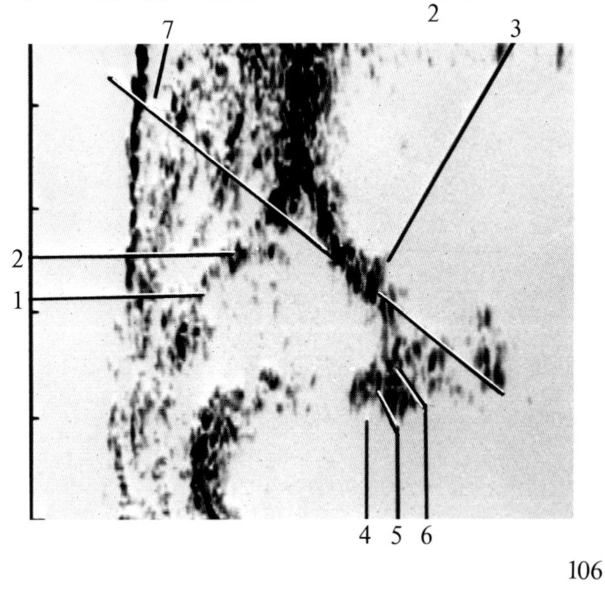

Abb. 8.17. W. B., 2,5 Monate, linkes Hüftgelenk
Abgeflachter knöcherner Pfannenerker mit unzureichender knöcherner Formgebung, Abdrängung des Labrum acetabulare und der angrenzenden knorpeligen Pfannendachanteile nach oben außen, bereits dezentriert stehender Hüftkopf. Bei abgeflachtem knöchernem Pfannenerker wurde die Pfannendachlinie tangential an den lateralsten Punkt der knöchernen Pfanne gelegt.
1 Gelenkkapsel
2 Labrum acetabulare
3 Unterrand des Os ilium
4 Ligamentum capitis femoris
5 Bindegewebe der Fossa acetabuli
6 Os ischii
7 Pfannendachlinie

Abb. 8.18. S. C., 6,5 Monate, linkes Hüftgelenk
Der Unterrand des Os ilium ist in dieser Aufnahme nicht so deutlich abgrenzbar. Verfolgt man jedoch das Gewebe der Fossa acetabuli vom Pfannengrund her bis zum Unterrand des Os ilium, so zeigt sich, daß dieses durch die unterschiedliche Echogenität vom Unterrand des Os ilium abgrenzbar ist. Zudem zieht dieses als mittlere Schicht vor den knöchernen Pfannendachanteil.
1 Gerundeter knöcherner Pfannenerker
2 Unterrand des Os ilium
3 Ligamentum capitis femoris
4 Gewebe der Fossa acetabuli
5 Os ischii
6 Pfannendachlinie

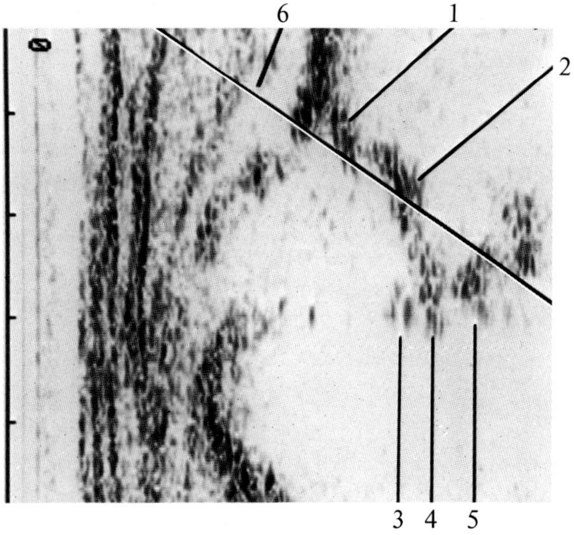

Abb. 8.19. H. H., 4 Monate, linkes Hüftgelenk
In dieser Aufnahme ist der Unterrand des Os ilium völlig unzureichend dargestellt. Bei fehlender Darstellung des Unterrandes des Os ilium kann daher keine Pfannendachlinie eingezeichnet werden. Die Aufnahme ist meßtechnisch nicht verwertbar.

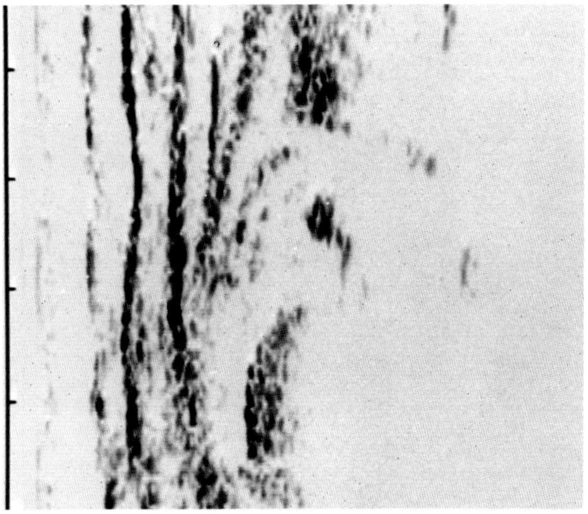

Abb. 8.20. W. B., 6 Monate, linkes Hüftgelenk
Bei stark abgerundetem knöchernem Erker zieht die Pfannendachlinie vom Unterrand des Os ilium tangential an den lateralsten Punkt. Durch die unterschiedliche Echogenität sowie durch die Taillierung kann der Unterrand des Os ilium vom Gewebe der Fossa acetabuli abgegrenzt werden.
1 Abgerundeter knöcherner Pfannenerker
2 Unterrand des Os ilium
3 Gewebe der Fossa acetabuli
4 Pfannendachlinie

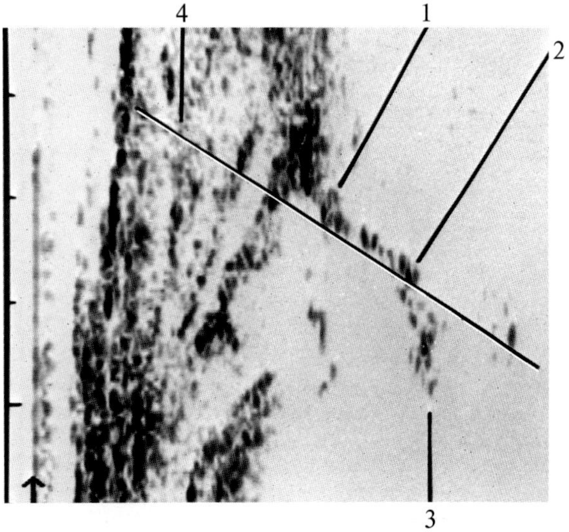

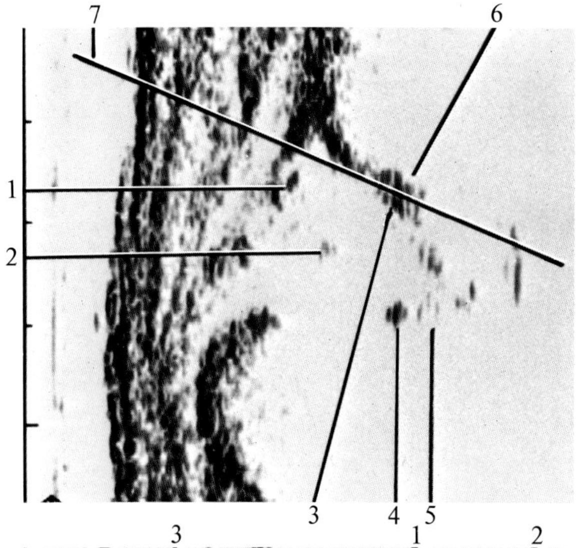

Abb. 8.21. K. J., 3 Monate, linkes Hüftgelenk
Abgerundeter knöcherner Pfannenerker, schlechte knöcherne Formgebung, breites, jedoch übergreifendes knorpeliges Pfannendach, zentriert stehender Hüftkopf. Am Unterrand des Os ilium ist eine längliche Echogenität darstellbar. Ob es sich dabei um das Gewebe der Fossa acetabuli oder um die Forea centralis handelt, könnte in diesem Falle nur bei der dynamischen Untersuchung festgestellt werden. 1 Labrum acetabulare, 2 Beginnende Kopfkernentwicklung, 3 Kranialer Anteil des Gewebes der Fossa acetabuli, 4 Ligamentum capitis femoris, 5 Gewebe der Fossa acetabuli, 6 Unterrand des Os ilium, 7 Pfannendachlinie

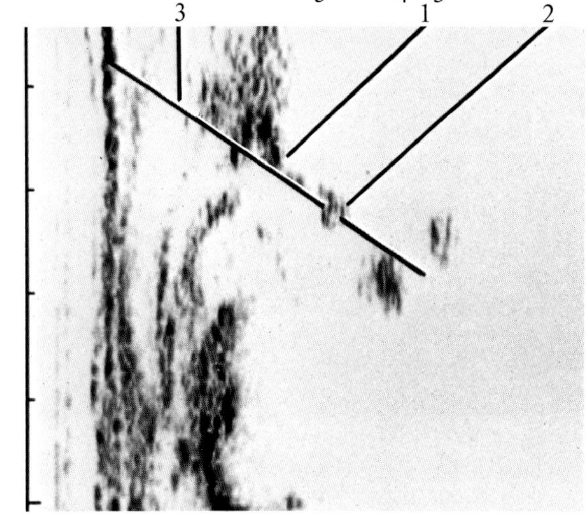

Abb. 8.22. R. S., 7 Wochen, rechtes Hüftgelenk
Abrundung des knöchernen Pfannenerkers und noch nicht ausreichende knöcherne Formsicherung, verbreitertes, jedoch übergreifendes knorpeliges Pfannendach. Unter dem knöchernen Pfannendach stellt sich ein kleiner echogener Bezirk dar. Dieser entspricht dem Ansatz des Ligamentum capitis femoris in der Fovea centralis. Die Pfannendachlinie schneidet diese Echogenität ab.
1 Gerundeter knöcherner Pfannenerker
2 Unterrand des Os ilium
3 Pfannendachlinie

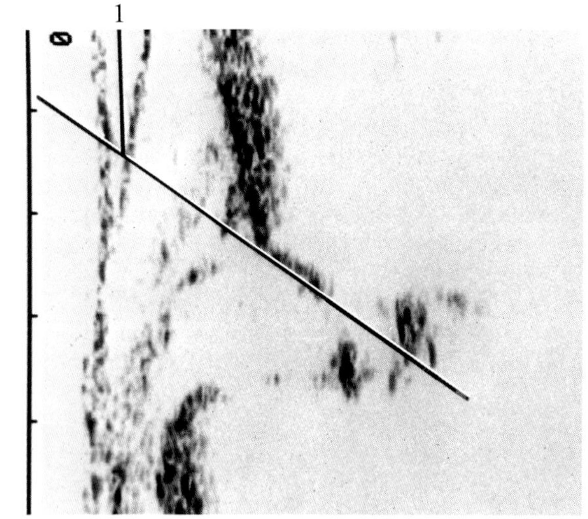

Abb. 8.23. B. M., 4 Wochen, linkes Hüftgelenk
Abrundung des knöchernen Pfannenerkers bei noch zufriedenstellender Ausformung des knöchernen Pfannendachs. Das knorpelige Pfannendach zieht übergreifend über den Hüftkopf hinweg. Vom Unterrand des Os ilium kann die Pfannendachlinie tangential an den lateralsten Punkt gelegt werden.
1 Pfannendachlinie

8.2 Grundlinie

(Abb. 8.24–8.55)

Die Grundlinie ist die Basislinie des knorpeligen Pfannendachs. Sie wird von der Kontaktstelle von Perichondrium mit Os ilium am kranialen Punkt des knorpeligen Pfannendachs tangential am Os ilium angelget. Die parallel zur Grundlinie verlaufende Hilfslinie durch die hintere Schallauslöschung ist in vielen Fällen hilfreich. Hinsichtlich Meßfehler und Problematik der Grundlinie möchten wir auf die entsprechende Literatur [5] verweisen.

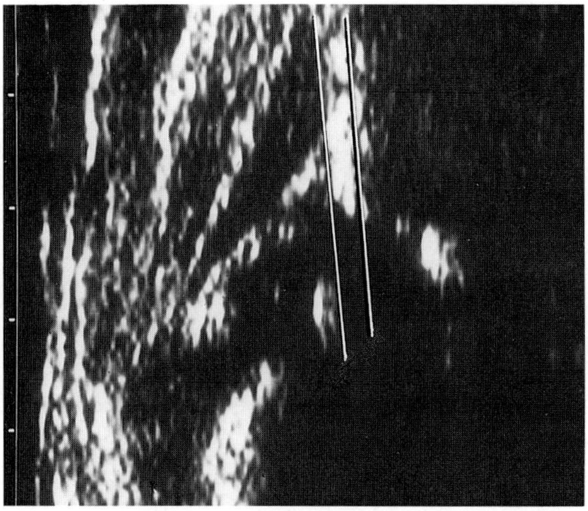

Abb. 8.24. K. E., 9 Monate, rechtes Hüftgelenk, Monitorbild
Grund- und Hilfslinie liegen parallel, die Kontaktstelle zwischen Perichondrium, Periost und Darmbein ist gut einsehbar. Die Grundlinie wurde durch diesen Punkt tangential an die äußere Grenzlamelle des Os ilium angelegt.

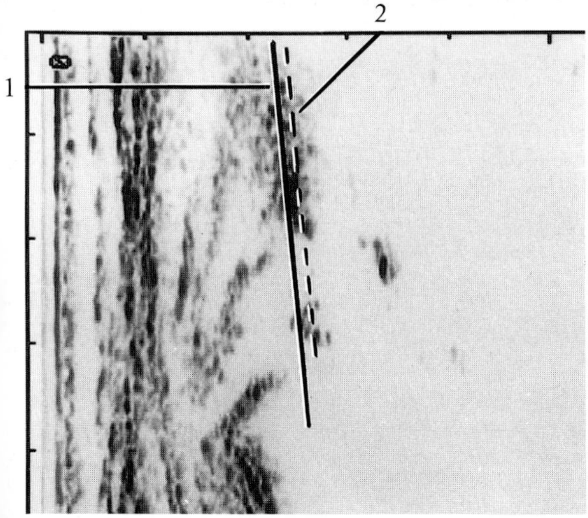

Abb. 8.25. B. J., 5 Monate, rechtes Hüftgelenk
Minimal geschweifter knöcherner Pfannenerker bei guter knöcherner Hüftkopfüberdachung und übergreifendem, spitzzipflig zulaufendem Knorpelerker. Die Grundlinie ist als Basislinie des knorpeligen Pfannendaches eingezeichnet. Parallel dazu ist strichliert die Hilfslinie an der hinteren Schallauslöschung eingezeichnet.
1 Grundlinie
2 Hilfslinie

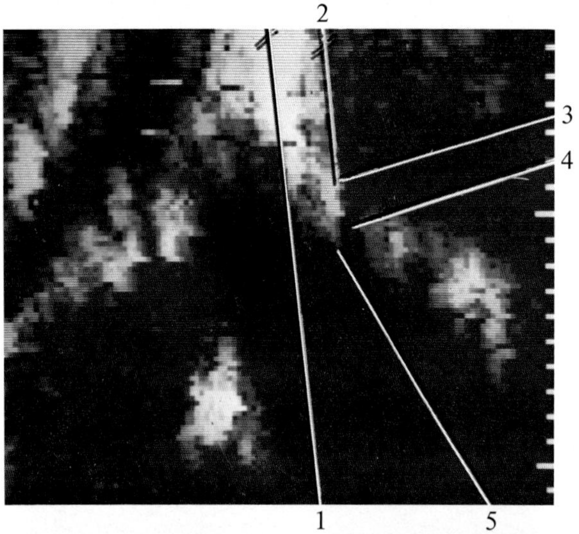

Abb. 8.26. G. A., 7 Monate, rechtes Hüftgelenk, Monitorbild
Das Anlegen der Grundlinie (1) ist in diesem Falle schwierig, da eine von proximal nach kaudal verlaufende Nachverknöcherung vorliegt und die obere Kontaktstelle von Perichondrium mit Os ilium nicht dargestellt ist. Eine Gerade durch die hintere Schallauslösung (2) wird als Hilfslinie benutzt. Sie verläuft parallel zur Grundlinie (1) und durchschneidet den oberen Punkt (3) der hinteren Schallauslöschung (4). Nur zufällig trifft sie manchmal auch auf den unteren Punkt der hinteren Schallauslöschung (5).

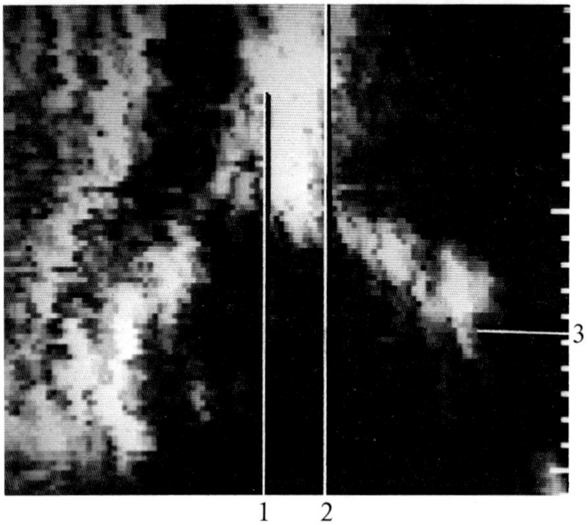

Abb. 8.27. P. R., 1,5 Monate, linkes Hüftgelenk, Monitorbild
Die Grundlinie (1) liegt parallel zur hinteren Schallauslöschung (2).
3 Gewebe der Fossa acetabuli

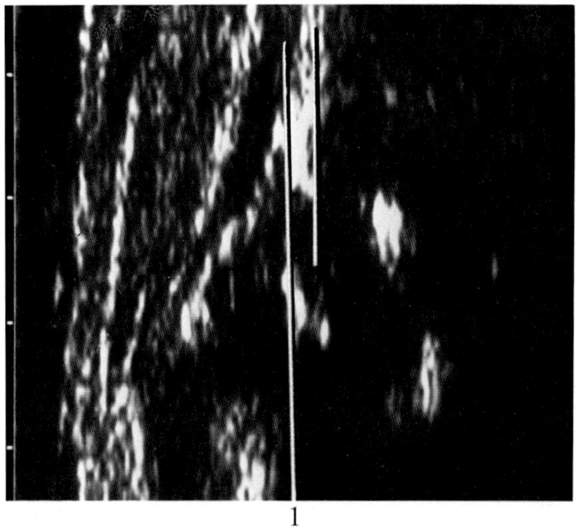

Abb. 8.28. K. K., 5 Monate, rechtes Hüftgelenk, Monitorbild
Die Hilfslinie durch die hintere Schallauslöschung liegt parallel zur Grundlinie (1), die an der Basis des knorpeligen Pfannendachs am Os ilium entlang zieht.

Abb. 8.29. S. U., 6 Monate, linkes Hüftgelenk
Die Hilfslinie zur Ermittlung der Grundlinie wurde durch die hintere Schallauslöschung gelegt und verläuft parallel zur vorderen, nicht eingezeichneten Grundlinie.
1 Kontaktpunkt von Perichondrium mit Os ilium
2 Hilfslinie entlang der hinteren Schallauslöschung
3 und 4 Echos aus der Fossa acetabuli
5 Knöcherner Erker

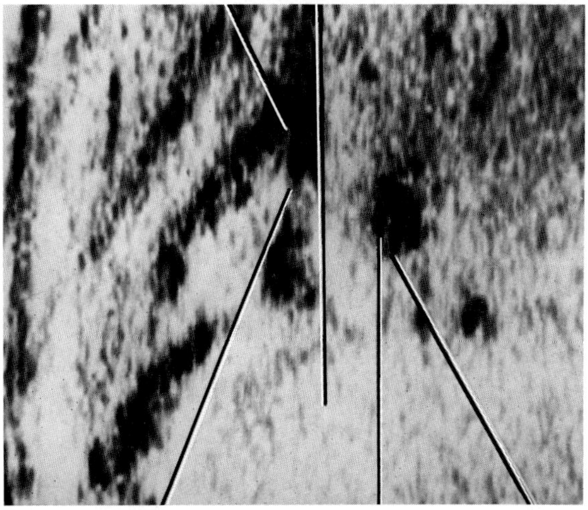

Abb. 8.30. I. J., 7,5 Monate, linkes Hüftgelenk
Die Grundlinie und die Hilfslinie durch die hintere Schallauslöschung sind eingezeichnet. Außerdem ist die Pfannendachlinie am Unterrand des Os ilium angedeutet, welche die Gewebsabschnitte der Fossa acetabuli abschneidet.

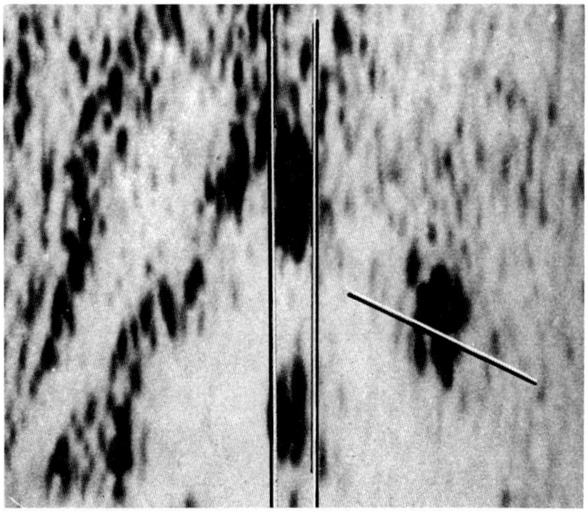

Abb. 8.31. E. E., 4 Wochen, linkes Hüftgelenk
Der knöcherne Erker ist deutlich gerundet (1), die knöcherne Formgebung ausreichend, der Knorpelerker verbreitert, aber übergreifend. Die Hilfslinie ist durch die hintere Schallauslöschung (2) gelegt.
Hüfttyp II a

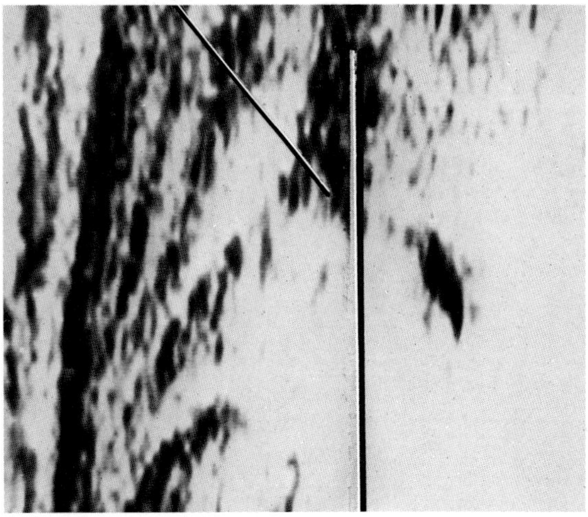

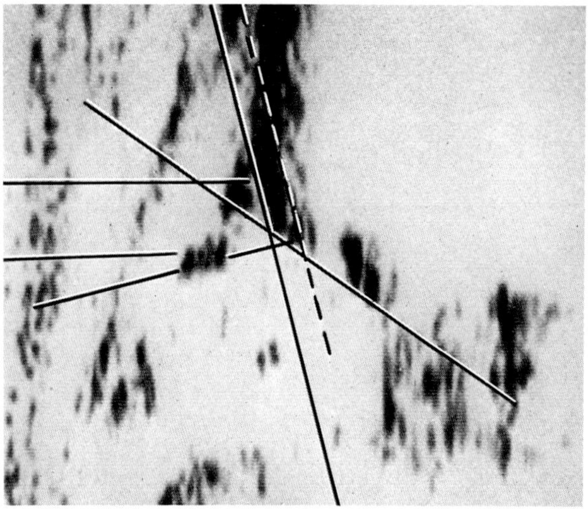

Abb. 8.32. S. T., 3 Monate, rechtes Hüftgelenk Grund-, Pfannendach- und Ausstellungslinie sind eingezeichnet. Die Hilfslinie durch die hintere Schallauslöschung ist strichliert. Der Kontaktpunkt von Perichondrium mit Os ilium (1) ist gut einsehbar; gut dargestelltes Labrum acetabulare (2).

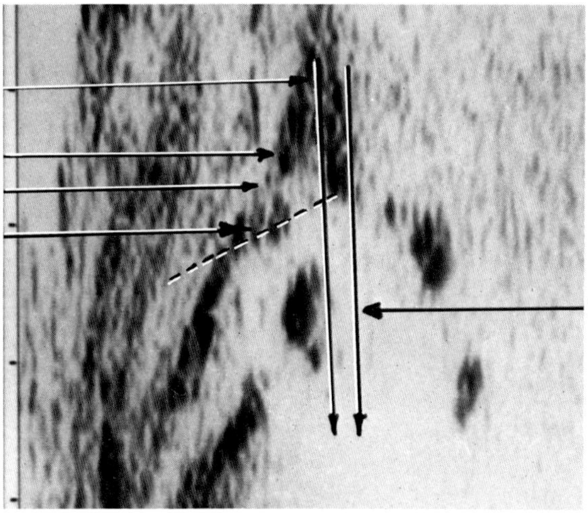

Abb. 8.33. S. Y., 4 Monate, linkes Hüftgelenk Die Grundlinie ist korrekt eingezeichnet und geht durch den Kontaktpunkt Perichondrium Os ilium (1). Die Hilfslinie (5) durch die hintere Schallauslöschung verläuft zur Grundlinie parallel.

2 proximales Perichondriumdrittel
3 Perichondriumloch
4 Labrum acetabulare

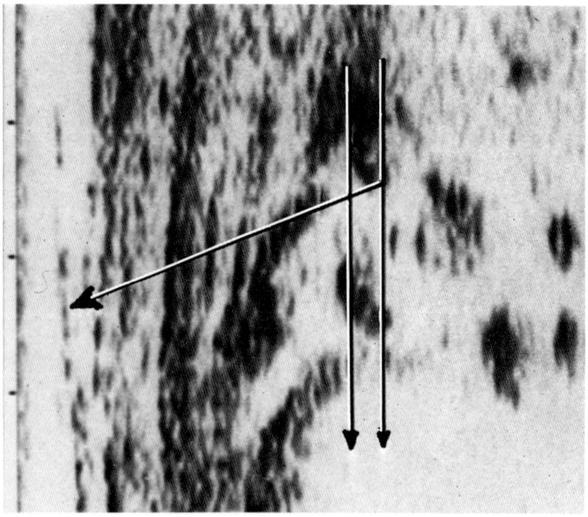

Abb. 8.34. S. T., 4 Monate, rechtes Hüftgelenk Knöcherner Erker geschweift, gute knöcherne Formgebung, Knorpelerker spitz und schmal übergreifend, Kopfkern vorhanden.
Die Grund- und Ausstellungslinie sowie die Hilfslinie sind eingezeichnet.
Hüfttyp I

Abb. 8.35. K. J., 7 Monate, rechtes Hüftgelenk
Eckiger knöcherner Pfannenerker mit guter knöcherner Formgebung, übergreifendes knorpeliges Pfannendach. Das hyalinknorpelige Pfannendach ist bis in den kranialen Bereich echoarm. Die Grundlinie liegt an der Kontaktstelle zwischen Knochen und Knorpel.
1 Labrum acetabulare
2 Knöcherner Erker
3 Grundlinie

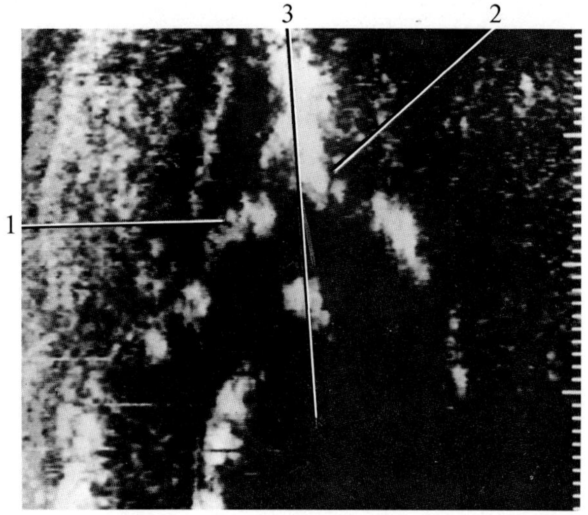

Abb. 8.36. A. N., 15 Monate, rechtes Hüftgelenk
Eckiger knöcherner Pfannenerker, gute knöcherne und knorpelige Überdachung, fortgeschrittene Hüftkopfkernentwicklung mit Halbmondphänomen. Die Grundlinie als Kontaktstelle von Knorpel und Knochen zieht von der Kontaktstelle Periost zum Darmbein zum lateralen Rand des knöchernen Pfannenerkers.
1 Labrum acetabulare
2 Knorpeliges Pfannendach
3 Kontaktstelle Periost–Darmbein
4 Grundlinie

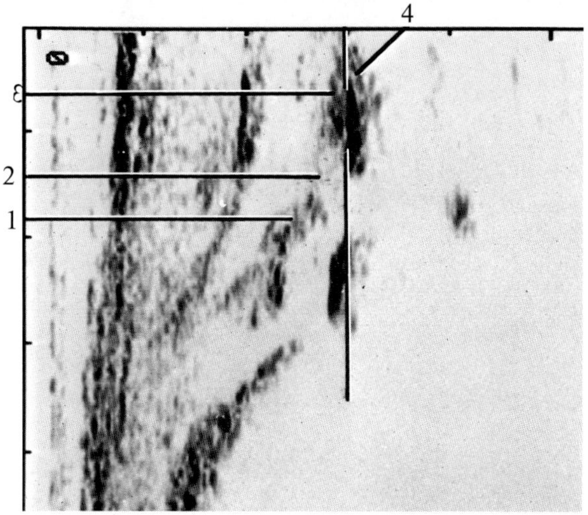

Abb. 8.37. B. K., 3 Monate, linkes Hüftgelenk
Eckiger, gut gezeichneter knöcherner Pfannenerker. Das Labrum acetabulare und der Unterrand des Os ilium stellen sich gut dar. Deutliche Kopfkernentwicklung, insgesamt normale Hüftgelenkentwicklung.
1 Eingezeichnete Grundlinie
2 Hintere Schallauslöschung

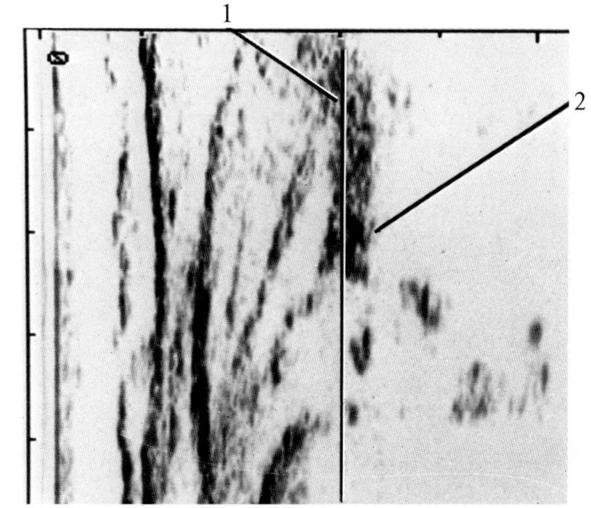

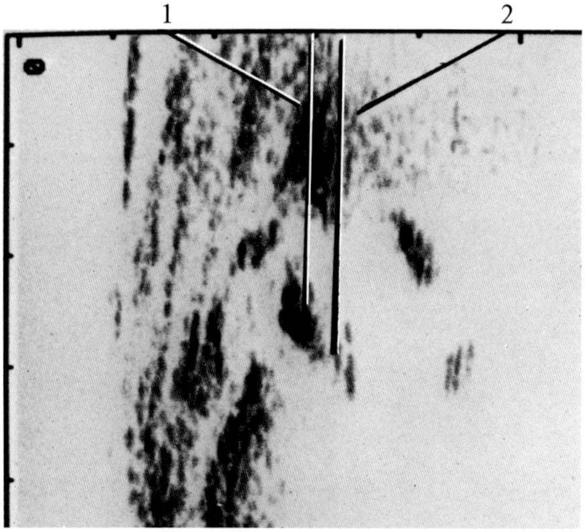

Abb. 8.38. S. R., 9 Monate, rechtes Hüftgelenk Minimaler Ossifikationsdefekt des knöchernen Erkers bei guter knöcherner Ausformung des Azetabulums. Die knorpelige Überdachung ist übergreifend und echoarm. Zur Konstruktion der Grundlinie wurde zunächst die Hilfslinie durch die hintere Schallauslöschung eingezeichnet.
1 Grundlinie
2 Hilfslinie durch die hintere Schallauslöschung

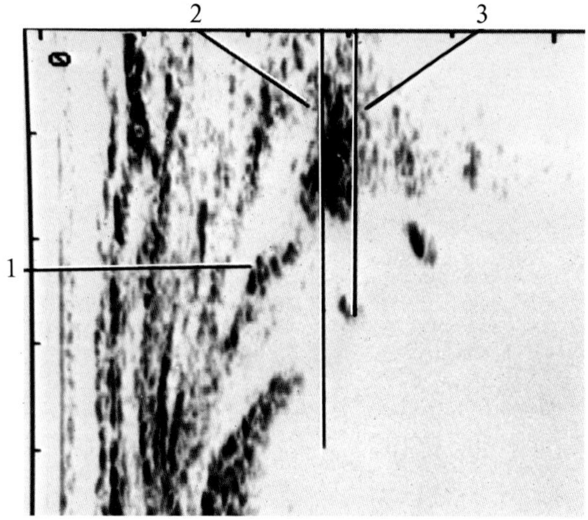

Abb. 8.39. R. K., 11 Monate, linkes Hüftgelenk Leicht geschweifter knöcherner Pfannenerker bei jedoch guter knöcherner Formgebung. Die knorpelige Überdachung ist übergreifend. Das Labrum acetabulare kann mit Hilfe des Perichondriumlochs identifiziert werden. Der kraniale Anteil des hyalinknorpeligen Pfannendaches stellt sich bereits reflexreich dar. Zunächst wurde die Hilfslinie an der hinteren Schallauslöschung angelegt und dazu parallel die Grundlinie durch den lateralen Erker eingezeichnet.
1 Labrum acetabulare
2 Grundlinie
3 Hilfslinie

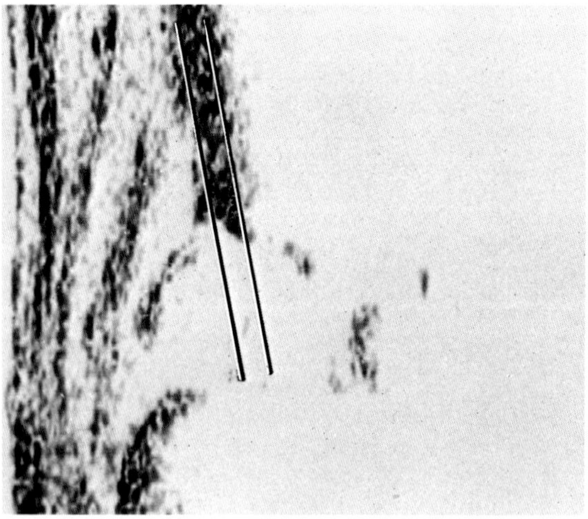

Abb. 8.40. P. S., 4 Wochen, linkes Hüftgelenk Geschweifter knöcherner Pfannenerker bei guter knöcherner und knorpeliger Überdachung. Die Grundlinie wurde wiederum mit der Hilfslinie durch die hintere Schallauslöschung konstruiert. Die Schnittebene ist etwas zu weit vorne angelegt.

Abb. 8.41. N. J., 4 Monate, linkes Hüftgelenk
Der knöcherne Defekt wird durch ein breites, übergreifendes knorpeliges Pfannendach kompensiert. Die Hüftkopfkernentwicklung hat noch nicht begonnen. Die Grundlinie mit Hilfslinie durch die hintere Schallauslöschung ist im Bild eingezeichnet.
1 Abgerundeter knöcherner Erker
2 Knorpeliges Pfannendach
3 Labrum acetabulare
4 Grundlinie mit Hilfslinie

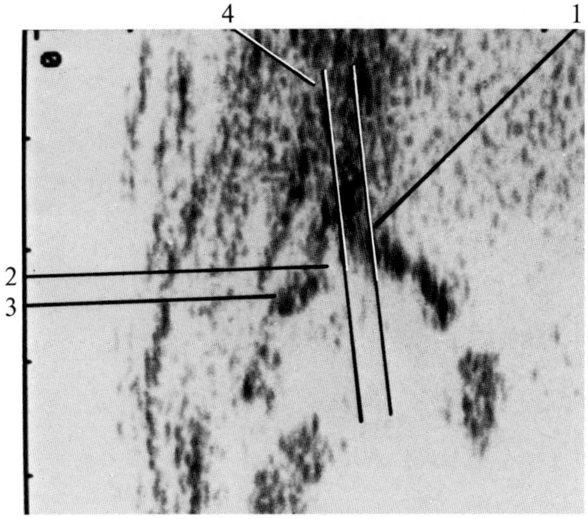

Abb. 8.42. S. Y., 4 Monate, linkes Hüftgelenk
Der knöcherne Pfannenerker ist abgerundet, die knöcherne Formgebung ist unzureichend; verbreitertes, übergreifendes knorpeliges Pfannendach. Die Grundlinie (1), die der Kontaktstelle zwischen dem Knochen und dem knorpelig präformierten Pfannendach entspricht, läßt sich problemlos einzeichnen. Der Schnitt ist etwas zu weit dorsal angelegt.

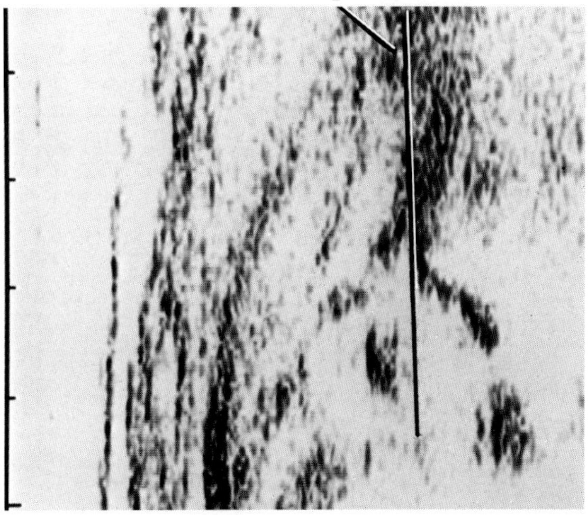

Abb. 8.43. E. H., 6 Wochen, linkes Hüftgelenk
Die Aufnahme zeigt noch eine leichte Rundung des knöchernen Pfannenerkers bei jedoch altersentsprechend guter knöcherner Formgebung. Die knorpelige Überdachung ist übergreifend. Das Labrum acetabulare läßt sich als der Gelenkkapsel innen anhängende Echogenität in Höhe des Perichondriumlochs nachweisen; noch keine Kopfkernentwicklung. Die Grundlinie verläuft parallel zur hinteren Schallauslöschung.
1 Labrum acetabulare
2 Proximaler Anteil des Perichondrium
3 Grundlinie

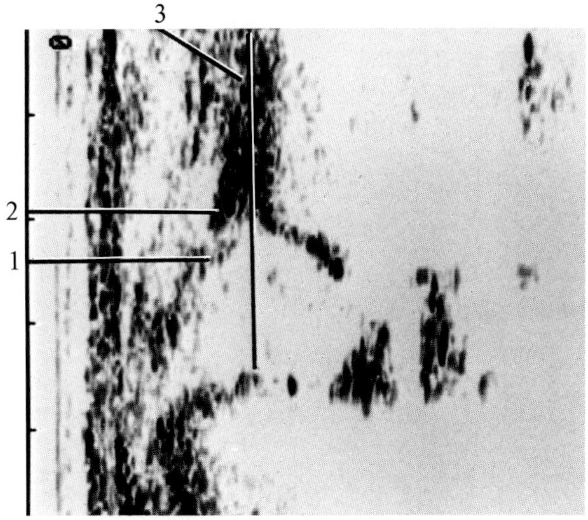

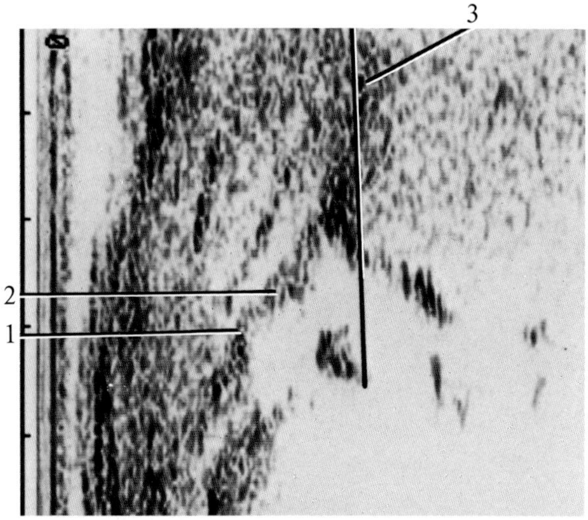

Abb. 8.44. N. B., 4 Monate, linkes Hüftgelenk
Im Hüftsonogramm ist ein deutlicher Defekt im Bereich des knöchernen Pfannenerkers bei ausreichender knöcherner Formgebung zu erkennen. Das knorpelige Pfannendach ist verbreitert, zieht aber über den Hüftkopf nach distal hinweg. Das Labrum acetabulare ist als die Echogenität zu erkennen, die sich distal des Schallochs unter der Gelenkkapsel darstellt. In der Abb. wurde die Hilfslinie durch die hintere Schallauslöschung eingezeichnet. Parallel dazu verläuft die Grundlinie. Beachte, daß die Echogenität im proximalen Anteil des knorpeligen Pfannendachs dem echogenen proximalen Anteil des Perichondriums am Übergang zum Darmbeinperiost entspricht und nicht einer knöchernen Kontaktstelle zum knorpeligen Pfannendach.
1 Gelenkkapsel, 2 Labrum acetabulare, 3 Hilfslinie durch die hintere Schallauslöschung

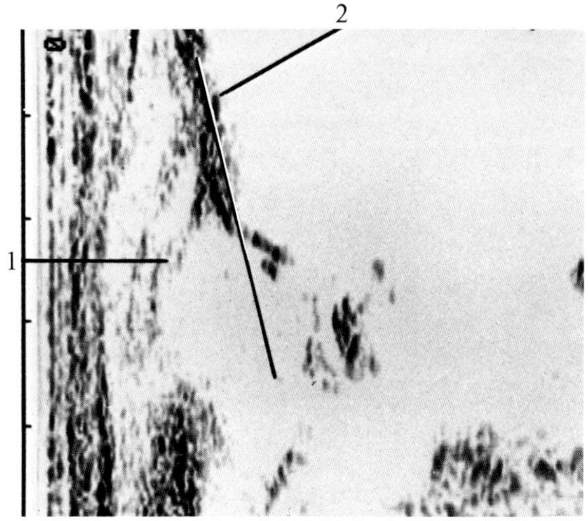

Abb. 8.45. S. N., 6 Wochen, rechtes Hüftgelenk
Bei dem 6 Wochen alten Säugling zeigt sich eine deutliche Abrundung des knöchernen Pfannenerkers. Die knöcherne Formgebung ist gerade noch ausreichend. Der Hüftkopf steht zentriert, erkennbar an der übergreifenden knorpeligen Überdachung. Im Bild ist die Hilfslinie durch die hintere Schallauslöschung eingezeichnet.
1 Labrum acetabulare
2 Hilfslinie durch die hintere Schallauslöschung

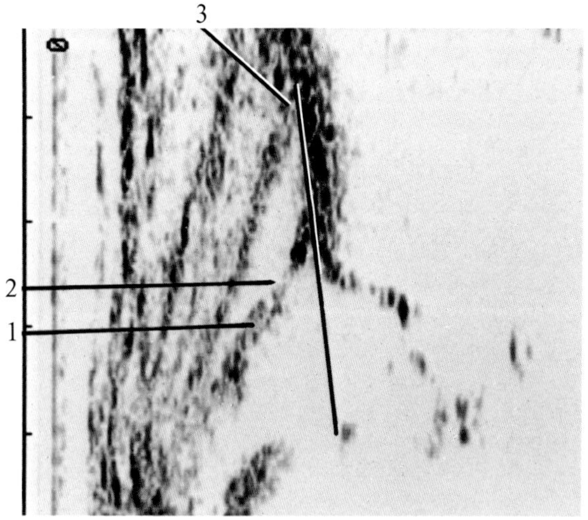

Abb. 8.46. M. P., 10 Wochen, linkes Hüftgelenk
Mit einem Defekt im Bereich des knöchernen Pfannenerkers bei guter knöcherner Formgebung übergreifende knorpelige Überdachung. Das Labrum acetabulare ist als feiner Echostreifen der Gelenkkapsel innen anliegend zu erkennen. Die Grundlinie ist im Bild eingezeichnet. Sie verläuft parallel zur hinteren Schallauslöschung.
1 Labrum acetabulare
2 Perichondrium
3 Grundlinie

Abb. 8.47. G. E., 3 Wochen, linkes Hüftgelenk
Abflachung des knöchernen Pfannenerkers bei völlig unzureichender knöcherner Formgebung. Das knorpelige Pfannendach ist deutlich verbreitert und leicht nach oben aufgebogen. Das Labrum acetabulare zeichnet sich dreiecksförmig am Übergang von Gelenkkapsel zu Perichondrium ab. Leichte Strukturverdichtung im kranialen Anteil des hyalinknorpeligen Pfannendachs. Im Bild eingezeichnet ist die Hilfslinie durch die hintere Schallauslöschung.
1 Labrum acetabulare
2 Perichondriumloch
3 Abgeflachter knöcherner Pfannenerker
4 Hilfslinie durch die hintere Schallauslöschung

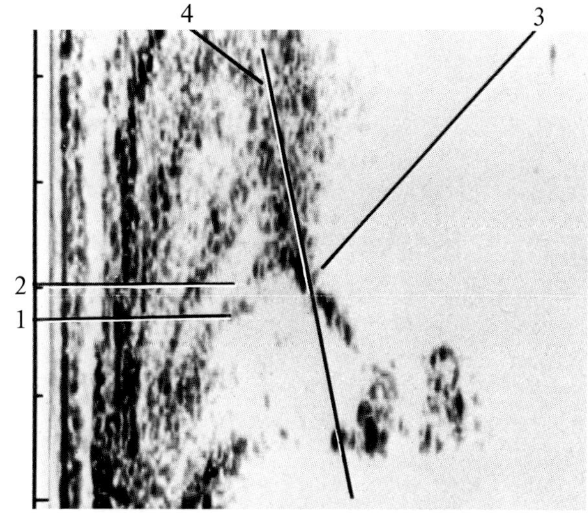

Abb. 8.48. K. N., 8 Monate, rechtes Hüftgelenk
Abgeflachter knöcherner Pfannenerker mit fließendem Übergang des Azetabulums in das Os ilium. Das Labrum acetabulare und die angrenzenden knorpeligen Pfannenanteile sind bereits nach oben außen aufgebogen.
In der Aufnahme ist bereits der hintere Pfannenrandwulst und beginnend die Konkavität der Fossa glutaealis zu erkennen. Die Aufnahme sollte meßtechnisch nicht mehr ausgewertet werden. 1 Schalloch des Trochanter major mit einstrahlender Gelenkkapsel sowie den absetzenden Sehnen, 2 Labrum acetabulare, 3 Konkave Darmbeinkontur oder Fossa glutealis.

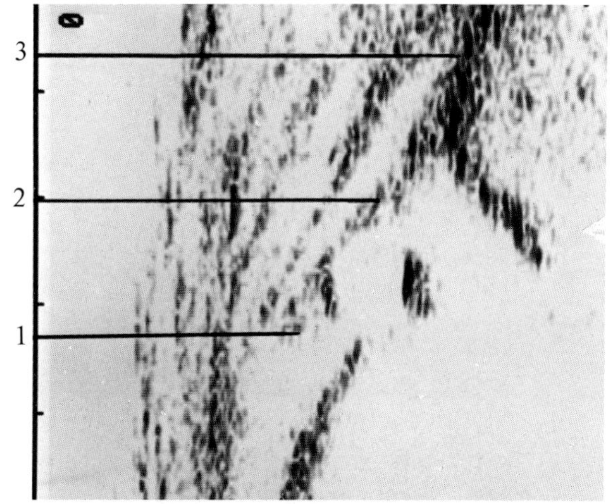

Abb. 8.49. K. J., 6 Wochen, rechtes Hüftgelenk
Fast völlige Abflachung eines knöchernen Pfannenerkers. Das Os ilium und das Azetabulum gehen fließend ineinander über. Der Hüftkopf steht dezentriert und hat die Kapselhaube nach oben außen abgedrängt. Deutliche Zunahme der Echogenität des knorpeligen Pfannendachs. Die Grundlinie ist im Bild eingezeichnet und entspricht definitionsgemäß der Kontaktstelle zwischen Knochen und knorpelig präformierten Pfannendach. Sie verläuft auch hier parallel zur hinteren Schallauslöschung.
1 Knorpel-Knochen-Grenze, 2 Hüftkopfkern
3 Gelenkkapsel, 4 Knorpeliges Pfannendach
5 Grundlinie

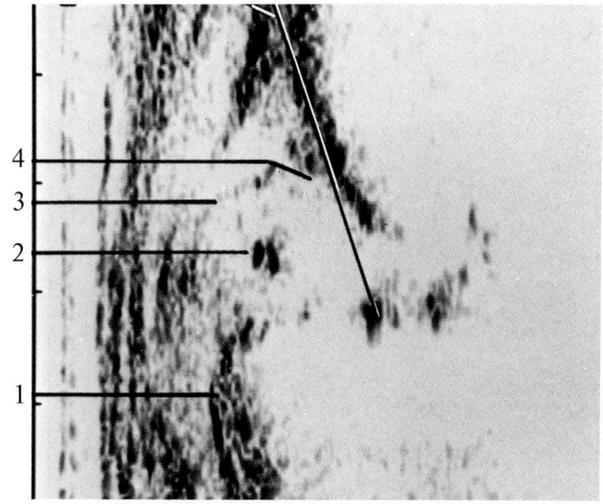

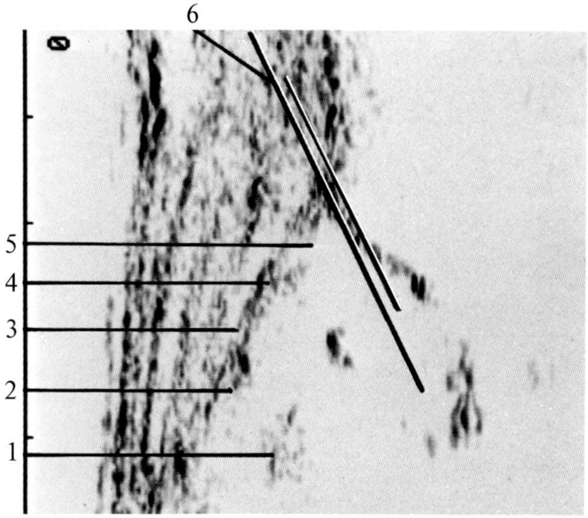

Abb. 8.50. S. D., 5,5 Monate, rechtes Hüftgelenk Starke Abrundung des knöchernen Pfannenerkers und schlechte knöcherne Formgebung, verbreitertes, bereits leicht nach oben abgedrängtes knorpeliges Pfannendach, beginnende Kopfkernentwicklung.

1 Knorpel-Knochen-Grenze
2 Kraniale Begrenzung des Trochanter major
3 Gelenkkapsel
4 Labrum acetabulare
5 Verbreitertes, echoarmes knorpeliges Pfannendach
6 Parallel zur hinteren Schallauslöschung eingezeichnete Grundlinie

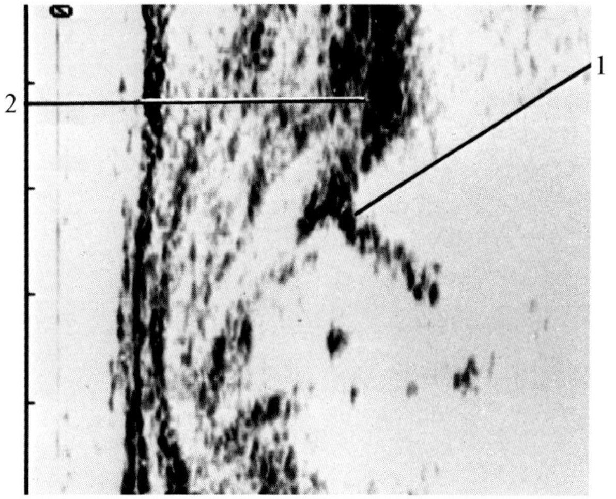

Abb. 8.51. K. J., 3 Monate, linkes Hüftgelenk Die Aufnahme zeigt einen Schnitt durch den dorsalen Anteil der Hüftpfanne und durch den hinteren Pfannenrandwulst. Die Darmbeinkontur zeigt die typische Konkavität der Fossa glutaealis. Die Grundlinie kann in dieses Sonogramm nicht eingezeichnet werden.

1 Hinterer Pfannenrandwulst
2 Konkave Darmbeinkontur der Fossa glutaealis

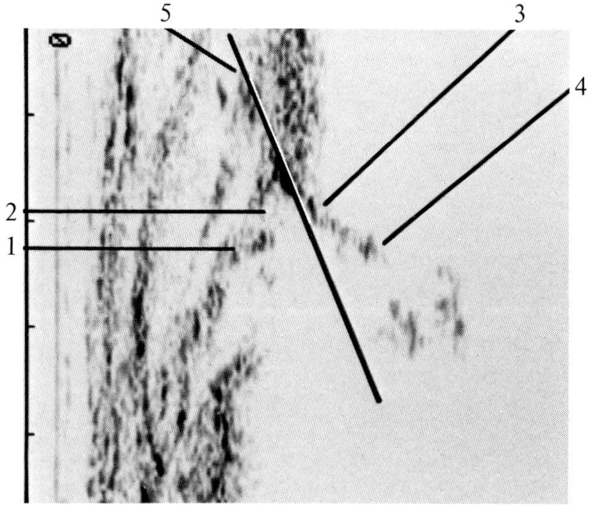

Abb. 8.52. K. L., 7 Wochen, linkes Hüftgelenk Abgerundeter knöcherner Pfannenerker und schlechte knöcherne Formgebung. Das knorpelige Pfannendach ist verbreitert, jedoch nicht wesentlich nach oben außen abgedrängt, noch keine Kopfkernentwicklung.

1 Labrum acetabulare
2 Verbreitertes, hyalinknorpeliges Pfannendach
3 Abgerundeter knöcherner Erker
4 Unterrand des Os ilium
5 Grundlinie parallel zur hinteren Schallauslöschung

Abb. 8.53. W. S., 9 Monate, linkes Hüftgelenk
Die Aufnahme zeigt eine auf den knöchernen Erker begrenzte Ossifikationsstörung. Der Defekt wird durch ein breites, übergreifendes knorpeliges Pfannendach kompensiert. Der Hüftkopf steht gut, die knöcherne und knorpelige Gesamtüberdachung ist ausreichend.

1 Labrum acetabulare
2 Perichondriumloch
3 Ossifikationsstörung des knöchernen Pfannenerkers
4 Grundlinie parallel zur hinteren Schallauslöschung

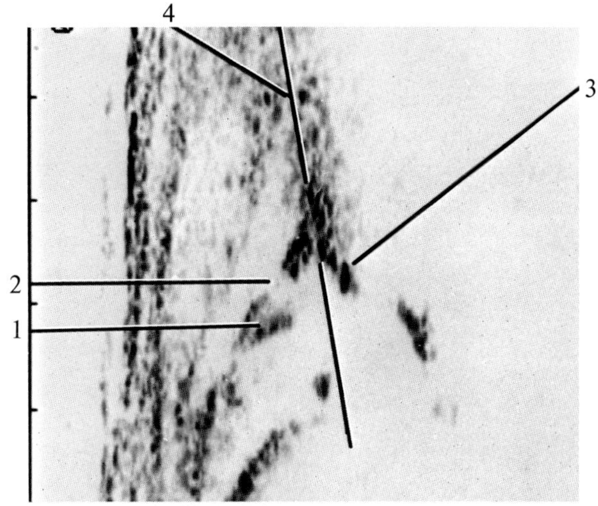

Abb. 8.54. A. R., 5 Monate, linkes Hüftgelenk, Monitorbild
Die Meßlinien sind mit der Winkelmeßeinrichtung des Ultraschallgerätes eingezeichnet. Die Winkel werden automatisch ausgeworfen und sind am linken Bildrand sichtbar.

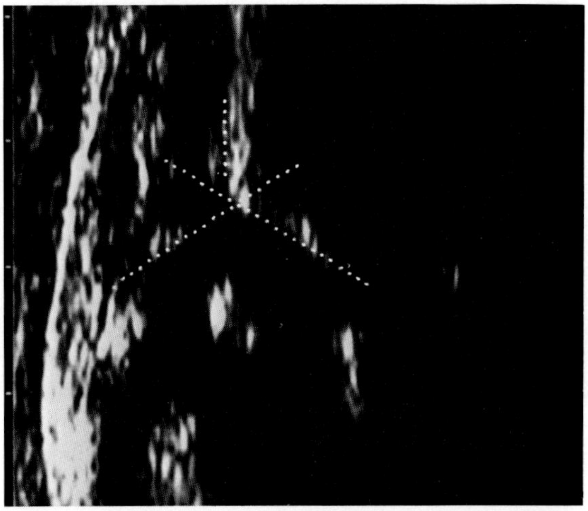

Abb. 8.55. M. O., 3 Monate, rechtes Hüftgelenk, Monitorbild
Flacher knöcherner Erker, knöcherne Formgebung mangelhaft, knorpeliger Erker breit und verdrängt. Das Ausmessen dieser Hüfte ist problematisch, da das Bildformat zu klein ist.

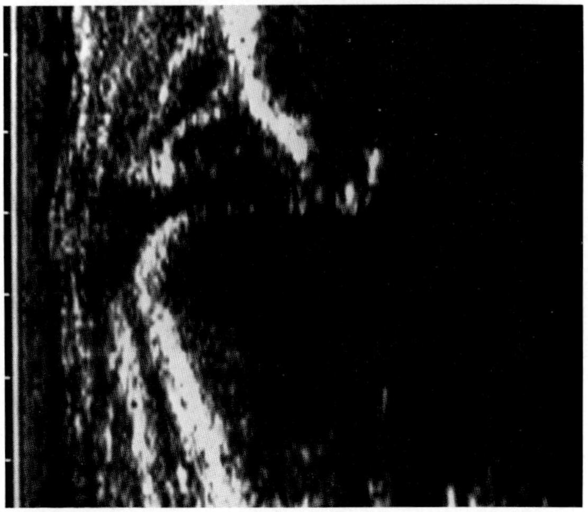

8.3 Ausstellungslinie

(Abb. 8.56–8.75)

Die Ausstellungslinie verbindet das Hauptecho (= Mitte) des Labrum acetabulare mit dem knöchernen Erker. Liegt ein runder knöcherner Erker vor, so ist der Meßpunkt der untere lateralste Punkt der hinteren Schallauslöschung. Die Ausstellungslinie schließt mit der Grundlinie den Knorpelwinkel β ein.

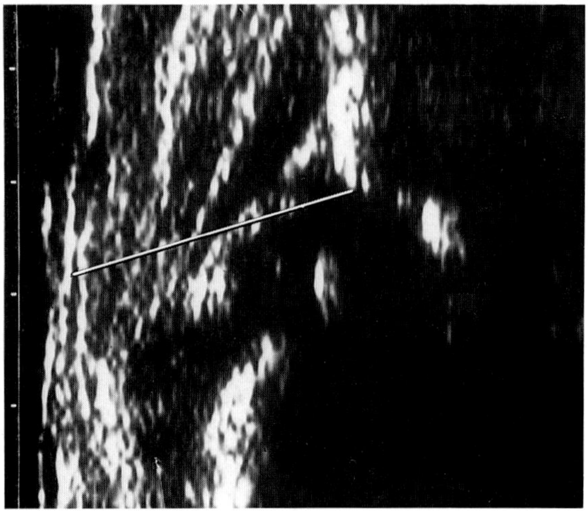

Abb. 8.56. K. E., 9 Monate, rechtes Hüftgelenk, Monitorbild
Die Ausstellungslinie zieht vom lateralsten Punkt der knöchernen Pfanne (= Umschlagpunkt) durch das Hauptecho des Labrum acetabulare.

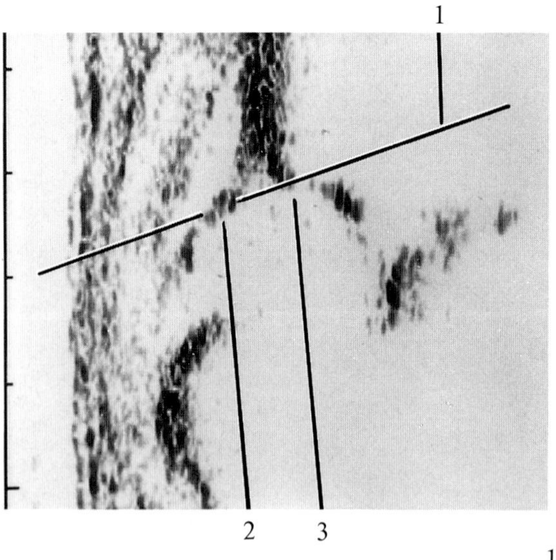

Abb. 8.57. I. C., 3 Monate, linkes Hüftgelenk
Geschweifter knöcherner Pfannenerker bei guter knöcherner Hüftkopfüberdachung. Die Schallauslöschung am Umwendpunkt ist deutlich zu erkennen. Die Ausstellungslinie zieht vom unteren lateralen Punkt der hinteren Schallauslöschung durch das Hauptecho des Labrum acetabulare.

1 Ausstellungslinie
2 Labrum acetabulare
3 Umschlagpunkt

Abb. 8.58. G. A., 7 Monate, rechtes Hüftgelenk, Monitorbild
Die Ausstellungslinie wird durch den unteren lateralen Punkt der hinteren Schallauslöschung (= Umschlagpunkt) und durch die Mitte (= Hauptecho) des Labrum acetabulare gelegt.
1 Ausstellungslinie
2 Oberer Punkt der hinteren Schallauslöschung
3 Unterer, lateralster Punkt der hinteren Schallauslöschung

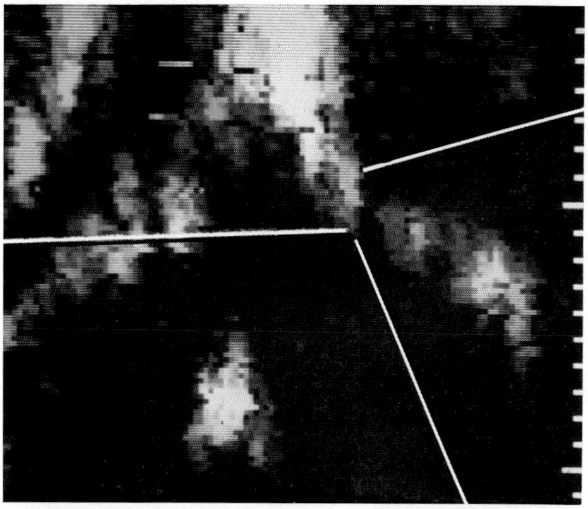

Abb. 8.59. N. M., 3,5 Monate, rechtes Hüftgelenk, Monitorbild
Der knöcherne Erker ist stark geschweift bei guter knöcherner Formsicherung, Knorpelerker etwas breit, aber übergreifend, Hüftkopfkern fehlend.
Hüfttyp I
1 Ausstellungslinie
2 Labrum acetabulare
3 Umschlagpunkt

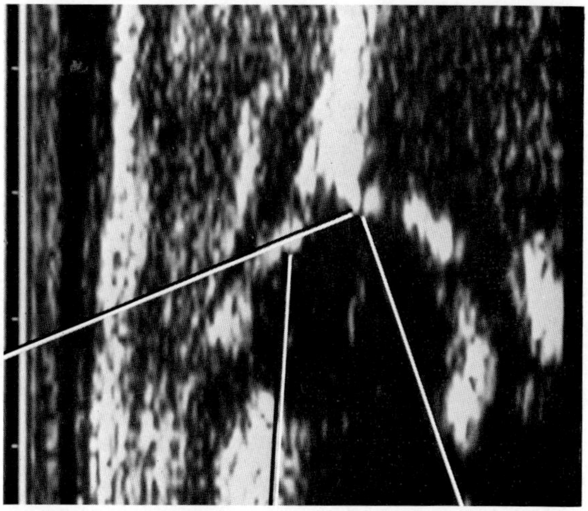

Abb. 8.60. H. S., 3 Monate, linkes Hüftgelenk, Monitorbild
1 Ausstellungslinie
2 Labrum acetabulare
3 Knöcherner Erker

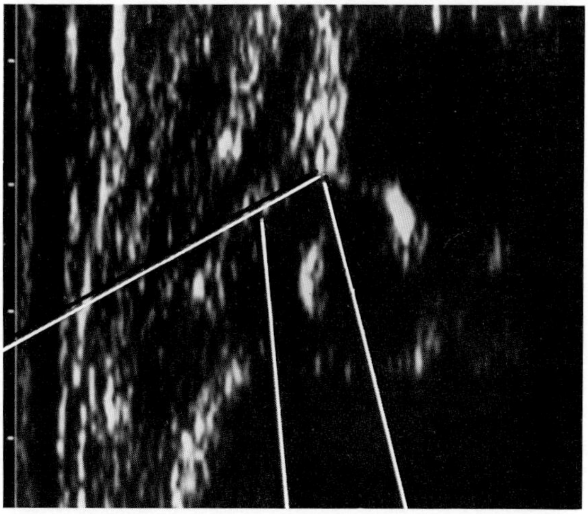

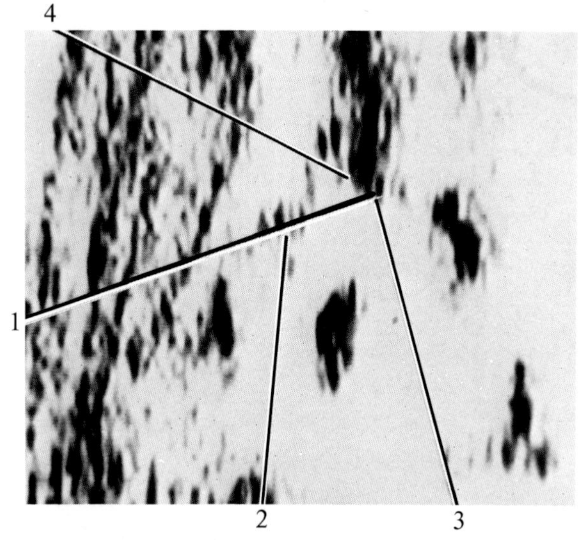

Abb. 8.61. S. O., 4,5 Monate, rechtes Hüftgelenk
Der knöcherne Erker ist deutlich geschweift (4), die Ausstellungslinie (1) geht durch das Labrum acetabulare (2) bis zum Umschlagpunkt (3), der durch die hintere Schallauslöschung deutlich markiert ist.

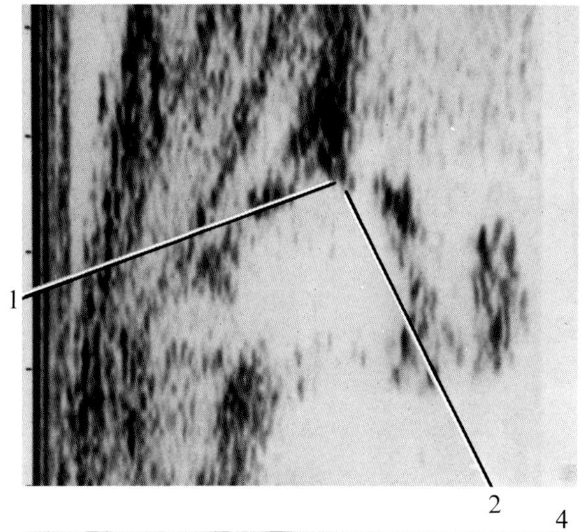

Abb. 8.62. G. M., 2 Monate, linkes Hüftgelenk
Die Ausstellungslinie (1) ist am Umschlagpunkt (2) angelegt. Der knöcherne Erker ist geschweift bei guter knöcherner Formsicherung, Knorpelerker breit und übergreifend.

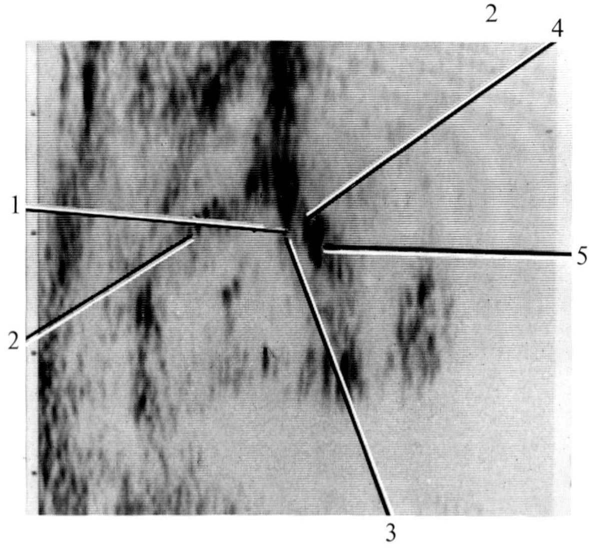

Abb. 8.63 R. M., 4 Wochen, linkes Hüftgelenk
Der knöcherne Erker ist flach bei schlechter knöcherner Formgebung, der knorpelige Erker breit, von normaler (echoarmer) Struktur, das Labrum nach kranial verdrängt.
Hüfttyp III a
1 Ausstellungslinie
2 Labrum acetabulare
3 Umschlagpunkt (knöcherner Erker)
4 Hintere Schallauslöschung
5 Taillierung

Abb. 8.64. S. D., 4 Monate, rechtes Hüftgelenk
Eckiger knöcherner Pfannenerker mit guter knöcherner Formgebung. Die knorpelige Überdachung ist übergreifend. Im Sonogramm ist die Ausstellungslinie als Verbindungslinie von knöchernem Erker und Labrum acetabulare eingezeichnet.
1 Labrum acetabulare
2 Knöcherner Erker
3 Ausstellungslinie

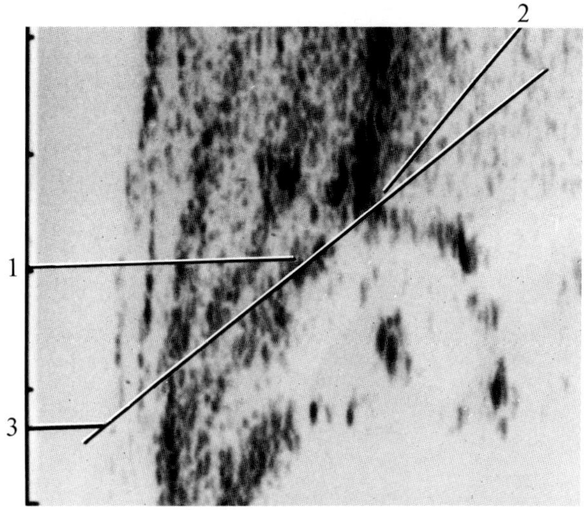

Abb. 8.65. B. K., 3 Monate, linkes Hüftgelenk
Eckiger, gut konturierter knöcherner Pfannenerker mit Schallschattenbildung. Die knöcherne Formgebung und die knorpelige Überdachung sind gut, beginnende Kopfkernentwicklung. Die Ausstellungslinie zieht durch das Hauptecho des Labrum acetabulare.
1 Labrum acetabulare
2 Knöcherner Erker
3 Ausstellungslinie

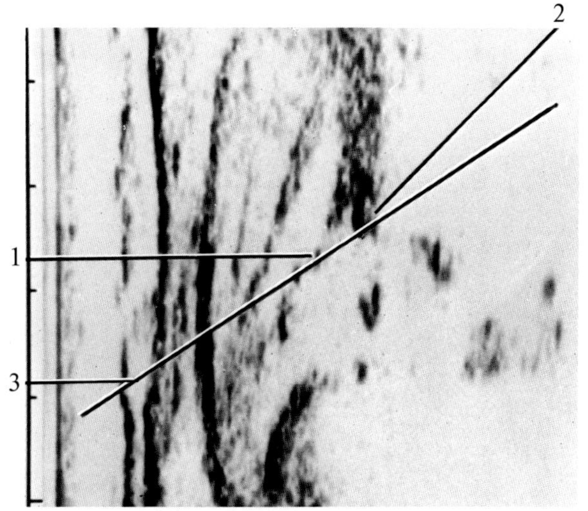

Abb. 8.66. H. L., 7 Monate, linkes Hüftgelenk
Gute knöcherne und knorpelige Hüftpfannenentwicklung mit scharfkantigem knöchernem Pfannenerker und übergreifender knorpeliger Überdachung. Die Ausstellungslinie, die vom knöchernen Pfannenerker durch die Basis und durch das Hauptecho des Labrum acetabulare zieht, ist eingezeichnet.
1 Gelenkkapsel
2 Labrum acetabulare
3 Knöcherner Pfannenerker
4 Ausstellungslinie

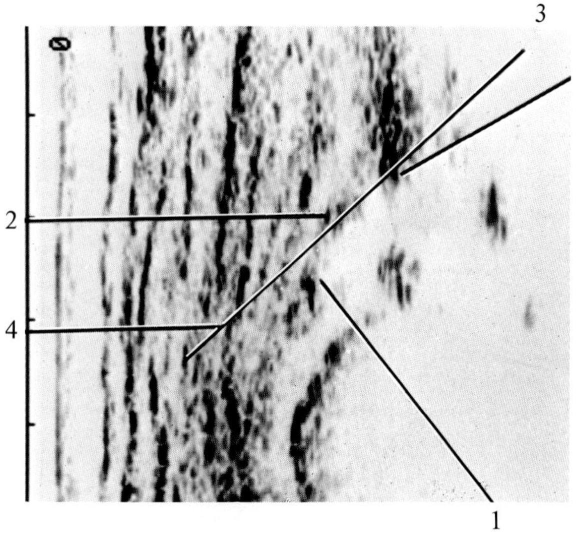

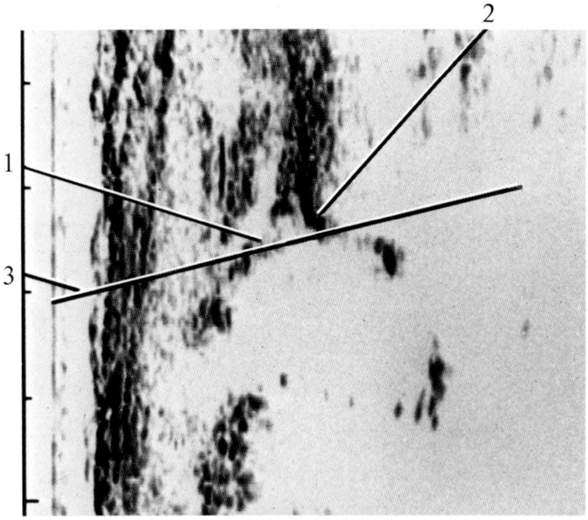

Abb. 8.67. D. P., 4 Monate, linkes Hüftgelenk Geschweifter knöcherner Pfannenerker bei jedoch guter knöcherner Formgebung des Azetabulums. Das knorpelige Pfannendach ist übergreifend, das Labrum acetabulare kann mit Hilfe des Perichondriumlochs identifiziert werden. In dieser Aufnahme ist der knöcherne Erker nicht eckig, sondern geschweift. Die Ausstellungslinie zieht vom Labrum acetabulare zu dem Meßpunkt, wo die Konkavität des Pfannendachs in die konvexe Gegenschwingung übergeht. Der Übergang wird in diesem Sonogramm durch eine gut ausgebildete Schallschattenbildung markiert. 1 Labrum acetabulare, 2 Geschweifter knöcherner Pfannenerker, 3 Ausstellungslinie

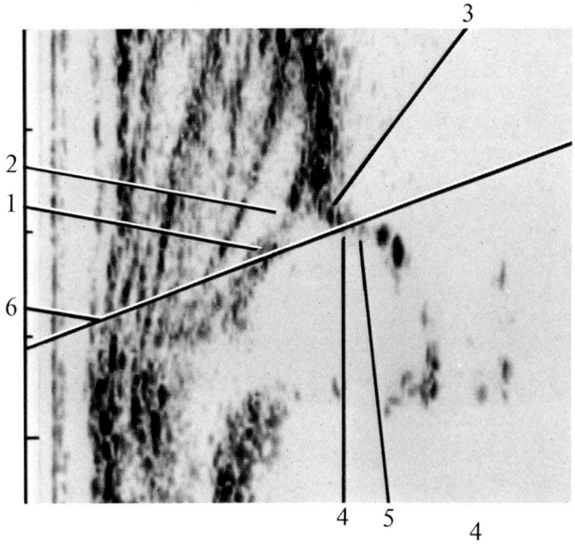

Abb. 6.68. M. P., 2,5 Monate, linkes Hüftgelenk Geschweifter knöcherner Pfannenerker bei altersentsprechender, guter Ausformung des Azetabulums, etwas verbreitertes knorpeliges Pfannendach, das die fehlende Erkerkonturierung ausgleicht. Der Umschlagpunkt von der Konkavität des Azetabulums zur konvexen Gegenschwingung des geschweiften knöchernen Pfannenerkers ist in der Ausbildung markiert. Das Aufsuchen wird durch die Schallschattenbildung am Umschlagpunkt erleichtert.
1 Labrum acetabulare
2 Perichondriumloch
3 Geschweifter knöcherner Pfannenerker
4 Umschlagpunkt
5 Schallschatten
6 Ausstellungslinie

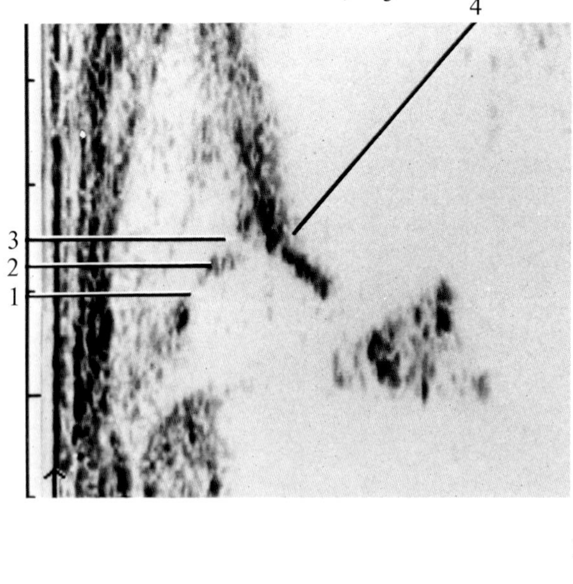

Abb. 8.69. S. M., 6 Tage, rechtes Hüftgelenk Stark abgerundeter knöcherner Pfannenerker bei schlechter knöcherner Formgebung. Das knorpelige Pfannendach und die angrenzenden knorpeligen Pfannenanteile sind leicht nach oben aufgebogen. Die Ausstellungslinie müßte durch die Basis des Labrum acetabulare und den durch den Schallschatten markierten Umschlagpunkt der gegensinnigen Krümmungen gezogen werden.
1 Gelenkkapsel
2 Labrum acetabulare
3 Perichondriumloch
4 Umschlagpunkt

Abb. 8.70. S. C., 6 Monate, linkes Hüftgelenk
Starke Abrundung des knöchernen Pfannenerkers bei schlechter knöcherner Formgebung, noch übergreifendes knorpeliges Pfannendach. Das Labrum acetabulare zeichnet sich als Echoverdichtung unter der Gelenkkapsel ab. Am Umschlagpunkt findet sich eine kleine Schallschattenbildung.
1 Gelenkkapsel
2 Labrum acetabulare
3 Umschlagpunkt
4 Ausstellungslinie
5 Ligamentum capitis femoris
6 Gewebe der Fossa acetabuli
7 Os ischii

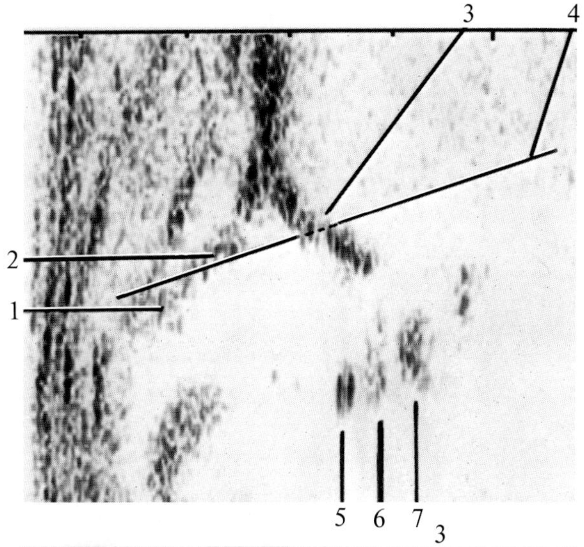

Abb. 8.71. M. S., 4 Wochen, rechtes Hüftgelenk
Abgeflachter knöcherner Erker bei sehr schlechter knöcherner Formgebung. Der Hüftkopf steht bereits dezentriert und hat das Labrum acetabulare nach oben abgedrängt. Dieses kann als Echogenität distal des Schallochs des hyalinen Knorpels identifiziert werden. Durch die Mitte dieser Echogenität wird die Ausstellungslinie angelegt.
1 Gelenkkapsel
2 Labrum acetabulare
3 Umschlagpunkt mit Schallschattenbildung

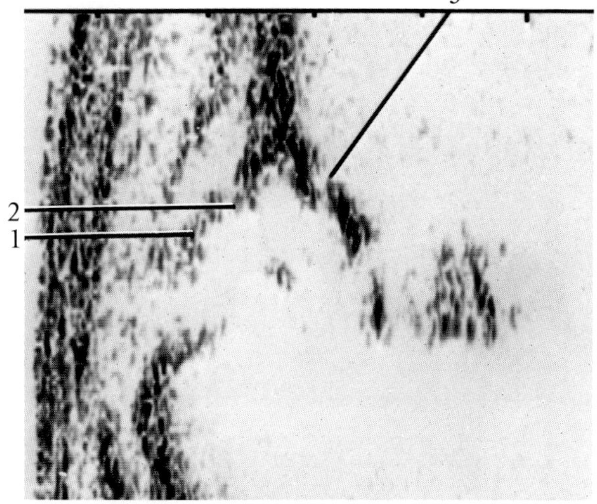

Abb. 8.72. O. C., 3 Monate, rechtes Hüftgelenk
Stark abgerundeter knöcherner Pfannenerker bei schlechter knöcherner Formgebung, verbreitertes nach oben abgedrängtes knorpeliges Pfannendach. Der Hüftkopf steht dezentriert, noch keine Kopfkernentwicklung. Im Sonogramm ist die Ausstellungslinie (1) eingezeichnet.

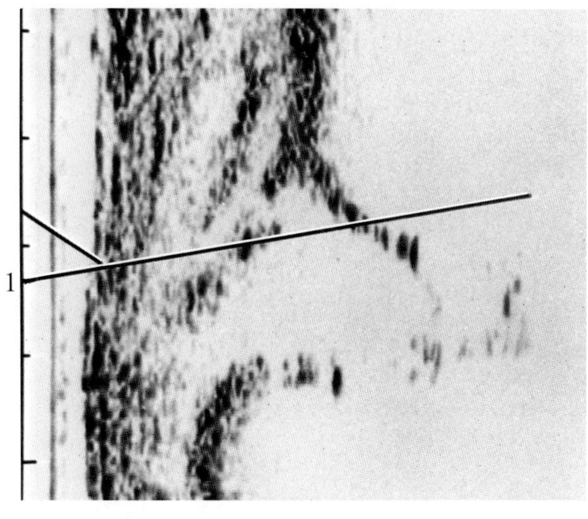

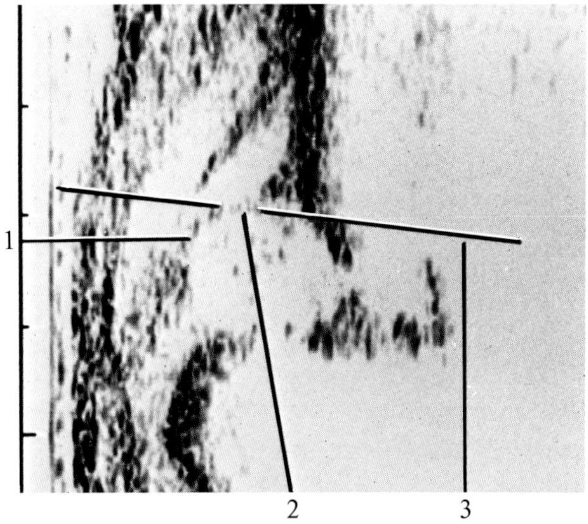

Abb. 8.73. K. J., 6 Wochen, rechtes Hüftgelenk
Schwere Form einer Hüftreifungsstörung mit fließendem Übergang des Azetabulums in das Os ilium. Der Hüftkopf steht stark dezentriert, die Gelenkkapsel ist haubenförmig abgehoben; beginnende Kopfkernentwicklung.
1 Gelenkkapsel
2 Labrum acetabulare
3 Ausstellungslinie

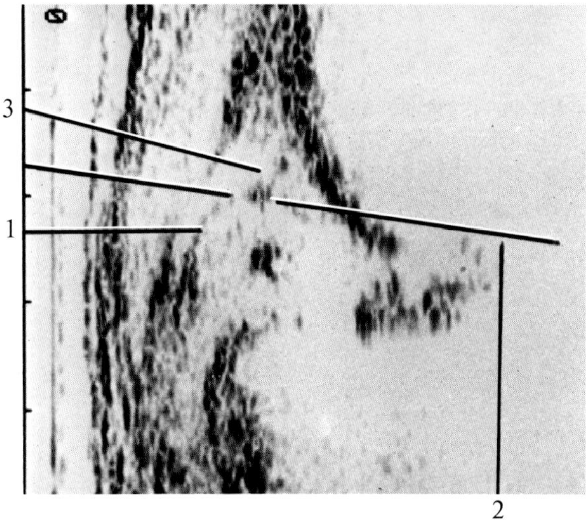

Abb. 8.74. K. L., 30 Tage, linkes Hüftgelenk
Schlechte knöcherne Hüftpfannenentwicklung mit flachem Erker und dezentriert stehendem Hüftkopf.
1 Gelenkkapsel
2 Ausstellungslinie
3 Perichondriumloch

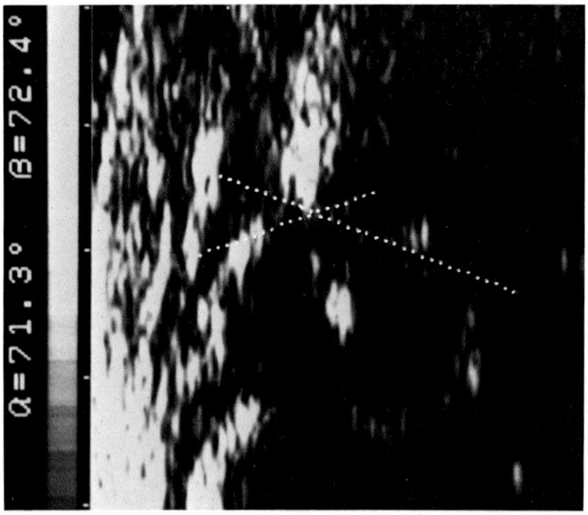

Abb. 8.75. W. K., 7 Monate, linkes Hüftgelenk
Die Meßlinien wurden elektronisch eingetragen. Die Winkelwerte für α und β können am linken Bildrand abgelesen werden.

8.4 Komplette Meßtechnik
(Abb. 8.76–8.101)

In der Regel werden die Meßlinien von Hand eingezeichnet, aus diesem Grunde ist es günstiger, die Hüftsonogramme auf hellem Hintergrund zu dokumentieren, um das Eintragen der Meßlinien und das Ablesen der Winkelwerte zu erleichtern. Verschiedene Geräte haben bereits eine eingebaute Winkelmeßanlage, so daß die Meßlinien direkt am Monitorbild eingetragen werden können und die Winkelwerte sofort am Bild mitdokumentiert werden.

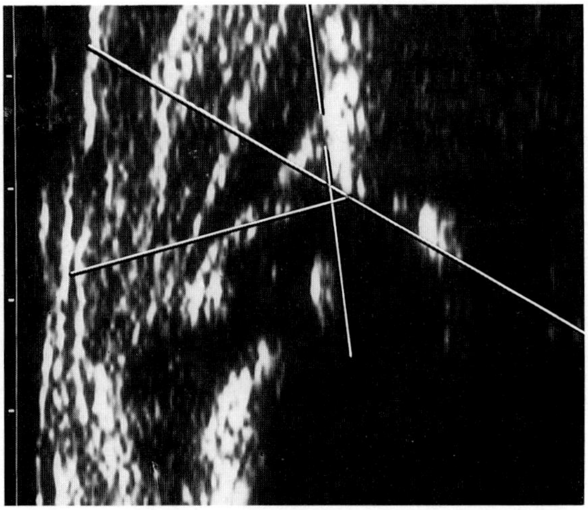

Abb. 8.76. K. E., 9 Monate, rechtes Hüftgelenk Alle Meßlinien sind eingezeichnet. Grund-, Pfannendach- und Ausstellungslinie schneiden sich nicht zwangsweise im selben Punkt!
α 54°
β 80°
Hüfttyp II b

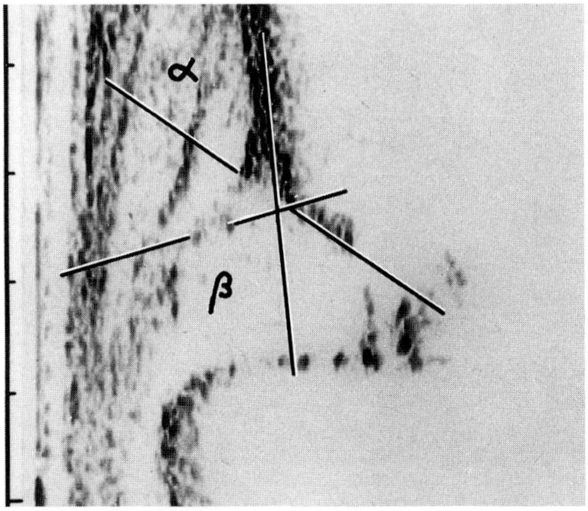

Abb. 8.77. M. P., 7 Wochen, rechtes Hüftgelenk Abgerundeter knöcherner Pfannenerker bei gerade noch ausreichender knöcherner Hüftkopfüberdachung. In der Basis verbreitertes, übergreifendes knorpeliges Pfannendach. Die Meßlinien sind eingezeichnet.

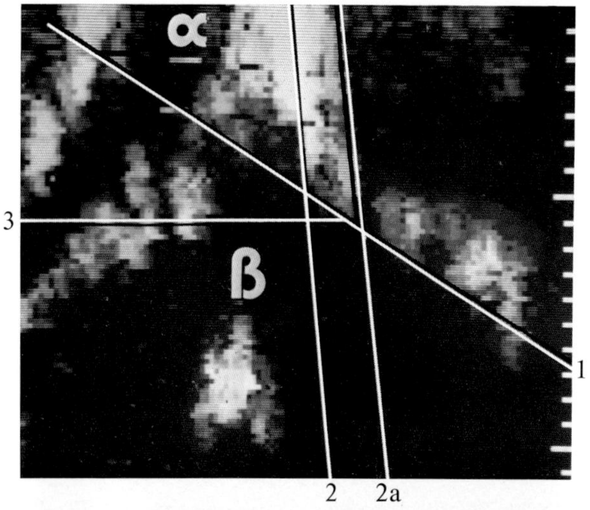

Abb. 8.78. G. A., 7 Monate, rechtes Hüftgelenk, Monitorbild
Die Pfannendachlinie (1), Grundlinie (2) und Hilfslinie (2a) sind durch die hintere Schallauslöschung eingezeichnet.
3 Ausstellungslinie
$\alpha = 53°$
$\beta = 95°$
Hüfttyp II b

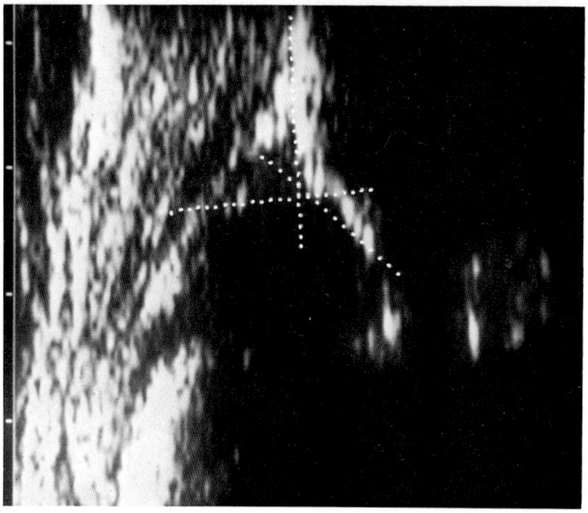

Abb. 8.79. K. M., 2,5 Monate, linkes Hüftgelenk, Monitorbild
Monitorbild mit eingezeichneten Meßlinien bei im Gerät eingebauter Winkelmeßanlage.

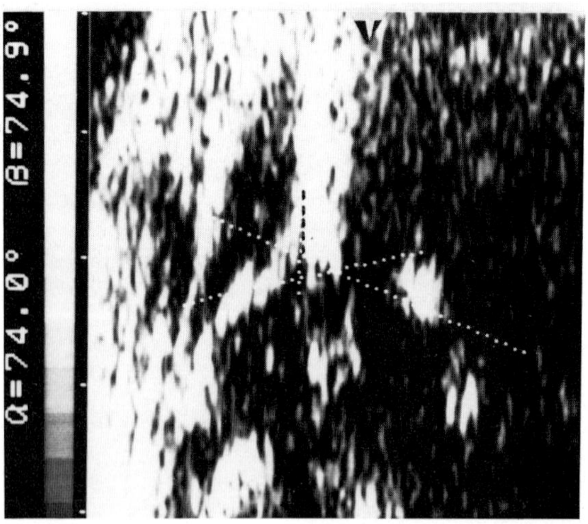

Abb. 8.80. W. K., 7 Monate, rechtes Hüftgelenk
Monitorbild mit Winkelmeßanlage. Die Werte für die Winkel α und β können am linken Bildrand direkt am Monitor abgelesen und mitdokumentiert werden.
Hüfttyp I b

Abb. 8.81 S. A., 3,5 Monate, linkes Hüftgelenk
Die Pfannendachlinie ist richtig eingezeichnet, die Grundlinie geht nicht korrekt durch die hintere Schallauslöschung (1) und liegt dieser nicht richtig an, die Ausstellungslinie ist eingezeichnet. Die Winkelwerte sind daher aufgrund der mangelnden Meßtechnik nicht verwertbar.

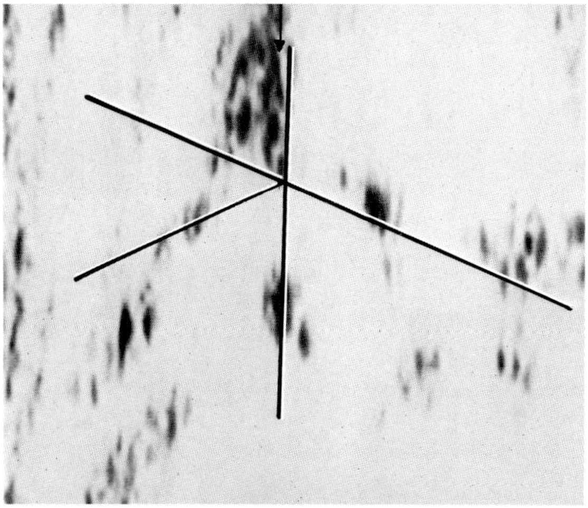

Abb. 8.82. O. R., 6 Monate, linkes Hüftgelenk
Die Pfannendachlinie (1) schneidet die Gewebsanteile der Fossa acetabuli (4) korrekt ab und ist am knöchernen Erker richtig tangential angelegt. Die Ausstellungslinie (3) sowie die Grundlinie (2) mit Hilfslinie durch die hintere Schallauslöschung (2a) sind ebenfalls richtig eingezeichnet. Das Echo (5) entspricht der dorsalen Schallverstärkung und ist ein Artefakt.
$\alpha = 68°$
$\beta = 63°$
Hüfttyp I b

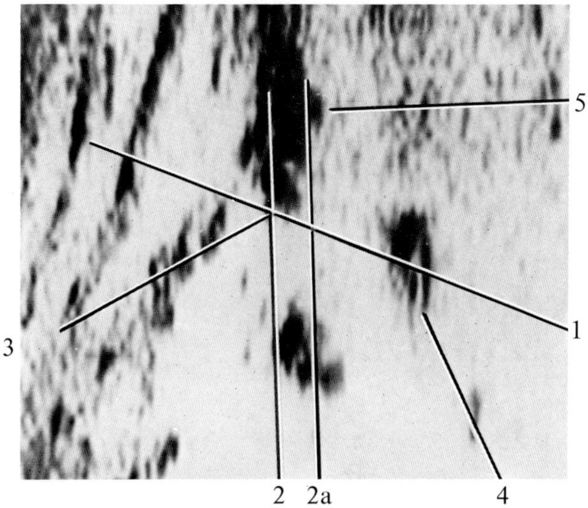

Abb. 8.83. N. K., 4 Wochen, linkes Hüftgelenk
Die Meßlinien sind eingezeichnet.
$\alpha = 55°$
$\beta = 85°$
Hüfttyp II a
Die Hüfte ist demnach eine physiologisch unreife Hüfte, die auch entsprechend der Zeitskala am Sonometer im Normbereich liegt.

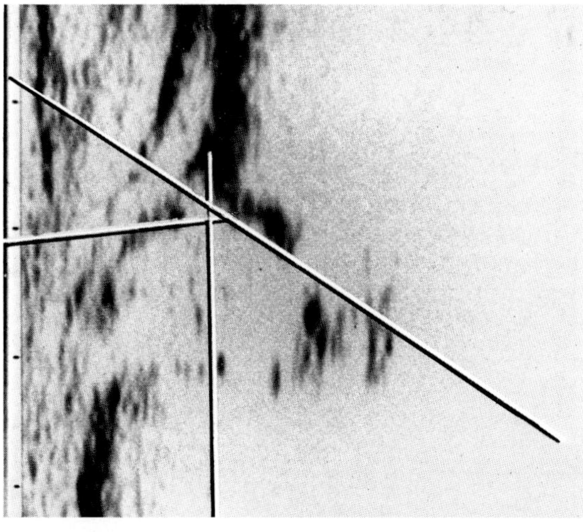

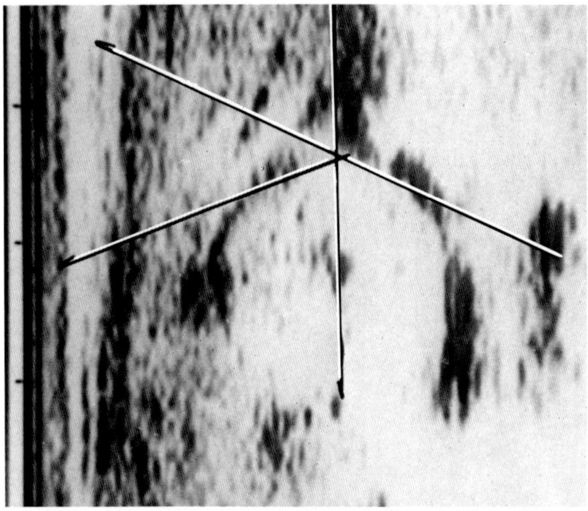

Abb. 8.84. I. J., 3 Monate, rechtes Hüftgelenk
Geschweifter Pfannenerker bei guter knöcherner Formsicherung, breiter, aber übergreifender Knorpelerker, Hüftkopfkern vorhanden. Die Meßlinien sind korrekt.
$\alpha = 65°$
$\beta = 70°$
Hüfttyp I (Ob Typ I a oder I b vorliegt, entscheidet in der Regel die Messung! – hier Typ I b)

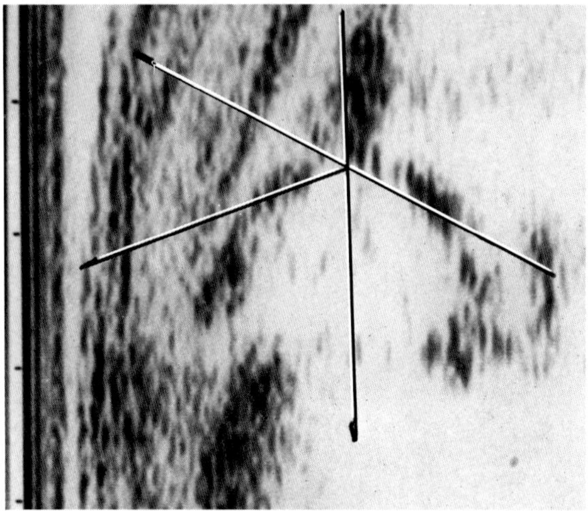

Abb. 8.85. H. V., 3 Monate, rechtes Hüftgelenk
Die Pfannendachlinie schneidet die Echos, die der Fossa acetabuli zugehörig sind, ab und wurde korrekt durch die Taillierung gelegt. Grundlinie- und Ausstellungslinie sind richtig eingezeichnet, die Schnittebene ist zu weit dorsal (siehe Kapitel Schnittebene).
$\alpha = 60°$
$\beta = 72°$
Hüfttyp I b (wegen der nicht idealen Schnittebene mit Vorbehalt)

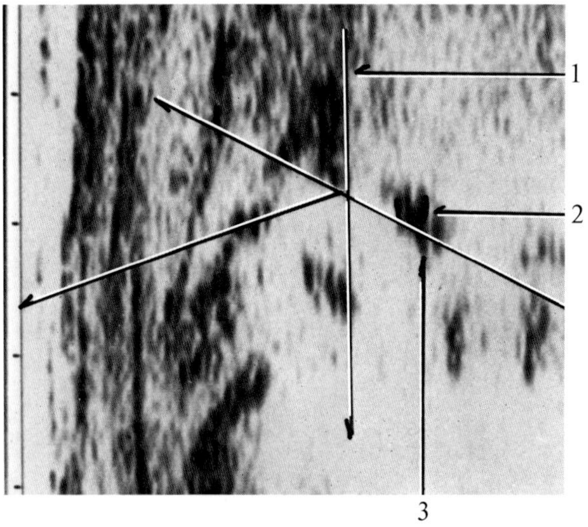

Abb. 8.86. H. D., 5 Monate, linkes Hüftgelenk
Die Grundlinie ist durch die hintere Schallauslöschung (1) gelegt, Pfannendach- und Ausstellungslinie sind eingezeichnet. Der Unterrand des Os ilium (2) ist nachgezeichnet, die Gewebsanteile der Fossa acetabuli (3) sind mit der Meßlinie korrekt abgeschnitten.
$\alpha = 63°$
$\beta = 71°$
Hüfttyp I b

Abb. 8.87. F. S., 6,5 Monate, rechtes Hüftgelenk Die Meßlinien sind korrekt eingezeichnet. Die Gewebsanteile der Fossa acetabuli (1) sind durch die Pfannendachlinie abgeschnitten. Knöcherner Erker eckig, mit guter knöcherner Formgebung, knorpeliges Pfannendach übergreifend, Hüftkopfkern vorhanden.
$\alpha = 70°$
$\beta = 63°$
Hüfttyp I b

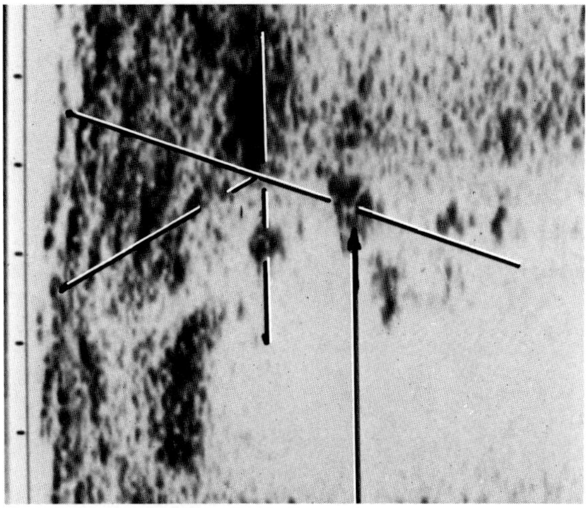

Abb. 8.88. G. D., 3 Monate, rechtes Hüftgelenk Die Grundlinie wurde richtig tangential am vorderen Rand des Os ilium eingezeichnet, die Hilfslinie durch die hintere Schallauslöschung wurde nicht eingezeichnet, Pfannendach- und Ausstellungslinie sind korrekt.
1 Ligamentum capitis femoris
$\alpha = 49°$
$\beta = 70°$
Hüfttyp II g (Gefährdungsbereich)

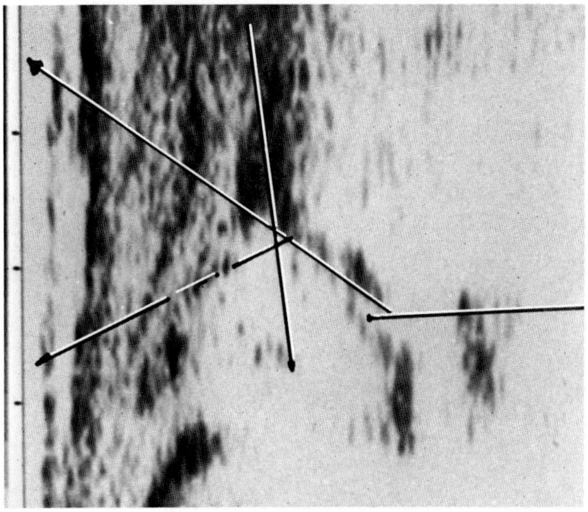

Abb. 8.89. K. E., 4 Monate, linkes Hüftgelenk Die Meßlinien sind korrekt eingezeichnet, $\alpha = 50°$, $\beta = 75°$. Der Wert von α ist grenzwertig, durch den hohen Wert von β rückt die Hüfte aber in den II-g-Bereich (Gefährdungsbereich).

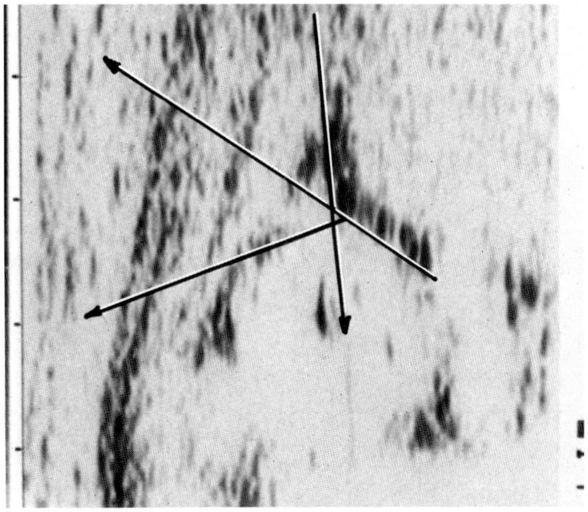

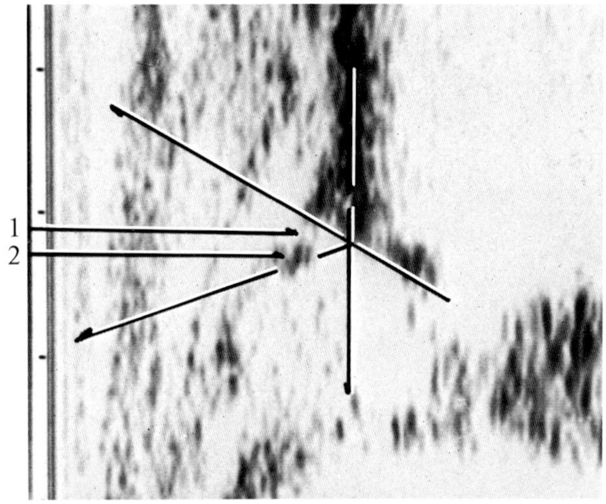

Abb. 8.90. B. G., Neugeborenenhüfte, rechtes Hüftgelenk
Eckiger knöcherner Erker bei guter knöcherner Formgebung, breiter, übergreifender Knorpelerker.
$\alpha = 60°$
$\beta = 70°$
Hüfttyp I b
1 Perichondriumloch
2 Labrum acetabulare

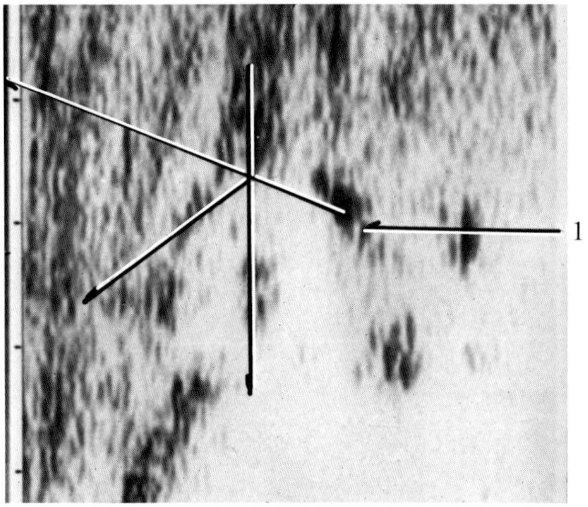

Abb. 8.91. S. O., 3 Monate, linkes Hüftgelenk
Grundlinie und Ausstellungslinie sind korrekt, die Pfannendachlinie ist am Unterrand des Os ilium richtig angelegt. Die Gewebsanteile der Fossa acetabuli (1) sind abgeschnitten.
Befund:
Eckiger Knochenerker bei guter knöcherner Formgebung, Knorpelerker schmal, spitz, übergreifend, Hüftkopfkern vorhanden.
$\alpha = 66°$
$\beta = 55°$
Hüfttyp I a

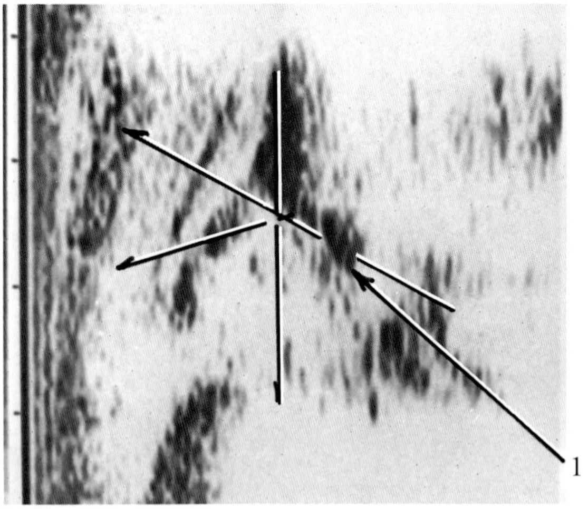

Abb. 8.92. L. I., 10 Tage, linkes Hüftgelenk
Korrekt angebrachte Meßlinien, die Ausstellungslinie ist am Umschlagpunkt angelegt, die Gewebsanteile der Fossa acetabuli (1) sind abgeschnitten. Die Pfannendachlinie wurde durch die Taillierung gelegt.
$\alpha = 58°$
$\beta = 75°$
Hüfttyp II a (innerhalb der Zeitskala der geforderten Mindestreife)
Befund:
Abgerundeter Knochenerker bei ausreichender knöcherner Formgebung, Knorpelerker breit übergreifend.

Abb. 8.93. R. C., 4 Wochen, linkes Hüftgelenk
Die Meßlinien sind korrekt, auf die Hilfslinie durch die hintere Schallauslöschung (1) wurde verzichtet. Die Parallelität von Grundlinie und hinterer Schallauslöschung ist deutlich sichtbar.
$\alpha = 27°$
$\beta = 95°$
Hüfttyp III (Ob Typ III a oder b vorliegt, kann meßtechnisch nicht unterschieden werden!)
Befund:
Flacher Knochenerker bei schlechter knöcherner Formsicherung, knorpeliges Pfannendach breit und verdrängt, aber von normaler Struktur, also Typ III a.

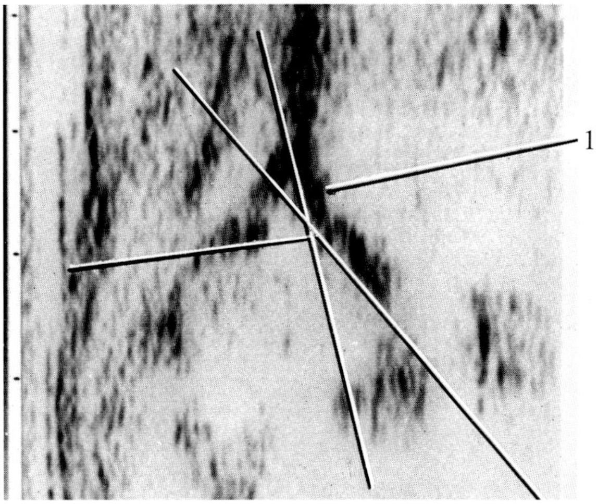

Abb. 8.94. E. K., 6 Wochen, rechtes Hüftgelenk
Korrekte Meßlinien.
$\alpha = 57°$
$\beta = 80°$
Hüfttyp II a
Physiologisch unreife Hüfte innerhalb der geforderten Mindestreife entsprechend der Zeitskala am Sonometer.

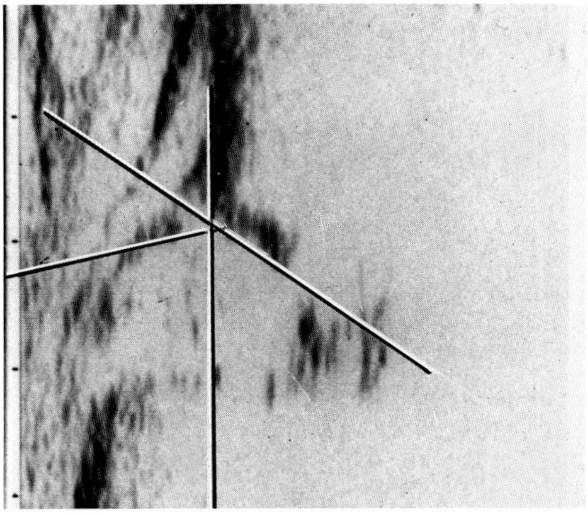

Abb. 8.95. H. D., 4 Wochen, rechtes Hüftgelenk
Die Pfannendachlinie ist korrekt eingezeichnet. Die Grundlinie läuft durch die hintere Schallauslöschung und wurde nicht ganz ideal eingezeichnet. Die Ausstellungslinie wurde am Umschlagpunkt, gekennzeichnet durch einen zarten Schallschatten (2) und durch das Labrum acetabulare (1), angelegt.
$\alpha = 30°$
$\beta = 108°$
Hüfttyp III (In diesem Falle liegt Typ III a vor, da der Knorpelerker noch nicht histologisch umgebaut ist.)

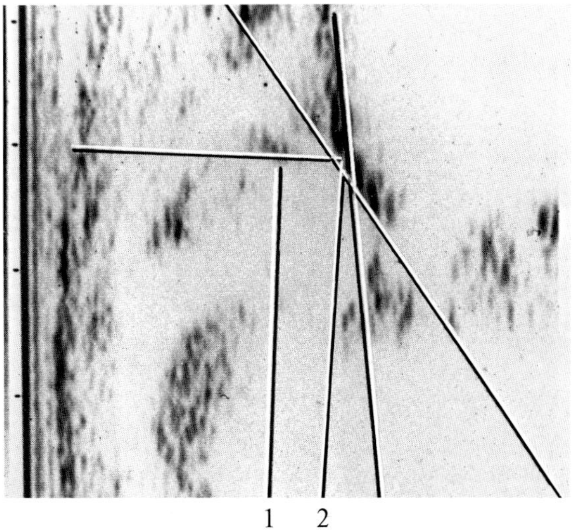

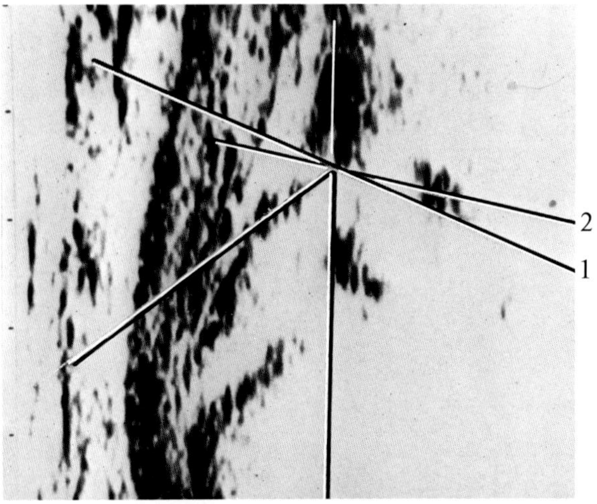

Abb. 8.96. M. C., 7,5 Monate, rechtes Hüftgelenk
Die Pfannendachlinie (1) wurde nicht korrekt eingezeichnet, da sie die Gewebsanteile der Fossa acetabuli nicht abschneidet.
2 Richtig eingezeichnete Pfannendachlinie

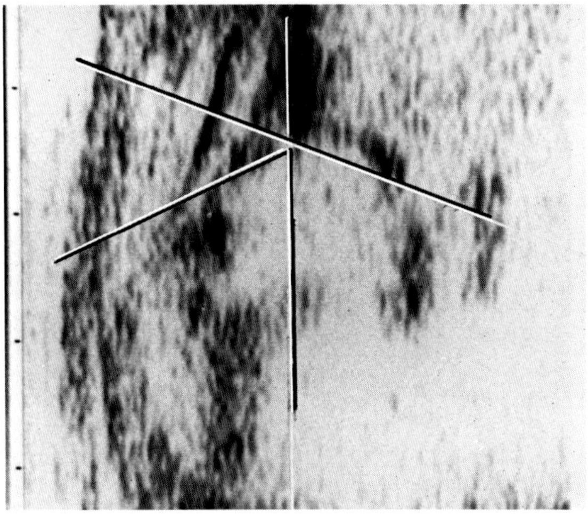

Abb. 8.97. A. K., 4 Monate, linkes Hüftgelenk
Korrekt eingezeichnete Grund- und Pfannendachlinie. Die Ausstellungslinie wurde fälschlich am Unterrand des Labrum acetabulare angelegt und nicht, wie definiert, durch die Mitte des Labrum gelegt.
$\alpha = 67°$
$\beta = 67°$
Hüfttyp I b

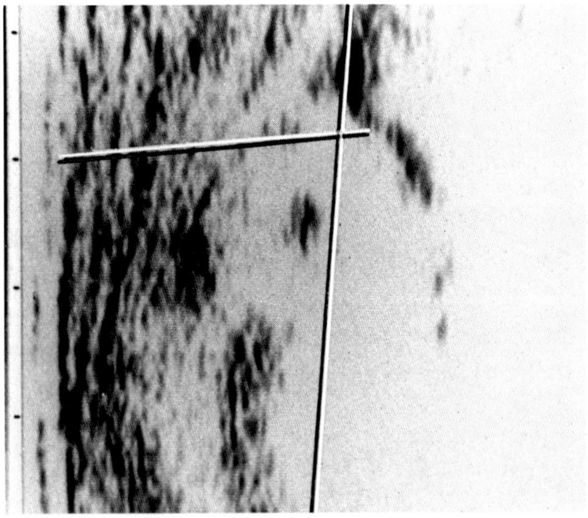

Abb. 8.98. O. S., 6 Monate, linkes Hüftgelenk
Aufnahmetechnisch schlechtes Bild, da die Hüfte möglicherweise etwas zu weit hinten angeschnitten wurde. Die Grundlinie ist korrekt, die Ausstellungslinie wurde am Umschlagpunkt der gegensinnigen Krümmungen, d. h. am Übergang von Konkavität der Pfanne zu Konvexität, markiert durch die hintere Schallauslöschung, angelegt.

Abb. 8.99. L. I., 4 Monate, linkes Hüftgelenk
Korrekt eingezeichnete Meßlinien.
$\alpha = 60°$
$\beta = 65°$
Hüfttyp I a
Die „ausgefransten" Echos der Fossa acetabuli wurden nicht mitgemessen, die Pfannendachlinie wurde am Unterrand des Os ilium richtigerweise durch die Taillierung gelegt.

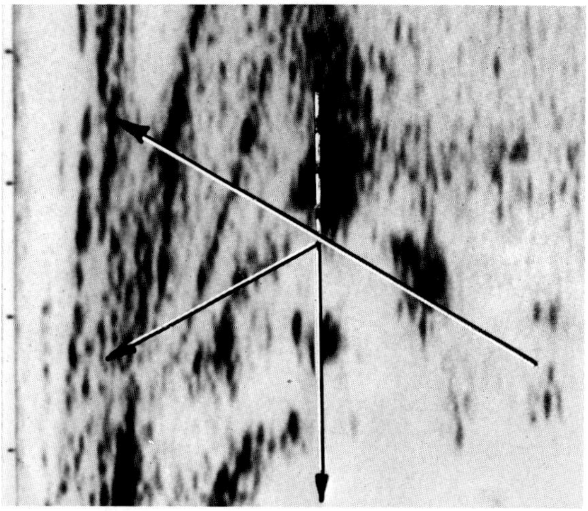

Abb. 8.100. M. R., 4 Monate, rechtes Hüftgelenk
Pfannendach- und Ausstellungslinie sind richtig eingezeichnet. Die Grundlinie wurde durch die hintere Schallauslöschung gelegt, da im proximalen Anteil des knorpeligen Pfannendachanteils bereits eine Nachverknöcherung (1) einsetzt und der proximale Meßpunkt für die Grundlinie nicht sicher gefunden werden kann.

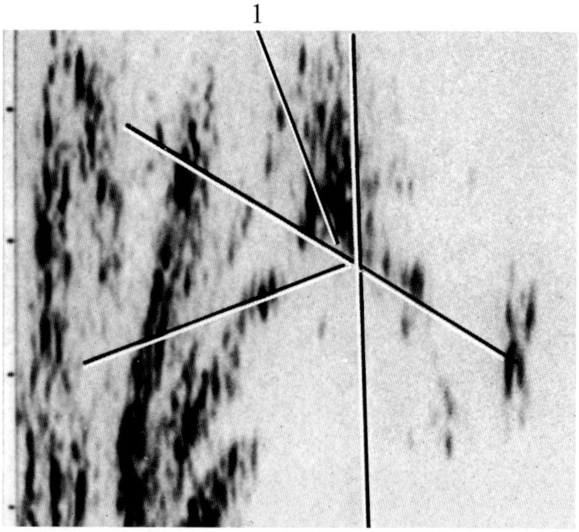

Abb. 8.101. C. E., 17 Tage, rechtes Hüftgelenk
Abgerundeter Knochenerker bei ausreichender knöcherner Formsicherung, Knorpelerker breit, noch übergreifend.
Hüfttyp II
Die endgültige Einordnung der Hüfte bringt die Messung:
$\alpha = 52°$
$\beta = 95°$
Hüfttyp II a (Die Hüfte hat gerade noch das Mindestmaß an notwendiger Reifung entsprechend der Zeitskala erreicht.)
1 Labrum
2 Gewebe der Fossa acetabuli

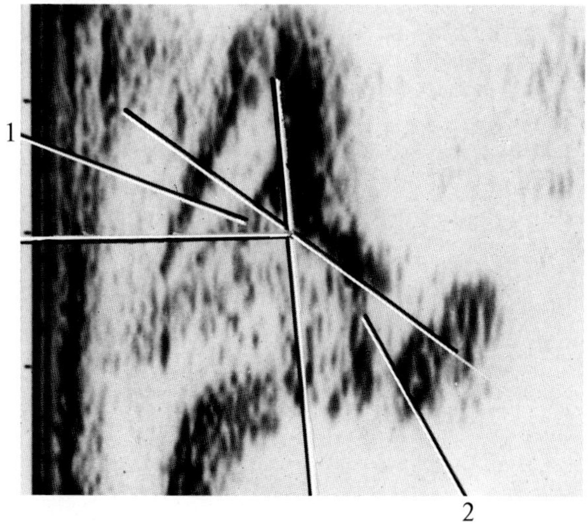

9 Schnittebene

Prinzipiell dürfen nur sonographische Schnitte, die die Fossa acetabuli durchschneiden, für eine Auswertung verwendet werden. Dies setzt voraus, daß der Unterrand des Os ilium, der den kranialsten Anteil des Bodens der Fossa acetabuli bildet, klar und deutlich dargestellt wird. Ein sonographischer Schnitt ohne eindeutige Identifizierung des Unterrandes des Os ilium kann daher für eine sichere Diagnose nicht verwendet werden. Unter Einhaltung dieser Kriterien kann der gesamte tragende Pfannendachbereich tomogrammartig durchgemustert werden. In Abhängigkeit verschiedener anatomischer Ausprägungsformen des knöchernen und knorpeligen Pfannendachs im vorderen, mittleren und dorsalen Bereich ergeben sich verschiedene Schnittbilder, die ihre besonderen Charakteristika aufweisen. Der Untersucher muß in der Lage sein, nicht nur die Meßebene, sondern auch die hintere und die vordere Standardebene einzustellen.

9.1 Standardebene
(Abb. 9.1–9.19)

Die standardisierte Meßebene ist erreicht, wenn durch Drehen des Schallkopfes nach vorne die hintere Standardebene, kenntlich durch die Konkavität der Fossa glutaealis, verlassen wurde und sich die Konkavität der Fossa glutaealis zu geradem Verlauf streckt.

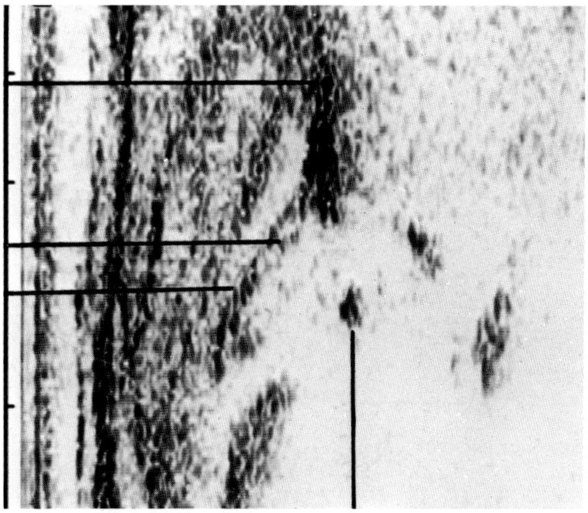

Abb. 9.1. N. L., 7 Monate, rechtes Hüftgelenk
Eckiger knöcherner Pfannenerker, gute knöcherne Formgebung. Die knorpelige Überdachung ist übergreifend; Kopfkernverdichtung im Zentrum. Der Verlauf der Darmbeinkontur zeigt, daß die Schnittführung durch den zentralen, tragenden Pfannendachanteil verläuft.
1 Darmbeinkontur
2 Labrum acetabulare
3 Gelenkkapsel
4 Hüftkopfkern

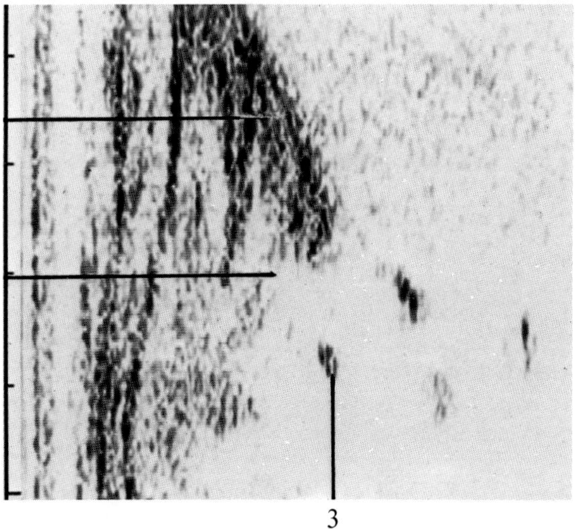

Abb. 9.2. Derselbe Patient am gleichen Untersuchungstag, rechtes Hüftgelenk
Die Schnittführung schneidet jetzt den vorderen Pfannendachanteil. Dies ist an der sich nach vorne neigenden Darmbeinkontur erkennbar. Das knorpelige Pfannendach ist im ventralen Anteil verbreitert.
1 Darmbeinkontur
2 Knorpeliges Pfannendach
3 Hüftkopfkern

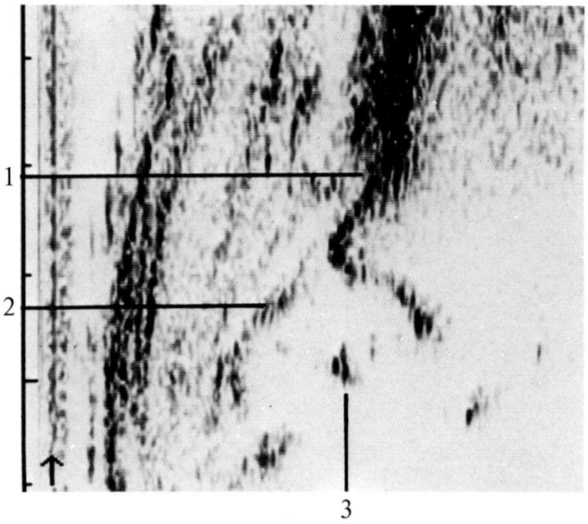

Abb. 9.3. Derselbe Patient wie in Abb. 9.1 und 9.2, rechtes Hüftgelenk
Die Schnittführung wurde jetzt durch den hinteren Pfannendachrand in die Fossa glutaealis gelegt. Die Darmbeinkontur ist im Sonogramm konkav nach hinten gewölbt. Der hintere Pfannenerkeranteil ist entsprechend dem hinteren Darmbeinwulst konvexförmig gerundet.
Der Vergleich mit Abb. 9.1 und 9.2 zeigt, daß die Schnitte durch Rotation des Schallkopfes über den Hüftkopfkern entstanden sind. Dementsprechend ändern sich neben der Kontur des Darmbeins auch die Strukturen, die in der Fossa acetabuli sonographisch erfaßt werden.
1 Darmbeinkontur, 2 Labrum acetabulare,
3 Hüftkopfkern

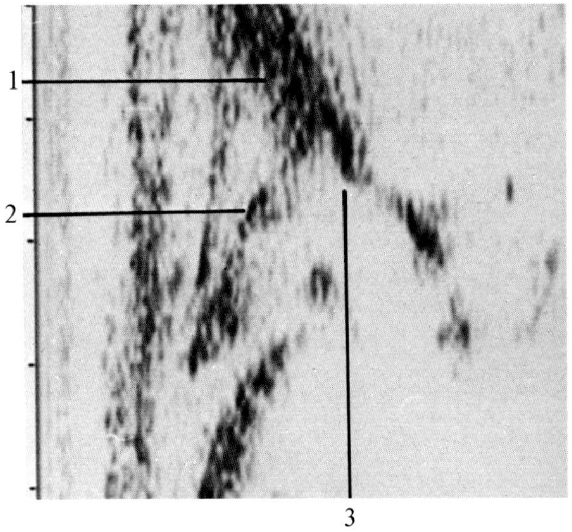

Abb. 9.4. K. N., 3 Monate, rechtes Hüftgelenk
Der Schnitt wurde zu weit vorne angelegt. Die Darmbeinkontur zieht bogenförmig nach vorne, dadurch kommt ein breiter knorpeliger Pfannendachanteil zur Darstellung. Dieses Bild darf keinesfalls ausgemessen werden.
1 Darmbeinkontur
2 Labrum acetabulare
3 Knöcherner Erker

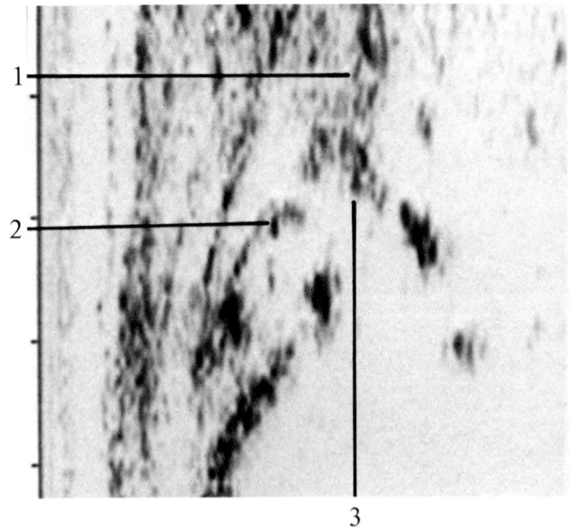

Abb. 9.5. Derselbe Patient wie in Abb. 9.4 bei derselben Untersuchung mit korrekter Schnittebene
Die Darmbeinkontur verläuft annähernd gerade und gestreckt nach oben, das knorpelige Pfannendach ist wesentlich weniger breit als in Abb. 9.4. Der knöcherne Erker kommt auch deutlich besser zur Darstellung als in Abb. 9.4. Dieses Bild erfüllt die Kriterien der Schnittebene und kann ausgemessen werden.
1 Gestreckt nach oben verlaufende Darmbeinkontur
2 Labrum acetabulare
3 Knöcherner Erker

Abb. 9.6. und 9.7. N. E., 8 Wochen, rechtes Hüftgelenk

Während in Abb. 9.7 die Schnittebene nicht korrekt ist und daher dieses Bild fälschlich ausgemessen wurde, ist in Abb. 9.6 die Schnittebene korrekt. In Abb. 9.7 kommt der hintere gewulstete Pfannendachrand deutlich zur Darstellung. Die Konkavität der Iliumkontur in der Fossa glutaealis ist deutlich sichtbar. Dieses Bild darf keinesfalls ausgemessen werden. Die Meßlinien sind völlig falsch und zu Unrecht eingetragen. Wird nach Einstellung dieser Ebene der Schallkopf nach ventral geschwenkt, so resultiert das Sonogramm in Abb. 9.6. Die Darmbeinkontur zieht gestreckt nach oben, die knöcherne Pfanne ist jedoch hochgradig mangelhaft ausgebildet.

Befund: Knöcherner Erker flach, knöcherne Formgebung schlecht, knorpeliger Erker breit und nach kranial verdrängt, normale Struktur des verdrängten hyalinen Knorpeldachs des Knorpelerkers (Hüfttyp III a).

Die Pfannendachlinieneinzeichnung ist bereits problematisch, da der Unterrand des Os ilium nicht ideal dargestellt werden kann. Die Grundlinie wurde durch die hintere Schallauslöschung gelegt.

1 Labrum acetabulare

2 Knöcherner Erker

3 Schallschatten hinter dem knöchernen Erker

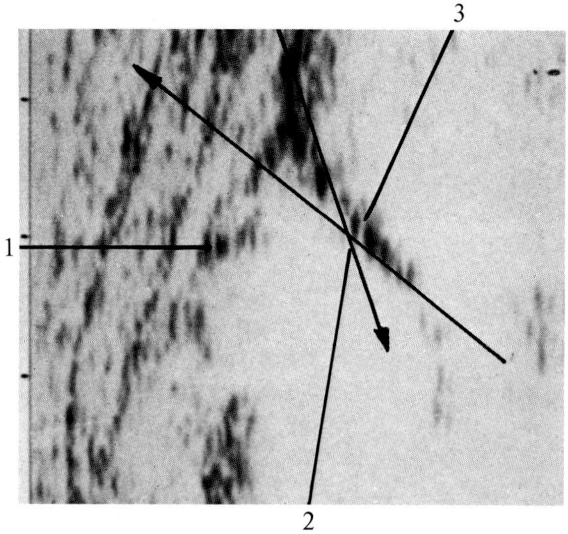

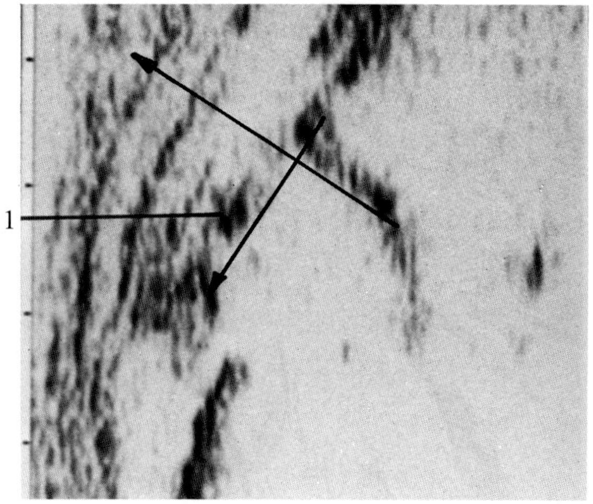

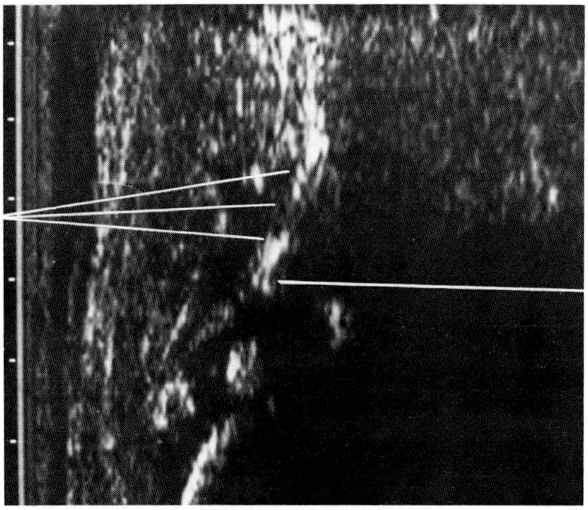

Abb. 9.8. U. A., 4 Monate, rechtes Hüftgelenk, Monitorbild
Die Meßebene wurde zu weit dorsal angelegt. Kenntlich ist dies durch den gerundeten hinteren Pfannendachwulst.
1 Konkavität der Fossa glutaealis
2 Hinterer Pfannendachwulst

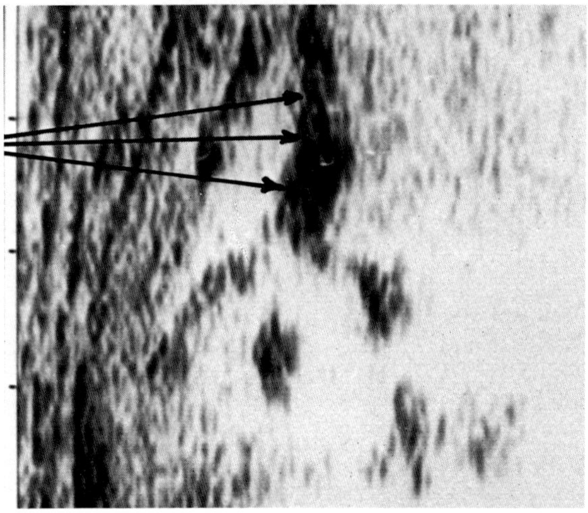

Abb. 9.9. R. G., 6 Monate, linkes Hüftgelenk
Die Darmbeinkontur zeigt eine leichte Konkavität. Auch dieser Schnitt wurde etwas zu weit dorsal angelegt und sollte nicht ausgemessen werden.
1 Konkavität der Fossa glutaealis

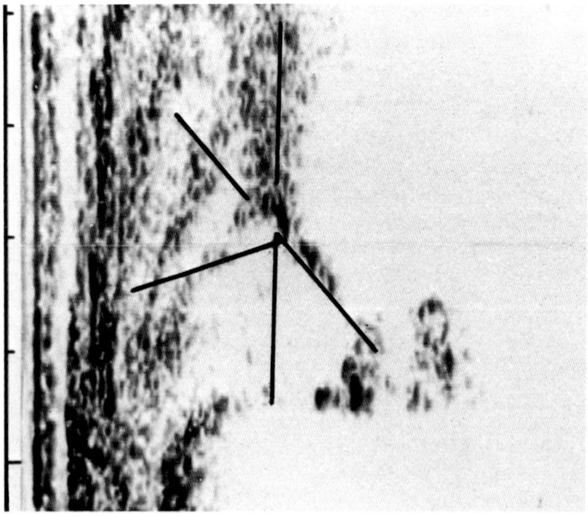

Abb. 9.10. G. E., 3 Wochen, linkes Hüftgelenk
Stark abgerundeter bis abgeflachter knöcherner Pfannenerker und mangelhafte knöcherne Hüftkopfüberdachung. Der pfannenergänzende knorpelige Anteil ist echoarm und noch übergreifend. Der Hüftkopf kann gerade noch zentriert in der Hüftpfannenanlage gehalten werden.
$\alpha = 45°$, $\beta = 72°$ Hüfttyp IIg.
Der Schnitt wurde korrekt an der Fossa glutaealis herausgedreht, die Darmbeinkontur verläuft gerade.

Abb. 9.11. K. J., 3 Monate, linkes Hüftgelenk
Stark abgerundeter knöcherner Pfannenerker, schlechte knöcherne Formgebung. Das knorpelige Pfannendach ist in der Basis verbreitert, in der Struktur nicht verdichtet und nicht wesentlich nach oben abgedrängt; beginnende Kopfkernentwicklung. Der Verlauf der Darmbeinkontur zeigt, daß im Sonogramm die standardisierte Meßebene, die einem strengen Frontalschnitt entspricht, abgebildet ist.
1 Darmbeinkontur
2 Labrum acetabulare
3 Hüftkopfkern

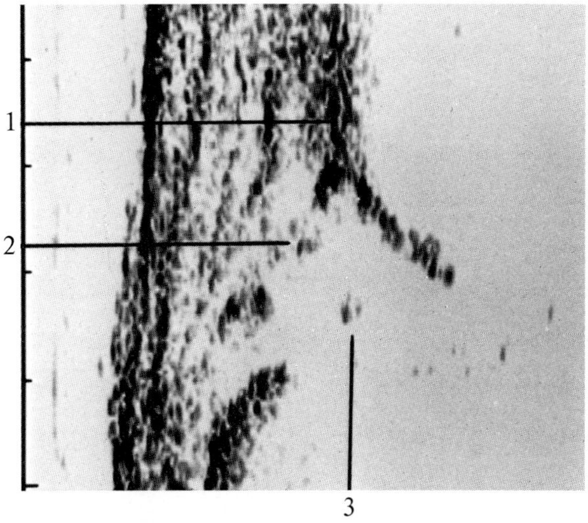

Abb. 9.12. Derselbe Patient wie in Abb. 9.11, linkes Hüftgelenk
Im Vergleich mit Abb. 9.11 ist der Schallkopf über dem Hüftkopfkern nach ventral rotiert. Die Schnittführung schneidet jetzt den vorderen Pfannendachanteil. Dementsprechend zieht die Darmbeinkontur nach lateral und die knöcherne Formgebung erscheint noch schlechter. Durch die Rotation kommen auch in der Fossa acetabuli andere Strukturen zur Darstellung.
1 Darmbeinkontur
2 Labrum acetabulare

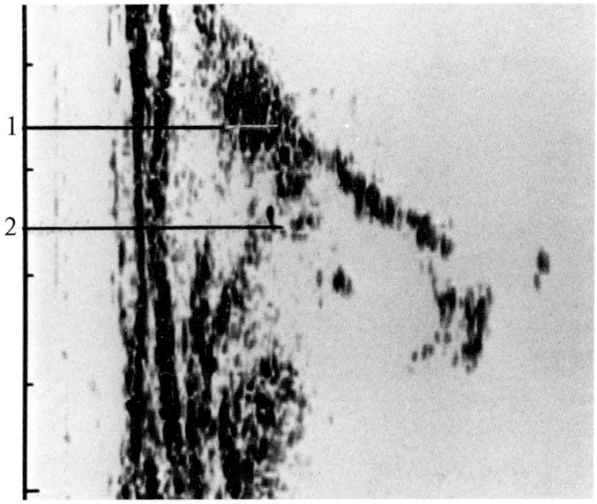

Abb. 9.13. Derselbe Patient wie in Abb. 9.11 und 9.12, linkes Hüftgelenk
In dieser Abbildung verläuft der Schnitt durch die Fossa glutaealis. Der hintere Pfannenerker ist dargestellt, erkennbar an der konkaven Darmbeinkontur über dem Pfannenerker. Die knöcherne Formgebung erscheint besser, der knorpelige Pfannendachanteil ist kleiner.
1 Darmbeinkontur
2 Labrum acetabulare

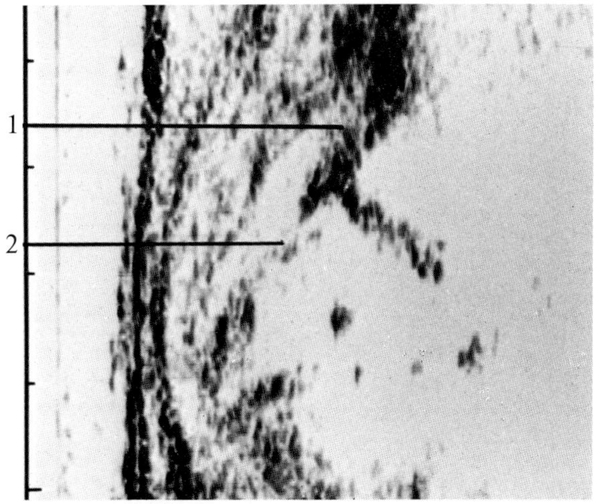

Die Bilder dieser Serie (Abb. 9.14–9.16) stammen von einem 27 Monate alten Kind und wurden in der vorderen, in der hinteren sowie in der Meßebene aufgenommen. Typisches Halbmondphänomen.

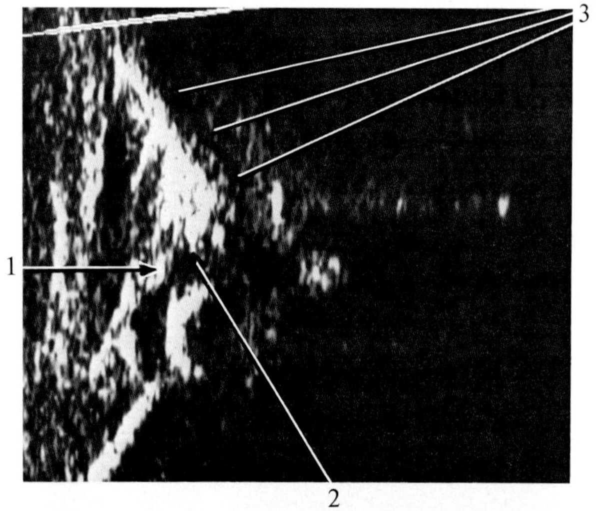

Abb. 9.14. Die Schnittebene wurde zu weit vorn angelegt
Die Darmbeinkontur zieht nach lateral. Verhältnismäßig breites knorpeliges Pfannendach bedingt durch die zu weit vorn angelegte Schnittebene. Dieses Bild darf nicht ausgemessen werden. Der Unterrand des Os ilium ist ebenfalls nicht ideal dargestellt.
1 Labrum acetabulare
2 Knöcherner Erker
3 Nach lateral ziehende Pfannendachkontur

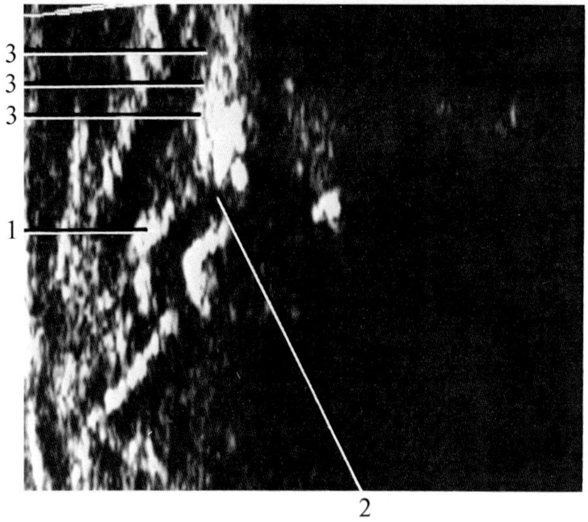

Abb. 9.15. Korrekte Schnittebene
Die Darmbeinkontur verläuft gestreckt nach oben. Gute knöcherne Formgebung bei gut ausgeprägtem, eckigem knöchernem Erker und spitz übergreifendem knorpeligem Pfannendach.
1 Labrum acetabulare
2 Knöcherner Erker
3 Gestreckt nach oben verlaufende Darmbeinkontur

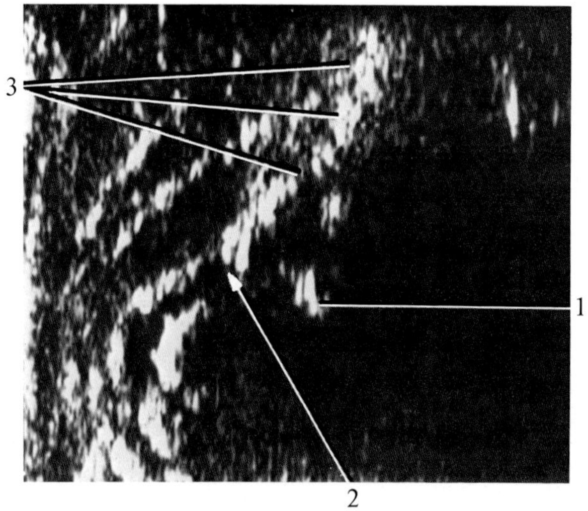

Abb. 9.16. Die Schnittebene wurde zu weit hinten angelegt
Die Rundung des hinteren Pfannendachwulstes kommt nur andeutungsweise zur Ansicht. Die Fossa glutaealis, kenntlich durch die Konkavität der Iliumkontur, ist deutlich sichtbar.
1 Unterrand des Os ilium
2 Runder, dorsaler knöcherner Pfannendachwulst
3 Konkavität der Fossa glutaealis

Abb. 9.17. N. J., 3,5 Monate, linkes Hüftgelenk, Monitorbild
Völlig unzureichende Bildqualität, weder der Unterrand des Os ilium noch das Labrum acetabulare wurden dargestellt. Dieses Bild kann nicht beurteilt werden.

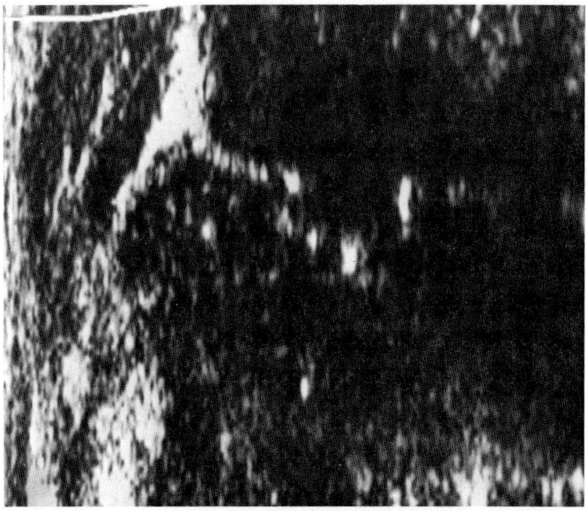

Abb. 9.18. Derselbe Patient wie in Abb. 9.17, rechtes Hüftgelenk, Monitorbild
Die Schnittebene ist zwar korrekt, kenntlich durch die gerade nach oben ziehende Darmbeinkontur, der Unterrand des Os ilium und das Labrum acetabulare sind jedoch nicht deutlich und klar dargestellt. Auch dieses Bild sollte für eine Befundung nicht verwendet werden.

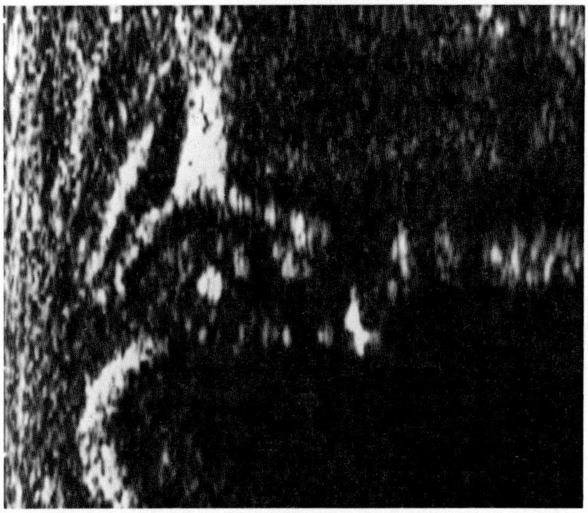

Abb. 9.19. G. P., 7 Wochen, linkes Hüftgelenk, Monitorbild
Der Unterrand des Os ilium ist nicht klar dargestellt, der Schnitt geht durch die Fossa glutaealis, kenntlich durch die Konkavität des Os ilium. Auch dieses Bild ist für eine Bewertung völlig unbrauchbar.

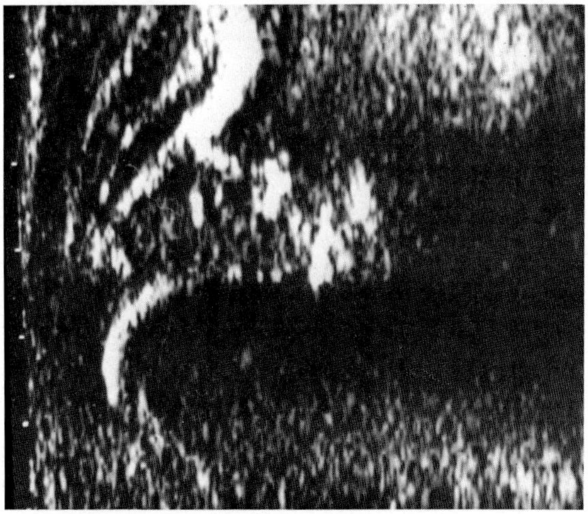

9.2 Darstellung des Os ilium in der Fossa acetabuli
(Abb. 9.20–9.33)

Das Os ilium ist der kranialste Anteil des Bodens der Fossa acetabuli. Die sonographische Darstellung des Unterrandes des Os ilium garantiert, daß der Schnitt durch das Zentrum des Azetabulums gelegt wurde. Auch bei Einstellung der vorderen und hinteren Meßebene ist die eindeutige Darstellung des der Fossa acetabuli zugehörigen Teils des Os ilium unbedingt notwendig. Der Unterrand des Os ilium muß klar dargestellt werden und darf nicht „verflattern“.

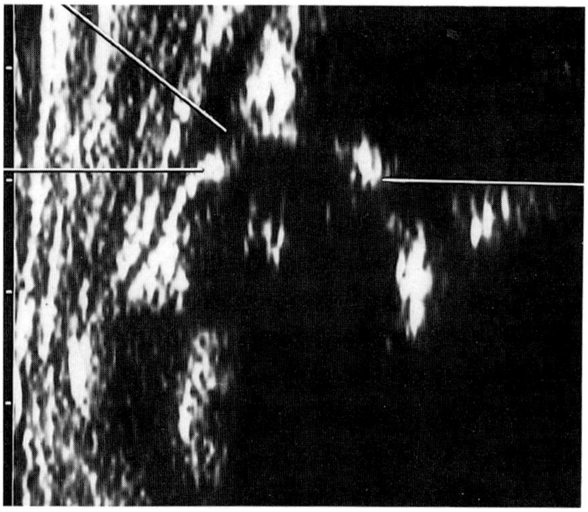

Abb. 9.20. S. C., 5 Monate, linkes Hüftgelenk, Monitorbild
Das Os ilium wurde als klares Echo dargestellt, der knöcherne Erker ist eckig, das knorpelige Pfannendach schmal und übergreifend. Das Perichondriumloch ist groß, darunter ist das Labrum acetabulare klar identifizieren.
1 Labrum acetabulare
2 Perichondriumloch
3 Os ilium

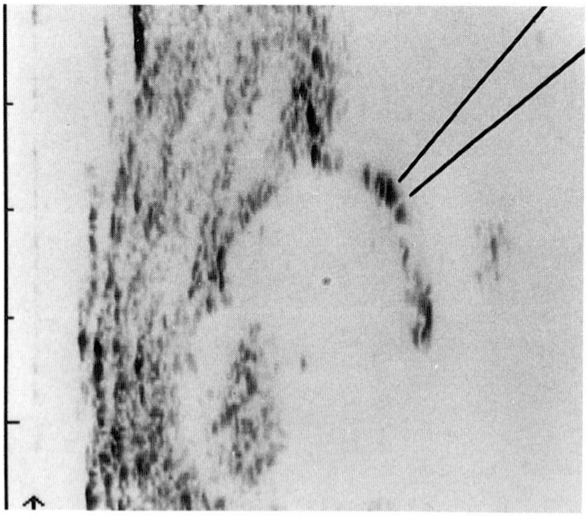

Abb. 9.21. F. A., 10 Wochen, linkes Hüftglenk
Der Unterrand des Os ilium ist klar dargestellt. Die Echogenität kaudal davon ist dem Gewebe der Fossa acetabuli zuzurechnen. Die Abgrenzung ist durch die Taillierung zu erkennen.
1 Unterrand Os ilium
2 Taillierung

Abb. 9.22. F. M., 7 Monate, rechtes Hüftgelenk
Eckiger knöcherner Pfannenerker, gute knöcherne und knorpelige Hüftpfannenanlage. Das Os ilium stellt sich mit seinem unteren Rand klar und deutlich als kräftige Echogenität dar.
1 Knöcherner Pfannenerker
2 Schallschattenbildung
3 Unterrand des Os ilium

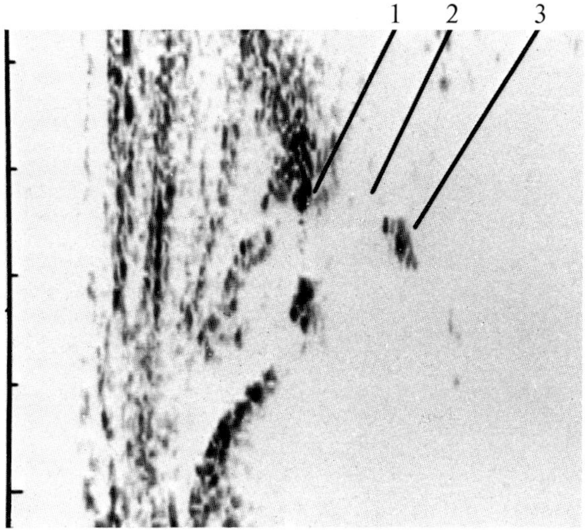

Abb. 9.23. W. B., 6 Monate, rechtes Hüftgelenk
Eckiger knöcherner Pfannenerker, gute knöcherne Formgebung. Die knorpelige Überdachung ist hinsichtlich Form und Struktur korrekt. Die Kopfkernentwicklung ist sonographisch nachweisbar. Auch hier ist der Unterrand des Os ilium klar und deutlich dargestellt. Beachte die Kriterien für das Aufsuchen des Labrum acetabulare.
1 Schallschatten des knöchernen Pfannenerkers
2 Unterrand des Os ilium
3 Y-Fuge
4 Os ischii

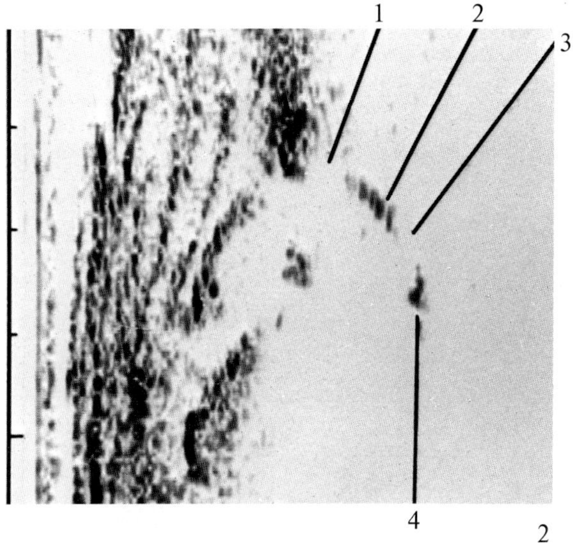

Abb. 9.24. W. K., 7 Monate, linkes Hüftgelenk
Eckiger knöcherner Pfannenerker, gute knöcherne Formgebung. Die knorpelige Überdachung ist übergreifend, der Hüftkopf wird zu über der Hälfte knöchern und knorpelig überdacht. Kopfkernentwicklung mit beginnendem Halbmondphänomen, klare Darstellung des Unterrandes des Os ilium.
1 Hüftkopf mit beginnendem Halbmondphänomen
2 Unterrand des Os ilium

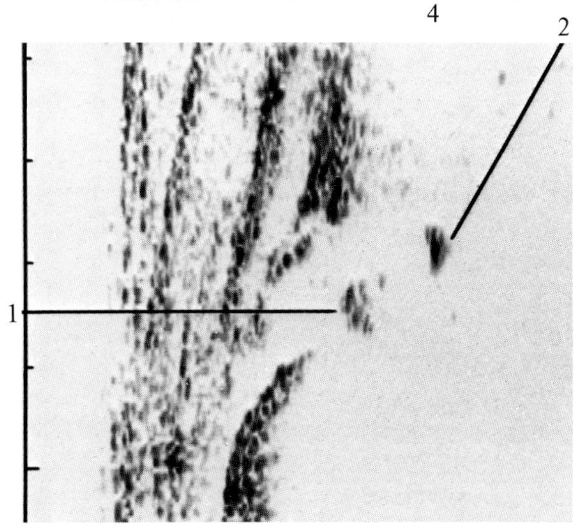

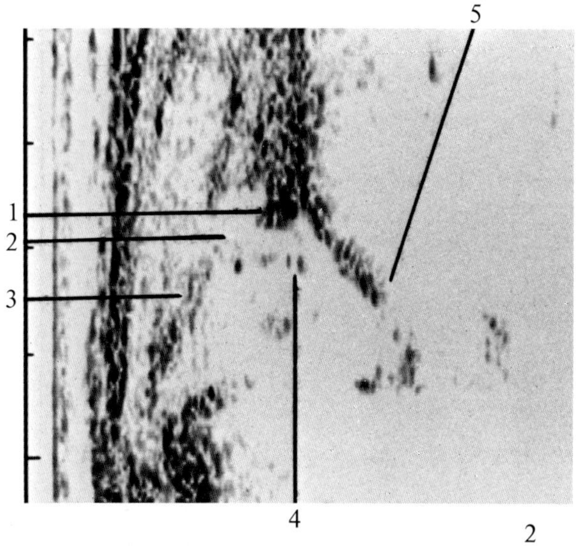

Abb. 9.25. S. D., 4 Monate, rechtes Hüftgelenk
Abgeflachter knöcherner Pfannenerker mit schlechter knöcherner Formgebung, verbreitertes, leicht nach oben abgedrängtes, echoarmes knorpeliges Pfannendach; beginnende Kopfkernentwicklung. Der Flüssigkeitsfilm zeigt die kraniale Zirkumferenz des Hüftkopfes. Der Unterrand des Os ilium ist sonographisch klar und deutlich dargestellt.
1 Proximaler Anteil des Perichondriums mit seinem Übergang in das Darmbeinperiost
2 Perichondriumloch
3 Gelenkkapsel
4 Flüssigkeitsfilm
5 Unterrand des Os ilium

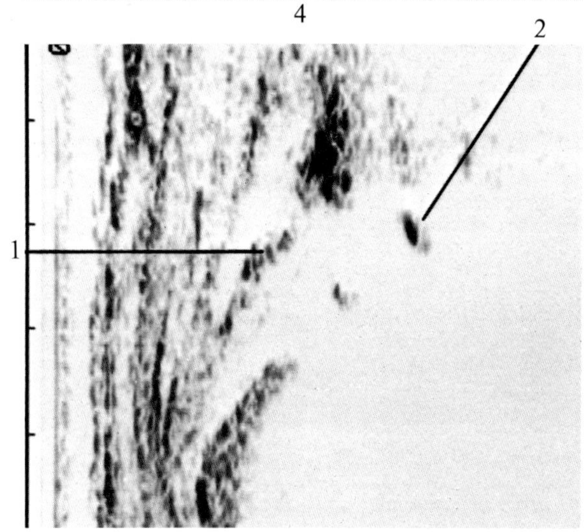

Abb. 9.26. R. K., 11 Monate, linkes Hüftgelenk
Insgesamt gute knöcherne und knorpelige Hüftpfannenanlage mit zentriert stehendem Hüftkopf und beginnender Kopfkernentwicklung. Durch die starke Echogenität des knöchernen Unterrandes des Os ilium stellt sich dieser sonographisch deutlich dar.
1 Labrum acetabulare
2 Knöcherner Unterrand des Os ilium

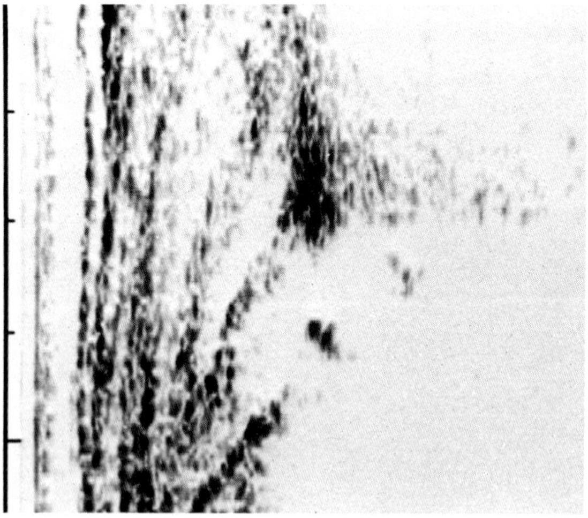

Abb. 9.27. Derselbe Patient wie in Abb. 9.26 am gleichen Untersuchungstag, linkes Hüftgelenk
Beachte die veränderte Darstellung des Unterrandes des Os ilium. Dieser ist nicht mehr so klar und deutlich dargestellt. Die Aufnahme ist nicht verwertbar.

Abb. 9.28. H. H., 4 Monate, linkes Hüftgelenk
Leicht geschweifter knöcherner Pfannenerker, gute knöcherne Formgebung. Die knorpelige Überdachung ist übergreifend, der Hüftkopf ist in der Gesamtheit gut überdacht; deutliche Kopfkernentwicklung. Der Unterrand des Os ilium ist klar und eindeutig zu identifizieren.
1 Unterrand des Os ilium

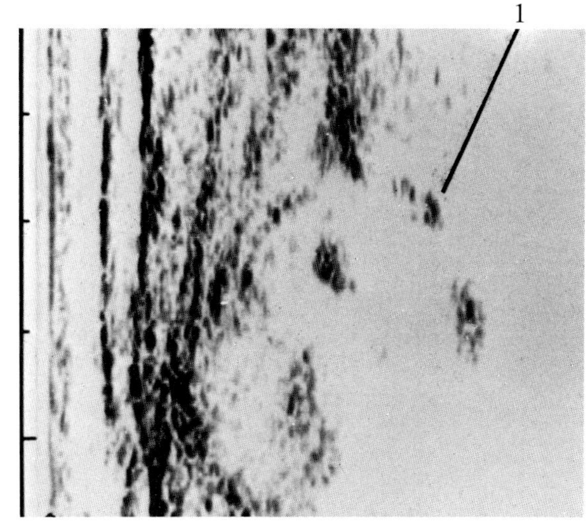

Abb. 9.29. Derselbe Patient wie Abb. 9.28, linkes Hüftgelenk
Nicht verwertbare Schnittführung, obwohl der Erkerbereich mit Labrum acetabulare und knöchernem Pfannenerker gut dargestellt ist. Die exakte, reproduzierbare und meßtechnisch auswertbare Schnittführung durch das Azetabulum fordert zwingend eine exakte Darstellung des Unterrandes des Os ilium. Dieser ist hier, wie der Vergleich mit Abb. 9.28 zeigt, nicht klar und deutlich dargestellt, sondern unten nach medial „verflattert".
1 Labrum acetabulare
2 Nicht verwertbare Darstellung des Unterrandes des Os ilium

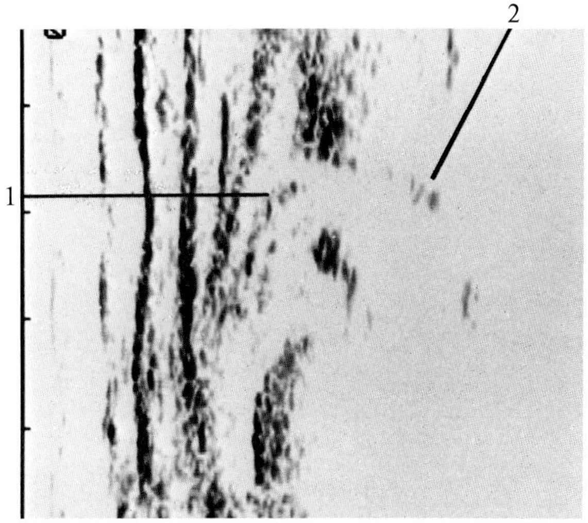

Abb. 9.30. R. J., 6 Monate, linkes Hüftgelenk
Sonographisch nicht verwertbare Darstellung des linken Hüftgelenks. Auch hier ist der Unterrand des Os ilium völlig unzureichend dargestellt. Das Bild kann meßtechnisch nicht ausgewertet werden.
1 Hyalinknorpeliges Pfannendach
2 Labrum acetabulare
3 Knöcherner Erker
4 Fehlender Unterrand des Os ilium

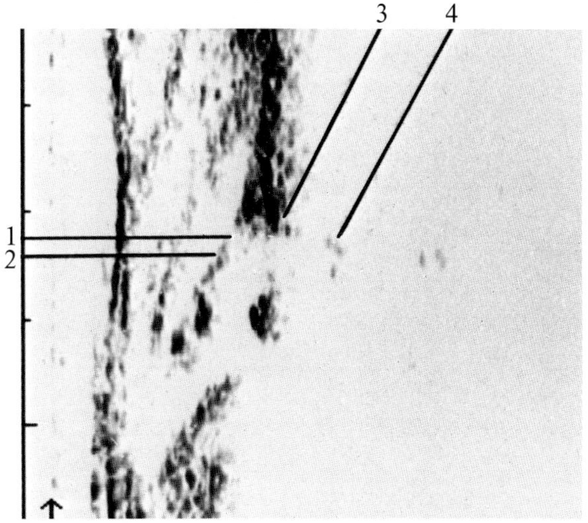

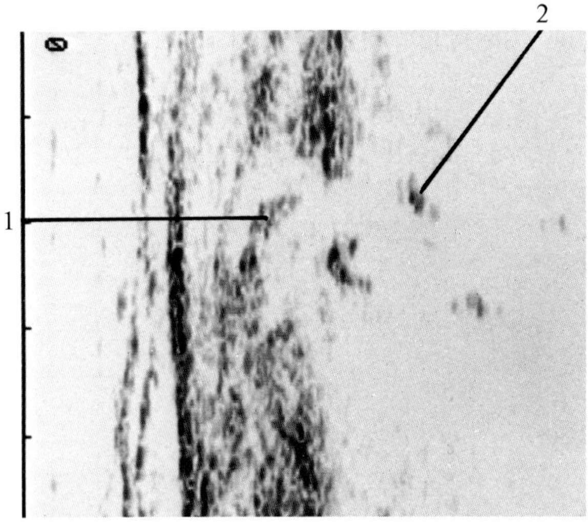

Abb. 9.31. V. C., 4 Monate, linkes Hüftgelenk
Eckiger knöcherner Pfannenerker mit guter knöcherner Formgebung. Die knorpelige Überdachung ist hinsichtlich Form und Struktur korrekt. Kopfkernentwicklung mit Halbmondphänomen, klare und deutliche Darstellung des Unterrandes des Os ilium.
1 Labrum acetabulare
2 Unterrand des Os ilium

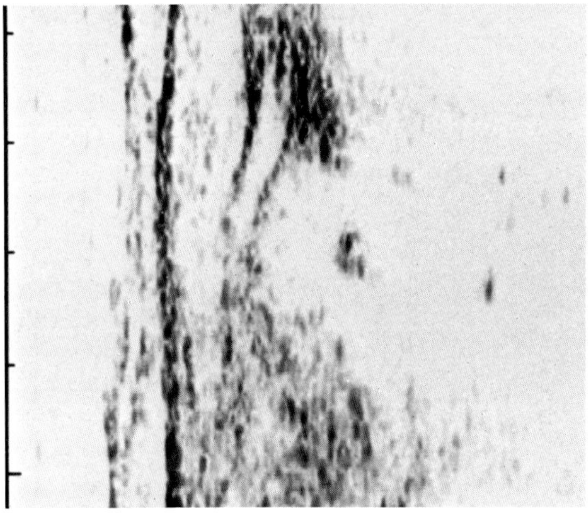

Abb. 9.32. Derselbe Patient wie in Abb. 9.31 am selben Untersuchungstag, linkes Hüftgelenk
Völlig unzureichende Schnittführung. Aus dem Sonogramm können keinerlei Aussagen hinsichtlich einer Hüftgelenksenwicklung gezogen werden. Der Unterrand des Os ilium „verflattert" nach medial, das Labrum acetabulare ist nicht dargestellt.

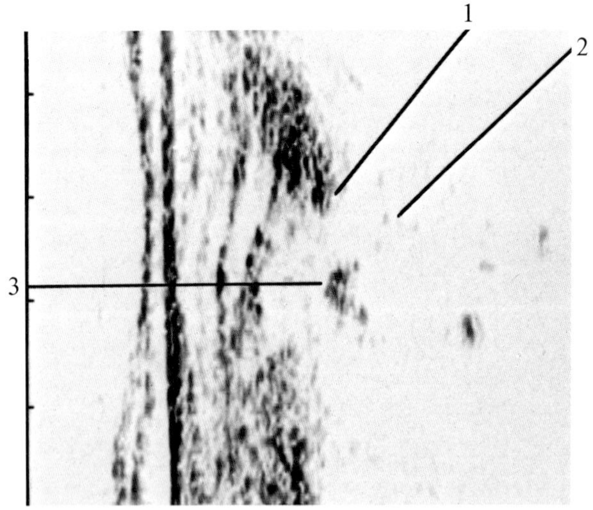

Abb. 9.33. Derselbe Patient wie in Abb. 9.31 und 9.32, linkes Hüftgelenk
Auch diese Aufnahme ist sonographisch nicht verwertbar, obwohl der knorpelige Pfannendachanteil im Vergleich mit Abb. 9.32 etwas besser dargestellt erscheint. Dagegen fehlt in dieser Aufnahme das knöcherne Pfannendach vollständig.
1 Knöcherner Erker
2 Fehlende Darstellung des knöchernen Pfannendachs
3 Hüftkopfkern

Abb. 9.34. P. S., 4 Monate, linkes Hüftgelenk
Technisch völlig unzureichende und nicht verwertbare Darstellung eines Hüftgelenks. Der Unterrand des Os ilium kann nicht mit Sicherheit ausgemacht werden. Eine Aussage über die knöcherne und knorpelige Hüftpfannenanlage ist nicht möglich.

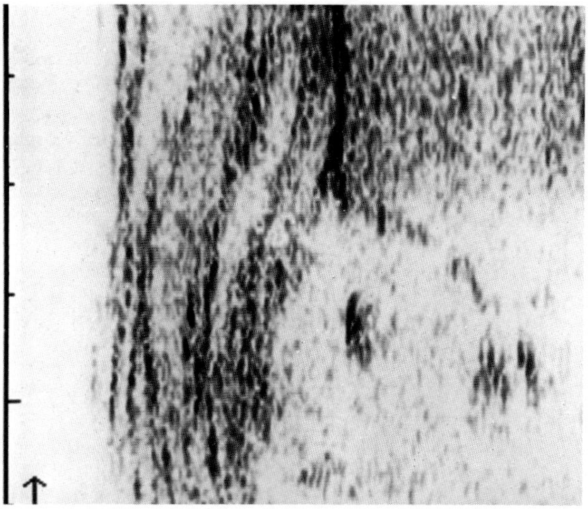

Abb. 9.35. S. D., 9 Monate, linkes Hüftgelenk, Monitorbild
Der Schnitt ist unbrauchbar, da der Unterrand des Os ilium nicht sicher identifizierbar ist.

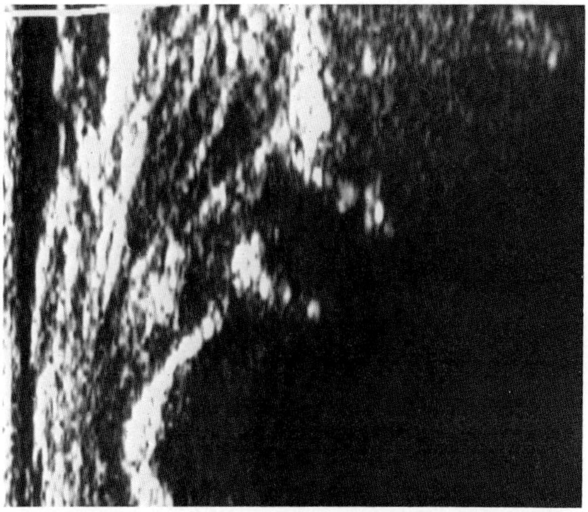

Abb. 9.36. N. S., 3 Monate, linkes Hüftgelenk, Monitorbild
Der knöcherne Erker ist eckig bei guter Formsicherung, der Knorpelerker schmal, übergreifend.
Hüfttyp I
1 Unterrand des Os ilium, mit einem Pfeil markiert
2 Os ischii
3 Gewebe der Fossa acetabuli

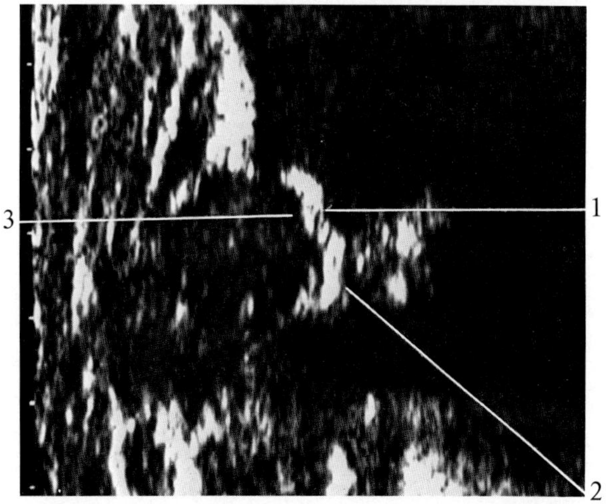

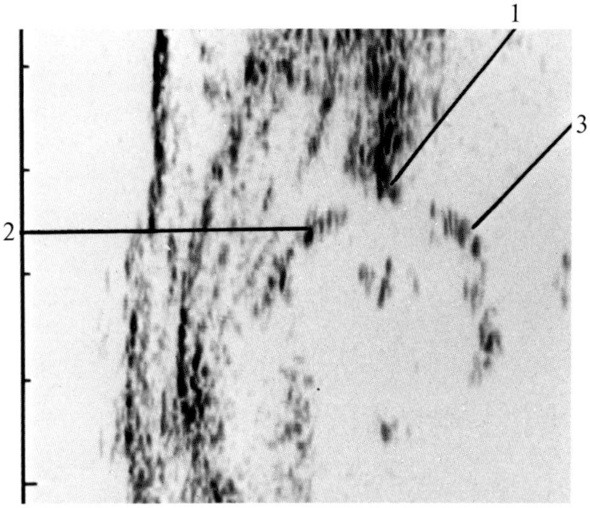

Abb. 9.37. K. T., 5 Monate, linkes Hüftgelenk
Eckiger knöcherner Pfannenerker mit Schallschattenbildung, gute knöcherne Formgebung, übergreifende knorpelige Überdachung, beginnende Kopfkernentwicklung, klare Darstellung des Unterrandes des Os ilium.
1 Knöcherner Erker
2 Labrum acetabulare
3 Unterrand des Os ilium

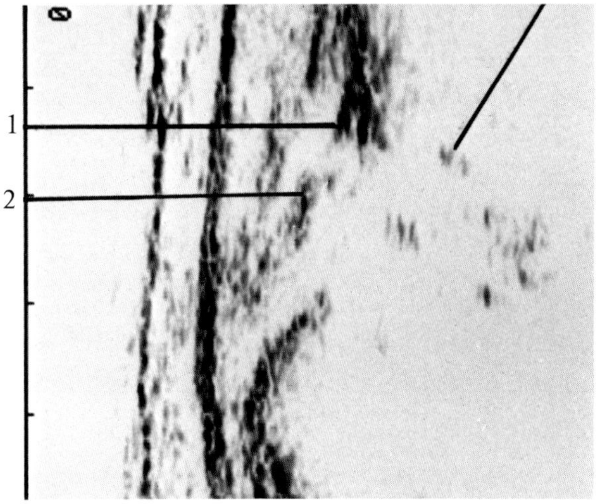

Abb. 9.38. Derselbe Patient wie in Abb. 9.37, rechtes Hüftgelenk
Der Unterrand des Os ilium ist hier nicht klar und deutlich dargestellt. Aus dieser Aufnahme allein kann keine sichere Aussage über die Hüftpfannenentwickung gemacht werden.
1 Proximaler Anteil des Perichondriums
2 Labrum acetabulare
3 Ungenügende Darstellung des Unterrandes des Os ilium

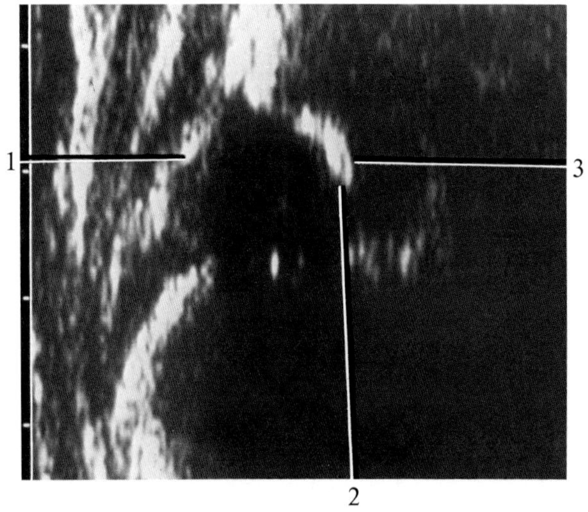

Abb. 9.39. S. S., 5 Monate, rechtes Hüftgelenk, Monitorbild
Der Unterrand des Os illium (3) ist nicht sehr klar dargestellt. Die „ausgefransten Echos" (2) sind dem Gewebe der Fossa acetabuli zugehörig.
1 Labrum acetabulare

10 Sonographische Typeneinteilung

Im folgenden Kapitel sollen klassische Beispiele der einzelnen Hüfttypen in verschiedenen Alterskategorien demonstriert werden. Die sonographische Typisierung berücksichtigt die pathoanatomischen und morphologischen Veränderungen im Bereich des Pfannendachs. Sie ist keine Klassifizierung nach dem Dislokationsgrad. Radiologisch ähnliche, hoch dislozierte Hüften können sonographisch völlig differente Ausbildungsformen aufweisen.

10.1 Hüfttyp I a und I b

(Abb. 10.1–10.41)

Hüfttyp I a und Hüfttyp I b sind bei gleich guter und korrekt ausgeformter knöcherner Überdachung durch verschiedene Ausprägungsformen des knorpeligen Pfannendachs charakterisiert und lassen sich oft nur meßtechnisch voneinander unterscheiden. Beide Hüften müssen als physiologische Variationen einer voll ausgereiften Hüfte betrachtet werden.

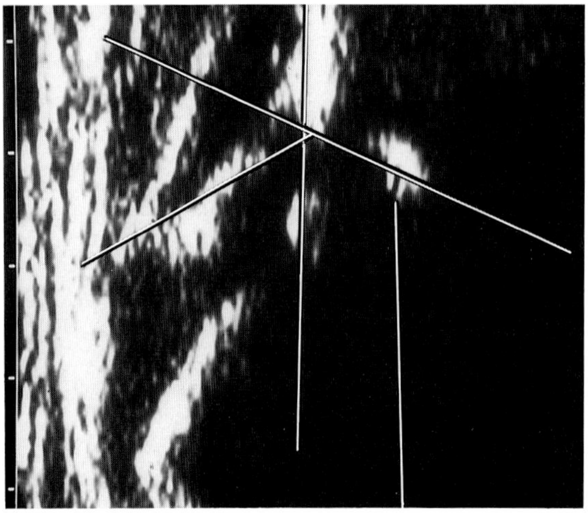

Abb. 10.1. L. R., 7 Monate, linkes Hüftgelenk, Monitorbild
Der knöcherne Erker ist eckig, die knöcherne Formgebung ist gut, der knorpelige Erker ist breit, aber gut übergreifend. Das Echo des Gewebes der Fossa acetabuli (1) wurden mit der Pfannendachlinie korrekt abgeschnitten und die Pfannendachlinie durch die Taillierung gelegt.
α 67°
β 59°
Hüfttyp I b

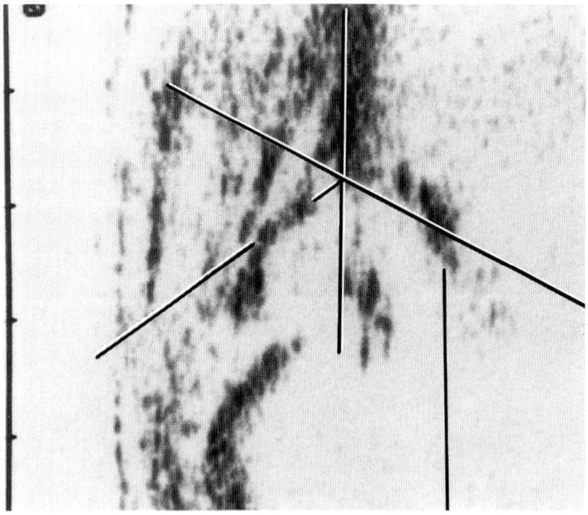

Abb. 10.2. M. J., 4 Monate, rechtes Hüftgelenk
Eckiger, gut konturierter knöcherner Pfannenerker mit guter knöcherner Hüftkopfüberdachung. Die knorpelige Überdachung ist spitzzipfelig übergreifend und echoarm.
α 64°
β 53°
Hüfttyp I a
1 Gewebe der Fossa acetabuli

Abb. 10.3. R. M., 3 Wochen, rechtes Hüftgelenk
Geschweifter knöcherner Erker bei guter knöcherner Formgebung. Der knorpelige Erker ist etwas verbreitert, aber gut übergreifend.
$\alpha = 62°$
$\beta = 77°$
Hüfttyp Ib

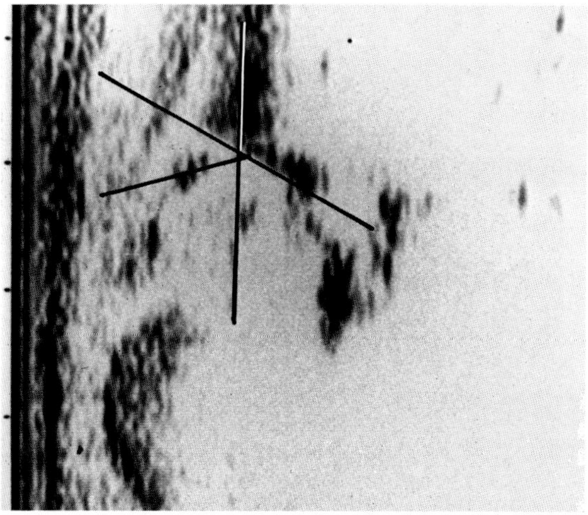

Abb. 10.4. L. A., Neugeborenenhüfte, rechtes Hüftgelenk
Der knöcherne Erker ist geschweift bei guter knöcherner Formgebung. Das Labrum acetabulare ist breit übergreifend. Die Meßlinien sind eingetragen. Die Hilfslinie für die Grundlinie ist durch die hintere Schallauslöschung zart eingezeichnet. Der Hüftkopfkern fehlt noch.
$\alpha = 64°$
$\beta = 70°$
Hüfttyp Ib

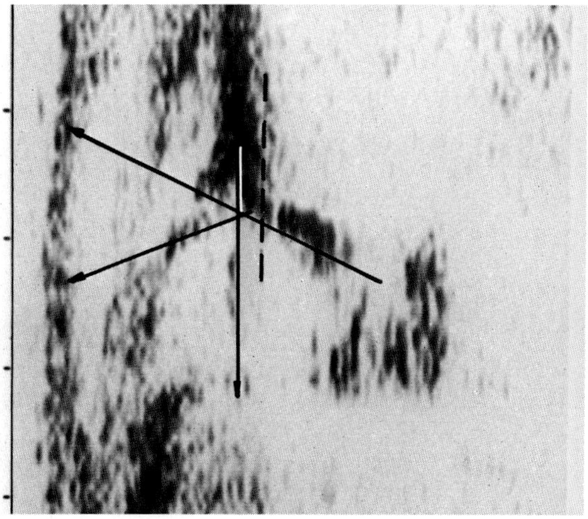

Abb. 10.5. R. S., linkes Hüftgelenk, Monitorbild
Der knöcherne Erker ist eckig konturiert bei guter knöcherner Formgebung. Der knorpelige Erker ist breit übergreifend. Die Meßlinien sind eingezeichnet; die parallel zur Grundlinie verlaufende Hilfslinie durch die hintere Schallauslöschung ist ebenfalls eingezeichnet.
$\alpha = 64°$
$\beta = 72°$
Hüfttyp Ib

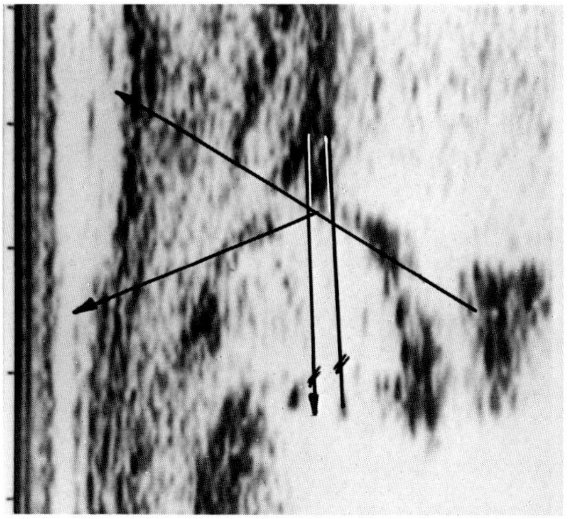

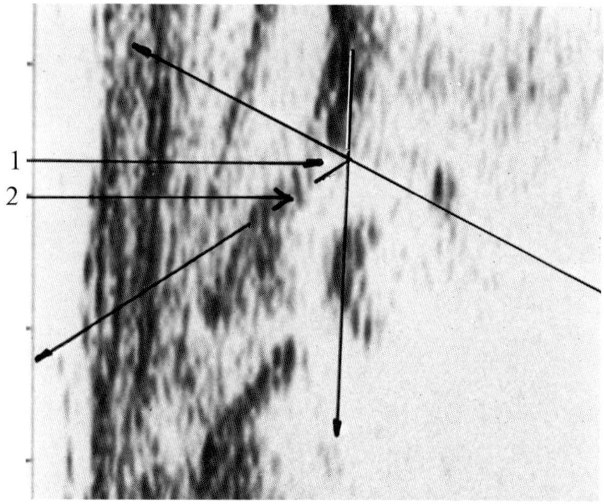

Abb. 10.6. R. P., 9 Monate, rechtes Hüftgelenk
Eckig ausgebildeter knöcherner Erker bei sehr guter knöcherner Formgebung. Der knorpelige Erker ist schmal und übergreifend. Die Meßlinien sind korrekt eingetragen, die Grundlinie wurde durch die hintere Schallauslöschung gelegt. Man findet ein typisches Halbmondphänomen.
$\alpha = 65°$
$\beta = 55°$
Hüfttyp I a
1 Knorpelig präformiertes Pfannendach mit gut ausgeprägtem Perichondriumloch
2 Labrum acetabulare

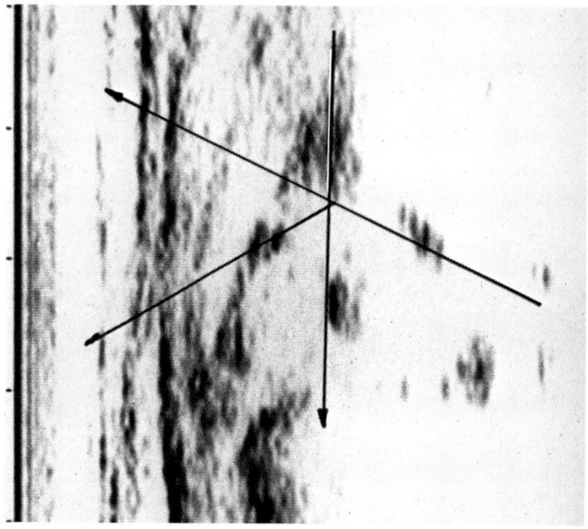

Abb. 10.7. M. P., 4 Monate, rechtes Hüftgelenk
Der knöcherne Erker ist eckig und gut konturiert, die knöcherne Formgebung gut, der knorpelige Erker schmal übergreifend.
$\alpha = 65°$
$\beta = 66°$
Hüfttyp I b

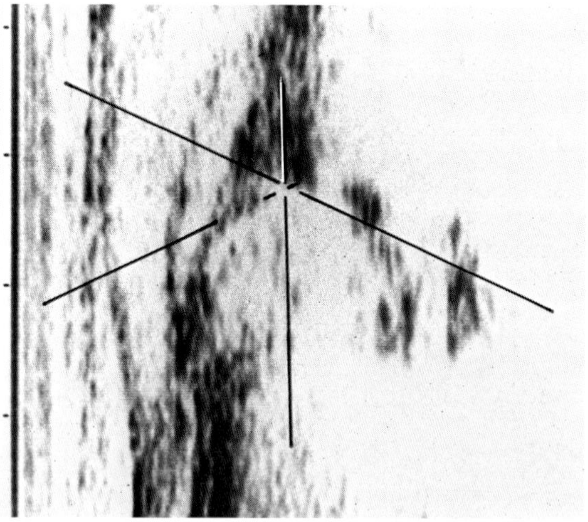

Abb. 10.8. W. P., 5 Wochen, rechtes Hüftgelenk
Gut ausgebildeter, eckiger knöcherner Erker, ebenfalls gute knöcherne Formgebung, knorpeliger Erker gut übergreifend.
$\alpha = 65°$
$\beta = 68°$
Hüfttyp I b

Abb. 10.9. K. S., 9 Monate, linkes Hüftgelenk, Monitorbild
Der knöcherne Erker ist eckig und gut konturiert, die knöcherne Formgebung gut. Der knorpelige Erker ist schmal und übergreifend.
Hüfttyp I
Der Unterrand des Os ilium wurde mit einem Querstrich markiert (1)
2 Gewebe der Fossa acetabuli
3 Labrum acetabulare

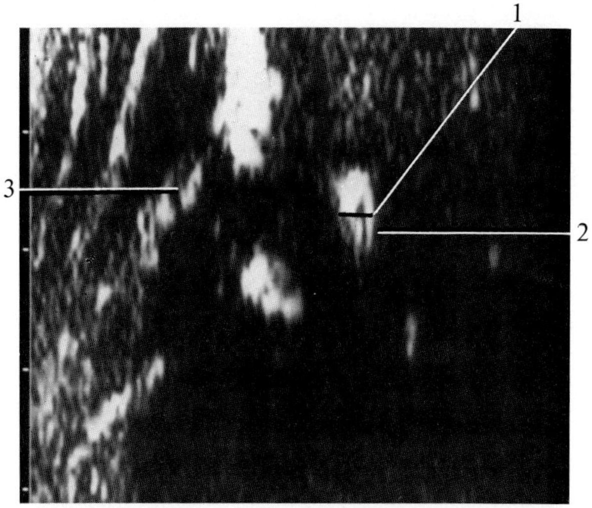

Abb. 10.10. Derselbe Patient wie in Abb. 10.7, aber rechtes Hüftgelenk, Monitorbild
Auch hier ist der knöcherne Erker gut ausgebildet, jedoch etwas geschweift bei guter knöcherner Formsicherung. Das knorpelige Pfannendach ist schmal, spitz und übergreifend. Der Unterrand des Os ilium ist nicht sehr gut dargestellt.
1 Knorpelig präformiertes Pfannendach (= Knorpelerker)
2 Labrum acetabulare

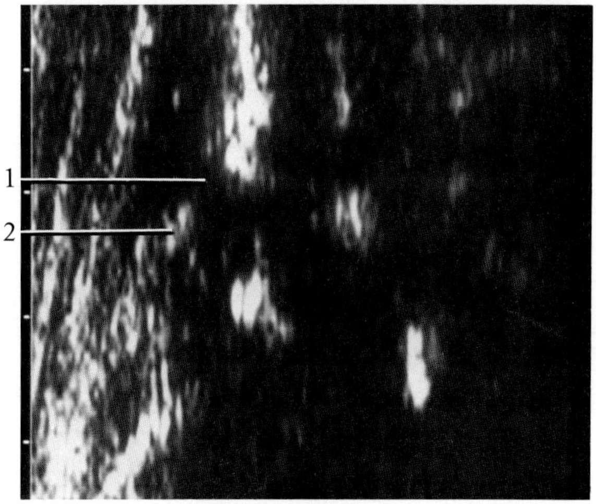

Abb. 10.11. N. R., 8 Monate, rechtes Hüftgelenk
Der knöcherne Erker ist eckig, die knöcherne Formgebung gut, das knorpelige Pfannendach schmal und übergreifend. Die Grundlinie ist falsch eingezeichnet, da sie nicht durch den oberen Kontaktpunkt zwischen Perichondrium und Os ilium gelegt wurde. Die korrekte Grundlinie wird durch die hintere Schallauslöschung in Form der Hilfslinie dargestellt. Die Pfannendachlinie schneidet die Gewebsanteile der Fossa acetabuli korrekt ab. Der Übergang von Os ilium zum Gewebe der Fossa acetabuli ist durch den Schallsprung gekennzeichnet.
1 Oberer Kontaktpunkt
2 Grundlinie (falsch)
3 Hilfslinie

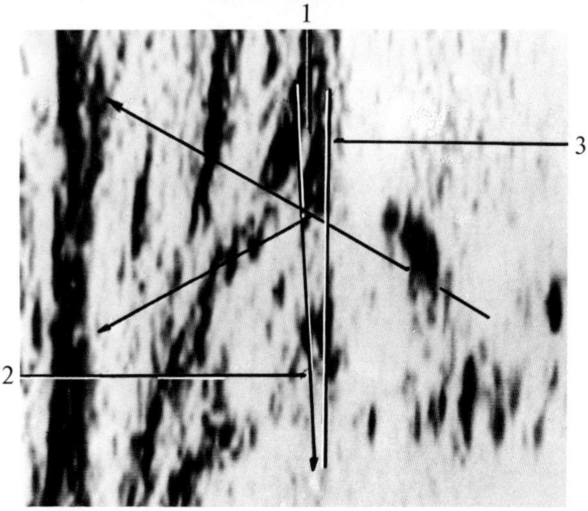

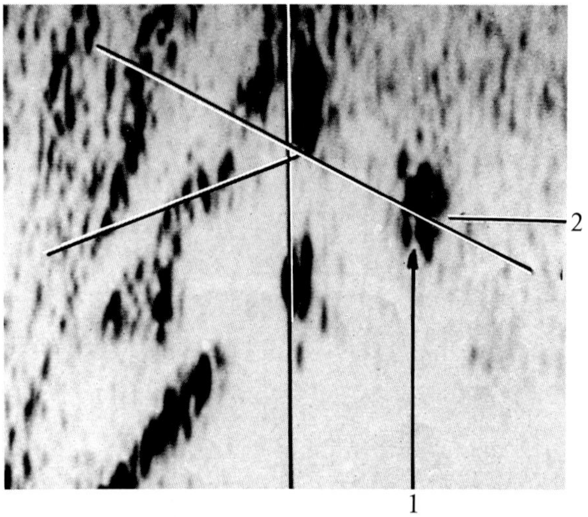

Abb. 10.12. A. K., 5 Monate, linkes Hüftgelenk
Der knöcherne Erker ist eckig, die knöcherne Formgebung gut, der knorpelige Erker etwas breit, aber übergreifend. Die Pfannendachlinie wurde genau durch die Taillierung (2) gelegt, dabei werden die ausgefransten Echos (1), die der Fossa acetabuli zugehören, korrekt abgeschnitten. Die Ausstellungslinie wurde richtigerweise durch das Labrum acetabulare gelegt.

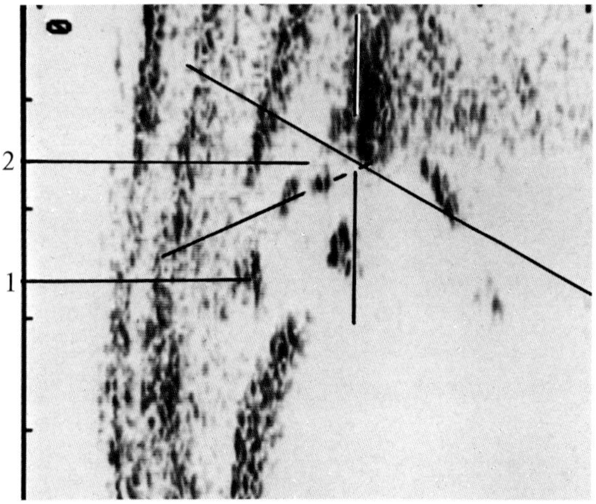

Abb. 10.13. E. R., 4,5 Monate, linkes Hüftgelenk
Eckiger knöcherner Erker bei guter knöcherner Formgebung, der Knorpelerker schmal und übergreifend.
$\alpha = 62°$
$\beta = 65°$
Hüfttyp I b
1 Umschlagfalte
2 Perichondrium

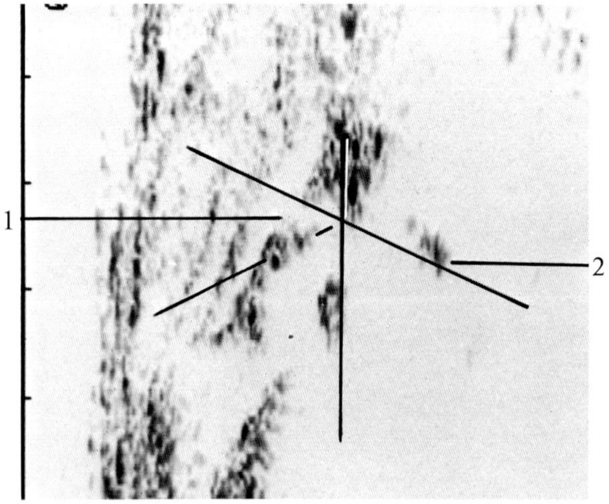

Abb. 10.14. E. T., 4 Monate, rechtes Hüftgelenk
Der knöcherne Erker ist eckig, die knöcherne Formgebung gut, der Knorpelerker von normaler Form und Struktur. Sehr gut dargestelltes Labrum acetabulare.
$\alpha = 67°$
$\beta = 65°$
Hüfttyp I b
1 Perichondriumloch
2 Os ilium

Abb. 10.15. U. K., 6 Monate, rechtes Hüftgelenk, Monitorbild
Der knöcherne Erker ist eckig, die knöcherne Formgebung gut, der knorpelige Erker ist schmal und übergreifend.
1 Eckiger knöcherner Erker
2 Labrum acetabulare
Hüfttyp I

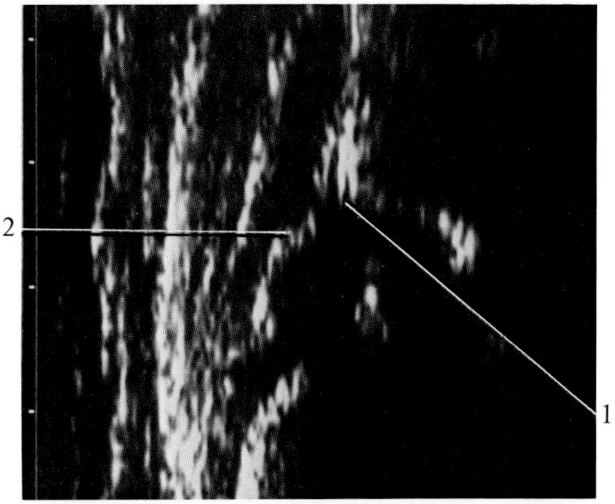

Abb. 10.16. Derselbe Patient wie in Abb. 10.15, linkes Hüftgelenk, Monitorbild
Im Vergleich zur rechten Seite der Abb. 10.15 ist der knöcherne Erker gerundet bei ausreichender knöcherner Formgebung und breitem knorpeligem Pfannendach.
1 Breiter knorpeliger Erker
2 Labrum acetabulare
3 Abgerundeter knöcherner Erker
Die Meßlinien wurden nicht eingetragen.
$\alpha = 57°$
$\beta = 85°$
Hüfttyp II b

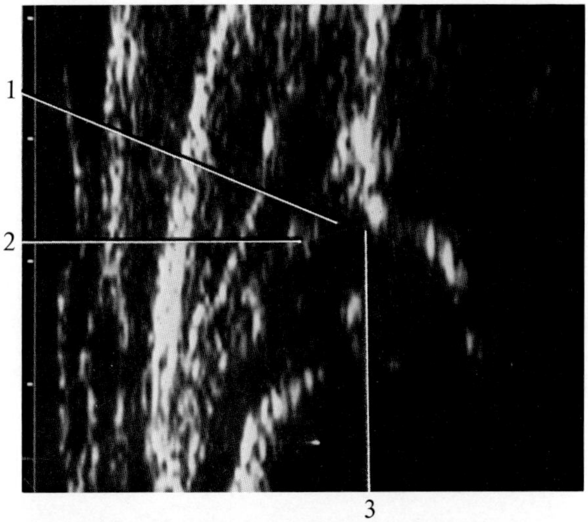

Abb. 10.17. Röntgenbild zu Abb. 10.15 und 10.16
Die linke Seite mit dem Pfannendachwinkel von 29° entspricht der Abb. 10.16 (sonographisch Typ II b).

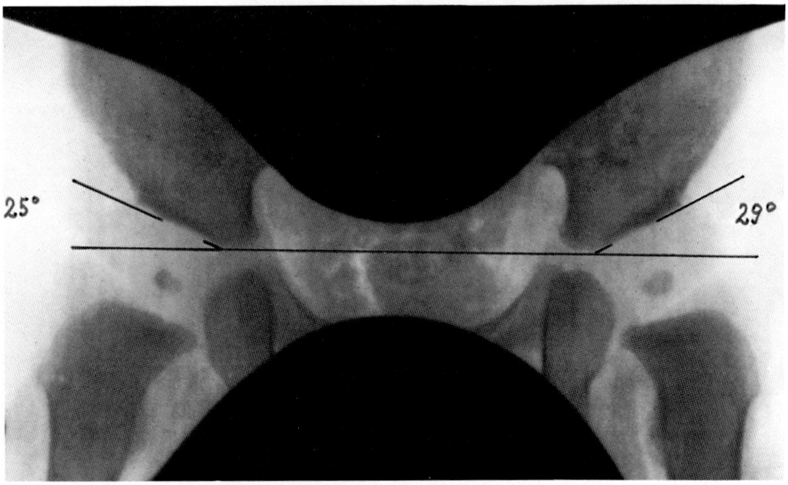

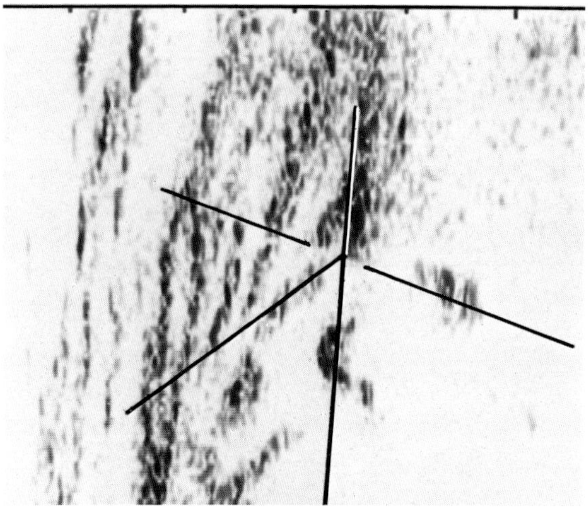

Abb. 10.18. S. S., 7 Monate, rechtes Hüftgelenk
Eckiger, scharf konturierter knöcherner Pfannenerker mit guter knöcherner Formgebung. Die knorpelige Überdachung ist dreieckförmig, spitz zulaufend. Hüftkopfkernentwicklung mit Halbmondphänomen.
$\alpha = 70°$
$\beta = 50°$
Hüfttyp Ia

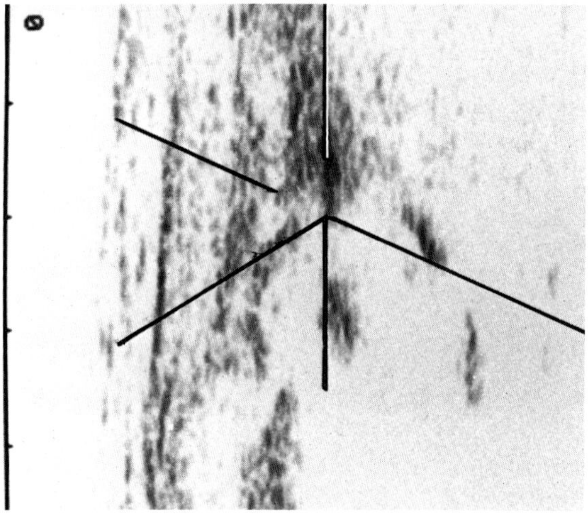

Abb. 10.19. E. A., 7 Monate, rechtes Hüftgelenk
Der knöcherne Pfannenerker ist pfeilartig scharf konturiert. Die knöcherne Formgebung ist sehr gut entwickelt. Das knorpelige Pfannendach ist echoarm, dreieckförmig und zieht nach kaudal distal. Insgesamt ausgereifte Hüftpfannenanlage.
$\alpha = 65°$
$\beta = 56°$
Hüfttyp Ib

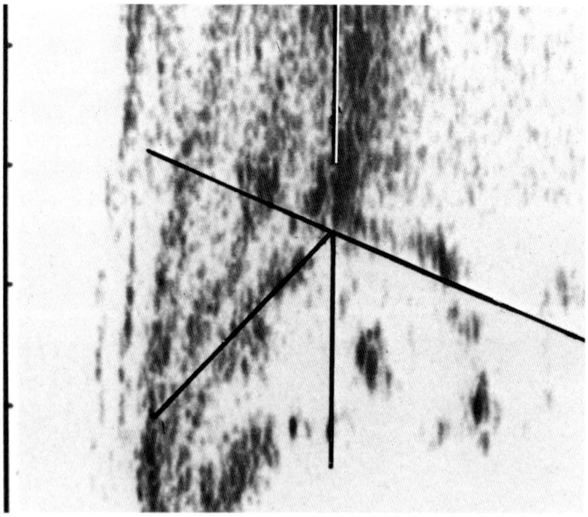

Abb. 10.20. S. D., 4 Monate, rechtes Hüftgelenk
Eckiger, gut konturierter knöcherner Pfannenerker mit guter Ausformung des Azetabulums. Die knöcherne Form der Hüftpfannenanlage ist ausgereift. Das knorpelige Pfannendach ist schmalbasig dreieckförmig und zieht nach kaudal distal.
$\alpha = 68°$
$\beta = 46°$
Hüfttyp Ia

Abb. 10.21. W. S., 6 Monate, linkes Hüftgelenk
Eckiger, scharfkonturierter knöcherner Pfannenerker mit Schallschattenbildung. Das Pfannendach ist gut ausgebildet. Die pfannendachergänzenden, knorpeligen Anteile sind echoarm, dreieckförmig und übergreifend. Der Hüftkopf steht zentriert und ist knöchern und knorpelig gut überdacht, beginnende Kopfkernentwicklung.
$\alpha = 66°$
$\beta = 53°$
Hüfttyp Ia
1 Richtige Pfannendachlinie
2 Falsch eingezeichnete Pfannendachlinie

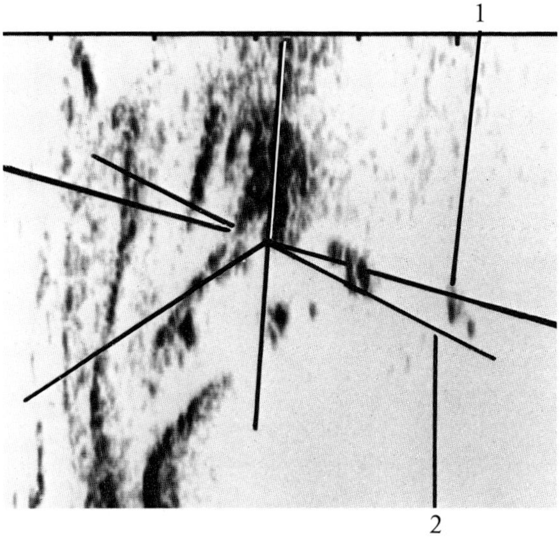

Abb. 10.22. D. S., 8 Monate, rechtes Hüftgelenk
Knöcherner Erker eckig mit Schallschattenbildung und guter Pfannendachentwicklung, übergreifendes, spitz zulaufendes, knorpeliges Pfannendach. Der Hüftkopf steht zentriert, die Kopfkernentwicklung zeigt bereits ein Halbmondphänomen. Sonographisch voll ausgereifte Hüfte. Auch meßtechnisch ist die Hüfte voll ausgereift. Der Knochenwinkel α beträgt 68°, der Knorpelausstellwinkel β 50°.
Hüfttyp Ia

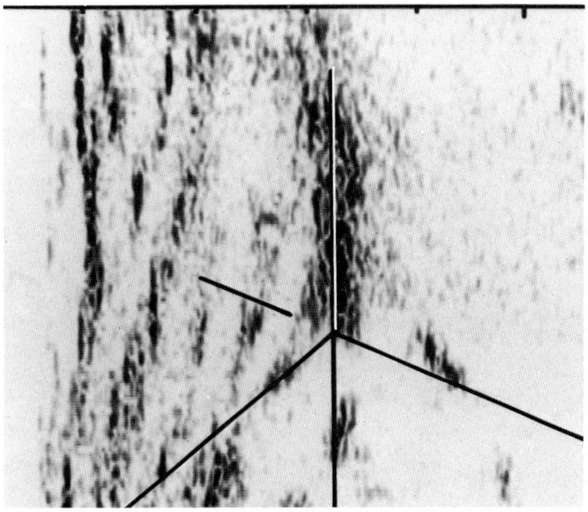

Abb. 10.23. P. P., 5 Monate, rechtes Hüftgelenk
Eckig konturierter knöcherner Pfannenerker mit breiter Schallschattenbildung. Das knorpelige Pfannendach übergreift den Hüftkopf und zieht mit dem Labrum acetabulare als kaudale Begrenzung nach unten außen. Die sonographische Struktur des hyalinknorpeligen Pfannendachs ist echoarm. Beginnende Kopfkernentwicklung.
Hüfttyp Ia

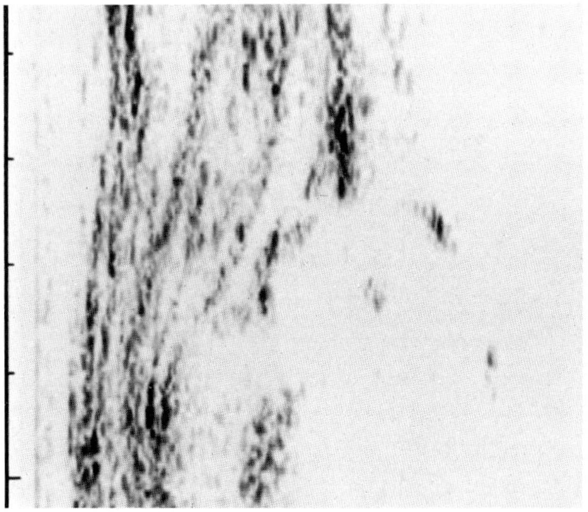

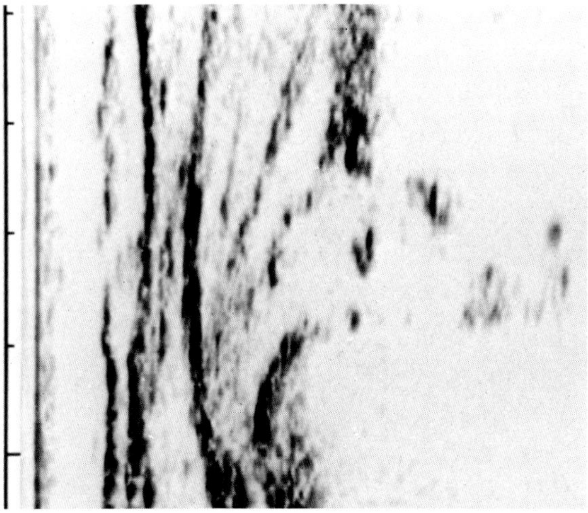

Abb. 10.24. B. K., 3 Monate, linkes Hüftgelenk Ausgereiftes Hüftgelenk. Der knöcherne Pfannenerker ist pfeilerartig scharf konturiert; bereits deutliche Schallschattenbildung hinter dem knöchernen Pfannenerker. Der pfannendachergänzende knorpelige Anteil ist echoarm und übergreifend. Zentriert stehender Hüftkopf mit sehr guter knöcherner und knorpeliger Überdachung. Beginnende Hüftkopfkernentwicklung. Die Knorpel-Knochen-Grenze verläuft noch bogenförmig und kann mit einzelnen Schallpalisaden bis in die Tiefe der Fossa acetabuli verfolgt werden.

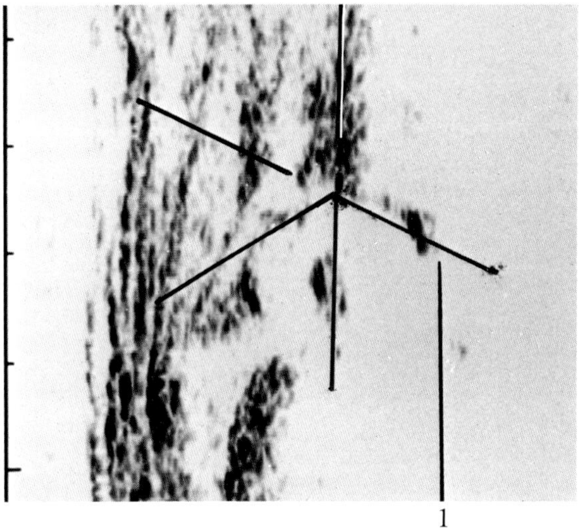

Abb. 10.25. R. E., 5,5 Monate, linkes Hüftgelenk Eckiger knöcherner Pfannenerker, gute Ausformung des Azetabulums. Die knorpelartige pfannenergänzende Überdachung zieht nach kaudal distal. Das Labrum acetabulare kann als Echogenität mit Hilfe des Perichondriumlochs identifiziert werden. Die Ausstellinie zieht durch die Mitte dieses „Echoknötchens". Der Hüftkopfkern zeigt ein beginnendes Halbmondphänomen.

$\alpha = 65°$

$\beta = 56°$

1 Mit der Pfannendachlinie abgeschnittene Echos der Fossa acetabuli

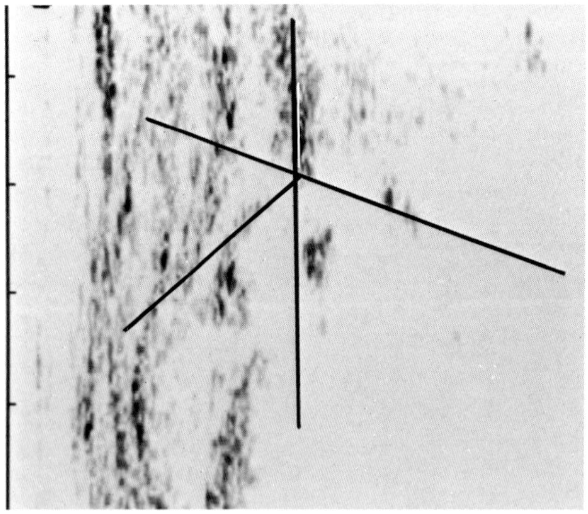

Abb. 10.26. B. M., 8,5 Monate, linkes Hüftgelenk Hüfttyp Ia mit eckigem knöchernem Pfannenerker, breiter Schallschattenbildung und insgesamt guter Ausformung des Azetabulums. Die knorpelige Überdachung ist schmalbasig echoarm und übergreifend. Deutliche Kopfkernentwicklung.

$\alpha = 70°$

$\beta = 49°$

Abb. 10.27. H. L., 7,5 Monate, linkes Hüftgelenk
Hüfttyp I a mit sehr guter knöcherner und knorpeliger Hüftkopfüberdachung. Der knöcherne Erker ist eckig. Breite Schallschattenbildung durch den knöchernen Pfannenerker, schmalbasiges, übergreifendes, echoarmes knorpeliges Pfannendach, beginnende Kopfkernentwicklung.

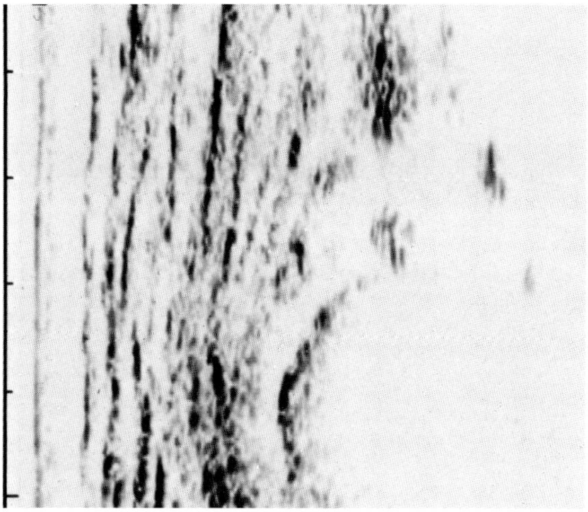

Abb. 10.28. G. P., 1 Tag, rechtes Hüftgelenk
Überdurchschnittlich gut entwickelte Hüftpfannenanlage bei einem Neugeborenen. Der knöcherne Erker ist lediglich noch leicht geschweift. Die Ausformung des Azetabulums ist sehr gut. Das echoarme hyalinknorpelige Pfannendach zieht dreieckförmig weit über den Hüftkopf hinweg. Das Labrum acetabulare findet sich als Echogenität der Gelenkkapsel innen anhängend. Infolge der Schweifung des knöchernen Pfannenerkers haben die Meßlinien zur Ermittlung der Winkelparameter keinen gemeinsamen Schnittpunkt..
$\alpha = 65°$
$\beta = 55°$

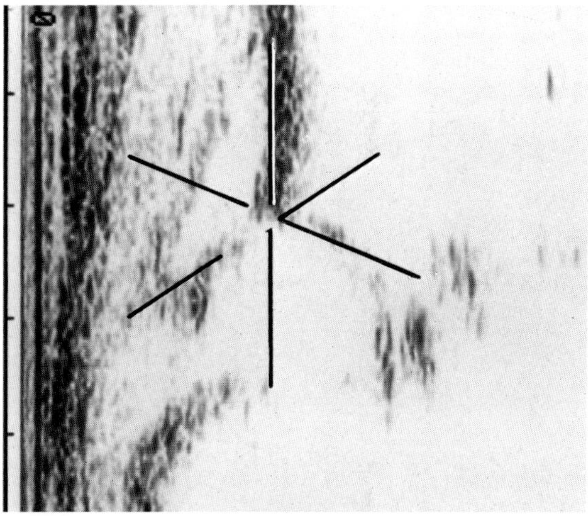

Abb. 10.29. G. M., 7,5 Monate, rechtes Hüftgelenk
Das Sonogramm läßt bereits auf den ersten Blick erkennen, daß eine ausgereifte Hüftpfannenanlage vorliegt. Der knöcherne Erker zeichnet sich scharf und eckig ab. Es folgt hinter dem knöchernen Erker eine breite Schallschattenbildung als Hinweis für eine sehr gute knöcherne Formgebung. Die knorpelige Überdachung ist schmalbasig übergreifend. Der Hüftkopfkern ist darstellbar.
Hüfttyp I a
1 Gelenkkapsel
2 Labrum acetabulare
3 Perichondrium
4 Darmbeinperiost

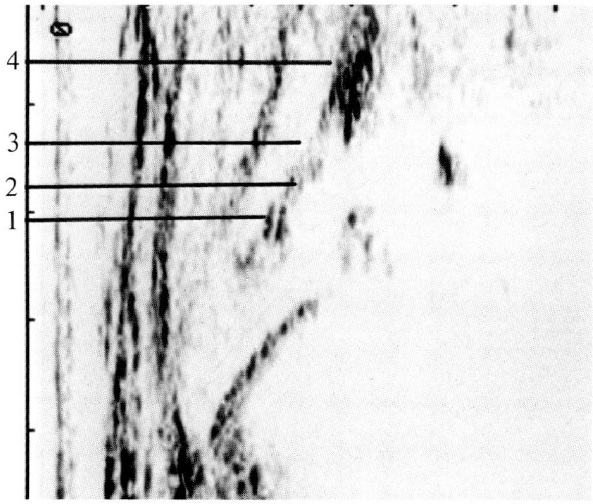

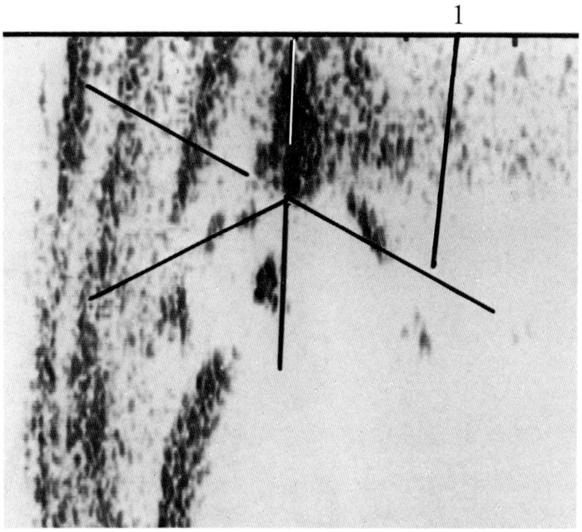

Abb. 10.30. W. S., 8 Monate, rechtes Hüftgelenk Eckig konturierter knöcherner Pfannenerker, gute knöcherne Formgebung. Der Knochenwinkel α beträgt 64°. Das knorpelige Pfannendach ist insgesamt klein. Es ist jedoch nicht abgedrängt und in der Struktur nicht verdichtet. Der Ausstellwinkel β beträgt 60°. Bei guter knöcherner Formgebung mit einem α-Winkel von über 60° und einer Knorpelausstellung von über 55° liegt ein Hüfttyp I b vor.

1 Durch die Pfannendachlinie abgeschnittene Echos der Fossa acetabuli

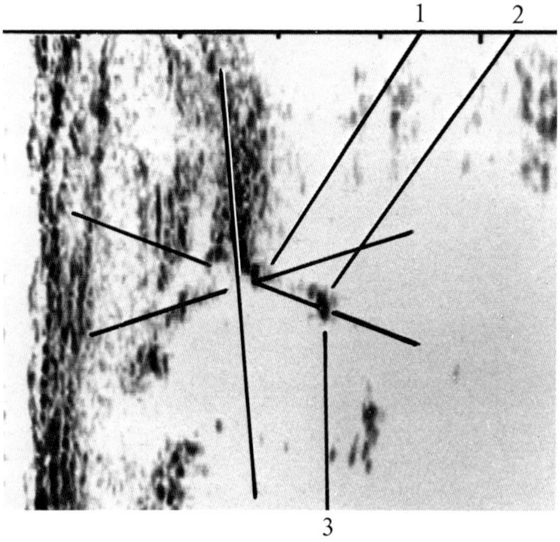

Abb. 10.31. D. P., 3,5 Monate, linkes Hüftgelenk Leicht geschweifter knöcherner Pfannenerker bei insgesamt jedoch guter knöcherner Überdachung. Der Knochenwinkel α beträgt 65°. Das knorpelige Pfannendach ist dreieckförmig echoarm und zieht nach lateral unten. Der Knorpelausstellwinkel β beträgt 75°, es liegt ein Hüfttyp I b vor.

1 Umschlagpunkt
2 Unterrand des Os ilium
3 Abgeschnittene Echos der Fossa acetabuli

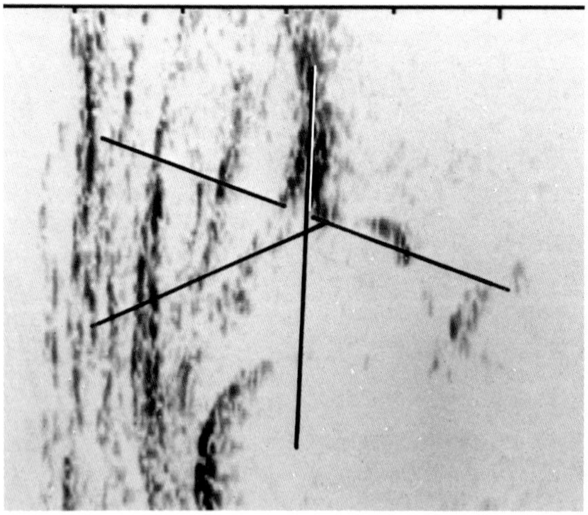

Abb. 10.32. T. B., 4 Monate, linkes Hüftgelenk Gering geschweifter knöcherner Pfannenerker bei guter Ausformung des Azetabulums. Das knorpelige Pfannendach ist sonographisch echoarm und zieht ohne Abdrängung nach lateral unten. Der Hüftkopf steht zentriert, noch keine Kopfkernentwicklung. Bedingt durch die leichte Schweifung des knöchernen Pfannenerkers schneiden sich die 3 Meßlinien nicht in einem Punkt.

$\alpha = 70°$
$\beta = 65°$
Hüfttyp I b

Abb. 10.33. J. C., 4 Wochen, linkes Hüftgelenk
Altersentsprechend sehr gut entwickeltes Hüftgelenk mit lediglich noch geringer Schweifung des knöchernen Pfannenerkers bei schon guter knöcherner Hüftkopfüberdachung. Pfannenergänzend zieht das knorpelige Pfannendach ohne Abdrängung nach unten. Die Struktur des knorpeligen Pfannendachs ist echoarm. Die Hüftkopfkernentwicklung hat noch nicht begonnen.
$\alpha = 65°$
$\beta = 70°$
Hüfttyp I b
1 Gewebe der Fossa acetabuli
2 Os ischii

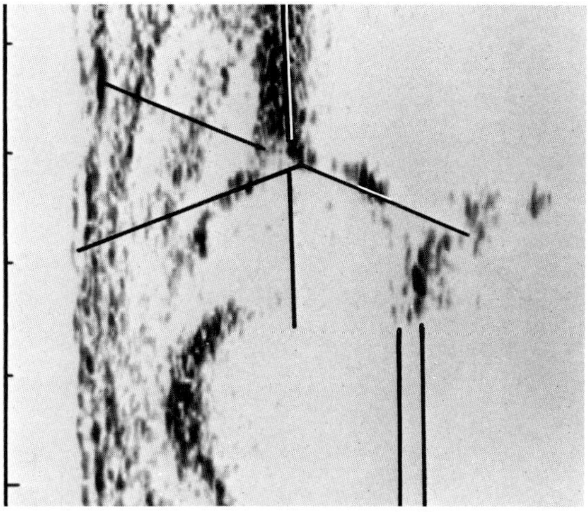

Abb. 10.34. K. R., 8 Wochen, rechtes Hüftgelenk
Im Sonogramm ist gut zu erkennen, daß der Hüftkopf von der knöchernen und knorpeligen Hüftpfanne in der Gesamtheit gut umschlossen wird. Als Zeichen der noch physiologischen Unreife ist der knöcherne Pfannenerker noch leicht geschweift.
1 Labrum acetabulare
2 Geschweifter knöcherner Pfannenerker
3 Schallschattenbildung am Umschlagpunkt
4 Unterrand des Os ilium
5 Gewebe der Fossa acetabuli

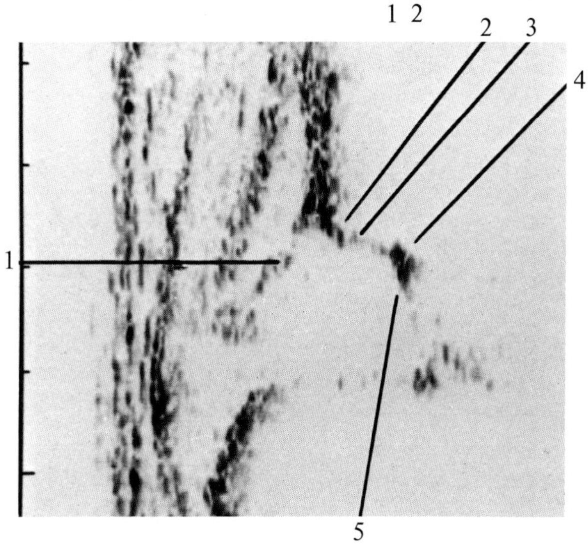

Abb. 10.35. Gleiches Sonogramm wie in Abb. 10.34 mit eingezeichneten Meßlinien
In der Aufnahme ist zu erkennen, daß die Pfannendachlinie vom Unterrand des Os ilium tangential an den lateralsten Punkt des geschweiften knöchernen Erkers angelegt wurde. Die Pfannendachlinie schneidet am Unterrand des Os ilium die Echos vom Bindegewebe der Fossa acetabuli ab. Die Grundlinie verläuft parallel zur hinteren Schallauslöschung an der Kontaktstelle von Knochen und Knorpel. Die Ausstellungslinie zieht vom Umschlagpunkt mitten durch die Echos des Labrum acetabulare.

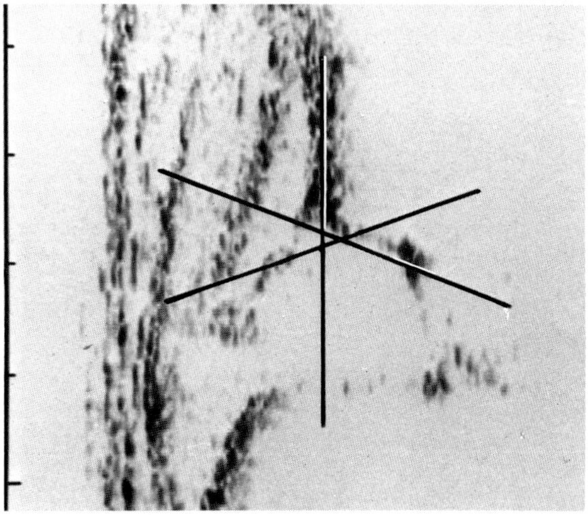

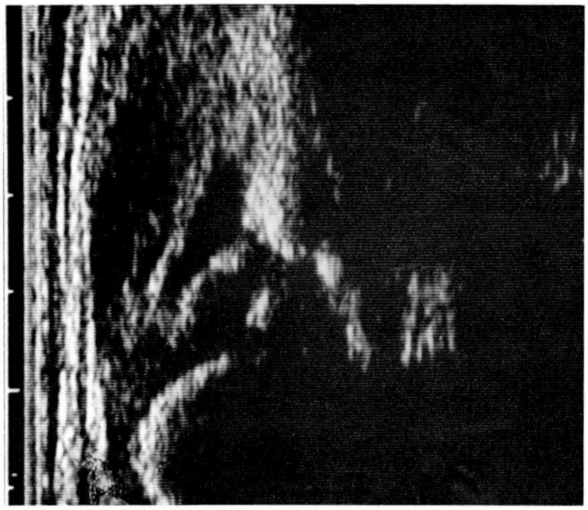

Abb. 10.36. B. A., 1 Tag, rechtes Hüftgelenk, Monitorbild
Leicht gerundeter knöcherner Pfannenerker mit guter knöcherner Formgebung. Der knöcherne Defekt im Bereich der Rundung wird durch ein verbreitertes Pfannendach kompensiert. Der Hüftkopf steht zentriert und ist insgesamt knöchern und knorpelig ausreichend gut überdacht; auffallend deutliche Kopfkernentwicklung. Der Knochenwinkel α liegt bei 62°. Bedingt durch die leichte Rundung im Erkerbereich erhöht sich der Knorpelwinkel β auf nahezu 80°. Hüfttyp I b

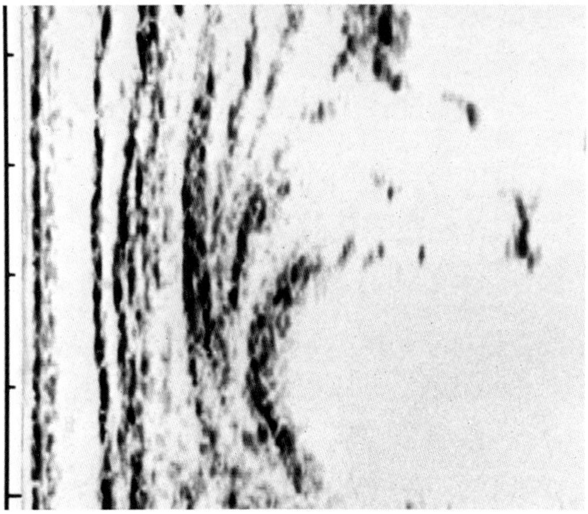

Abb. 10.37. S. T., 7 Monate, linkes Hüftgelenk
Der knöcherne Erker ist geschweift bei guter knöcherner Formgebung, der Knorpelerker breit und übergreifend. Der Hüftkopfkern ist bereits angelegt. Die Meßlinien wurden nicht eingezeichnet, um die deutliche Schweifung des knöchernen Erkern nicht zu verdecken.
α = 64°
β = 70°
Hüfttyp I b

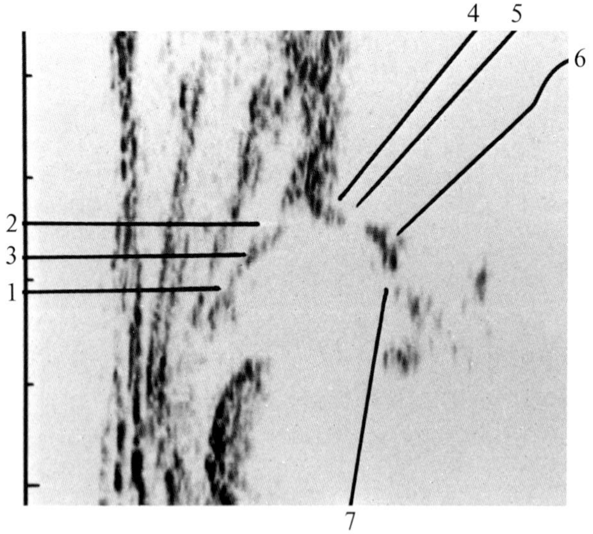

Abb. 10.38. K. R., 4 Wochen, linkes Hüftgelenk
Leichte Schweifung des knöchernen Pfannenerkers bei gut ausgeformtem knöchernem Pfannendach. Das knorpelige Pfannendach ist übergreifend und zieht nach lateral unten. Noch keine Kopfkernentwicklung, insgesamt sehr gut entwickeltes Hüftgelenk.
1 Gelenkkapsel
2 Perichondriumloch
3 Labrum acetabulare
4 Geschweifter knöcherner Erker
5 Schallschatten
6 Taillierung
7 Echos der Fossa acetabuli

Abb. 10.39. Dasselbe Sonogramm wie in Abb. 10.38 mit eingezeichneten Winkelparametern:
1 Grundlinie mit Hilfslinie
2 Abgeschnittene Echos der Fossa acetabuli
$\alpha = 66°$
$\beta = 62°$
Hüfttyp I b

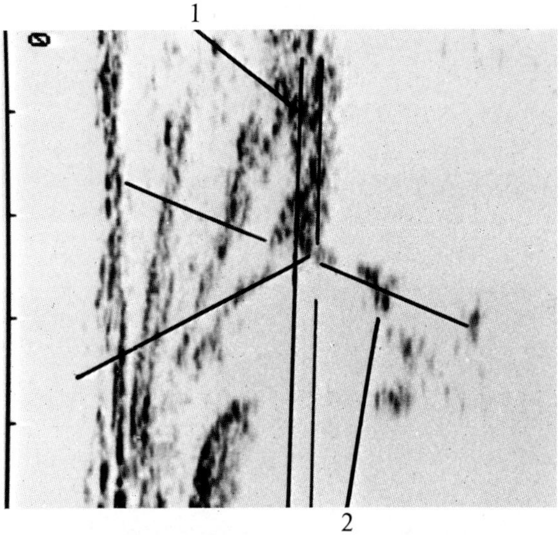

Abb. 10.40. D. K., 9 Monate, rechtes Hüftgelenk, Monitorbild
Leichte Schweifung des knöchernen Pfannenerkers bei jedoch guter Ausformung des Pfannendachs. Die knorpelige Überdachung ist übergreifend und zieht nach lateral unten. Der Hüftkopfkern ist sonographisch nachweisbar. Im Sonogramm eingezeichnete Grund- und Hilfslinie. Die Knorpelausstellinie hat ihren Ursprung an der hinteren Schallauslöschung der Schweifung und zieht durch das Labrum acetabulare. Die korrekt eingezeichnete Pfannendachlinie schneidet die Echos der Fossa acetabuli ab.
$\alpha = 60°$, $\beta = 75°$, Hüfttyp I b

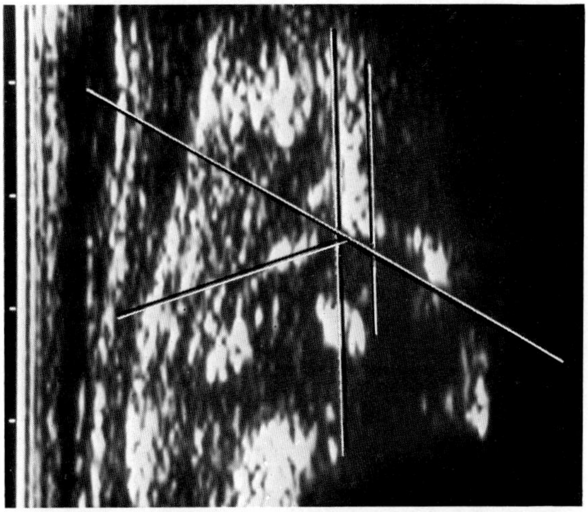

Abb. 10.41. T. S., 7 Monate, linkes Hüftgelenk, Monitorbild
Der knöcherne Erker ist eckig, die knöcherne Formgebung gut, der knorpelige Erker breit übergreifend; Hüftkopfkern vorhanden. Deutlich sichtbar ist der untere Rand des Os ilium, der kelchförmig vom Gewebe der Fossa acetabuli umfaßt wird. Klares und sehr großes Perichondriumloch.
Hüfttyp I
1 Gewebe der Fossa acetabuli, das den Unterrand des Os ilium kelchförmig umgreift
2 Labrum acetabulare

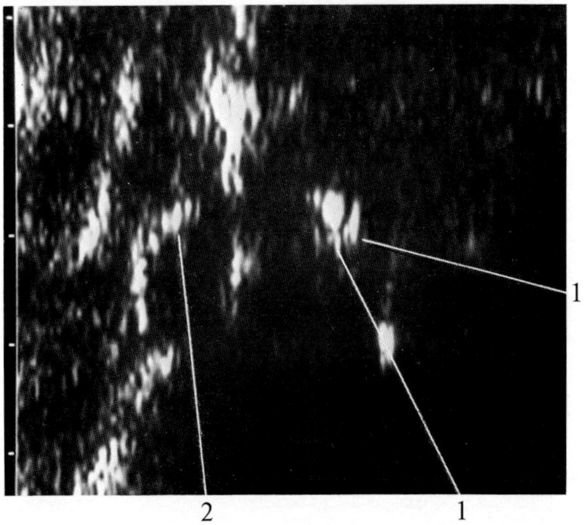

10.2 Hüfttyp II

Der Hüfttyp II a umfaßt physiologisch unreife Hüften unter dem 3. Lebensmonat. Als Feindifferenzierung muß diese Hüfte in Relation zur Zeitskala am Sonometer beurteilt werden.

- Hüfttyp II a – innerhalb der geforderten Mindestreifung
- Hüfttyp II a – der geforderten Mindestreifung nicht entsprechend

Der Hüfttyp II b und der Hüfttyp II g unterscheiden sich durch ihre α-Winkel. II-b-Hüften sind Hüften mit α-Winkeln zwischen 50° und 60°, wenn sie älter als 3 Monate sind.

II-g-Hüften weisen knöchern schlecht ausgeformte Pfannendächer auf mit α-Winkeln zwischen 43° und 50°, die dezentrierungsanfällig sind. Nicht zu verwechseln sind II-g-Hüften mit dem Hüfttyp „Hüfte am Dezentrieren" (α im Gefährdungsbereich, β im Dezentrierungsbereich).

Der Hüfttyp II g und der Hüfttyp „am Dezentrieren" sind unabhängig vom Alter, kommen also in jeder Altersstufe vor.

10.2.1 Hüfttyp II a
(Abb. 10.42–10.69)

Hüftgelenke von Säuglingen, die noch nicht 3 Monate alt sind und deren α-Wert zwischen 50 und 60° liegt, sind physiologisch unreif. Eine Aussage über den Reifungszustand ist nur in Relation zur geforderten altersabhängigen Mindestreifung möglich. Eine Neugeborenenhüfte, die bei der Geburt das Mindestmaß an knöcherner Ausformung von α = 50/51° besitzt, muß kontinuierlich („linear") entsprechend der Zeitskala am Sonometer ausreifen, will sie ihre Chance wahren, im 3. Lebensmonat den geforderten Hüfttyp I mit α = 60° zu erreichen.

Typ-II a-Hüften, die über der geforderten altersmäßigen Mindestreifung liegen, werden als physiologisch unreife Hüften vom Hüfttyp II a **innerhalb** der geforderten Mindestreifung bezeichnet. Hüften, die das geforderte Mindestmaß an Ausreifung entsprechend der Zeitskala nicht erreichen, werden als Hüften vom Hüfttyp II a **unter** der geforderten Mindestreifung klassifiziert.

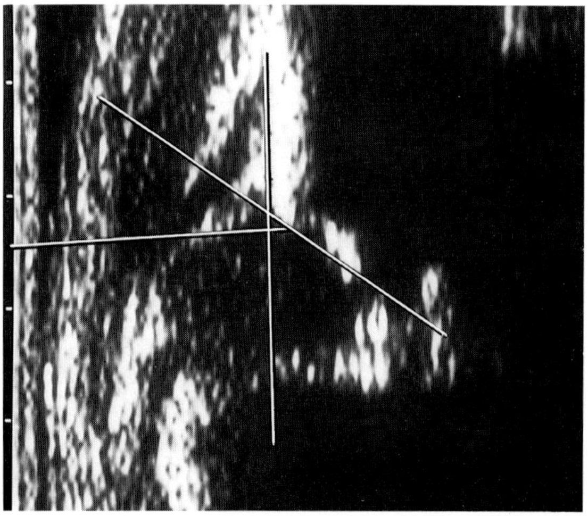

Abb. 10.42. B. A., 2 Monate, linkes Hüftgelenk, Monitorbild
Der knöcherne Erker ist abgerundet, die knöcherne Formgebung noch ausreichend, der Knorpelerker ist breit und übergreifend.
α 55°
β 85°
Hüfttyp II a

Abb. 10.43. B. N., 2 Monate, linkes Hüftgelenk
Der knöcherne Erker ist gerundet, die knöcherne Formgebung ausreichend, der knorpelige Erker ist breit, aber übergreifend.
Hüfttyp IIa (physiologisch unreife Hüfte)
1 Perichondrium
2 Labrum acetabulare
3 Gerundeter knöcherner Erker

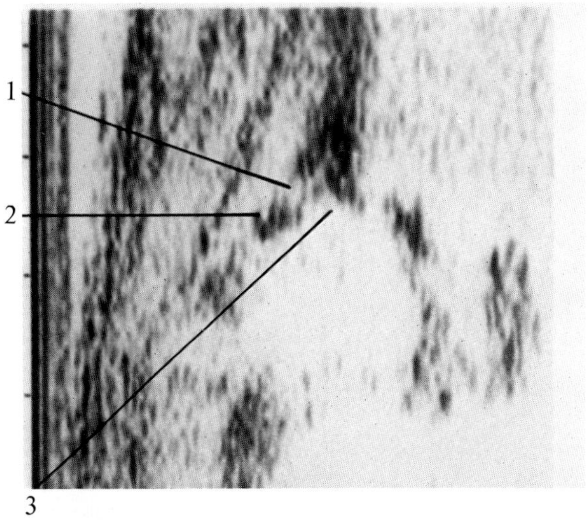

Abb. 10.45. U. I., 4 Wochen, rechtes Hüftgelenk
Der knöcherne Erker ist rund bei ausreichender knöcherner Formgebung und breit übergreifendem knorpeligem Erker. Der Hüftkopfkern fehlt noch, die Meßlinien sind eingezeichnet, die Grundlinie und ihre Hilfslinie durch die hintere Schallauslöschung sind ebenfalls richtig eingezeichnet. Die Ausstellungslinie wurde am Umschlagpunkt angelegt und durch die Mitte des Labrum acetabulare gelegt.
$\alpha = 55°$
$\beta = 70°$
Hüfttyp IIa (innerhalb der geforderten Mindestreifung)

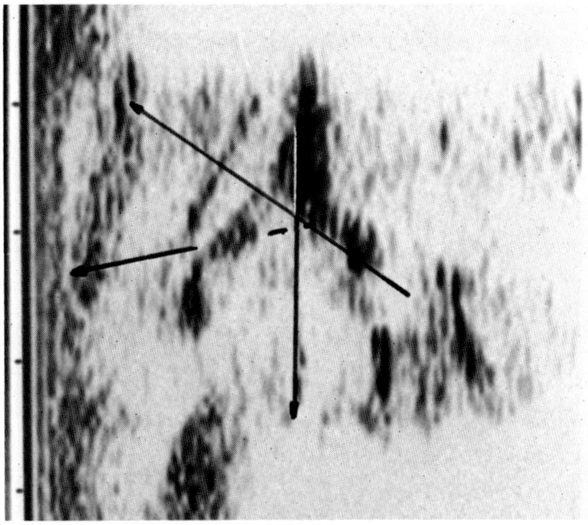

Abb. 10.44. B. I., 10 Tage, linkes Hüftgelenk
Der knöcherne Erker ist stark gerundet bei ausreichender knöchener Formgebung; breiter, aber übergreifender knorpeliger Erker. Die Mindestreifung wurde entsprechend der Zeitskala überschritten.
$\alpha = 55°$
$\beta = 75°$
Hüfttyp IIa

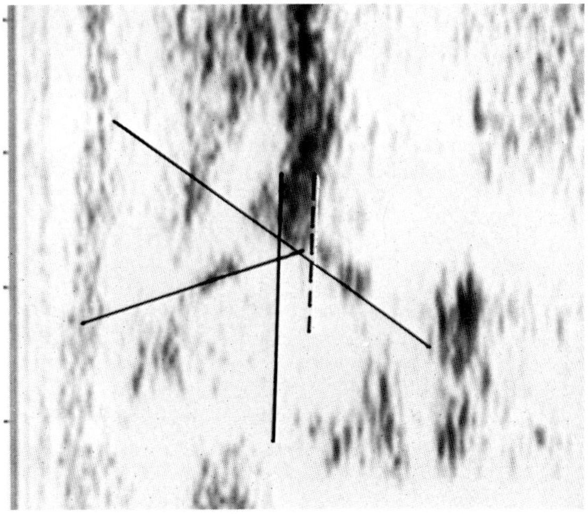

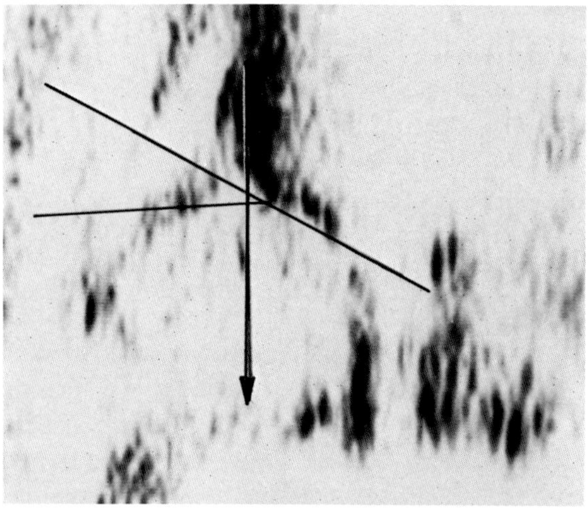

Abb. 10.46. S. A., 11 Tage, linkes Hüftgelenk
Knöcherner Erker deutlich gerundet bei ausreichender knöcherner Formgebung und breitbasig aufsitzendem, aber übergreifendem knorpeligem Erker.
$\alpha = 58°$
$\beta = 86°$
Hüfttyp II a (innerhalb der geforderten Mindestreifung nach der Zeitskala)

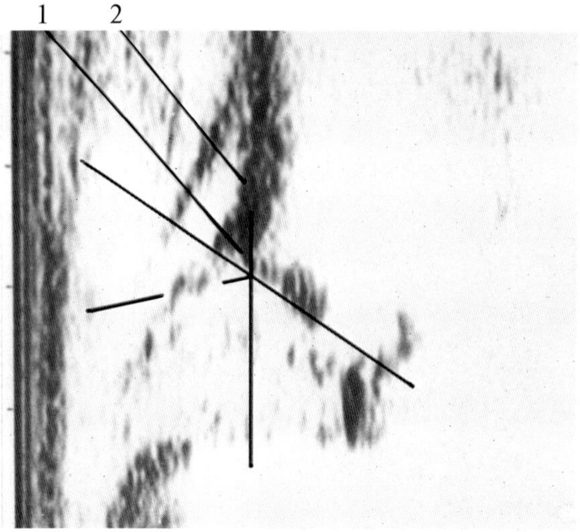

Abb. 10.47. L. M., 17 Tage, rechtes Hüftgelenk
Stark gerundeter knöcherner Erker bei guter knöcherner Formgebung und breitbasig aufsitzendem, aber übergreifendem knorpeligem Erker.
$\alpha = 55°$
$\beta = 79°$
Hüfttyp II a (innerhalb der Zeitreifung)
Das Bild ist nicht ganz korrekt aufgenommen, da die Schnittebene etwas zu weit dorsal angelegt wurde, kenntlich durch den runden, schlaufenförmigen knöchernen Erker (1) und die leichte muldenförmige Konkavität der Fossa acetabuli (2).

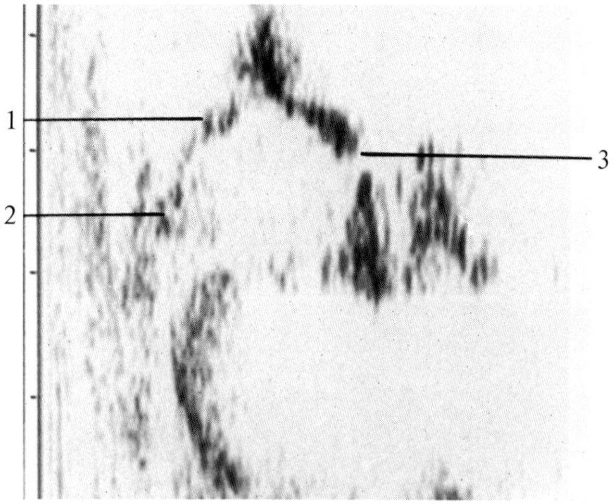

Abb. 10.48. S. L., 5 Wochen, rechtes Hüftgelenk
Deutliche Rundung des knöchernen Erkers bei ausreichender knöcherner Formgebung und breitbasig aufsitzendem, aber übergreifendem knorpeligem Erker.
Hüfttyp II a (Die genaue Zuordnung hinsichtlich der zeitmäßigen Reifung kann ohne Meßlinien nicht durchgeführt werden.)
1 Labrum acetabulare
2 Umschlagfalte
3 Unterrand des Os ilium

Abb. 10.49. B. M., 4 Wochen, linkes Hüftgelenk
Abrundung des knöchernen Pfannenerkers mit ungenügender knöcherner Formsicherung. Die knorpelige Überdachung ist breit, übergreifend und echoarm; noch keine Kopfkernentwicklung.
$\alpha = 54°$
$\beta = 80°$

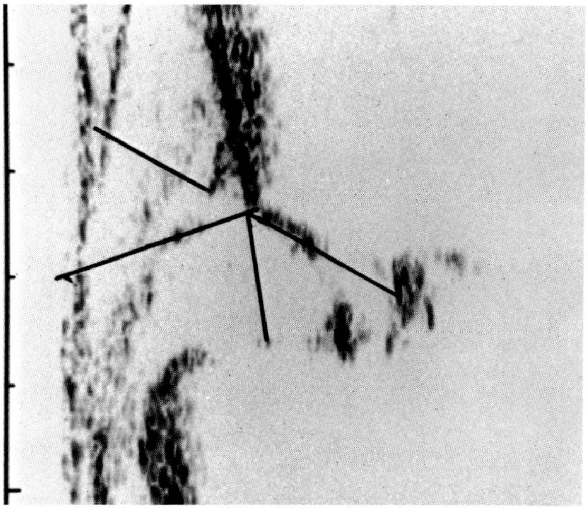

Abb. 10.50. S. N., 3 Wochen, linkes Hüftgelenk
Abrundung des knöchernen Pfannenerkers mit noch nicht ausreichender knöcherner Überdachung. Das knorpelige Pfannendach ist breit. Es zieht jedoch über den Hüftkopf hinweg und führt zu einer guten Gesamtüberdachung; fehlende Kopfkernentwicklung. Im Sonogramm ist die Grundlinie mit Hilfslinie durch die hintere Schallauslöschung eingezeichnet.
$\alpha = 55°$
$\beta = 74°$
Hüfttyp II a

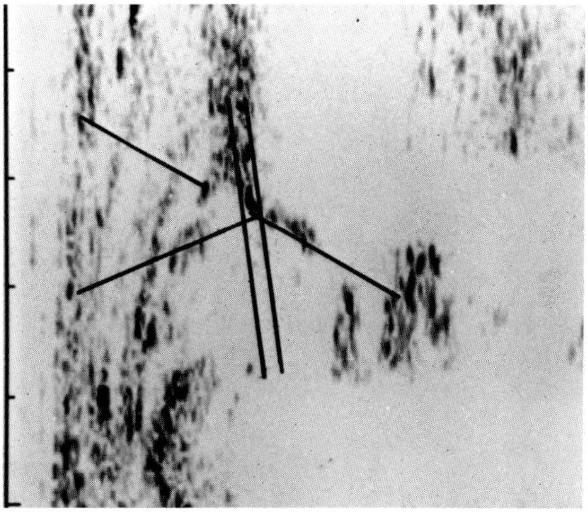

Abb. 10.51. S. D., 8 Wochen, rechtes Hüftgelenk
Der knöcherne Erker ist gerundet, die knöcherne Formgebung nicht ausreichend. Das echoarme knorpelige Pfannendach ist verbreitert, aber übergreifend; noch fehlende Kopfkernentwicklung.
Hüfttyp II a

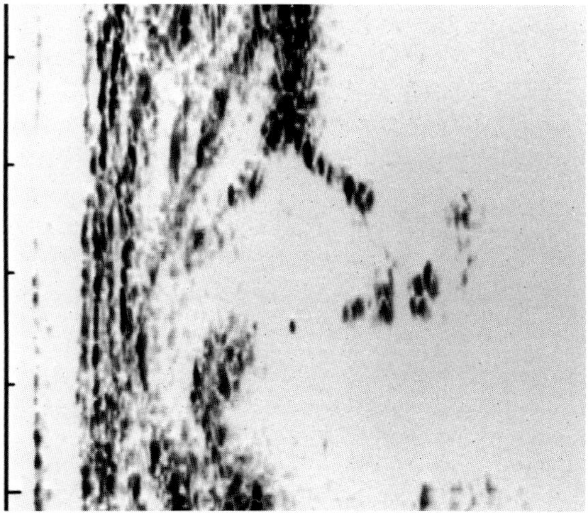

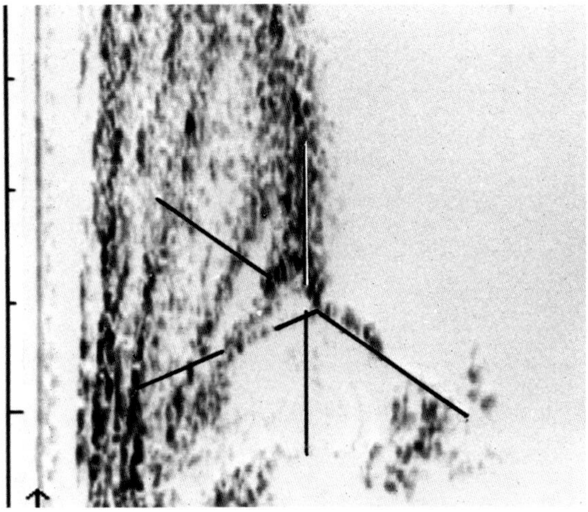

Abb. 10.52. G. E., 4 Wochen, linkes Hüftgelenk
Abgerundeter knöcherner Pfannenerker, mangelhafte knöcherne Formgebung, breit aufsitzendes, echoarmes, übergreifendes knorpeliges Pfannendach. Der Hüftkopf steht zentriert, noch keine Kopfkernentwicklung.
$\alpha = 53°$
$\beta = 68°$
Hüfttyp II a

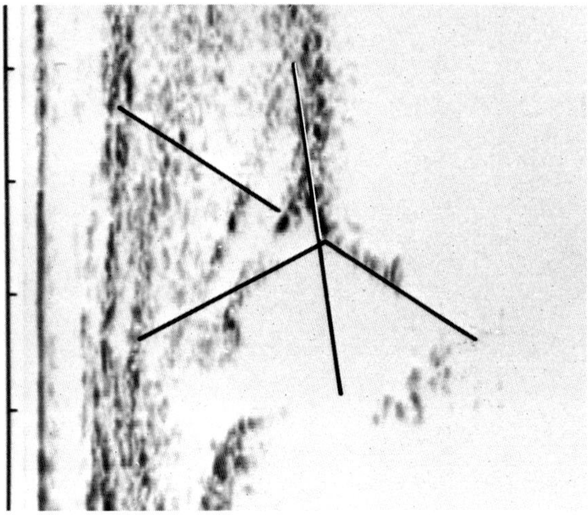

Abb. 10.53. Derselbe Patient wie in Abb. 10.52, rechtes Hüftgelenk
Im Vergleich mit der linken Seite (s. Abb. 10.52) nahezu identische Hüftreifung. Der knöcherne Erker ist auch hier abgerundet. Die knöcherne Formgebung ist noch nicht ausreichend. Das knorpelige Pfannendach zieht nach lateral unten. Es ist in der Struktur echoarm. Noch keine Kopfkernverdichtung.
$\alpha = 51°$
$\beta = 70°$
Hüfttyp II a

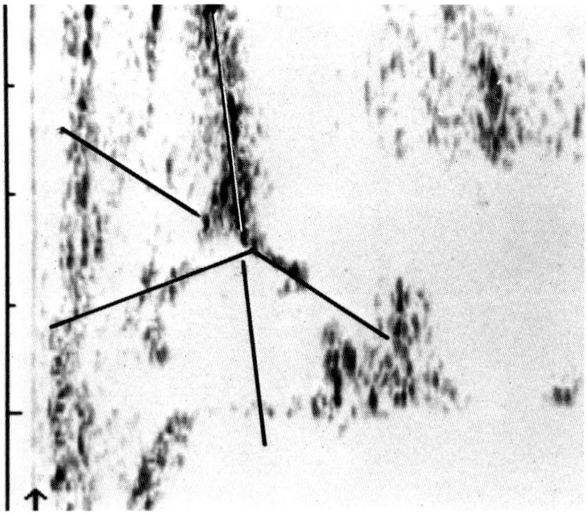

Abb. 10.54. S. N., 3 Wochen, rechtes Hüftgelenk
Deutlich abgerundeter knöcherner Pfannenerker mit schlechter Ausformung des Azetabulums. Das knorpelige Pfannendach ist deutlich verbreitert, es zieht jedoch übergreifend nach außen unten, seine Struktur ist echoarm. Fehlende Kopfkernentwicklung.
$\alpha = 50°$
$\beta = 75°$
Hüfttyp II a

Abb. 10.55. R. S., 3 Wochen, rechtes Hüftgelenk
Abrundung im Bereich des knöchernen Pfannenerkers. Der Defekt wird durch ein breites knorpeliges Pfannendach ausgeglichen. Dieses zieht nach unten außen und ist übergreifend. Die knöcherne Formgebung ist ausreichend, die Gesamtüberdachung knöchern und knorpelig ist jedoch gut. Der Hüftkopf steht zentriert.
$\alpha = 53°$
$\beta = 66°$
Hüfttyp II a

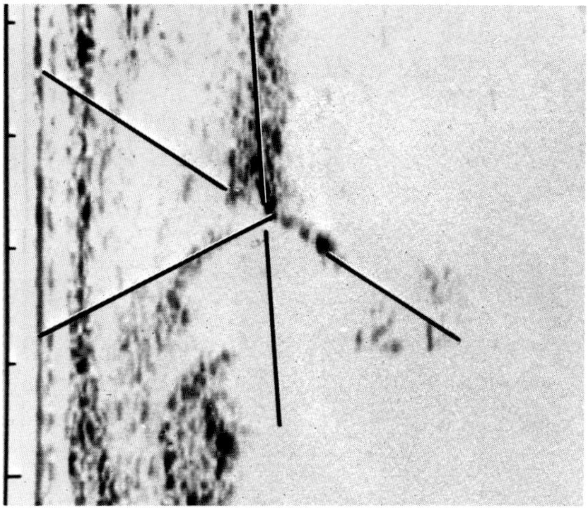

Abb. 10.56. R. S., 7 Wochen, rechtes Hüftgelenk
Abgerundeter knöcherner Pfannenerker mit noch ausreichender knöcherner Hüftkopfüberdachung, übergreifendes, nicht abgedrängtes, echoarmes knorpeliges Pfannendach. Das Labrum acetabulare findet sich am Übergang von Gelenkkapsel zu Perichondrium. Zentriert stehender Hüftkopf, noch keine Kopfkernentwicklung.
$\alpha = 55°$
$\beta = 65°$
Hüfttyp II a

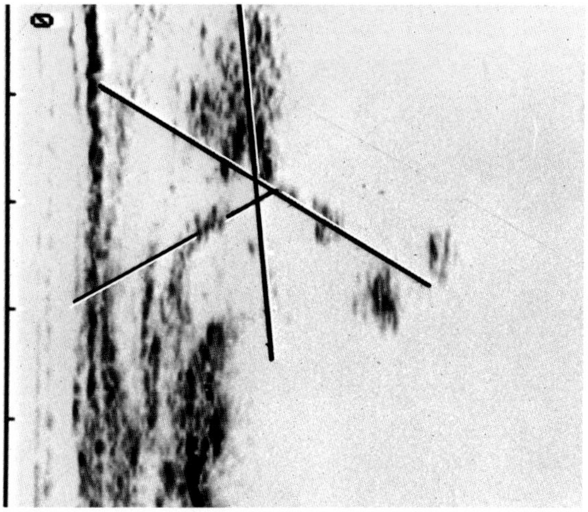

Abb. 10.57. G. E., 3 Wochen, linkes Hüftgelenk
Abgerundeter knöcherner Pfannenerker mit noch ausreichender knöcherner Formsicherung. Breites, übergreifendes knorpeliges Pfannendach, dieses ist in der Struktur echoarm. Noch keine Kopfkernentwicklung. Zentriert stehender Hüftkopf mit insgesamt guter knöcherner und knorpeliger Gesamtüberdachung.
Hüfttyp II a

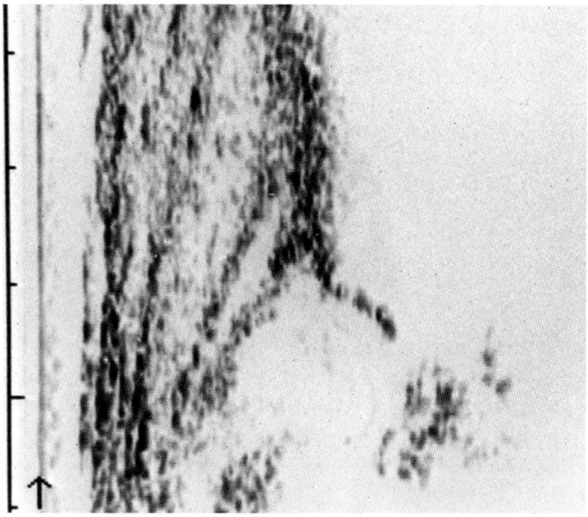

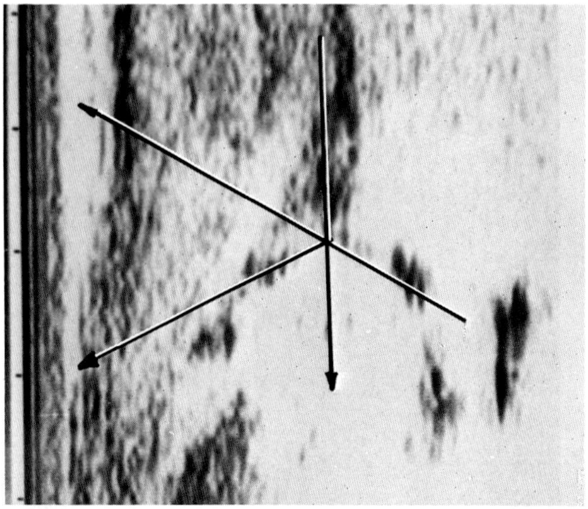

Abb. 10.58. G. M., 2 Monate, rechtes Hüftgelenk
Der knöcherne Erker ist leicht gerundet bei ausreichender knöcherner Formgebung, der knorpelige Erker ist breit, aber übergreifend.
$\alpha = 58°$
$\beta = 65°$
Hüfttyp II a

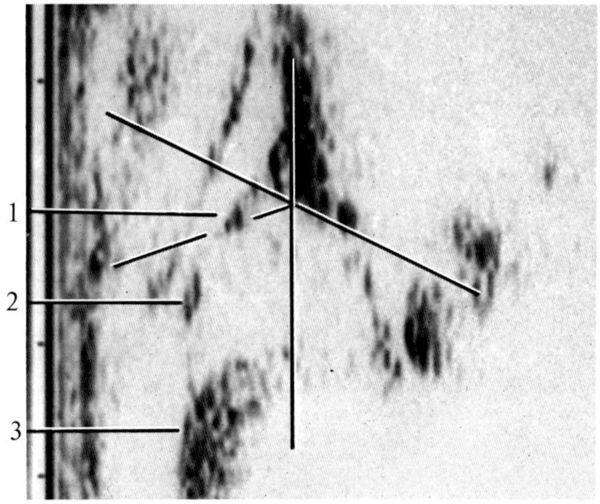

Abb. 10.59. Z. M., Neugeborenenhüfte, rechtes Hüftgelenk
Der knöcherne Erker ist gut konturiert, die knöcherne Formgebung ausreichend, der knorpelige Erker breit übergreifend.
1 Labrum acetabulare
2 Umschlagfalte
3 Knorpel-Knochen-Grenze
$\alpha = 58°$
$\beta = 71°$
Hüfttyp II a

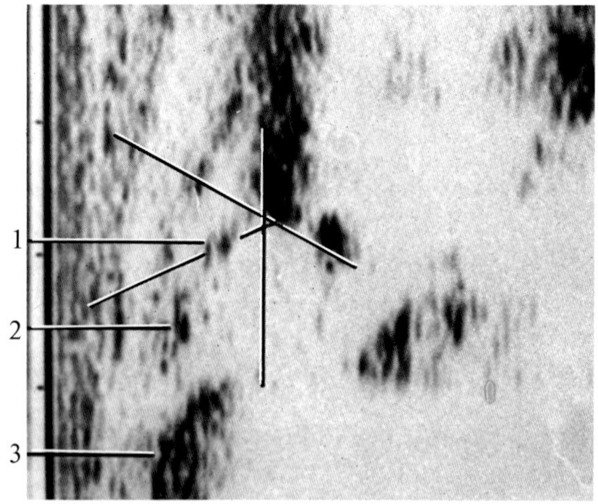

Abb. 10.60. Derselbe Patient wie in Abb. 10.59, jedoch linkes Hüftgelenk
Der knöcherne Erker ist geschweift bei guter knöcherner Formgebung, der knorpelige Erker ist etwas schmaler und übergreifender als in Abb. 10.59.
1 Labrum acetabulare
2 Umschlagfalte
3 Knorpel-Knochen-Grenze
$\alpha = 60°$
$\beta = 66°$
Hüfttyp I b

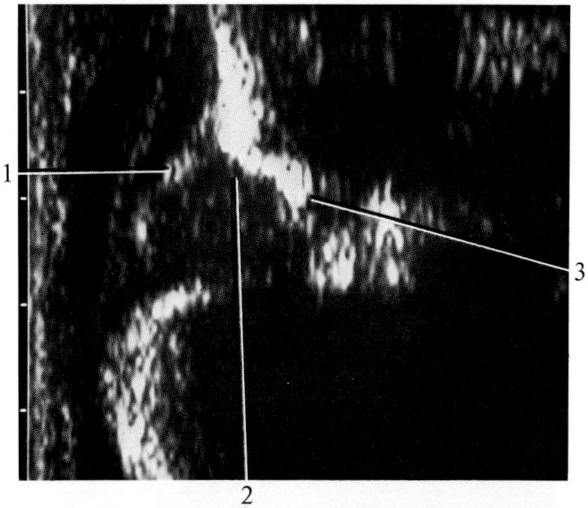

Abb. 10.61. W. M., 9 Tage, linkes Hüftgelenk, Monitorbild
Der knöcherne Erker ist deutlich gerundet bei ausreichender knöcherner Formgebung, der knorpelige Erker breit und übergreifend.
Hüfttyp II a
1 Labrum acetabulare
2 Runder knöcherner Erker
3 Taillierung

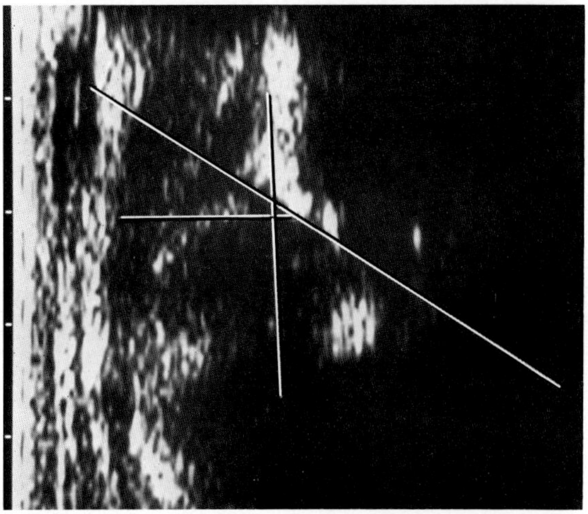

Abb. 10.62. M. K., 2 Wochen, linkes Hüftgelenk, Monitorbild
Starke Abrundung de knöchernen Erkers bei gerade noch ausreichend knöcherner Formgebung und breit übergreifendem knorperligem Erker; Hüftkopfkern fehlend.
$\alpha = 55°$
$\beta = 90°$
Hüfttyp II a

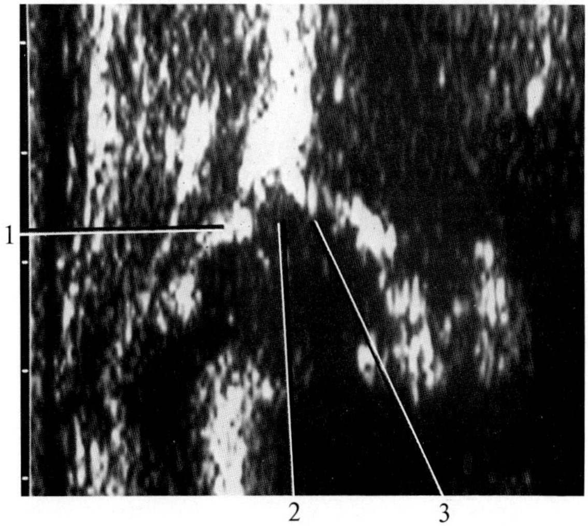

Abb. 10.63. U. C., 2,5 Monate, rechtes Hüftgelenk, Monitorbild
Der knöcherne Erker ist stark gerundet bei ausreichender knöcherner Formgebung und breitem, aber übergreifendem knorpeligem Erker.
Hüfttyp II a
1 Labrum acetabulare
2 Breites knorpeliges Pfannendach
3 Umschlagpunkt

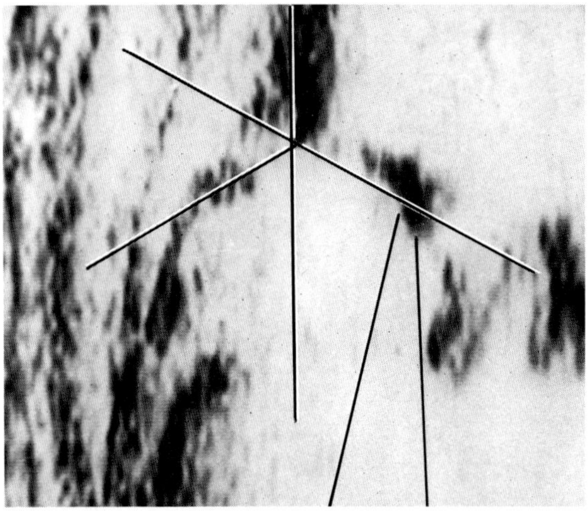

Abb. 10.64. E. Z., 14 Tage, rechtes Hüftgelenk
Diese Hüfte soll demonstrieren, daß auch unter dem 3. Lebensmonat durchaus ein Hüfttyp I anzutreffen ist.
Befund:
Knöcherner Erker eckig bei guter knöcherner Formgebung, knorpeliger Erker gut übergreifend.
$\alpha = 62°$
$\beta = 60°$
Hüfttyp I b
1 Pfannendachlinie
2 Gewebe der Fossa acetabuli
Die Taillierung wird durch die Pfannendachlinie verdeckt.

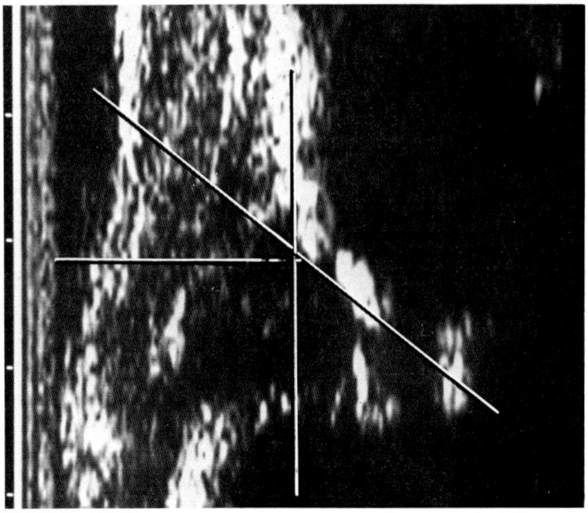

Abb. 10.65. F. K., 2 Monate, rechtes Hüftgelenk, Monitorbild
Der knöcherne Erker ist stark gerundet bei gerade noch ausreichender knöcherner Formgebung. Der knorpelige Erker ist sehr breit und gerade noch übergreifend.
$\alpha = 50°$
$\beta = 90°$
Der Winkel α ist grenzwertig, durch den hohen β-Wert bekommt die Hüfte eine Tendenz zum Schlechteren und ist daher als Hüfttyp II g zu klassifizieren. (Vergleiche Abb. 10.66.)

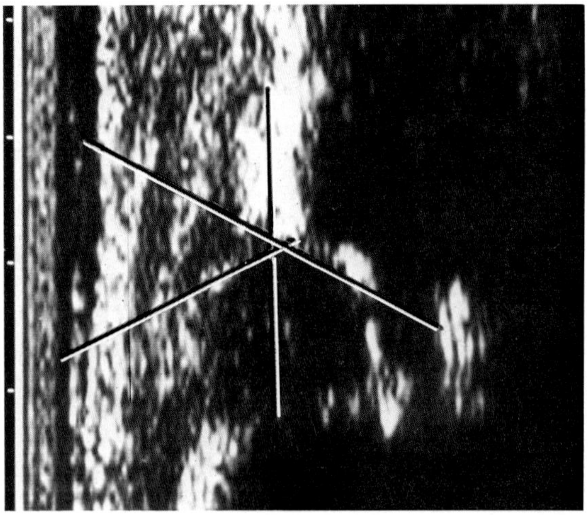

Abb. 10.66. Derselbe Patient wie in Abb. 10.65, jedoch linkes Hüftgelenk
Der knöcherne Erker ist eckig, die knöcherne Formgebung gut, der knorpelige Erker schmal übergreifend.
$\alpha = 60°$
$\beta = 66°$
Hüfttyp I b

Abb. 10.67. S. K., 2,5 Monate, linkes Hüftgelenk
Der knöcherne Erker ist stark gerundet, die knöcherne Formgebung gerade noch ausreichend, der knorpelige Erker breit übergreifend.
$\alpha = 52°$
$\beta = 87°$
Hüfttyp II a
Die Hüfte hat das Mindestmaß an Reifung entsprechend der Zeitskala nicht erreicht.
Vergleiche Abb. 10.65.

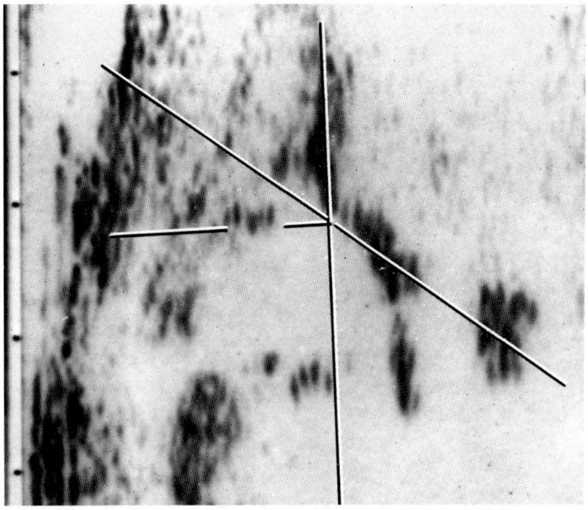

Abb. 10.68. L. T., 5 Wochen, linkes Hüftgelenk
Der knöcherne Erker ist leicht geschweift bei guter knöcherner Formgebung, der knorpelige Erker schmal und spitz übergreifend.
Hüfttyp I

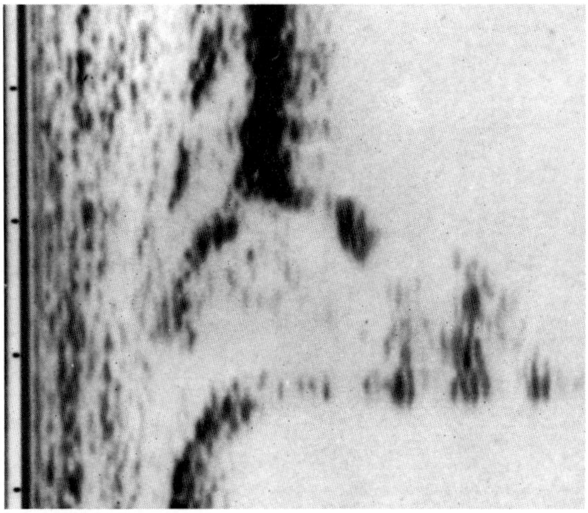

Abb. 10.69. S. M., 6 Wochen, rechtes Hüftgelenk, Monitorbild
Der knöcherne Erker ist gerundet, die knöcherne Formgebung ausreichend, der knorpelige Erker breit, aber übergreifend. Die Taillierung ist deutlich sichtbar.
Hüfttyp II a
1 Labrum acetabulare
2 Runder knöcherner Erker
3 Unterrand des Os ilium

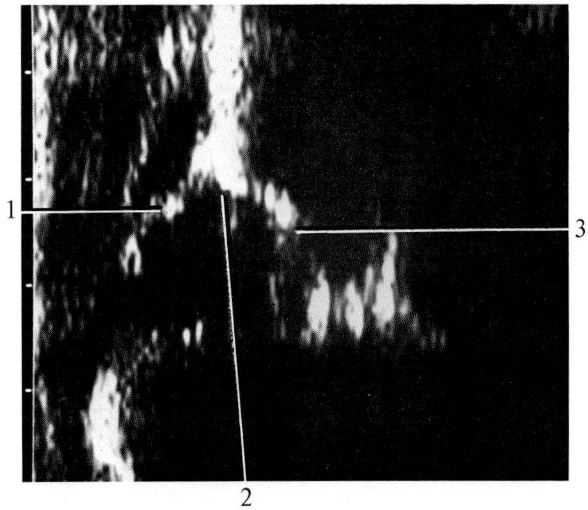

10.2.2 Hüfttyp II b
(Abb. 10.70–10.110)

Es handelt sich um Hüften, mit α-Werten zwischen 50 und 60° nach dem 3. Lebensmonat.

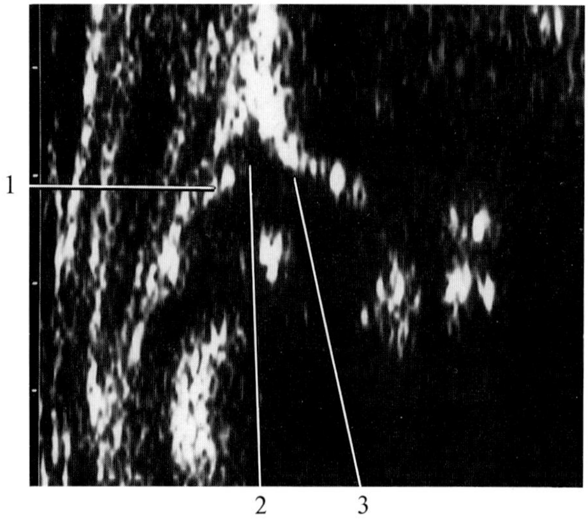

Abb. 10.70. F. C., 4 Monate, linkes Hüftgelenk, Monitorbild
Der knöcherne Erker ist deutlich gerundet, bei mangelnder knöcherner Formgebung, der knorpelige Erker breit, aber noch übergreifend.
1 Labrum acetabulare
2 Knorpelerker
3 knöcherner Erker

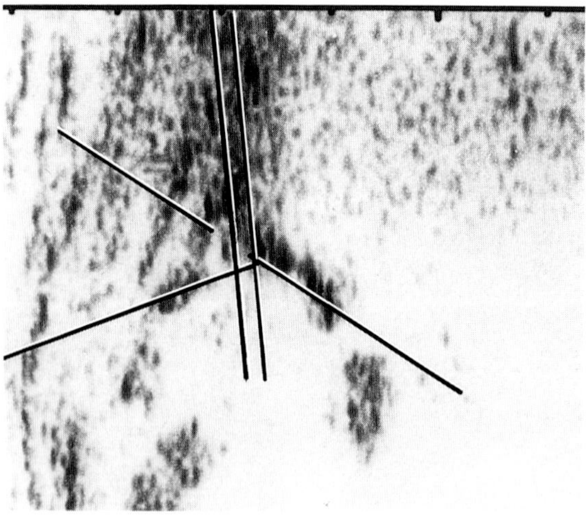

Abb. 10.71. M. J., 4 Monate, linkes Hüftglenk
Abgerundeter knöcherner Pfannenerker mit gerade ausreichender knöcherner Hüftkopfüberdachung. Das knorpelige Pfannendach ist in der Basis verbreitert. Es zieht jedoch echoarm und übergreifend über den Hüftkopf hinweg. Noch keine Kopfkernentwicklung.
α 53°
β 75°
Hüfttyp II b

Abb. 10.72. H. K., 11 Monate, rechtes Hüftgelenk
Der knöcherne Erker ist deutlich gerundet, die knöcherne Formgebung ausreichend, der knorpelige Erker breit, aber übergreifend.
Hüfttyp II b
Der abgerundete Knochenerker im Sonogramm entspricht dem mit einem Pfeil markierten Erkerdefekt im Röntgenbild.
1 Labrum acetabulare
2 Knorpelig präformiertes Pfannendach
3 Runder knöcherner Erker

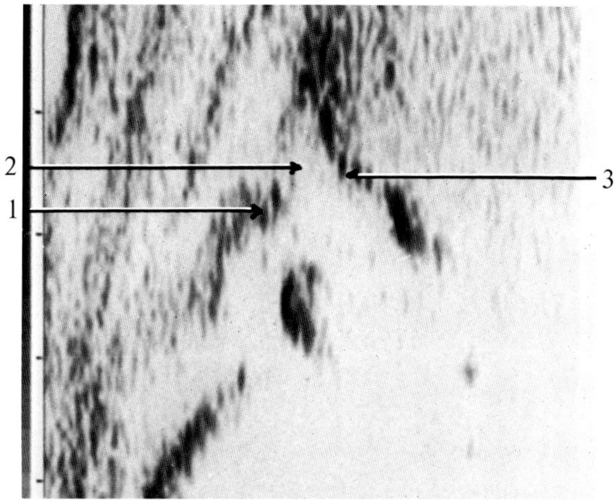

Abb. 10.73. Derselbe Patient wie in Abb. 10.67, linkes Hüftgelenk
Der knöcherne Erker ist eckig, die knöcherne Formgebung gut, der knorpelige Erker schmal und übergreifend.
$\alpha = 60°$
$\beta = 58°$
Hüfttyp I b

1 Labrum acetabulare
2 Knorpelig präformiertes Pfannendach
3 Knöcherner Erker

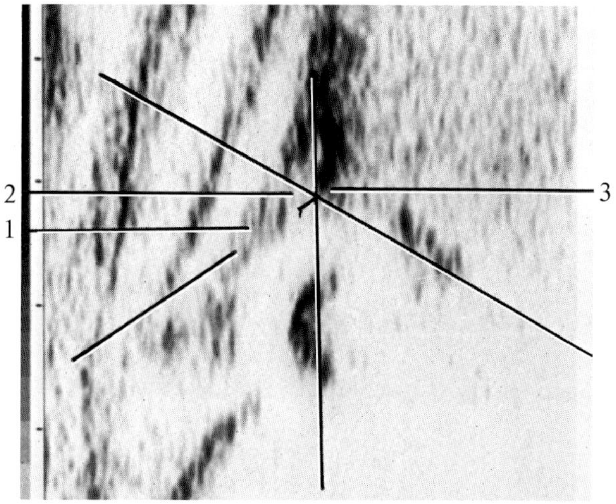

Abb. 10.74. Röntgenbild zu Abb. 10.72 und 73

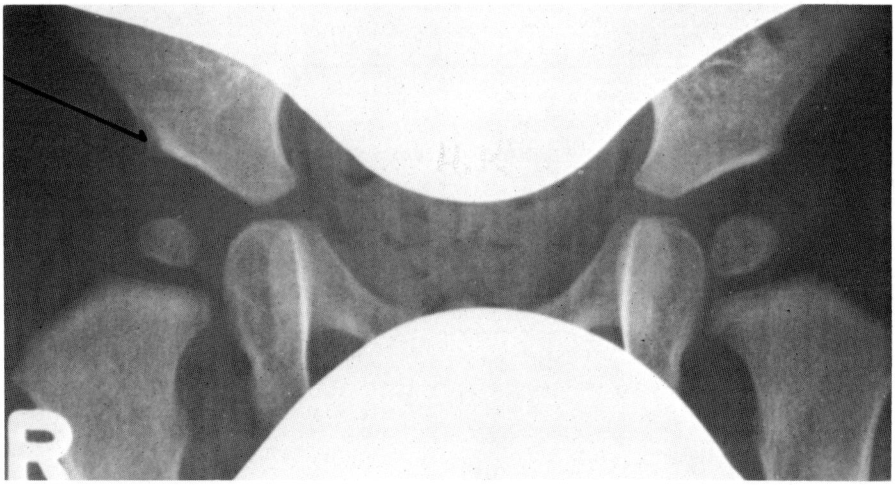

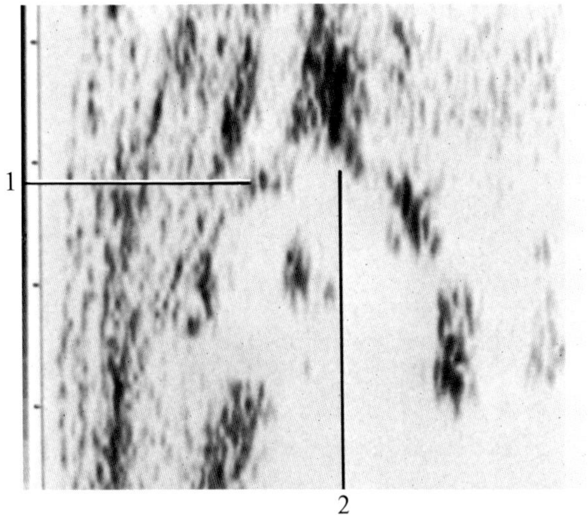

Abb. 10.75. H. G., 6 Monate, rechtes Hüftgelenk
Der knöcherne Erker ist deutlich gerundet bei ausreichender, aber nicht guter knöcherner Formgebung. Der knorpelige Erker ist breit und übergreifend.
1 Labrum acetabulare
2 Gerundeter knöcherner Erker
Hüfttyp II b
Vergleiche Rö in Abb. 10.77

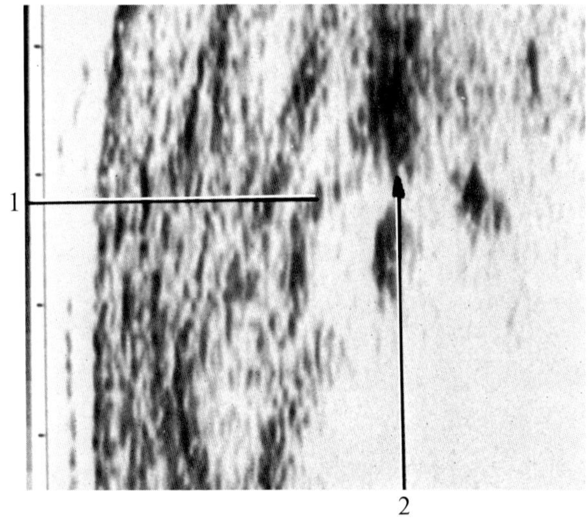

Abb. 10.76. Derselbe Patient wie in Abb. 10.75, jedoch linkes Hüftgelenk
Der knöcherne Erker ist eckig, die knöcherne Formgebung gut, das knorpelige Pfannendach schmaler als auf der rechten Seite und ebenfalls gut übergreifend.
1 Labrum acetabulare
2 Knöcherner Erker

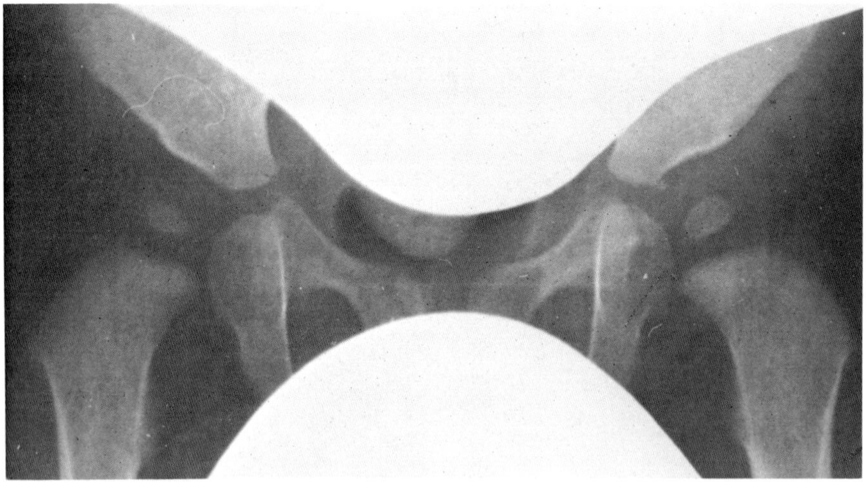

Abb. 10.77. Röntgenbild zu Abb. 10.75 und 76

Abb. 10.78. N. I., 5 Monate, rechtes Hüftgelenk
Der knöcherne Erker ist eckig, die knöcherne Formgebung gut, das knorpelige Pfannendach etwas breit, aber übergreifend, der Hüftkopfkern fehlt.
$\alpha = 58°$
$\beta = 74°$
Geringgradige Typ-II-b-Hüfte
1 Gewebe der Fossa acetabuli

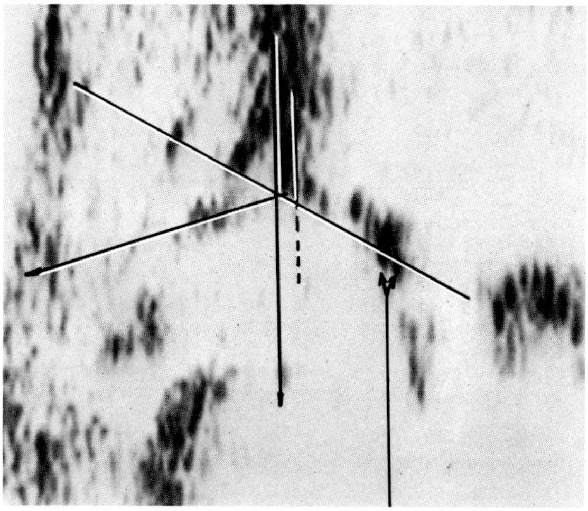

Abb. 10.79. M. E., 6,5 Monate, linkes Hüftgelenk
Knöcherner Erker rund, knöcherne Formgebung ausreichend, knorpeliger Erker breit und übergreifend, Hüftkopfkern vorhanden. Der Unterrand des Os ilium wurde nicht ideal dargestellt, daher ist die Meßtechnik auf diesem Bild nur mit Vorbehalt möglich.
$\alpha = 54°$
$\beta = 84°$
Hüfttyp II b

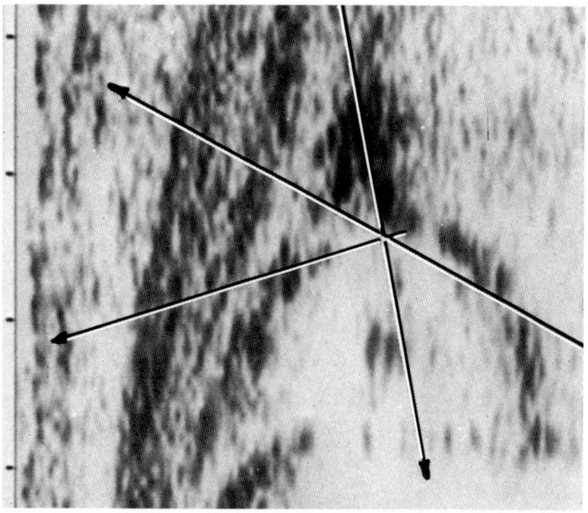

Abb. 10.80. C. M., 3 Monate, linkes Hüftgelenk
Der knöcherne Erker ist gerundet, die knöcherne Formgebung ausreichend, der knorpelige Erker breit und übergreifend.
$\alpha = 55°$
$\beta = 72°$
Hüfttyp II b

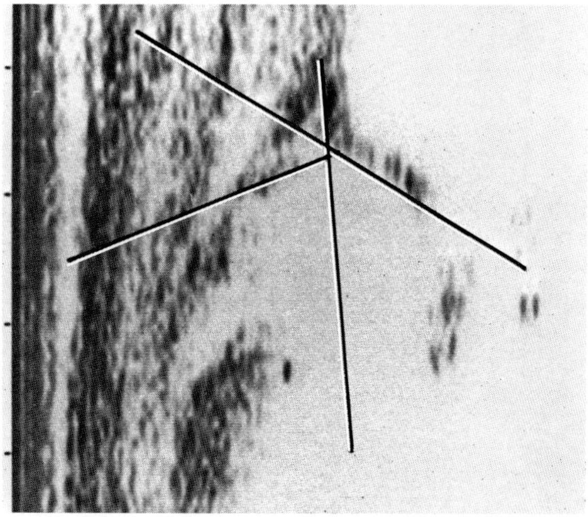

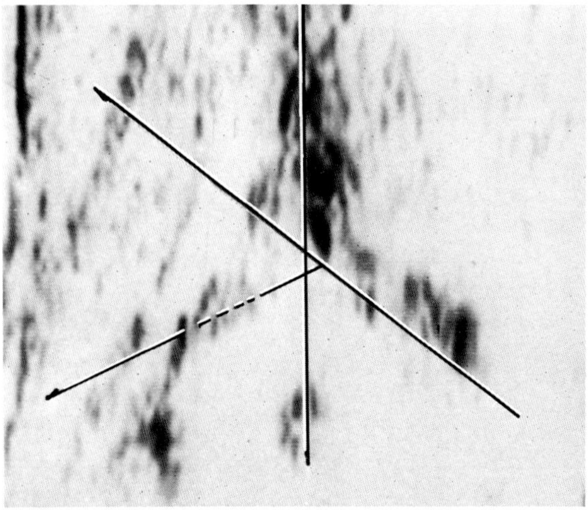

Abb. 10.81. P. S., 8 Monate, rechtes Hüftgelenk
Der knöcherne Erker ist rund, die knöcherne Formgebung ausreichend, der knorpelige Erker breit, aber übergreifend; leichtes Halbmondphänomen.
$\alpha = 52°$
$\beta = 65°$
Hüfttyp II b

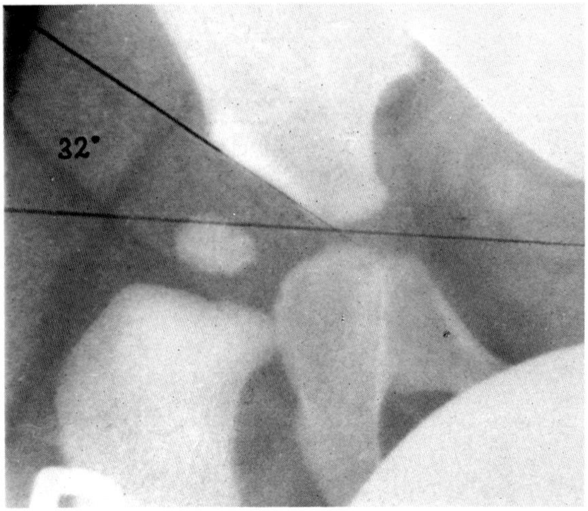

Abb. 10.82. Röntgenbild zu Abb. 10.81
Dieses Röntgenbild mit dem Pfannendachwinkel von 32° entspricht dem Sonogramm in Abb. 10.81.

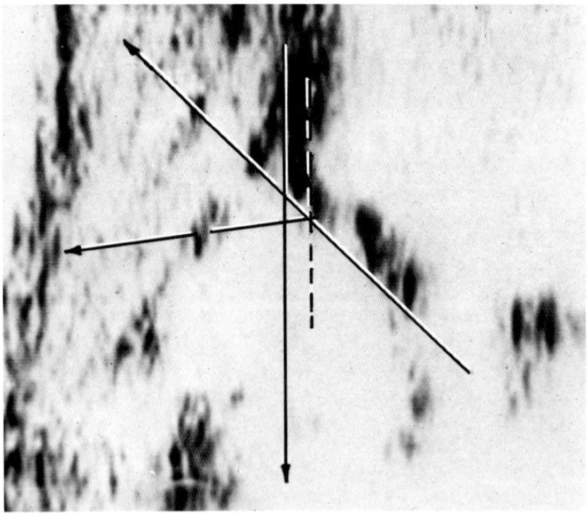

Abb. 10.83. Derselbe Patient wie in Abb. 10.81, jedoch linkes Hüftgelenk
Auf diesem Sonogramm ist der knöcherne Erker gegenüber der rechten Seite noch stärker gerundet und die knöcherne Formgebung mangelhaft. Auch der knorpelige Erker ist deutlich breiter als in Abb. 10.81. Ebenso fehlt der Hüftkopfkern völlig.
$\alpha = 47°$
$\beta = 83°$
Hüfttyp „am Dezentrieren“

Abb. 10.84. M. N., 4 Monate, rechtes Hüftgelenk, Monitorbild
Der knöcherne Erker ist gerundet bei ausreichender knöcherner Formgebung, der Knorpelerker breit und übergreifend.
$\alpha = 53°$
$\beta = 110°$
Hüfttyp II b

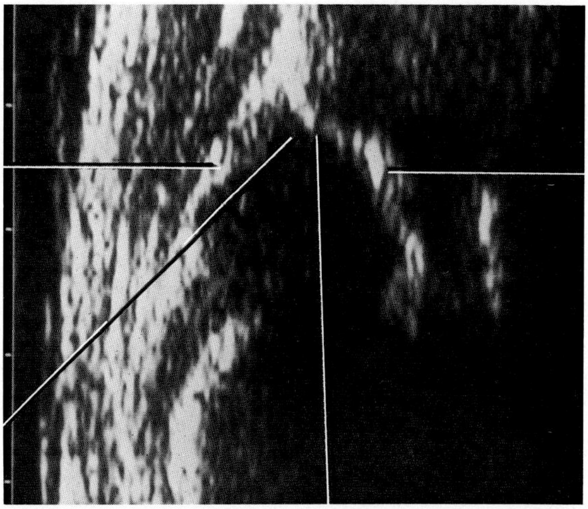

Abb. 10.85. Derselbe Patient wie in Abb. 10.84, linkes Hüftgelenk, Monitorbild
Der knöcherne Erker ist eckig bei guter knöcherner Formgebung, der knorpelige Erker schmal und übergreifend. Im Vergleich zu Abb. 10.84 ist das knöcherne Pfannendach wesentlich besser ausgebildet. Der knorpelige Erker ist deutlich schmaler als auf der rechten Seite.
Hüfttyp I

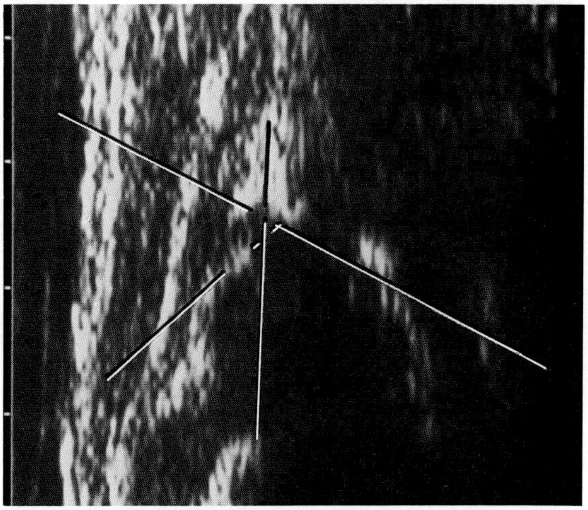

Abb. 10.86. Röntgenbild zu Abb. 10.84 und 85

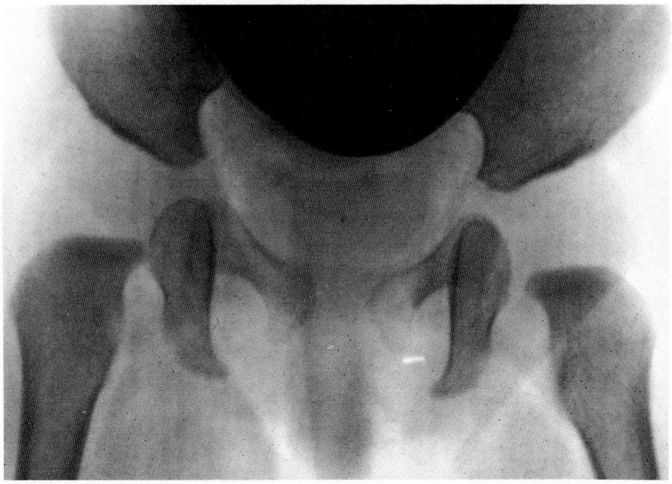

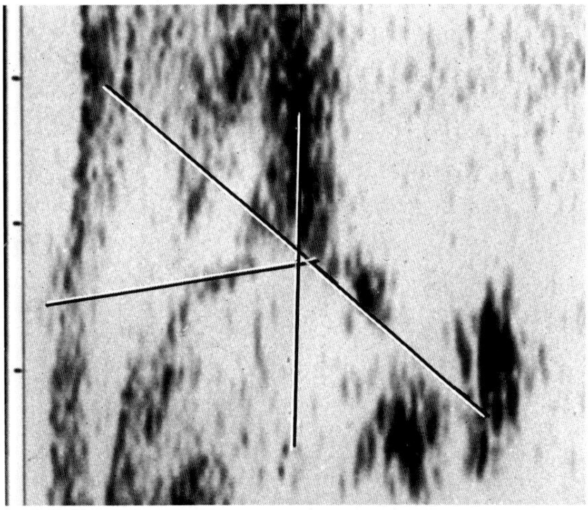

Abb. 10.87. S. S., 3,5 Monate, linkes Hüftgelenk
Der knöcherne Erker ist abgerundet bei gerade noch ausreichender knöcherner Formgebung, der knorpelige Erker breit übergreifend, der Hüftkopfkern fehlt.
$\alpha = 52°$
$\beta = 80°$
Hüfttyp II b

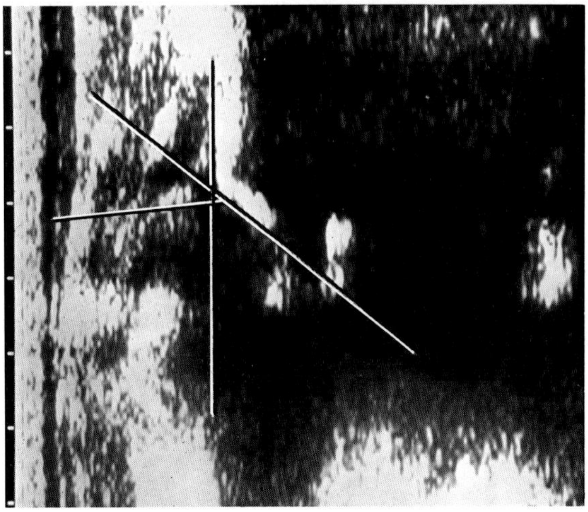

Abb. 10.88. K. I., 3 Monate, rechtes Hüftgelenk, Monitorbild
Der knöcherne Erker ist abgerundet, die knöcherne Formgebung ausreichend, der knorpelige Erker breit übergreifend, der Hüftkopfkern fehlt. Die Ausstellungslinie wurde im Bereich der hinteren Schallauslöschung, die ganz zart angedeutet ist, gelegt.
$\alpha = 53°$
$\beta = 86°$
Hüfttyp II b

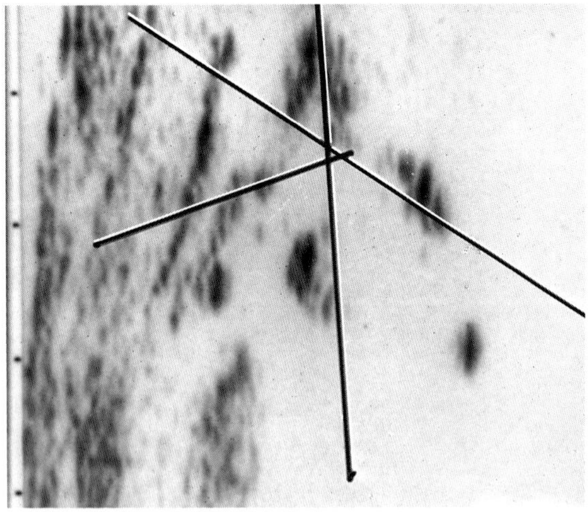

Abb. 10.89. K. A., 6,5 Monate, rechtes Hüftgelenk
Der knöcherne Erker ist abgerundet, die knöcherne Formgebung ausreichend, der knorpelige Erker breit übergreifend. Die Meßlinien sind eingezeichnet.
$\alpha = 52°$
$\beta = 75°$
Hüfttyp II b

Abb. 10.90. G. M., 3 Monate, rechtes Hüftgelenk, Monitorbild
Der knöcherne Erker ist abgerundet, die knöcherne Formgebung ausreichend, der knorpelige Erker breit übergreifend.
$\alpha = 54°$
$\beta = 86°$
Hüfttyp II b
1 Perichondriumloch mit darunterliegendem Labrum acetabulare
2 Gewebe der Fossa acetabuli

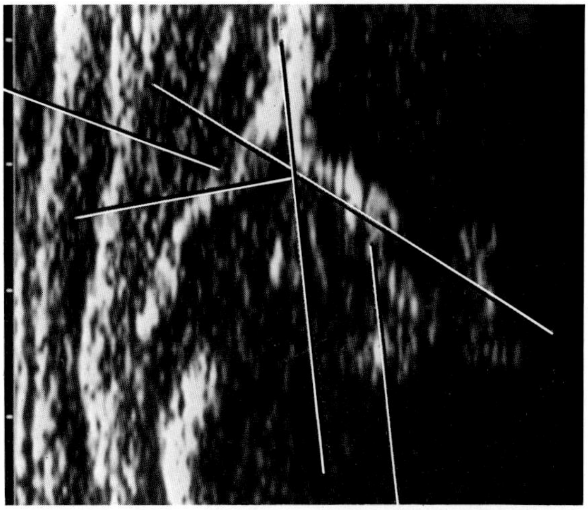

Abb. 10.91. Derselbe Patient wie in Abb. 10.90, linkes Hüftgelenk, Monitorbild
Schlechte Aufnahme, das Labrum acetabulare wurde nicht gut herausgearbeitet, die knöcherne Formgebung ist mangelhaft, wobei jedoch eine verhältnismäßig gute knöcherne Erkerkonturierung besteht. Dieses Sonogramm ist für eine exakte Beurteilung aufgrund der schlechten Aufnahmetechnik unbrauchbar.

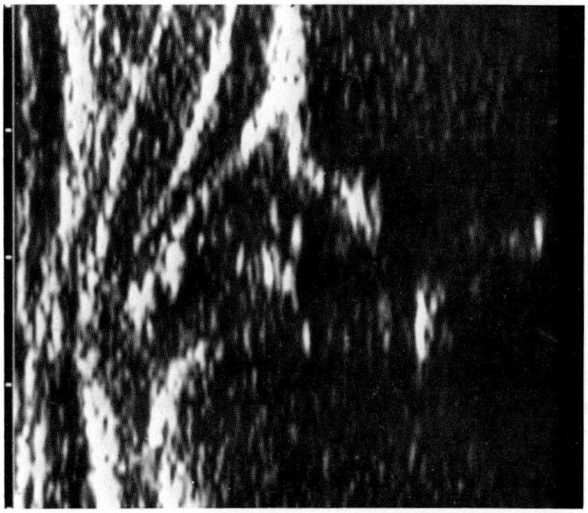

Abb. 10.92. S. S., 3 Monate, linkes Hüftgelenk, Monitorbild
Der knöcherne Erker ist gerundet, die knöcherne Formgebung ausreichend, der knorpelige Erker breit und übergreifend.
Hüfttyp II b
1 Perichondriumloch
2 Labrum acetabulare
3 Schallschatten, der den Umschlagpunkt am Pfannenerker markiert
4 Taillierung

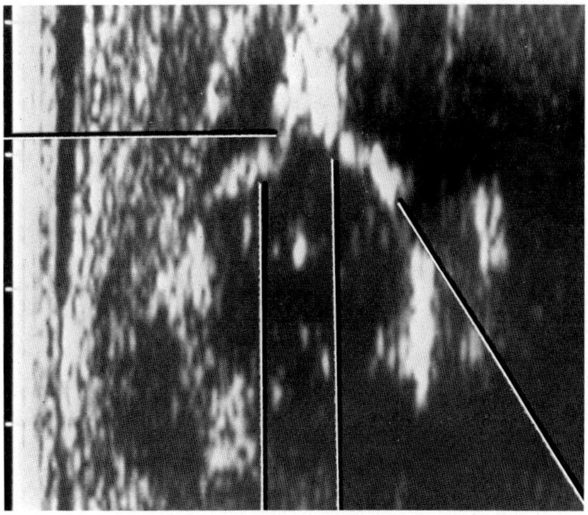

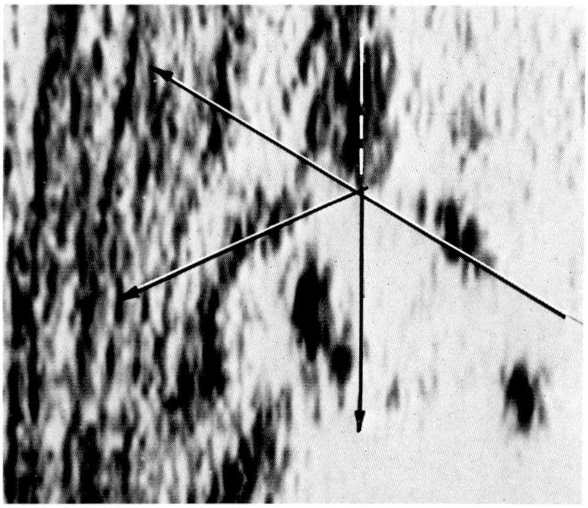

Abb. 10.93. H. A., 4,5 Monate, rechtes Hüftgelenk
Der knöcherne Erker ist gut konturiert bei guter knöcherner Formgebung, der knorpelige Erker ist breit und übergreifend, der Hüftkopfkern mit typischem Halbmondphänomen gut dargestellt.
Von der Beschreibung her müßte diese Hüfte dem Hüfttyp I zugeordnet weden, meßtechnisch ist $\alpha = 59°$, $\beta = 65°$, daher liegt definitionsgemäß Typ II b vor. Unter Berücksichtigung der Meßfehler ist diese Hüfte dem Grenzbereich der Norm zuzuordnen.

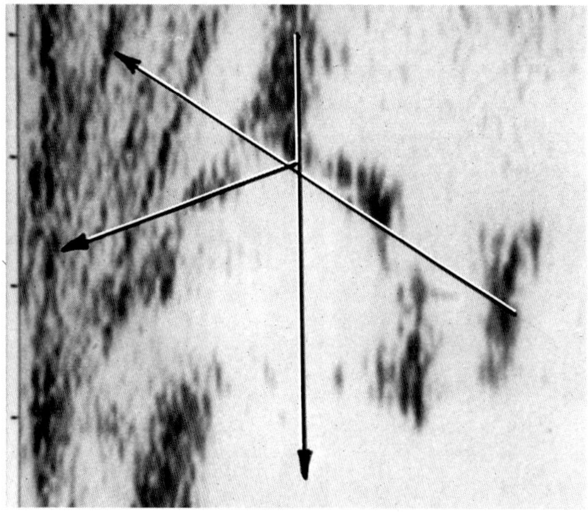

Abb. 10.94. F. W., 3,5 Monate, linkes Hüftgelenk
Der knöcherne Erker ist rund, die knöcherne Formgebung ausreichend, der knorpelige Erker breit übergreifend. Die Meßlinien wurden eingezeichnet. Die Grundline wurde durch die hintere Schallauslöschung gelegt.
$\alpha = 57°$
$\beta = 72°$
Hüfttyp II b

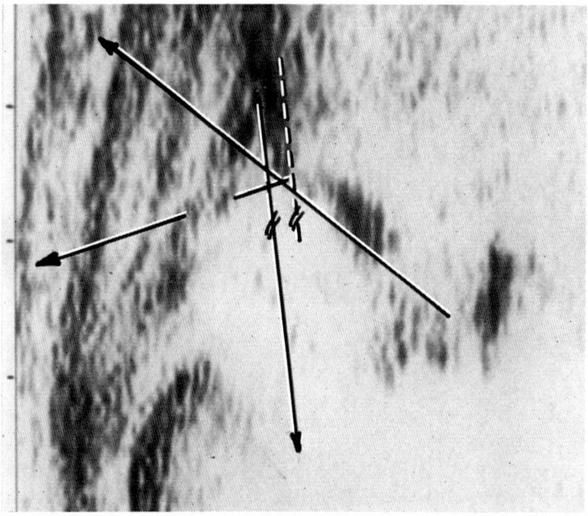

Abb. 10.95. B. D., 4 Monate, linkes Hüftgelenk
Der knöcherne Erker ist rund, die knöcherne Formgebung ausreichend, der knorpelige Erker breit übergreifend, der Hüftkopfkern fehlt. Die Hilfslinie für die Grundlinie durch die hintere Schallauslöschung ist strichliert, sie verläuft parallel zur Grundlinie.
Die Schnittebene ist nicht korrekt. Die Hüfte wurde zu weit ventral angeschnitten.
$\alpha = 47°$
$\beta = 77°$
Hüfttyp II g

Abb. 10.96. B. S., 6 Monate, rechtes Hüftgelenk, Monitorbild
Der knöcherne Erker ist deutlich gerundet bei ausreichender knöcherner Formgebung, der knorpelige Erker breit und übergreifend.
Hüfttyp II b
1 Labrum acetabulare
2 Runder knöcherner Erker
3 Schallschatten, der den Umschlagpunkt markiert
4 Taillierung

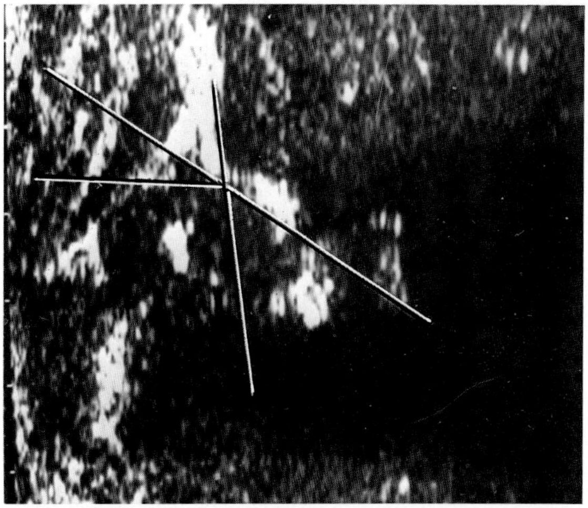

Abb. 10.97. Derselbe Patient wie in Abb. 10.96, linkes Hüftgelenk, Monitorbild
Der knöcherne Erker ist geschweift bei guter knöcherner Formgebung, der knorpelige Erker schmal übergreifend.
$\alpha = 64°$
$\beta = 65°$
Hüfttyp I b

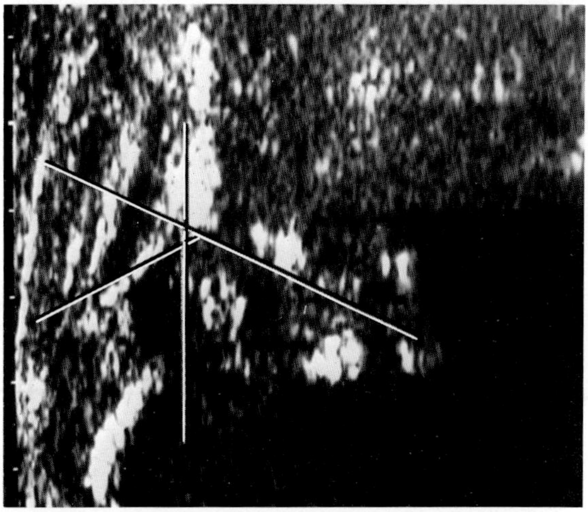

Abb. 10.98.
Röntgenbild zu Abb. 10.96 und 97

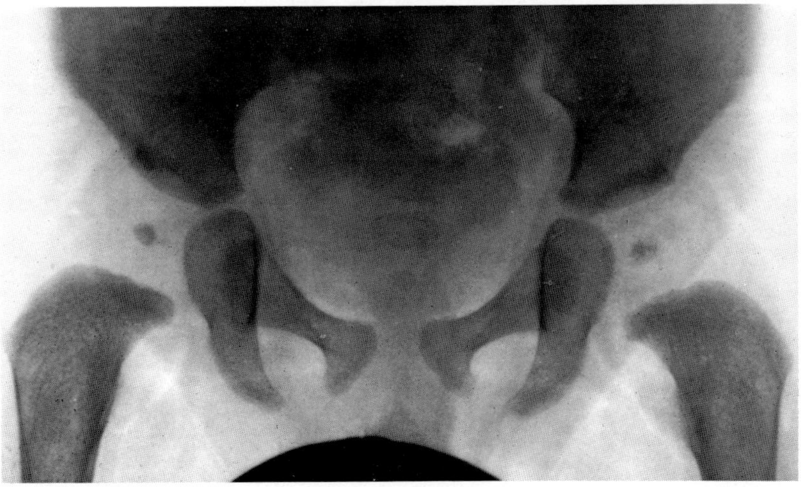

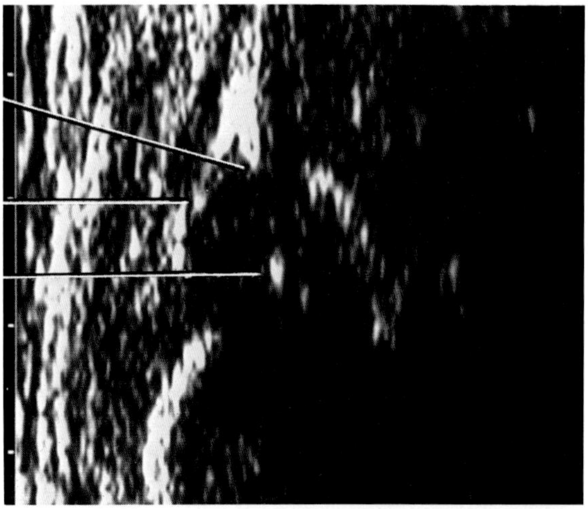

Abb. 10.99. B. M., 4,5 Monate, rechtes Hüftgelenk, Monitorbild
Der knöcherne Erker ist geschweift bei guter knöcherner Formgebung, der knorpelige Erker schmal übergreifend.
Auffallend ist der deutliche Kopfkernreflex (3), während im Röntgenbild Abb. 10.101 noch kein Kopfkern zu sehen ist.
1 Knöcherner Erker
2 Labrum acetabulare
3 Hüftkopfkern

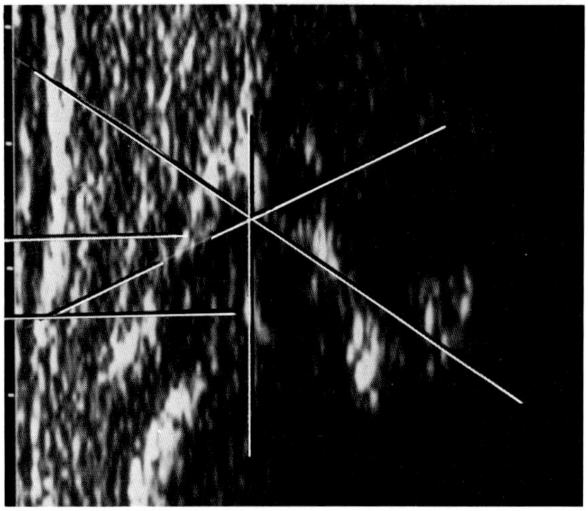

Abb. 10.100. Derselbe Patient wie in Abb. 10.99, linkes Hüftgelenk, Monitorbild
Der knöcherne Erker ist eckig bei ausreichender knöcherner Formgebung, der knorpelige Erker breit und übergreifend. Er ist deutlich breiter als in Abb. 10.99.
Auch in diesem Sonogramm ist bereits ein deutlicher Kopfkernreflex sichtbar, während im Röntgenbild in Abb. 10.101 noch kein Kopfkern zu sehen ist.
$\alpha = 57°$
$\beta = 65°$
Hüfttyp II b
1 Labrum acetabulare
2 Hüftkopfkern

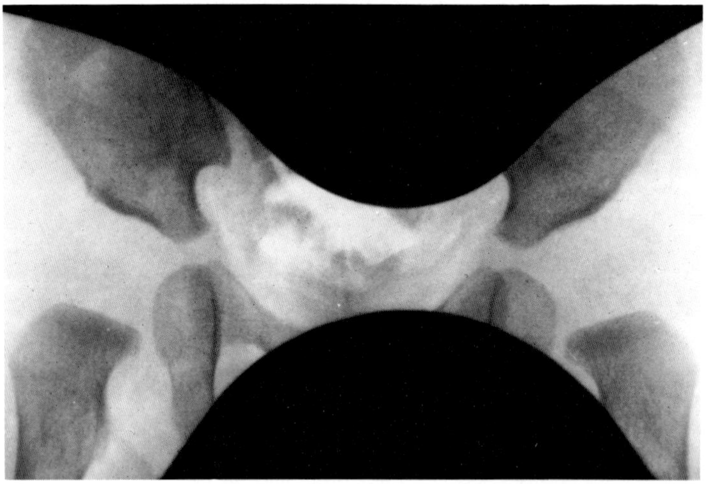

Abb. 10.101. Röntgenbild zu Abb. 10.99 und 100

Abb. 10.102. W. S., 9 Monate, linkes Hüftgelenk
Abrundung des knöchernen Pfannenerkers und mangelhafre Ausformung des knöchernen Pfannendachs. Das knorpelige Pfannendach ist verbreitert und zieht übergreifend nach unten außen. Zentriert stehender Hüftkopf mit beginnender Kopfkernenwicklung.
$\alpha = 55°$
$\beta = 70°$
Hüfttyp II b

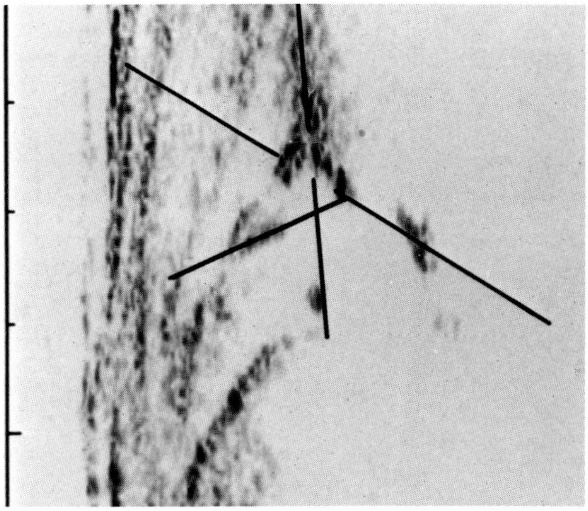

Abb. 10.103. D. K., 9 Monate, linkes Hüftgelenk
Sonographisch nahezu identischer Befund wie in Abb. 10.102 mit deutlichem Ossifikationsdefekt im Bereich des knöchernen Pfannenerkers. Die knöcherne Ausformung des Azetabulums ist schlecht. Der Ossifikationsdefekt wird durch ein verbreitertes, übergreifendes, echoarmes, knorpeliges Pfannendach kompensiert. Der Hüftkopf steht zentriert mit beginnender Kopfkernentwicklung.
$\alpha = 50°$
$\beta = 80°$
Hüfttyp II b am Übergang zu Hüfttyp II g

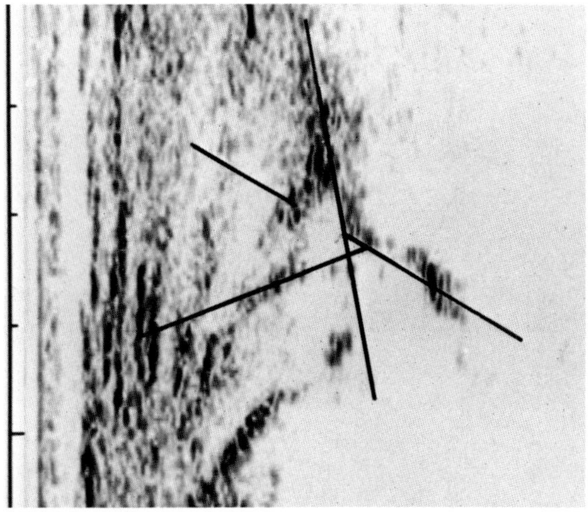

Abb. 10.104. S. D., 7 Monate, rechtes Hüftgelenk
Abgerundeter knöcherner Pfannenerker mit deutlicher Ossifikationsverzögerung und mangelhafter Ausformung des knöchernen Pfannendachs, übergreifendes, verbreitertes, knorpeliges Pfannendach. Der Hüftkopf steht zentriert mit beginnender Kopfkernentwicklung.
$\alpha = 55°$
$\beta = 75°$
1 Grundlinie mit Hilfslinie

1

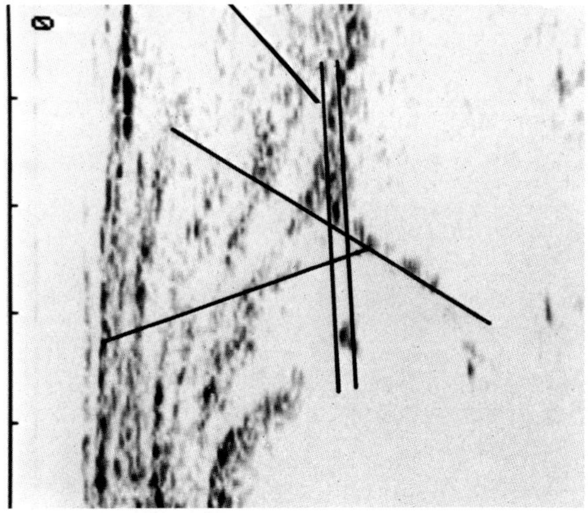

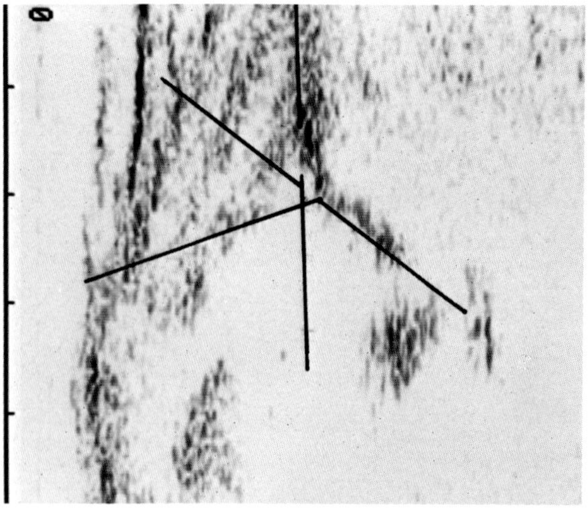

Abb. 10.105. H. J., 5 Monate, linkes Hüftgelenk
Abgerundeter knöcherner Pfannenerker mit ungenügender knöcherner Kopfüberdachung. Der Hüftkopf steht zentriert, sonographisch ist noch keine Kopfkernverdichtung nachweisbar. Übergreifendes, verbreitertes knorpeliges Pfannendach.
$\alpha = 50°$
$\beta = 74°$
Hüfttyp II b am Übergang zu Hüfttyp II g

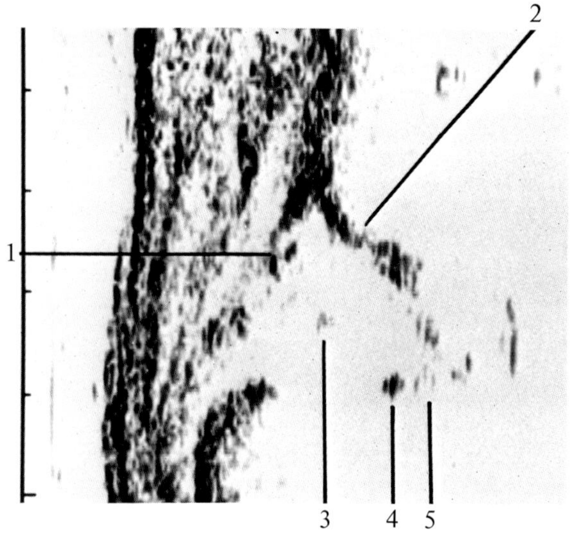

Abb. 10.106. K. J., 3,5 Monate, linkes Hüftgelenk
Deutliche Ossifikationsverzögerung im Bereich des knöchernen Pfannenerkers bei schlechter knöcherner Formgebung. Zentriert stehender Hüftkopf mit im Zentrum beginnender Kopfkernverdichtung, verbreitertes echoarmes, übergreifendes knorpeliges Pfannendach.
1 Labrum acetabulare
2 Umschlagpunkt
3 Beginnende Kopfkernentwicklung
4 Ligamentum capitis femoris
5 Bindegewebe der Fossa acetabuli

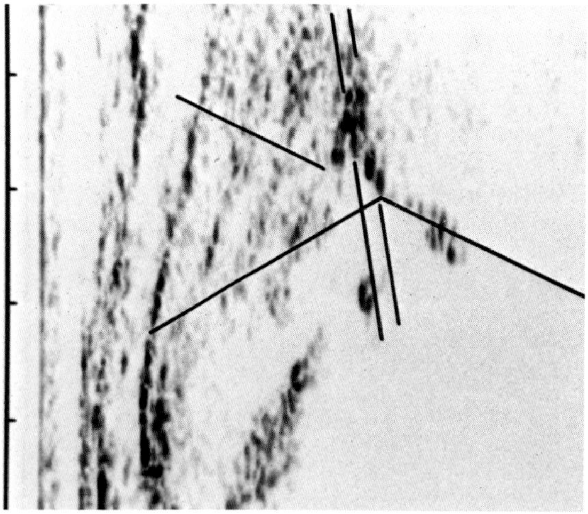

Abb. 10.107. H. N., 12 Monate, rechtes Hüftgelenk
Im Sonogramm stellt sich noch ein deutlicher Defekt am knöchernen Pfannenerker dar. Dieser geht gerundet in ein noch nicht ausgereiftes knöchernes Pfannendach über. Die Ossifikationsstörung wird ausgeglichen durch das echoarme, verbreiterte, übergreifende knorpelige Pfannendach. Der Hüftkopf steht zentriert.
$\alpha = 56°$
$\beta = 68°$

Abb. 10.108. A. M., 4 Monate, linkes Hüftgelenk
Der knöcherne Erker ist eckig, die knöcherne Formgebung aber nur ausreichend, der knorpelige Erker etwas breit, aber gut übergreifend.
$\alpha = 57°$
$\beta = 70°$
Hüfttyp II b

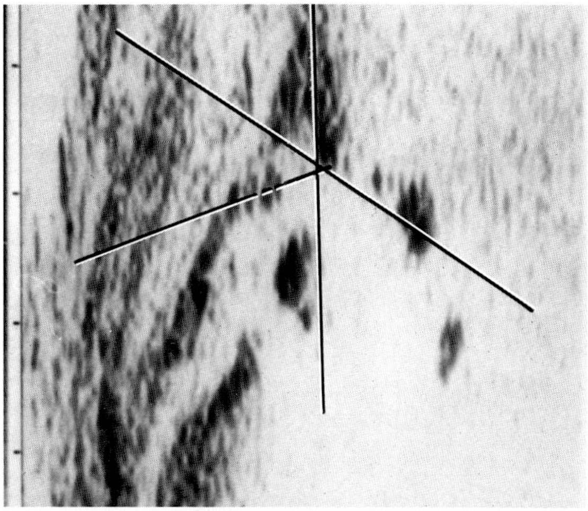

Abb. 10.109. G. R., 7,5 Monate, rechtes Hüftgelenk
Der knöcherne Erker ist gut konturiert bei ausreichender knöcherne Formgebung, der knorpelige Erker breit übergreifend; deutliches Halbmondphänomen.
$\alpha = 55°$
$\beta = 65°$
Hüfttyp II b

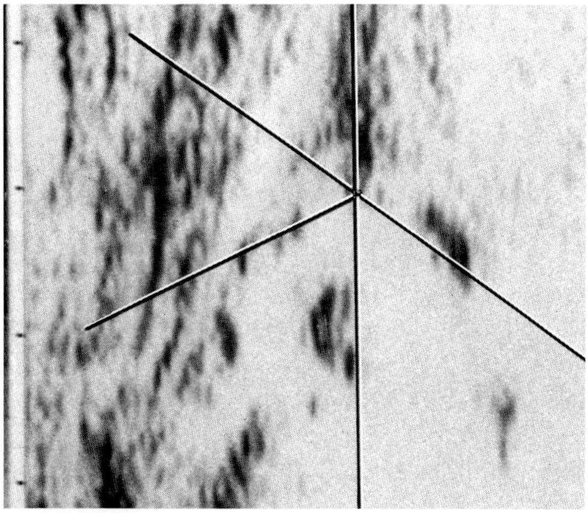

Abb. 10.110. Röntgenbild zu Abb. 10.109

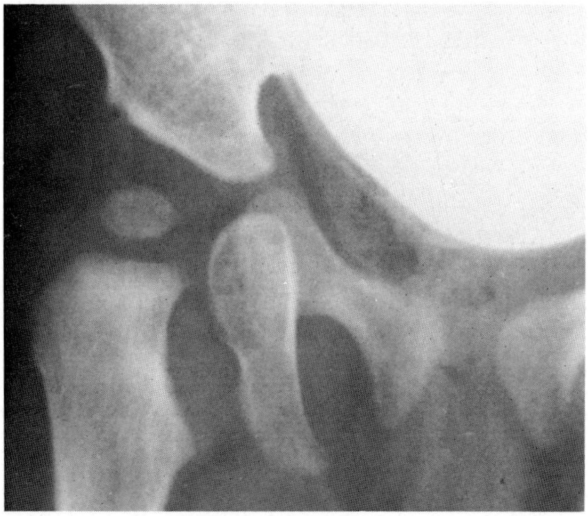

10.2.3 Hüfttyp II g und Hüfte „am Dezentrieren“ (Abb. 10.111–10.133)

Der Hüfttyp II g ist sowohl mit dem Winkel α als auch mit β im Gefährdungsbereich. Bei Hüften „am Dezentrieren“ ist der Winkel α dem Gefährdungsbereich zugehörig, β aber bereits im Dezentrierungsbereich.

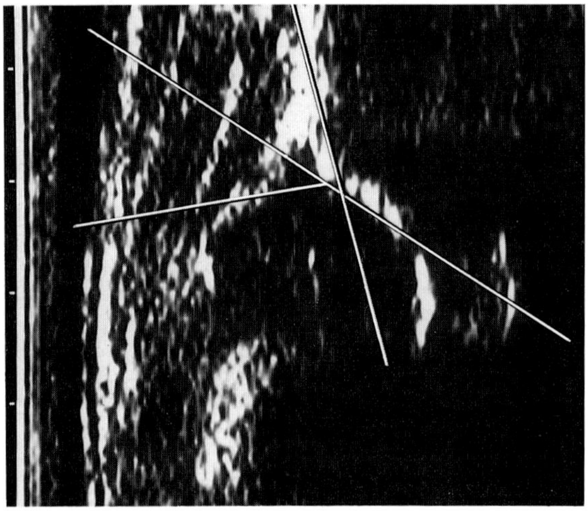

Abb. 10.111. U. R., 3 Monate, rechtes Hüftgelenk, Monitorbild
Der knöcherne Erker ist stark gerundet bei schlechter knöcherner Formgebung. Das Knorpeldach ist sehr breit aber nicht mehr sicher übergreifend. Die Grundlinie wurde durch die hintere Schallauslöschung gelegt.
α 45°
β 95°
Hüfttyp: „am Dezentrieren”

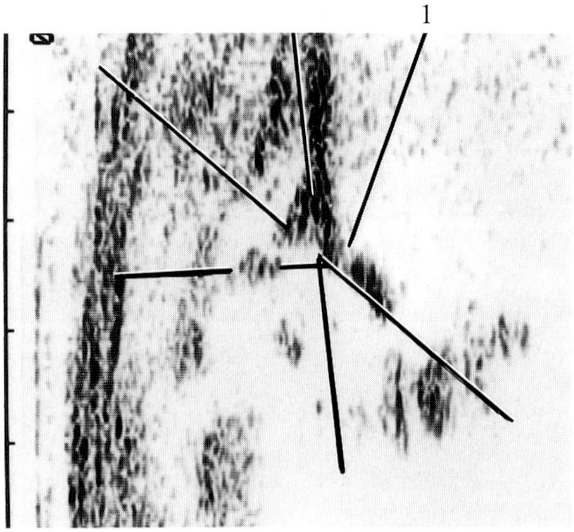

Abb. 10.112. M. S., 4 Wochen, linkes Hüftgelenk
Abgeflachter knöcherner Pfannenerker und mangelhafte knöcherne Hüftkopfüberdachung. Das knorpelige Pfannendach ist verbreitert und durch den Druck des luxierenden Hüftkopfes bereits nach oben außen aufgebogen. Bereits deutliche Kopfkernentwicklung.
α 45°
β 94°
Hüfte „am Dezentrieren”
1 Schallschatten am Umschlagpunkt

Abb. 10.113. K. M., 2,5 Monate, linkes Hüftgelenk, Monitorbild
Der knöcherne Erker ist stark gerundet, die knöcherne Formgebung mangelhaft, der knorpelige Erker breit, gerade noch übergreifend.
$\alpha = 48°$
$\beta = 77°$
Hüfttyp IIg

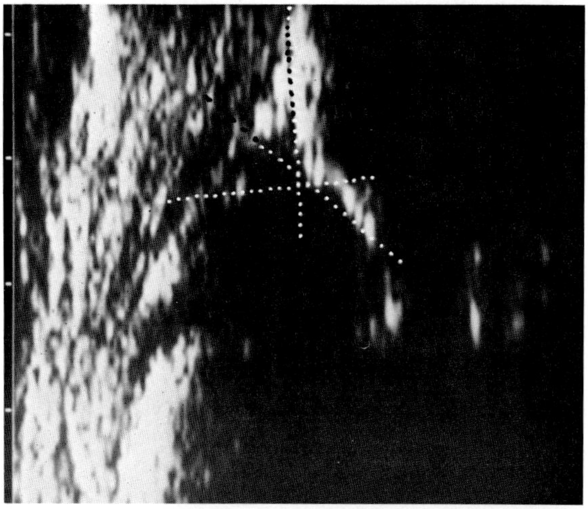

Abb. 10.114. K. M., 2,5 Monate, linkes Hüftgelenk, Monitorbild
Der knöcherne Erker ist rund, die knöcherne Formgebung ausreichend, der knorpelige Erker breit, aber übergreifend.
$\alpha = 50°$
$\beta = 70°$
Diese Hüfte steht genau an der Grenze zum Gefährdungsbereich. Für das Alter von 2,5 Monaten weist die Hüfte jedoch ein deutliches Reifungsdefizit auf und ist daher zu behandeln.
1 Perichondriumloch
2 Labrum acetabulare

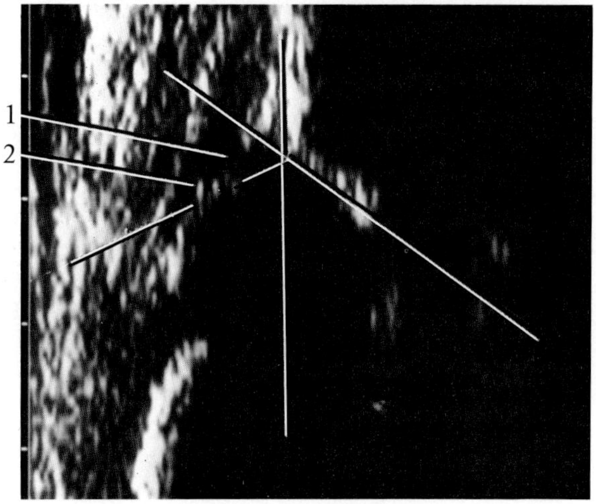

Abb. 10.115. T. P., 4,5 Monate, rechtes Hüftgelenk
Der knöcherne Erker ist stark gerundet, die knöcherne Formgebung mangelhaft, der knorpelige Erker sehr breit übergreifend. Die Meßlinien wurden eingezeichnet, die Ausstellungslinie wurde am Umschlagpunkt zwischen Konkavität und Konvexität eingezeichnet.
$\alpha = 50°$
$\beta = 75°$
Hüfttyp IIg

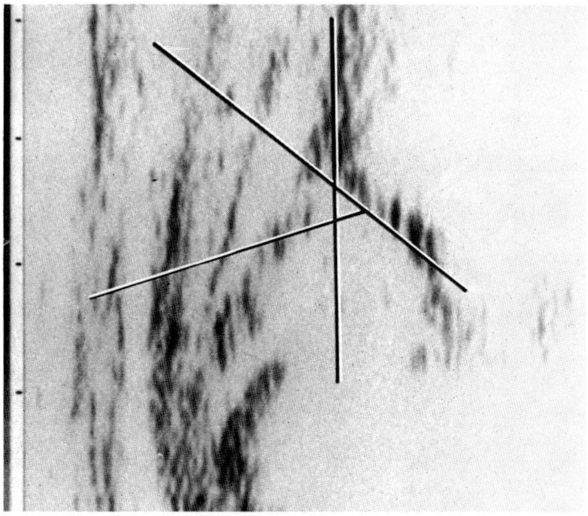

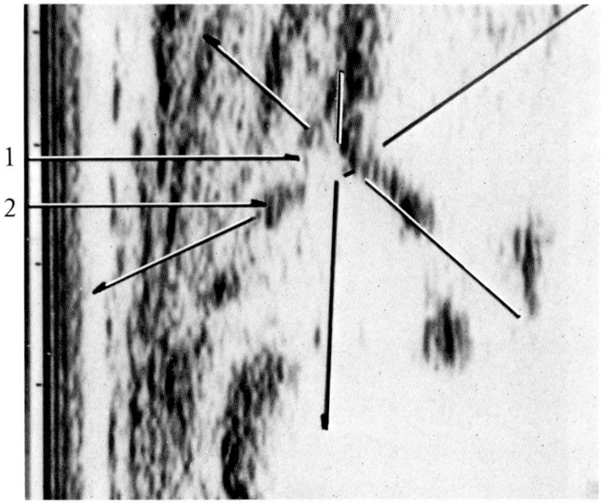

Abb. 10.116. W. E., 3 Monate, rechtes Hüftgelenk
Der knöcherne Erker ist stark gerundet, die knöcherne Formgebung bereits mangelhaft, der knorpelige Erker breit, aber gerade noch übergreifend.
$\alpha = 47°$
$\beta = 70°$
Hüfttyp II g
1 Perichondriumloch
2 Labrum acetabulare

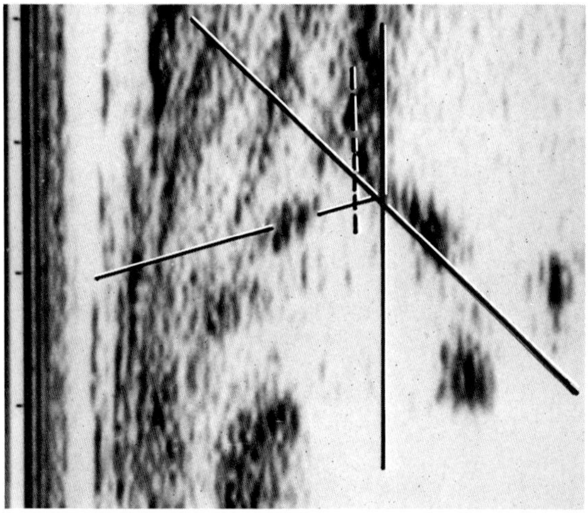

Abb. 10.117. A. M., 4 Monate, rechtes Hüftgelenk
Die knöcherne Formgebung ist mangelhaft bei stark gerundetem Erker, der knorpelige Erker breit, aber gerade noch übergreifend. Die Grundlinie wurde nur strichliert eingezeichnet, da die hintere Schallauslöschung zur Grundlinieneinzeichnung herangezogen wurde.
$\alpha = 47°$
$\beta = 75°$
Hüfttyp II g

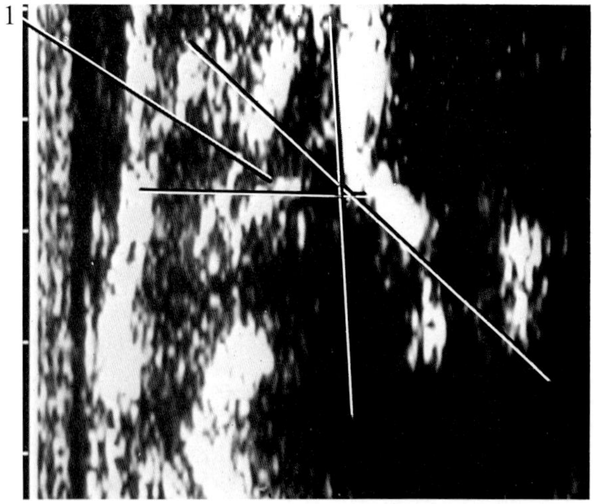

Abb. 10.118. M. O., 4 Monate, rechtes Hüftgelenk, Monitorbild
Der knöcherne Erker ist stark gerundet bei mangelhafter knöcherner Formgebung, der knorpelige Erker ist verbreitert und erscheint bereits etwas nach kranial verdrängt.
$\alpha = 45°$
$\beta = 95°$
Hüfttyp „am Dezentrieren“
1 Labrum acetabulare

Abb. 10.119. S. I., 6 Monate, rechtes Hüftgelenk, Monitorbild
Knöcherner Erker eckig bei guter knöcherner Formgebung, knorpeliger Erker schmal, spitz und übergreifend.
$\alpha = 62°$
$\beta = 55°$
Hüfttyp I a

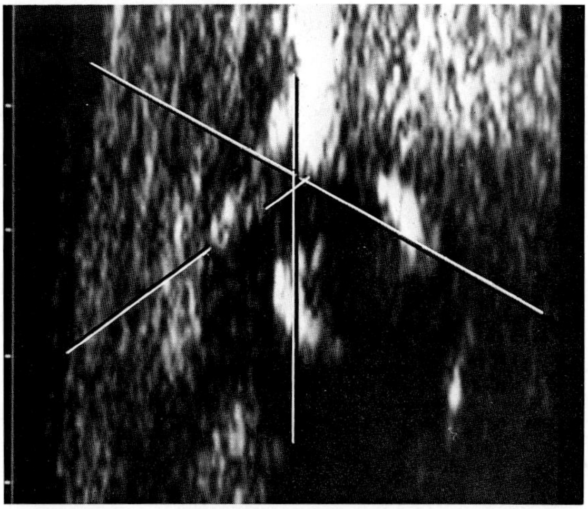

Abb. 10.120. Derselbe Patient wie in Abb. 10.119, linkes Hüftgelenk, Monitorbild
Der knöcherne Erker ist stark gerundet bei mangelhafter knöcherner Formgebung, der knorpelige Erker ist stark verbreitert, aber nicht sicher verdrängt.
$\alpha = 50°$
$\beta = 80°$
Hüfttyp „am Dezentrieren"
Die Bildqualität ist etwas mangelhaft, der Unterrand des Os ilium wurde nicht optimal dargestellt.
1 Perichondriumloch
2 Labrum acetabulare

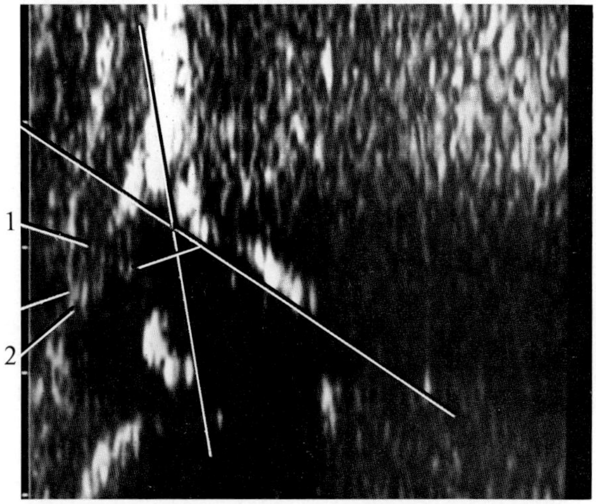

Abb. 10.121. Röntgenbild zu Abb. 10.119 und 10.120

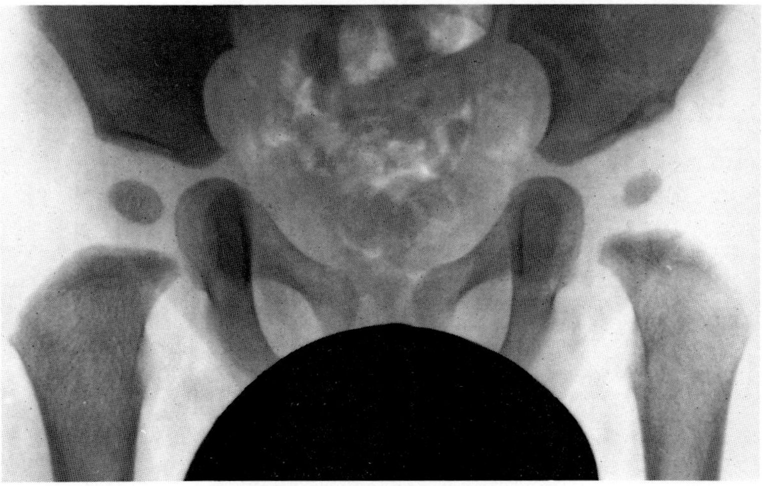

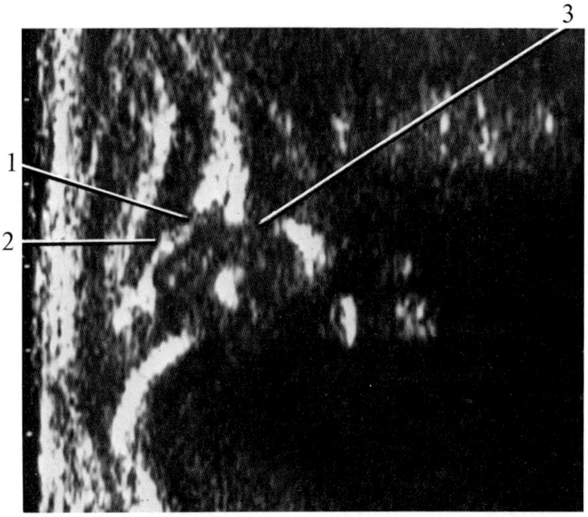

Abb. 10.122. R. A., 6 Monate, rechtes Hüftgelenk, Monitorbild
Der knöcherne Erker ist eckig, die knöcherne Formgebung gut, der knorpelige Erker schmal und übergreifend.
Hüfttyp I
1 Perichondriumloch
2 Labrum acetabulare
3 Schallschatten hinter dem gut ausgebildeten knöchernen Erker

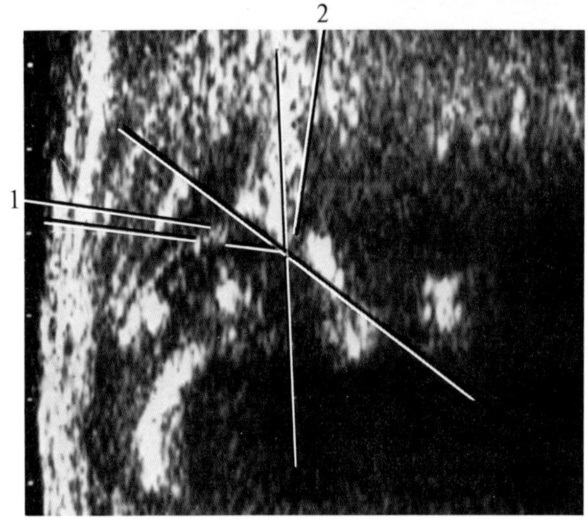

Abb. 10.123. Derselbe Patient wie in Abb. 10.122, linkes Hüftgelenk, Monitorbild
Der knöcherne Erker ist stark gerundet bis flach, die knöcherne Formgebung schlecht, der knorpelige Erker breit und bereits etwas nach kranial verdrängt.
$\alpha = 47°$
$\beta = 100°$
Hüfttyp „am Dezentrieren"
1 Labrum acetabulare
2 Schallschatten, der den Umschlagpunkt markiert

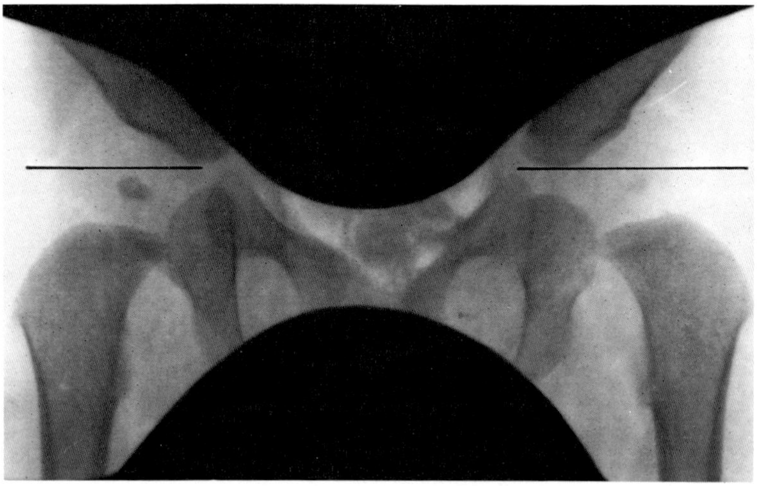

Abb. 10.124. Röntgenbild zu Abb. 10.122 und 10.123

Abb. 10.125. R. S., 3 Wochen, linkes Hüftgelenk
Deutlich abgerundeter knöcherner Pfannenerker bei sehr schlechter knöcherner Formgebung. Das knorpelige Pfannendach ist leicht nach oben außen gebogen. Es zieht jedoch noch übergreifend über den Hüftkopf hinweg, die Echostruktur ist reflexarm. Noch keine Kopfkernentwicklung.
$\alpha = 50°$
$\beta = 80°$
Hüfttyp IIg

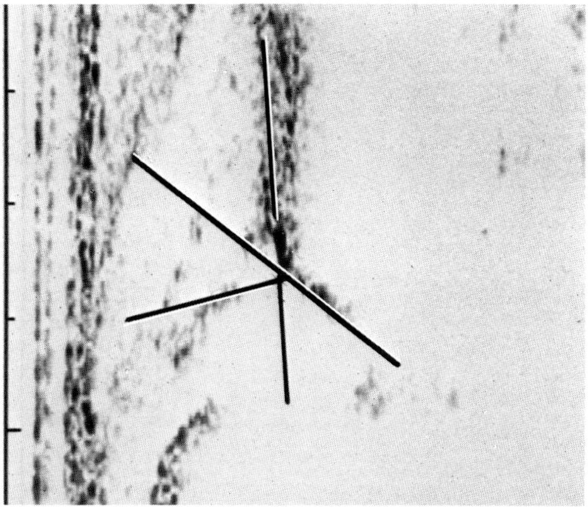

Abb. 10.126. S. N., 2 Wochen, linkes Hüftgelenk
Nicht ausreichende Hüftgelenksentwicklung mit stark abgerundetem knöchernem Erker bei sehr schlechter knöcherner Formgebung, stark verbreitertes knorpeliges Pfannendach. Dies ist noch übergreifend und nicht wesentlich nach oben außen abgedrängt. Noch keine Kopfkernentwicklung.
$\alpha = 47°$
$\beta = 69°$
Hüfttyp IIg (Gefährdungsbereich)

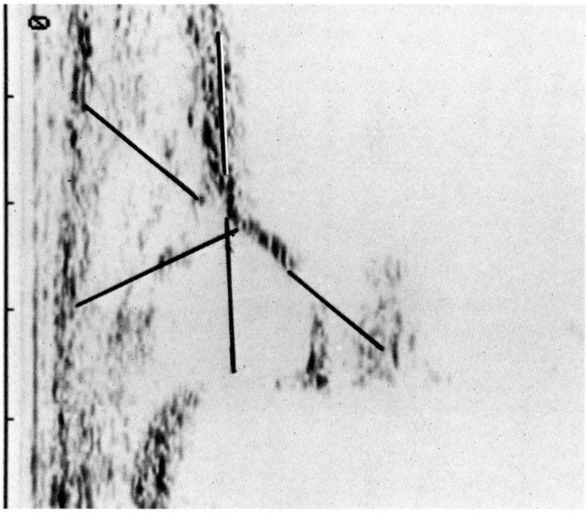

Abb. 10.127. R. S., 7 Wochen, linkes Hüftgelenk
Abgerundeter bis abgeflachter knöcherner Pfannenerker mit sehr schlechter knöcherner Hüftkopfüberdachung. Die Hüftgelenksentwicklung liegt im Gefährdungsbereich. Das knorpelige Pfannendach ist deutlich verbreitert, übergreifend und echoarm. Der Hüftkopf steht noch zentriert in der Hüftpfannenanlage. Keine Kopfkernentwicklung.

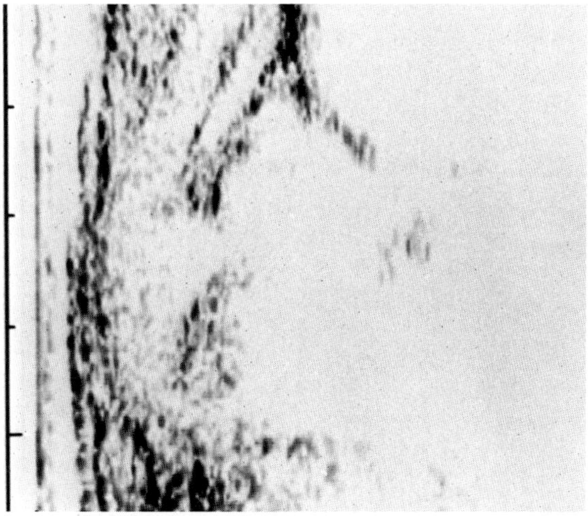

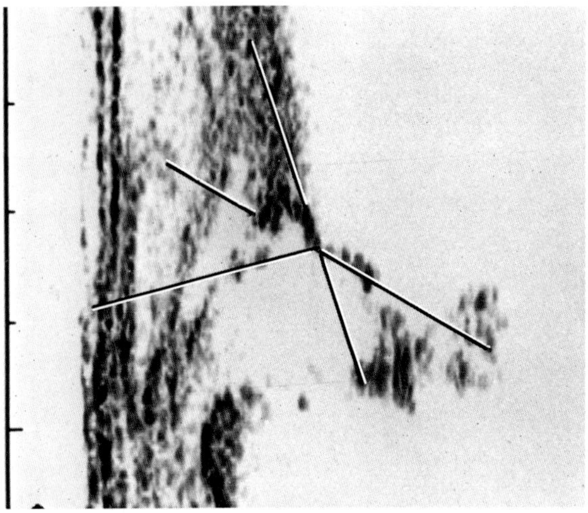

Abb. 10.128. S. D., 8 Wochen, linkes Hüftgelenk Stark abgerundeter knöcherner Pfannenerker mit mangelhafter knöcherner Überdachung. Das knorpelige Pfannendach ist verbreitert, echoarm und leicht nach oben außen abgedrängt. Noch keine Kopfkernentwicklung.
$\alpha = 44°$
$\beta = 93°$
Der Knochenwinkel α liegt noch im Gefährdungsbereich, der Ausstellwinkel β ist aber schon dem Dezentrierungsbereich zuzuordnen. Das Hüftgelenk befindet sich „am Dezentrieren".

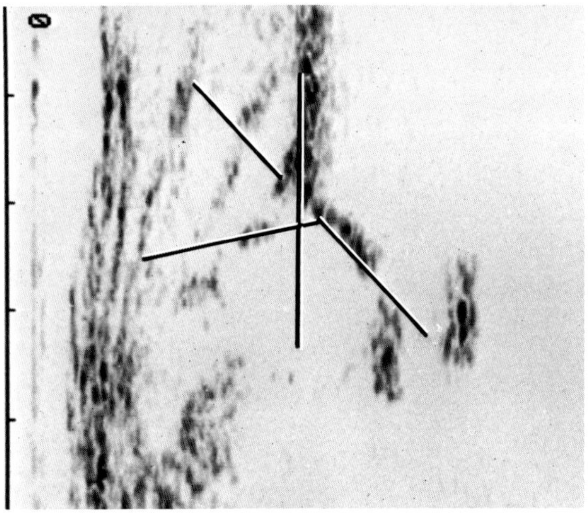

Abb. 10.129. G. N., 8 Wochen, linkes Hüftgelenk Bereits abgeflachter knöcherner Pfannenerker, die knöcherne Ausformung der Hüftpfannenanlage ist schlecht. Das knorpelige Pfannendach sitzt breit dem Hüftkopf auf und ist nach oben außen aufgebogen. Der Hüftkopf befindet sich ebenfalls am Dezentrieren.
$\alpha = 45°$
$\beta = 80°$

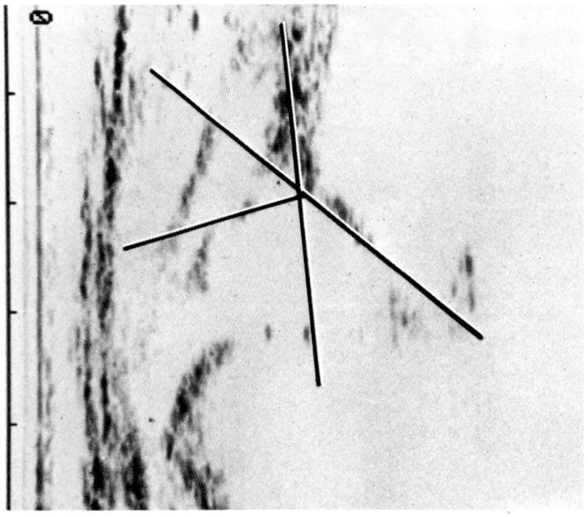

Abb. 10.130. F. A., 6 Wochen, linkes Hüftgelenk Abgerundeter bis abgeflachter knöcherner Pfannenerker mit sehr schlechter Ausbildung des Azetabulums. Bei mangelhafter knöcherner Formsicherung beginnt der Hüftkopf, die weichen, knorpeligen Anteile nach oben außen aufzubiegen. Das Hüftgelenk befindet sich „am Dezentrieren". Noch keine Kopfkernentwicklung.
Der Knochenwinkel α ist mit 46° dem Gefährdungsbereich zuzurechnen, der Knorpelausstellwinkel β liegt mit 80° bereits im Dezentrierungsbereich.

Abb. 10.131. G. E., 3 Wochen, rechtes Hüftgelenk
Abgerundeter knöcherner Pfannenerker bei schlechter knöcherner Formsicherung. Gelenkkapsel und hyalinknorpeliges Pfannendach können die Führung des Hüftkopfes in der Pfanne nicht gewährleisten und sind bereits nach oben außen leicht abgebogen.
Der Knochenwinkel α liegt mit 45° noch im Gefährdungsbereich, während der Winkel β mit 90° schon dem Dezentrierungsbereich zuzurechnen ist.

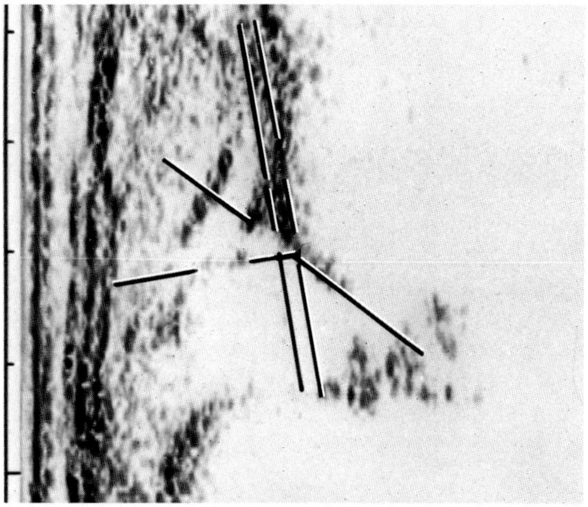

Abb. 10.132. R. M., 4 Wochen, linkes Hüftgelenk
Der knöcherne Erker ist stark gerundet bis flach, die knöcherne Formgebung schlecht, der knorpelige Erker breit und bereits nach kranial verdrängt. Die eindeutige Verdrängung des Knorpelerkers kommt durch den Druck des Hüftkopfes nach kranial bei der dynamischen Untersuchung zustande. Hüften im II-g-Bereich werden dadurch in den Hüfttyp „am Dezentrieren" übergeführt.
$\alpha = 45°$
$\beta = 100°$
Hüfttyp „am Dezentrieren"

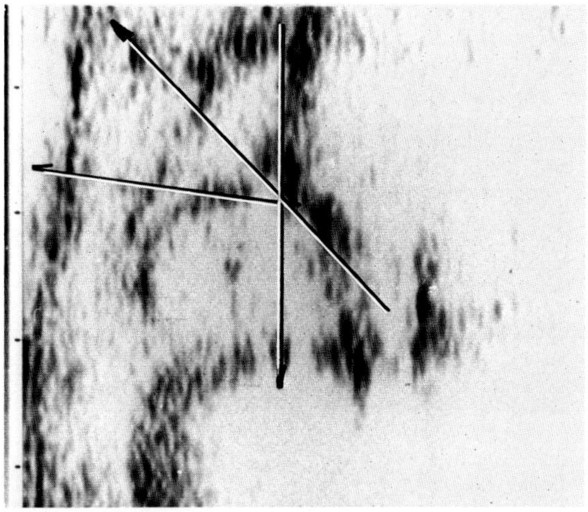

Abb. 10.133. Z. L., 2 Monate, rechtes Hüftgelenk
Der knöcherne Erker ist stark gerundet bis flach, die knöcherne Formgebung mangelhaft, der knorpelige Erker breit und nicht sicher übergreifend.
$\alpha = 45°$
$\beta = 90°$
Hüfttyp „am Dezentrieren"

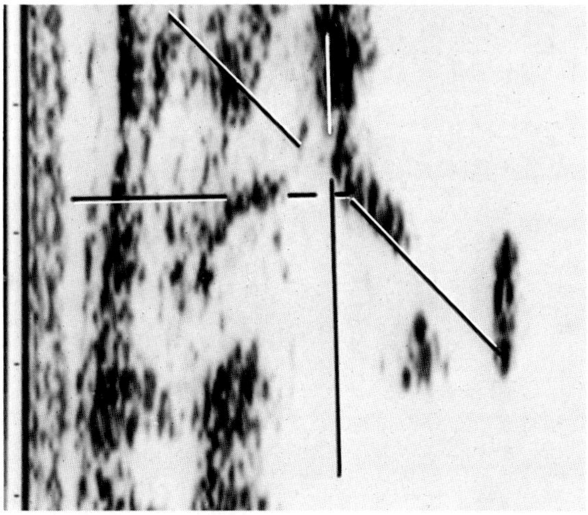

10.3 Dezentrierte Hüften

Hüfttyp III a und Hüfttyp III b

Dezentrierte Hüften, vom Hüfttyp III zeichnen sich dadurch aus, daß der nach kranial-dorsal luxierende Hüftkopf das knorpelig präformierte Pfannendach nach oben verdrängt. Der knöcherne Erker ist flach, die knöcherne Formgebung schlecht. Das knorpelige Pfannendach ist durch den nach oben drängenden Hüftkopf verbreitert und nach kranial verdrängt. Das knorpelig präformierte Pfannendach ist zwar verdrängt, sitzt aber dem Hüftkopf mehr oder weniger mützenförmig auf. Die Unterscheidung zwischen Hüfttyp III a und b wird durch die Beurteilung der sonographischen Struktur des knorpelig-präformierten Pfannendaches ermöglicht.

10.3.1 Hüfttyp III a

(Abb. 10.134–10.171)

Hüften vom Typ III a sind dezentriert, die knöcherne Formgebung ist schlecht, das knorpelige Pfannendach ist nach kranial verdrängt, aber sonographisch echoarm.

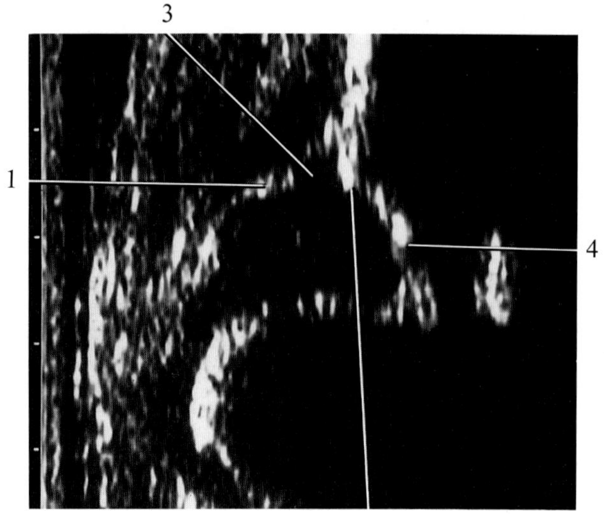

Abb. 10.134. P. A., 2 Monate, linkes Hüftgelenk, Monitorbild
Die knöcherne Formgebung ist schlecht. Es besteht eine Flachpfanne. Das knorpelige Pfannendach ist sehr breit und bereits nach oben verdrängt.
1 Labrum acetabulare
2 knöcherner Erker
3 Knorpelerker
4 Unterrand des Os ilium
Hüfttyp III a

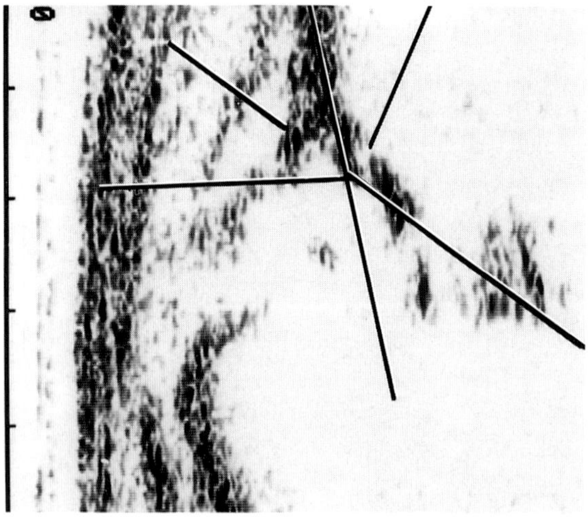

Abb. 10.135. M. S., 4 Wochen, rechtes Hüftgelenk
Abgeflachter knöcherner Pfannenerker und schlechte knöcherne Hüftkopfüberdachung. Verbreitertes, nach oben außen abgedrängtes echoarmes knorpeliges Pfannendach. Beginnende Kopfkernentwicklung. Die Pfannendachlinie schneidet am Unterrand des Os ilium die Echos der Fossa acetabuli ab.
α 42°
β 105°
Hüfttyp III a
1 Schallschatten am Umschlagpunkt

Abb. 10.136. L. E., Neugeborenes, rechtes Hüftgelenk
Der knöcherne Erker ist abgeflacht, die knöcherne Formgebung schlecht, der knorpelige Erker breit und bereits verdrängt.
$\alpha = 40°$
$\beta = 98°$
Hüfttyp IIIa
1 Perichondriumloch

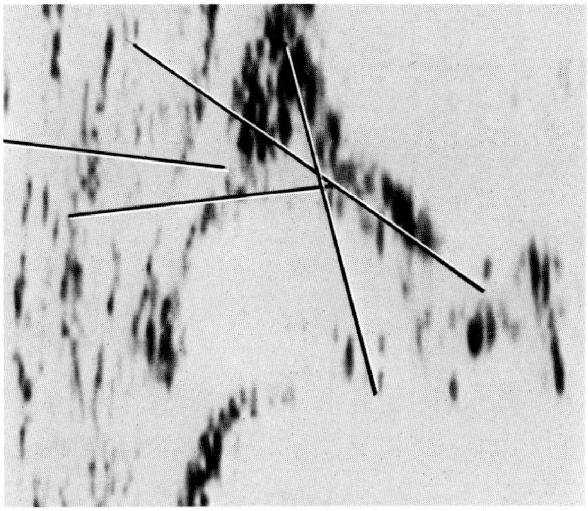

Abb. 10.137. Derselbe Patient wie in Abb. 10.136, linkes Hüftgelenk
Der knöcherne Erker ist deutlich gerundet, die knöcherne Formgebung mangelhaft, der knorpelige Erker breit, aber noch übergreifend.
$\alpha = 47°$
$\beta = 70°$
Hüfttyp IIg
1 Labrum acetabulare
Zum Vergleich siehe Abb. 10.136.

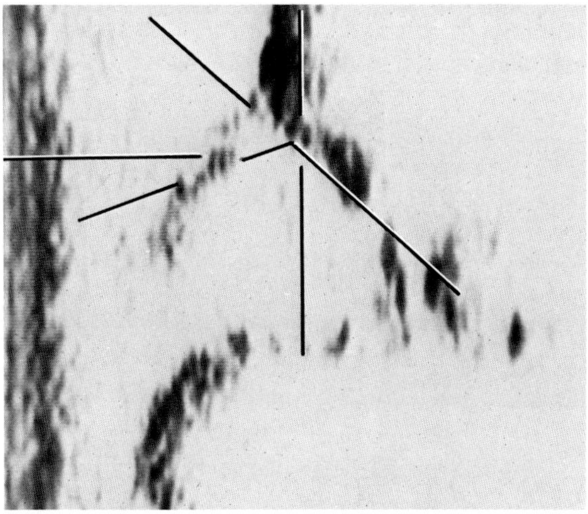

Abb. 10.138. Derselbe Patient wie in Abb. 10.136, rechtes Hüftgelenk, nach 6wöchiger Behandlung
Der knöcherne Erker ist eckig, die knöcherne Formgebung gut, der knorpelige Erker breit, aber übergreifend. Der Hüftkopfkern fehlt noch.
$\alpha = 62°$
$\beta = 70°$
Hüfttyp Ib
1 Perichondriumloch
2 Labrum acetabulare
3 Gewebe der Fossa acetabuli
4 Taillierung mit Unterrand des Os ilium

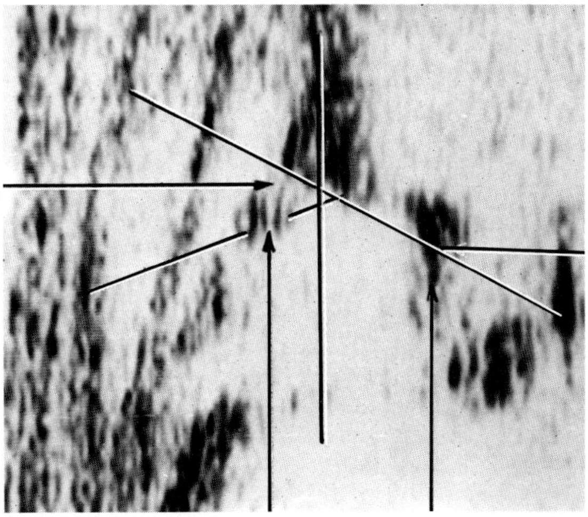

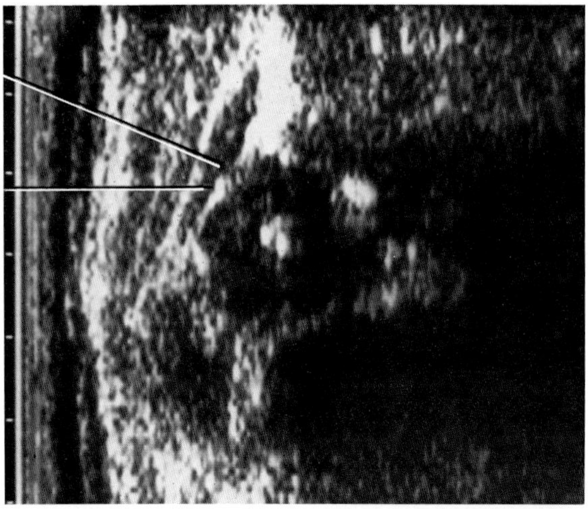

Abb. 10.139. Z. E., 3 Monate, rechtes Hüftgelenk, Monitorbild
Knöcherner Erker mit leichter Schweifung bei guter knöcherner Formgebung. Der knorpelige Erker ist schmal und übergreifend, der Hüftkopfkern vorhanden.
1 Perichondriumloch
2 Labrum acetabulare

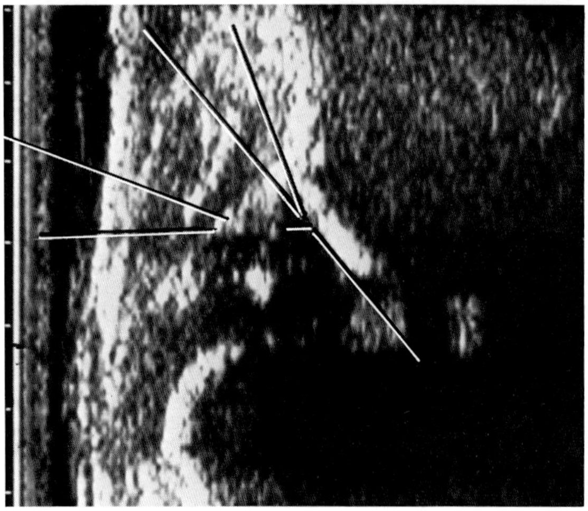

Abb. 10.140. Derselbe Patient wie in Abb. 10.139, linkes Hüftgelenk, Monitorbild
Die knöcherne Formgebung ist schlecht bei flachem knöchernem Erker, der knorpelige Erker breit und nach kranial verdrängt. Der Großteil des knorpelig präformierten Pfannendachs besitzt noch eine echoarme Struktur.
$\alpha = 20°$
$\beta = 122°$
Hüfttyp III a
1 Labrum acetabulare

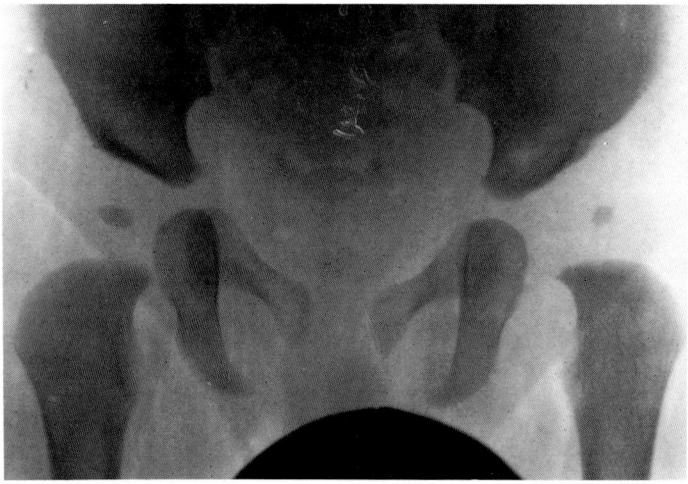

Abb. 10.141. Röntgenbild zu Abb. 10.139 und 10.140

Abb. 10.142. A. N., 8 Wochen, rechtes Hüftgelenk
Der knöcherne Erker ist relativ gut konturiert bei schlechter knöcherner Formgebung, der knorpelige Erker breit und nach kranial verdrängt mit echoarmer Struktur.
Hüfttyp III a
Der Unterrand des Os ilium wurde nicht gut dargestellt. Dieses Sonogramm sollte daher nicht ausgemessen werden, da das Einzeichnen der Pfannendachlinie nicht mit Sicherheit erfolgen kann.

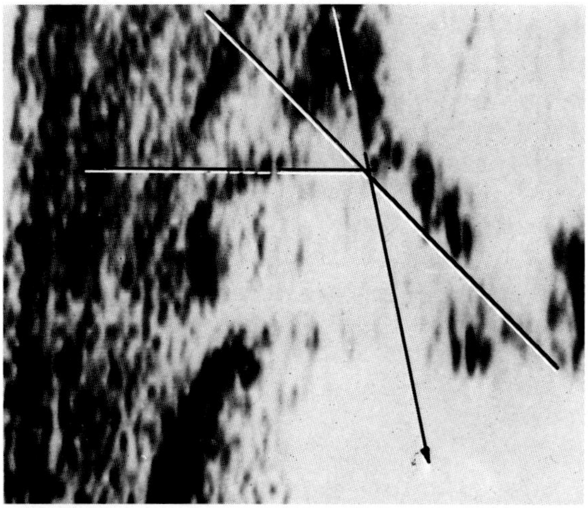

Abb. 10.143. K. A., 4 Wochen, linkes Hüftgelenk
Der knöcherne Erker ist flach, die knöcherne Formgebung schlecht, das knorpelig präformierte Pfannendach nach kranial verdrängt mit noch echoarmer Struktur.
Grund- und Pfannendachlinie sind eingezeichnet, die Ausstellungslinie fehlt.
Hüfttyp III a
1 Knorpelig präformiertes Pfannendach
2 Nachgezeichnete Hüftkopfkontur mit Gelenkkapsel
3 Flüsigkeitsfilm zwischen Hüftkopf und Pfannendachknorpel
4 Proximaler Teil des Perichondriums

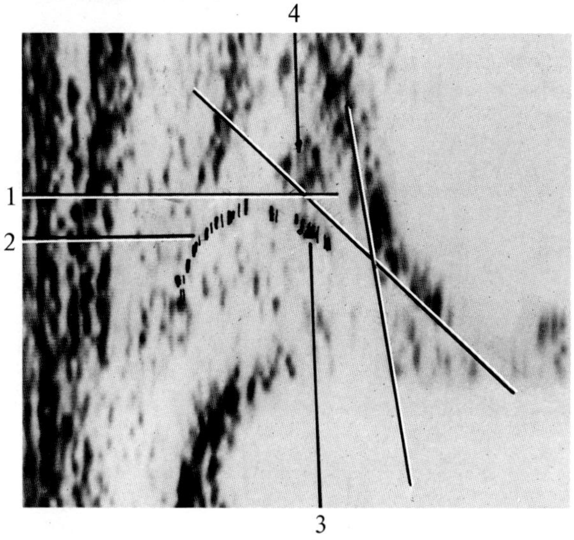

Abb. 10.144. K. D., 4 Wochen, rechtes Hüftgelenk
Der knöcherne Erker ist flach, die knöcherne Formgebung schlecht, das knorpelige Pfannendach nach kranial verdrängt. Die Struktur des Pfannendachknorpels ist echoarm.
$\alpha = 40°$
$\beta = 110°$
Hüfttyp III a
1 Labrum acetabulare distal des Perichondriumlochs
2 Gelenkkapsel
3 Knorpel-Knochen-Grenze

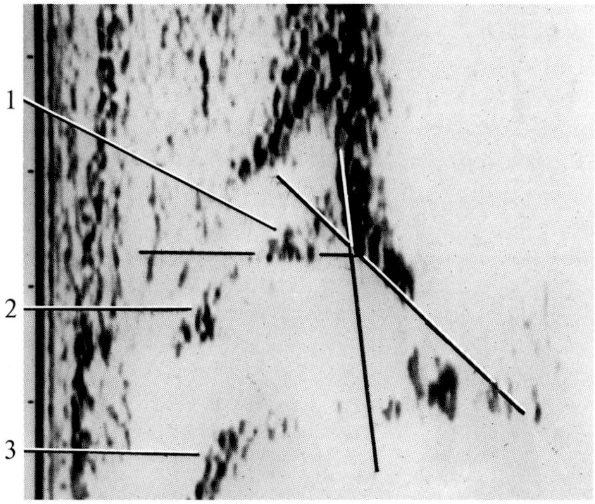

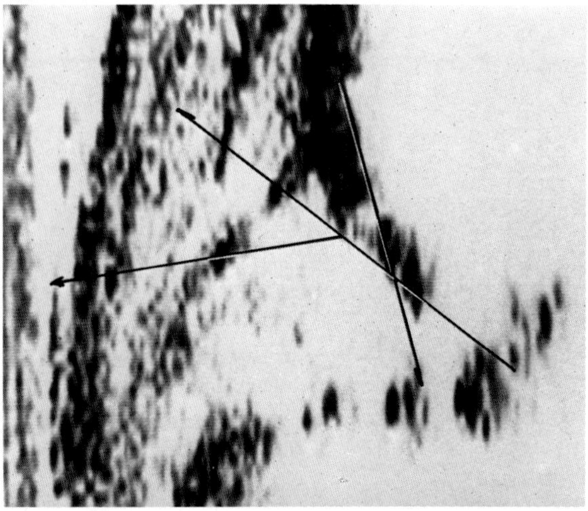

Abb. 10.145. N. N., 4 Wochen, linkes Hüftgelenk
Der knöcherne Erker ist flach bei schlechter knöcherner Formgebung, das knorpelige Pfannendach breit und nach kranial verdrängt. Die Grundlinie ist in Form der Hilfslinie durch die hintere Schallauslöschung eingezeichnet.
$\alpha = 39°$
$\beta = 95°$
Hüfttyp III a

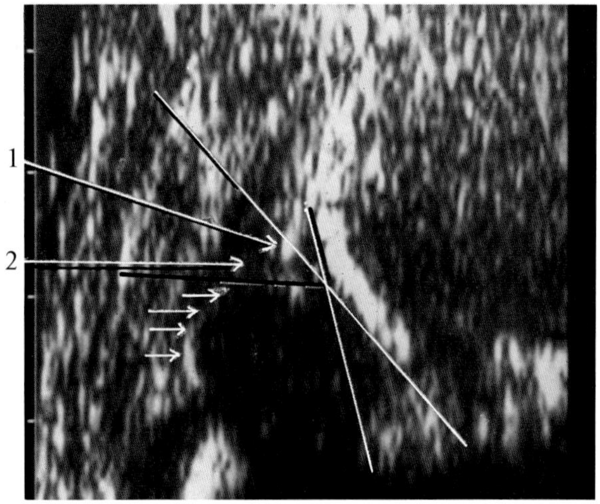

Abb. 10.146. D. A., 6 Wochen, linkes Hüftgelenk, Monitorbild
Schlechte Bildqualität, trotzdem ist gut zu erkennen, daß der knöcherne Erker flach ist, die knöcherne Formgebung schlecht und der knorpelige Erker nach kranial verdrängt.
$\alpha = 30°$
$\beta = 110°$
Hüfttyp III a
1 Proximaler Anteil des Perichondriums
2 Perichondriumloch
Die Kapsel ist mit Pfeilen markiert.

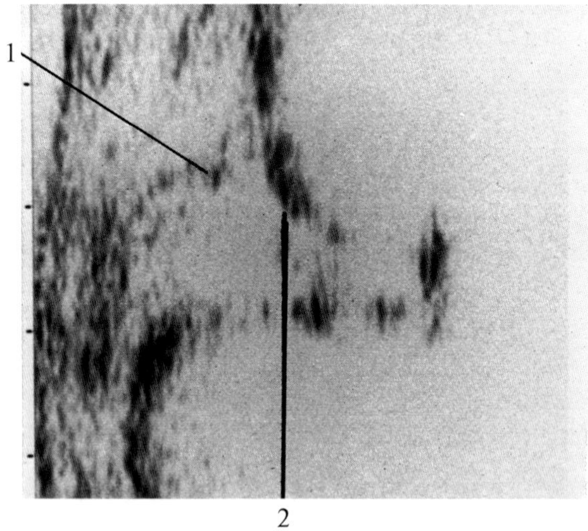

Abb. 10.147. R. M., 8 Wochen, Hüftgelenk
Der knöcherne Erker ist flach mit hochgradig mangelhafter knöcherne Formgebung. Das knorpelige Pfannendach ist nach kranial verdrängt, die Struktur des Pfannendachknorpels echoarm.
Hüfttyp III a
1 Labrum acetabulare
2 Abgeflachtes knöchernes Pfannendach

Abb. 10.148. B. S., 4 Monate, rechtes Hüftgelenk
Der knöcherne Erker ist flach, die knöcherne Formgebung schlecht, das knorpelige Pfannendach nach kranial verdrängt. Schlechte Bildqualität, an der Grenze zur Beurteilbarkeit. Die Grundlinie wurde durch die hintere Schallauslöschung gelegt.
Der Hüftkopfkern im Sonogramm ist im Gegensatz zum Röntgenbild der rechten Hüfte in Abb. 10.150 deutlich sichtbar.
$\alpha = 25°$
$\beta = 115°$
Hüfttyp III a
1 Proximaler Anteil des Perichondriums
2 Distaler Anteil des Perichondriums, durch die überstrahlte Aufnahme kommt das Perichondriumloch nicht zur Darstellung.

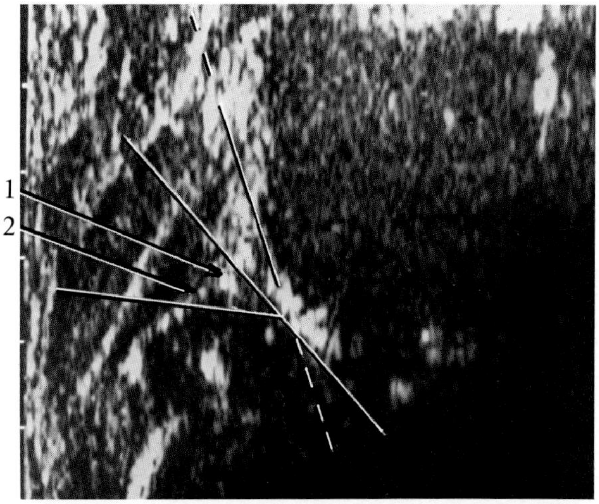

Abb. 10.149. Derselbe Patient wie in Abb. 10.148, linkes Hüftgelenk
Der knöcherne Erker ist flach bei schlechter knöcherner Formgebung, das knorpelige Pfannendach verbreitert und nach kranial verdrängt.
$\alpha = 37°$
$\beta = 95°$
Hüfttyp III a

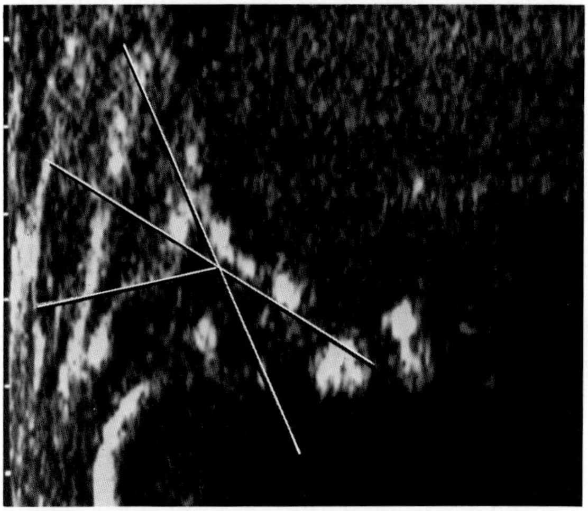

Abb. 10.150. Röntgenbild zu Abb. 10.148 und 10.149

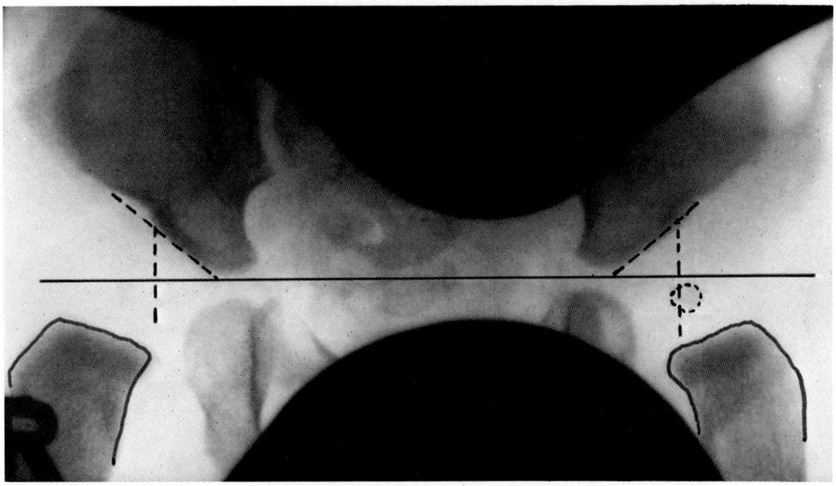

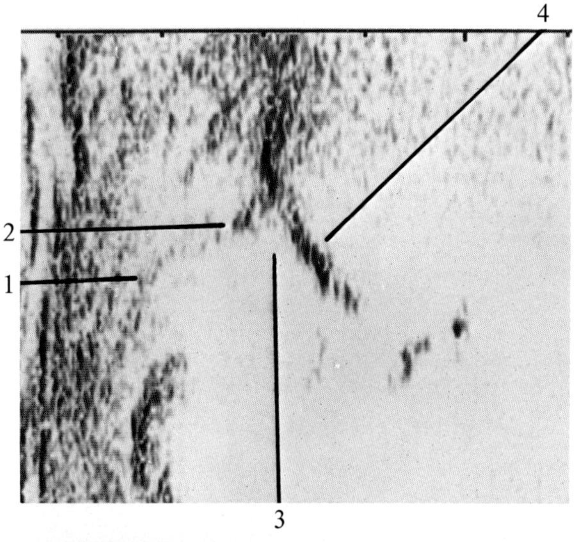

Abb. 10.151. S. C., 5 Monate, rechtes Hüftgelenk
Abflachung des knöchernen Pfannenerkers mit mangelhafter knöcherner Überdachung des Hüftkopfes. Durch den Druck des luxierenden Hüftkopfes nach dorsokranial werden die weichen, deformierbaren Pfannendachanteile nach oben außen aufgebogen. Der dezentriert stehende Hüftkopf schiebt die Gelenkkapsel haubenförmig vor sich her. Die Struktur des hyalinknorpeligen Pfannendachs ist noch echoarm. Noch keine Kopfkernentwicklung.
Hüfttyp III a
1 Gelenkkapsel
2 Labrum acetabulare
3 Hyalinknorpeliges Pfannendach
4 Abgeflachter knöcherner Pfannenerker

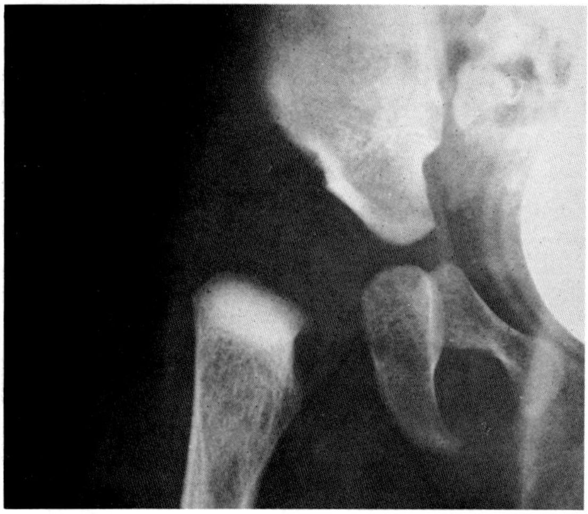

Abb. 10.152. Röntgenbild desselben Patienten wie in Abb. 10.151
Die Röntgenaufnahme des rechten Hüftgelenks zeigt ebenfalls den Zentrierungsverlust. Die knöcherne Hüftpfanne ist schwer dysplastisch. Im Bereich der Kompressionszone am knöchernen Pfannenerker sowie in der Luxationsrinne kommt es durch die pathologische Druckbelastung zur vermehrten Sklerosierung.

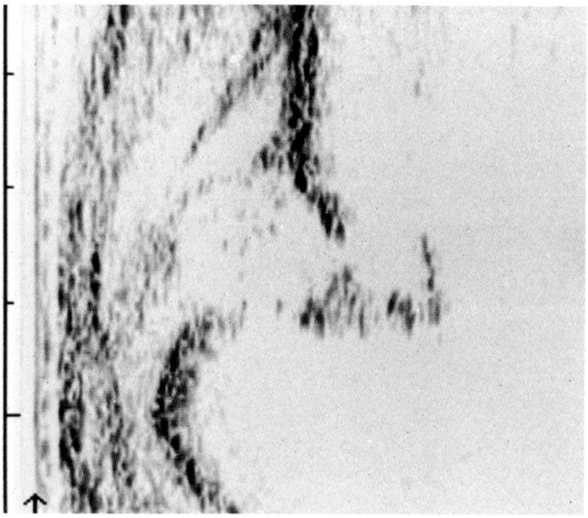

Abb. 10.153. K. L., 10 Tage, linkes Hüftgelenk
Stark abgeflachter knöcherner Erker. Die knöcherne Hüftkopfüberdachung ist mangelhaft, der Hüftkopf kann nicht mehr in der Hüftpfanne gehalten werden. Gelenkkapsel und Septum intermusculare sind im Sonogramm abgedrängt. Durch den Druck des luxierenden Hüftkopfes werden das Labrum acetabulare und die angrenzenden knorpeligen Pfannendachanteile nach oben außen aufgebogen. Das knorpelige Pfannendach hat noch die normale, reflexarme Echostruktur des hyalinen Knorpels.
Hüfttyp III a

Abb. 10.154. G. M., 5 Monate, linkes Hüftgelenk
Stark abgeflachter knöcherner Pfannenerker und mangelhafte Ausformung des knöchernen Pfannendachs. Der Hüftkopf kann durch die schiefe Ebene nicht mehr in der Pfanne gehalten werden und steht dezentriert. Der knöcherne Defekt im Bereich des Pfannenerkers wird durch ein breites, knorpeliges Pfannendach ausgeglichen. Eine Strukturveränderung im knorpeligen Pfannendachanteil ist sonographisch nicht erkennbar. Der pfannenergänzende Anteil ist jedoch bereits nach oben außen aufgebogen. Beginnende Kopfkernentwicklung. 1 Knorpel-Knochen-Grenze. 2 Gelenkkapsel. 3 Labrum acetabulare. 4 Verbreitertes, echoarmes knorpeliges Pfannendach. 5 Umschlagpunkt

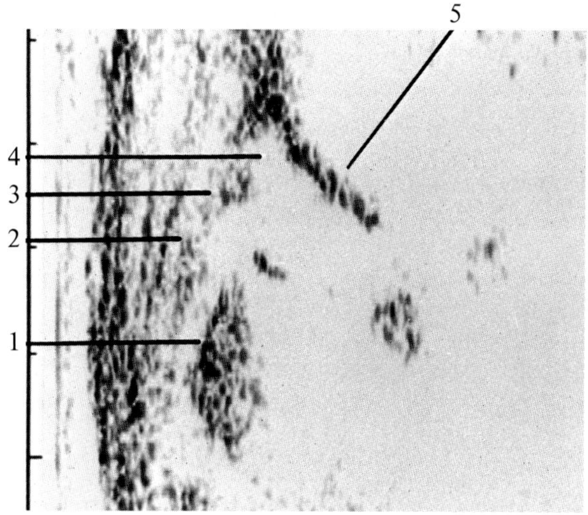

Abb. 10.155. Derselbe Patient wie in Abb. 10.154, linkes Hüftgelenk
Gleiches Sonogramm wie Abb. 10.154 mit eingezeichneten Meßlinien.
$\alpha = 37°$
$\beta = 95°$
Hüfttyp III a

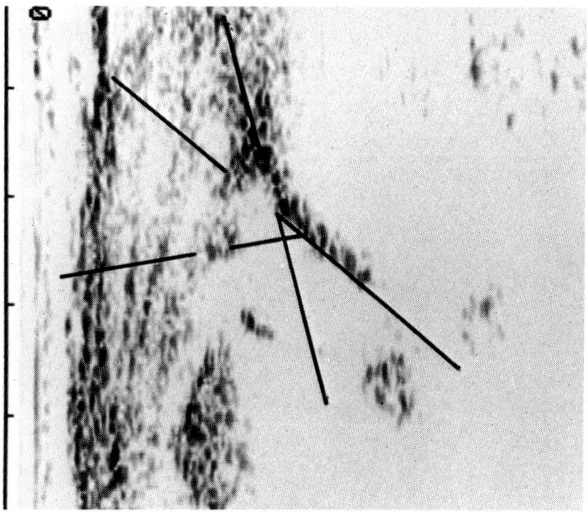

Abb. 10.156. F. A., 6 Wochen, linkes Hüftgelenk
Stark abgeflachter knöcherner Pfannenerker bei mangelhafter Ausformung des knöchernen Pfannendachs. Deutlich dezentriert stehender Hüftkopf, erkennbar an der haubenförmigen Ausbuchtung der Gelenkkapsel und am abgedrängten hyalinknorpeligen Pfannendach. Noch keine pathologische Strukturveränderung des knorpeligen Erkers.
$\alpha = 35°$
$\beta = 95°$
Hüfttyp III a

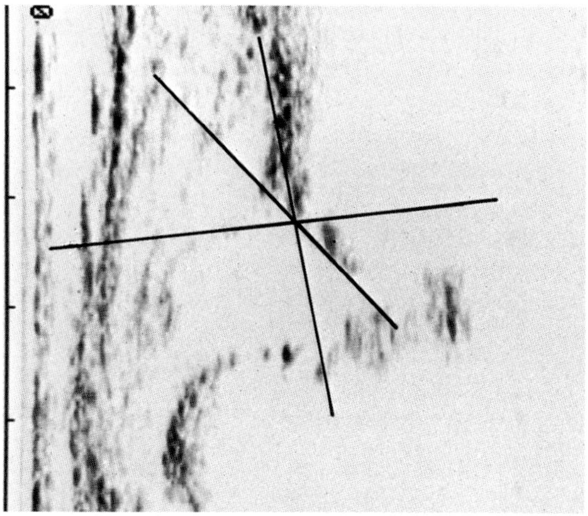

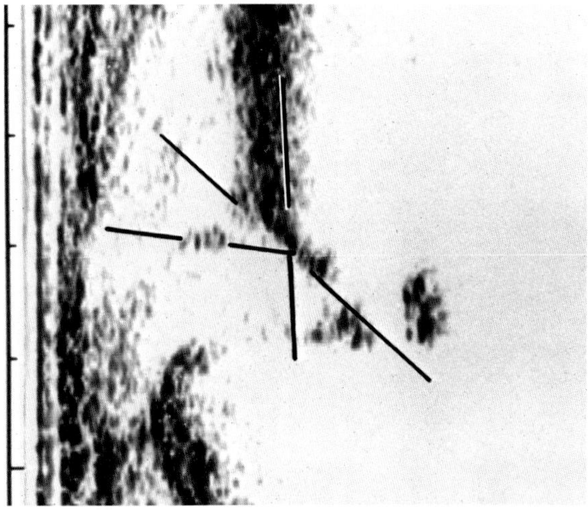

Abb. 10.157. F. R., 3 Wochen, linkes Hüftgelenk Abgeflachter knöcherner Erker und schlechte knöcherne Hüftkopfüberdachung. Diese kann den Hüftkopf nicht in der Pfannenanlage halten. Das knorpelige Pfannendach hält dem Druck des Hüftkopfes nach oben außen nicht Stand und wird nach kranial-lateral verbogen. Die Echostruktur des hyalinen Knorpels ist normal. Noch keine Kopfkernentwicklung.
$\alpha = 43°$
$\beta = 98°$
Hüfttyp III a

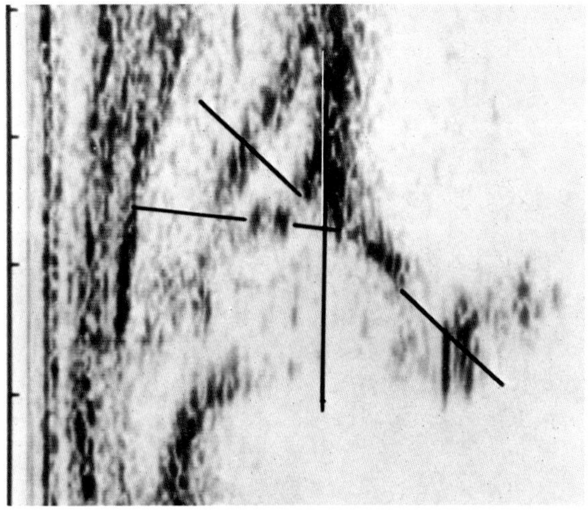

Abb. 10.158. G. A., 5 Tage, rechtes Hüftgelenk Nahezu identischer Befund wie Abb. 10.157 mit schlechter knöcherner Formgebung und abgeflachtem knöchernem Pfannenerker. Nach oben außen aufgebogenes hyalinknorpeliges, noch echoarmes Pfannendach. Der Hüftkopf steht deutlich dezentriert. Noch keine Kopfkernentwicklung.
$\alpha = 43°$
$\beta = 95°$
Hüfttyp III a

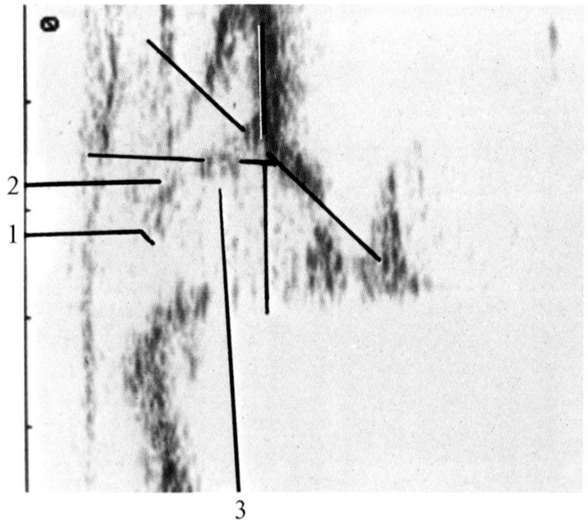

Abb. 10.159. L. L., 1 Tag, linkes Hüftgelenk Dezentriert stehender Hüftkopf, im Sonogramm erkennbar an der Abdrängung der Gelenkkapsel sowie an der Aufbiegung des Labrum acetabulare und der knorpeligen Pfannendachanteile. Der knöcherne Erker ist abgeflacht, die knöcherne Formgebung ist mangelhaft. Fehlende Kopfkernentwicklung.
$\alpha = 40°$
$\beta = 95°$
1 Schalloch des Trochanter major
2 Gelenkkapsel
3 Labrum acetabulare

Abb. 10.160. W. W., 10 Wochen, linkes Hüftgelenk
Deutliche Ossifikationsstörung im Bereich des knöchernen Pfannenerkers. Dieser ist abgeflacht. Das Azetabulum geht fließend in das Os ilium über. Labrum acetabulare und knorpelige Pfannendachanteile sind leicht nach oben außen aufgebogen. Der Hüftkopf steht bereits dezentriert. Noch keine Kopfkernentwicklung.
Hüfttyp III a

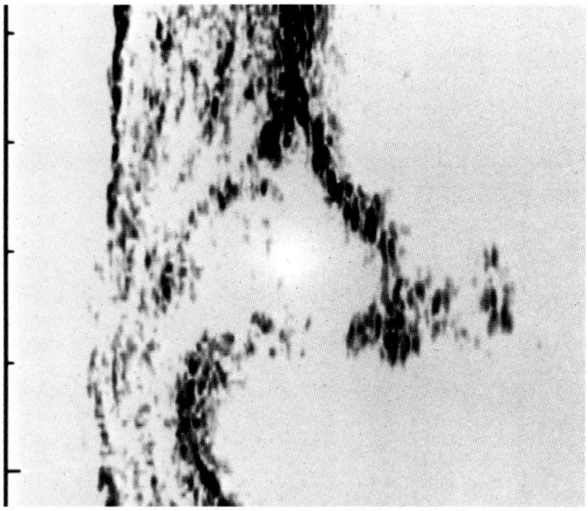

Abb. 10.161. B. E., 7 Wochen, linkes Hüftgelenk
Völlig mangelhafte Hüftgelenksentwicklung bei einem 7 Wochen alten Säugling mit stark abgeflachtem knöchernem Pfannenerker und fließendem Übergang des Azetabulums in das Os ilium. Das hyalinknorpelige, echoarme Pfannendach ist deutlich nach oben außen aufgebogen. Der Hüftkopf steht dezentriert. Noch keine Kopfkernentwicklung.
$\alpha = 35°$
$\beta = 115°$
Hüfttyp III a

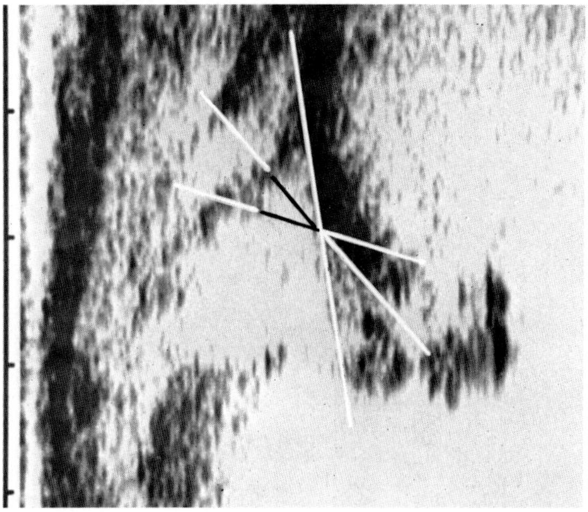

Abb. 10.162. K. J., 5 Wochen, rechtes Hüftgelenk
Sonographisch ist der dezentriert stehende Hüftkopf gut zu erkennen, er hat das Azetabulum nahezu vollständig verlassen. Die Gelenkkapsel wird haubenförmig abgedrängt. Das Labrum acetabulare ist mit den hyalinknorpeligen Pfannendachanteilen deutlich nach oben außen aufgebogen.
$\alpha = 38°$
$\beta = 120°$

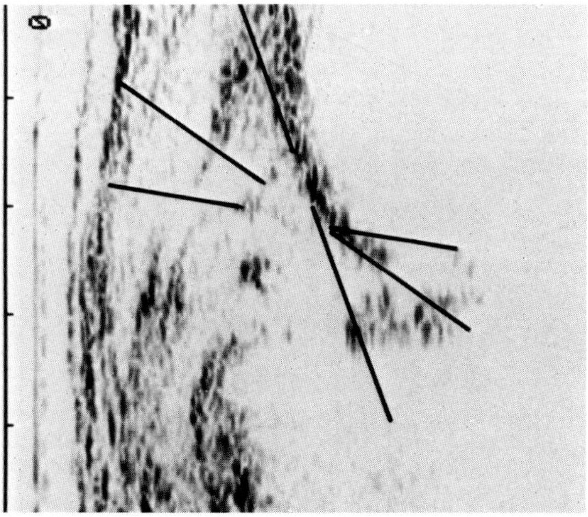

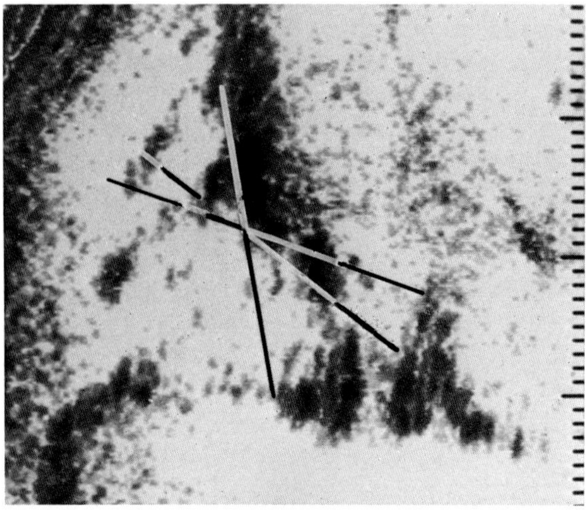

Abb. 10.163. W. S., 10 Tage, linkes Hüftgelenk
Mit der Compoundtechnik aufgenommenes Hüftsonogramm. Es zeigt einen abgeflachten knöchernen Pfannenerker mit einer schlechten knöchernen Hüftkopfüberdachung. Der Hüftkopf steht bereits dezentriert, erkennbar am abgedrängten knorpeligen Pfannendach. Noch keine Kopfkernverdichtung.
$\alpha = 42°$
$\beta = 120°$
Hüfttyp III a

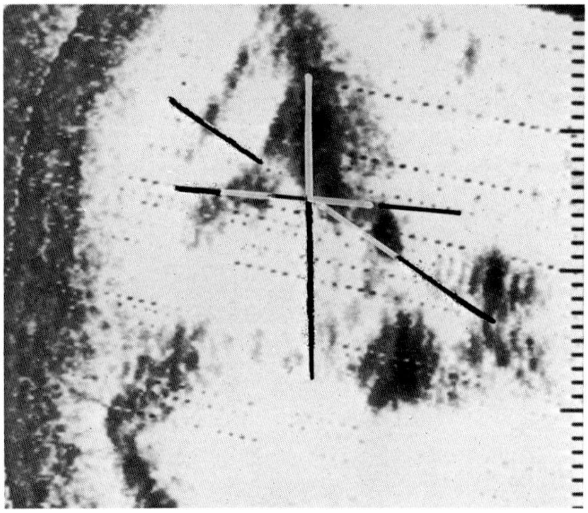

Abb. 10.164. Derselbe Patient wie in Abb. 10.163, rechtes Hüftgelenk
Im Vergleich mit der Gegenseite in Abb. 10.163 bessere Hüftpfannenentwicklung. Der knöcherne Erker ist gerundet. Das knorpelige Pfannendach ist ebenfalls nach außen abgedrängt, jedoch nicht so deutlich wie auf der linken Seite.

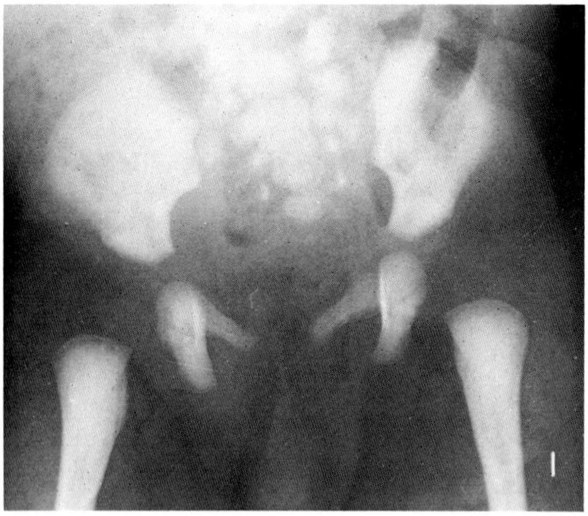

Abb. 10.165. Röntgenbild zu Abb. 10.163 und 10.164
Beckenübersichtsaufnahme des 10 Tage alten Säuglings.

Abb. 10.166. W. B., 11 Wochen, linkes Hüftgelenk Stark abgeflachter knöcherner Pfannenerker bei schlechter knöcherner Formgebung. Der Hüftkopf steht bereits leicht dezentriert. Das knorpelige Pfannendach ist verbreitert und kompensiert den knöchernen Defekt. Durch die Dezentrierung ist es bereits leicht nach oben außen aufgebogen. Noch keine Kopfkernentwicklung.
1 Gelenkkapsel
2 Labrum acetabulare
3 Umschlagpunkt
4 Unterrand des Os ilium

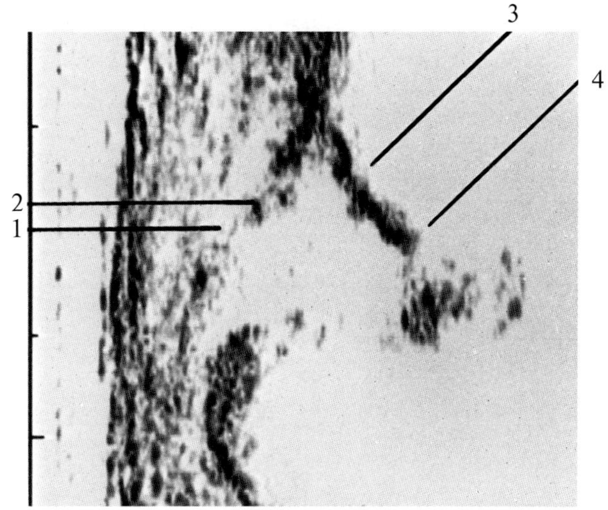

Abb. 10.167. Derselbe Patient wie in Abb. 10.166, linkes Hüftgelenk
Gleiches Hüftsonogramm wie Abb. 10.166 mit eingezeichneten Meßlinien. Der Knochenwinkel α beträgt 30°, der Knorpelausstellwinkel β 92°. Hüfttyp III a

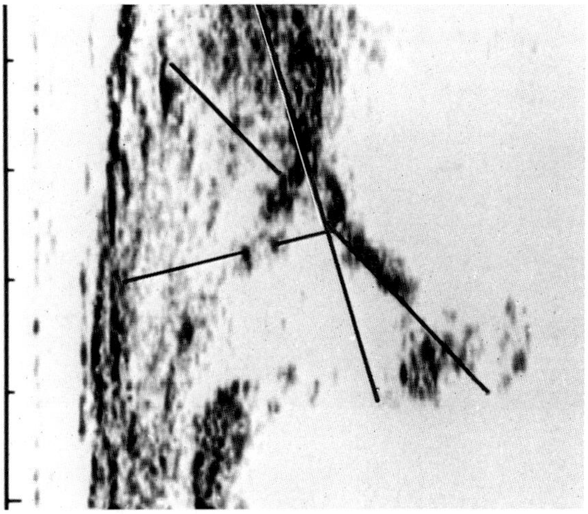

Abb. 10.168. S. D., 3 Monate, rechtes Hüftgelenk Unausgereifte Hüftgelenksentwicklung mit stark abgeflachtem knöchernem Pfannenerker im Sonogramm. Die knöcherne Formgebung ist mangelhaft. Der Hüftkopf kann nicht in der Pfanne gehalten werden und beginnt zu dezentrieren. Er hat sonographisch bereits das Labrum acetabulare und das knorpelige Pfannendach aufgebogen.
$\alpha = 34°$
$\beta = 94°$
Hüfttyp III a

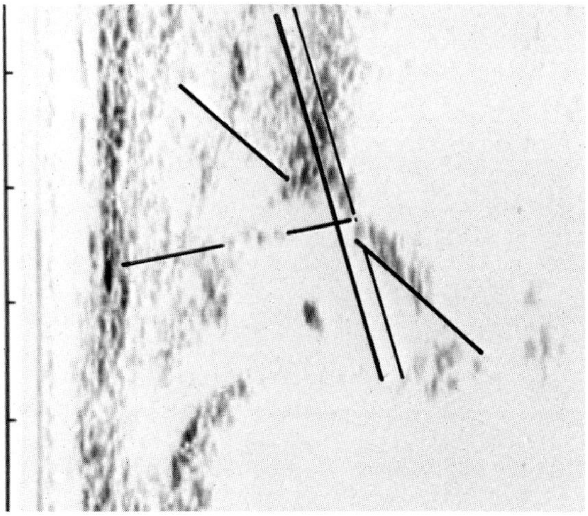

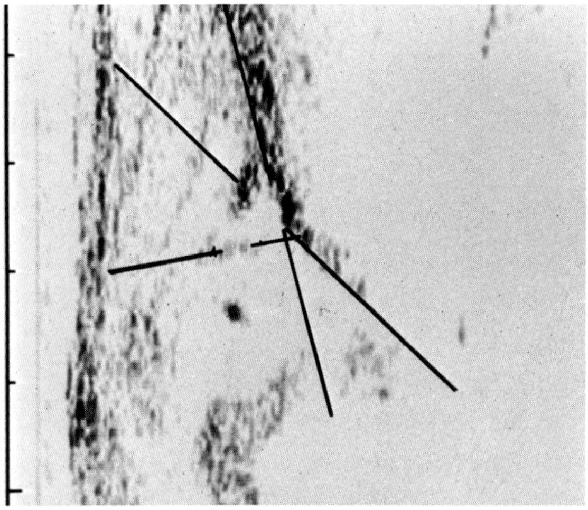

Abb. 10.169. G M., 4,5 Monate, linkes Hüftgelenk
Im Sonogramm ist deutlich zu erkennen, daß der Hüftkopf dezentriert steht und die Gelenkkapsel bereits leicht nach außen abgedrängt hat. Der knöcherne Pfannenerker ist abgeflacht, die knöcherne Hüftkopfüberdachung ist schlecht. Das hyalinknorpelige Pfannendach ist mit dem Labrum acetabulare durch den Druck des luxierenden Hüftkopfes abgedrängt, die Echostruktur ist normal. Beginnende Kopfkernentwicklung im Hüftkopfzentrum.
$\alpha = 33°$
$\beta = 95°$
Hüfttyp III a

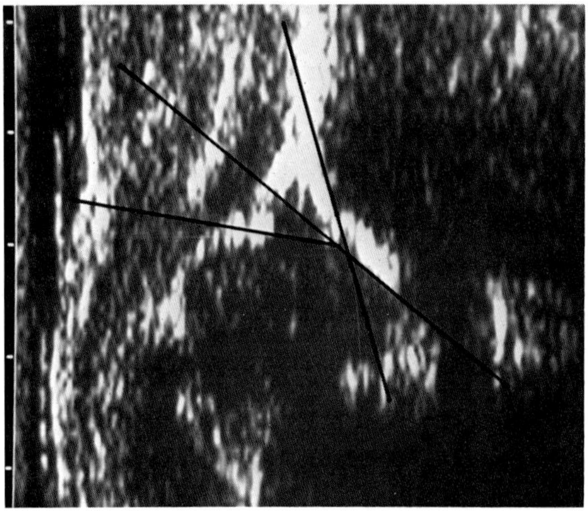

Abb. 10.170. U. C., 4 Monate, linkes Hüftgelenk, Monitorbild
Der knöcherne Erker ist flach, die knöcherne Formgebung schlecht, der knorpelige Erker ist breit und verdrängt, die Struktur des Knorpeldaches echoarm.
$\alpha = 35°$
$\beta = 115°$
Hüfttyp III a

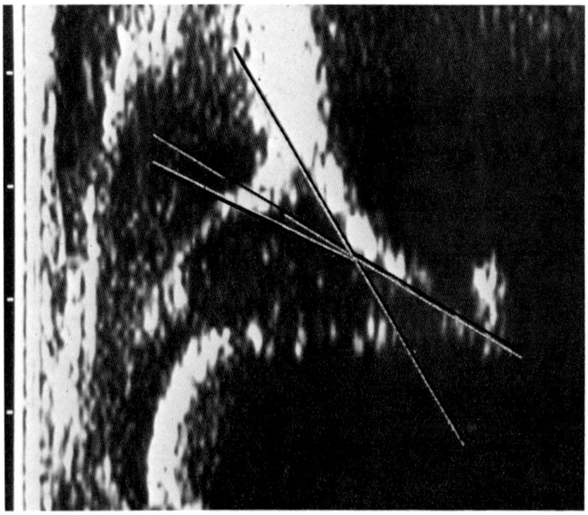

Abb. 10.171. K. B., 2,5 Monate, linkes Hüftgelenk, Monitorbild
Der knöcherne Erker ist flach, die knöcherne Formgebung schlecht, das knorpelige Pfannendach verbreitert und nach kranial verdrängt. Die Ausstellungslinie fällt beinahe mit der Pfannendachlinie zusammen und ist nicht völlig korrekt durch die Mitte des Labrum acetabulare gelegt.
$\alpha = 28°$
$\beta = 145°$
Hüfttyp III a

10.3.2 Hüfttyp III b und IV
(Abb. 10.172–10.198)

Der Hüfttyp III b zeichnet sich durch Strukturstörungen im knorpelig präformierten und verdrängten Pfannendach aus, die sich in vermehrter Echogenität im Sonogramm niederschlagen. Von vermehrter Echogenität im Knorpelerker darf nur gesprochen werden, wenn als Referenzpunkt der hyaline Hüftkopf mit seinen Echos herangezogen wird und deutlich mehr Echos im Pfannendachknorpel als im Hüftkopf sind.

Der Hüfttyp IV ist dadurch charakterisiert, daß das knorpelig präformierte Pfannendach vom nach kranial luxierenden Hüftkopf nach medial und medial-kaudal verdrängt wird. Der Hüftkopf steht höher als das knorpelig präformierte Pfannendach.

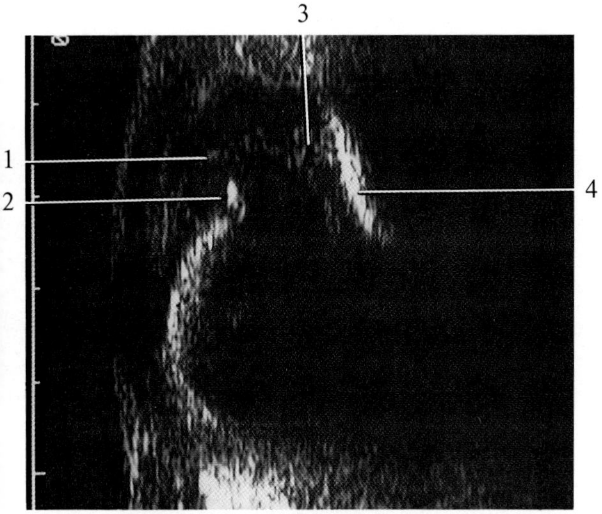

Abb. 10.172. M. S., 5 Monate, linkes Hüftgelenk, Monitorbild
Die knöcherne Formgebung ist schlecht, es besteht eine Flachpfanne. Der Hüftkopf hat sein Knorpeldach zwischen sich und dem Os ilium eingequetscht. Proximal des Hüftkopfes kann kein Knorpelerker mehr identifiziert werden.
1 Gelenkkapsel
2 Hüftkopfkern
3 Reste des Pfannendachknorpels mit leichten Umbaustörungen
4 Os ilium
Hüfttyp IV mit zusätzlichen Knorpelumbaustörungen, kenntlich an der Echogenität des Knorpeldachrestes.

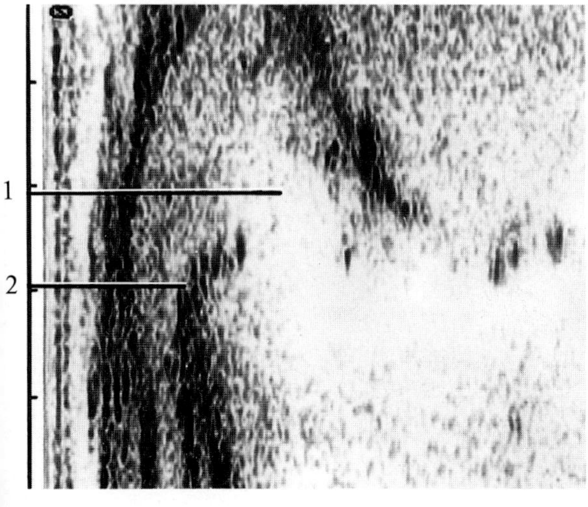

Abb. 10.173. W. D., 6 Monate, linkes Hüftgelenk
In die Weichteile luxierter Hüftkopf bei vollständiger Hüftluxation. Die Urpfanne liegt in einer anderen Schnittebene. Durch den Hochstand des coxalen Femurendes liegen große Teile der knöchernen Hüftpfanne im Schallschatten der Knorpel-Knochen-Grenze.
1 luxierter Hüftkopf
2 Knorpel-Knochen-Grenze

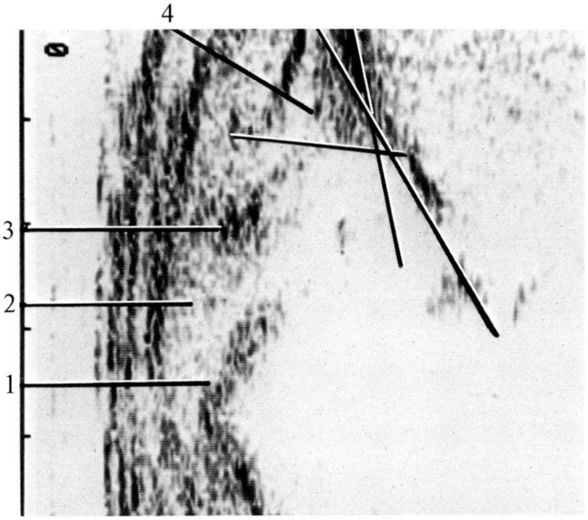

Abb. 10.174. P. S., 3,5 Monate, rechtes Hüftgelenk
Stark abgeflachter knöcherner Pfannenerker. Das Os ilium geht fließend in das Azetabulum über. Die knöcherne Hüftkopfüberdachung ist mangelhaft, der Hüftkopf steht dezentriert. Das knorpelige Pfannendach ist nach oben abgedrängt. Die echoarme Struktur (Schalloch) des hyalinen Knorpels ist nicht mehr vorhanden. Viel mehr ist der gesamte knorpelige Pfannendachanteil stark echogebend. Beginnende Kopfkernentwicklung.
$\alpha = 20°$. $\beta = 110°$. Hüfttyp III b. 1 Knorpel-Knochen-Grenze. 2 Trochanter major. 3 Echos der einstrahlenden Gelenkkapsel sowie der ansetzenden Sehnen. 4 Echodichtes, abgedrängtes knorpeliges Pfannendach

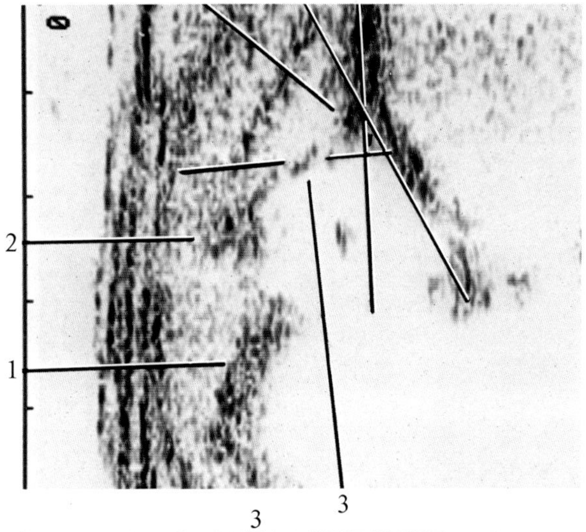

Abb. 10.175. Derselbe Patient wie in Abb. 10.174, linkes Hüftgelenk
Nahezu identische Hüftgelenksentwicklung wie auf der rechten Seite, die in Abb. 10.163 dargestellt ist. Bei nahezu fehlendem knöchernem Pfannenerker ist die knöcherne Hüftkopfüberdachung völlig ungenügend. Der Hüftkopf steht deutlich dezentriert und hat das knorpelige Pfannendach nach oben außen abgedrängt. Der Druck des luxierenden Hüftkopfes hat bereits zu einer Strukturveränderung im knorpeligen Pfannendachanteil geführt. Beginnende Kopfkernentwicklung.
$\alpha = 27°$. $\beta = 87°$. Hüfttyp III b. 1 Knorpel-Knochen-Grenze. 2 Ansetzende Sehnen an der Trochanterspitze. 3 Labrum acetabulare.
4 Reflexreiches knorpeliges Pfannendach

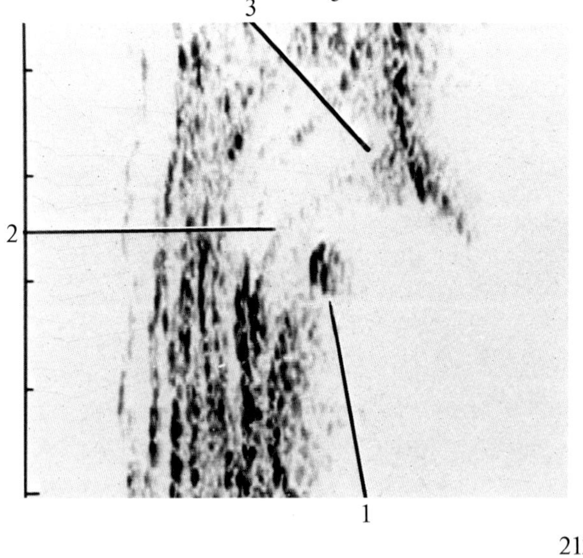

Abb. 10.176. S. S., 6 Monate, linkes Hüftgelenk
Stark abgeflachter knöcherner Pfannenerker bei fast fehlender knöcherner Hüftkopfüberdachung. Der Hüftkopf steht deutlich dezentriert. Das knorpelige Pfannendach ist hinsichtlich Form und Struktur gestört. Es ist nach oben aufgebogen und zeigt im Vergleich mit dem darunter liegenden Hüftkopf ein deutlich vermehrtes Reflexverhalten.
Hüfttyp III b. 1 Hüftkopfkern. 2 Gelenkkapsel. 3 Verdrängtes, echoreiches knorpeliges Pfannendach

Abb. 10.177. S. D., 4 Monate, linkes Hüftgelenk
Im Vergleich mit dem Hüftkopf stark vermehrte Echogenität des nach oben abgedrängten knorpeligen Pfannendachs. Bei mangelhafter knöcherner Hüftkopfüberdachung und bei fehlendem knöchernem Erker steht der Hüftkopf deutlich dezentriert. Noch keine Kopfkernentwicklung.
Hüfttyp III b
1 Labrum acetabulare
2 Knorpelerker
3 Knorpel-Knochen-Grenze

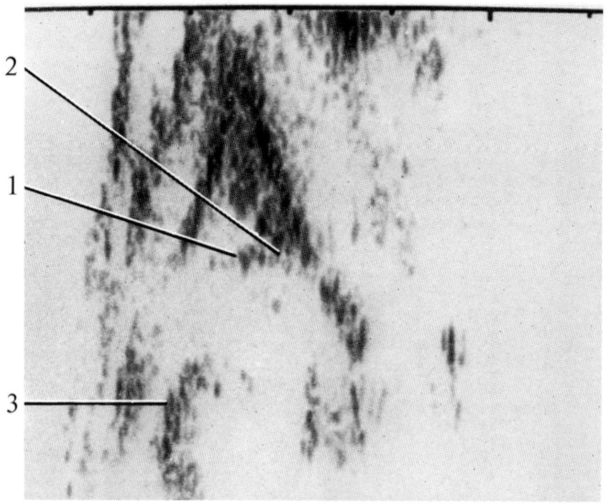

Abb. 10.178. M. S., 5 Monate, linkes Hüftgelenk
Das knöcherne Pfannendach ist auf eine schiefe Ebene reduziert. Das knorpelige Pfannendach bedeckt zwar den Hüftkopf noch, ist aber in seiner Struktur deutlich echogen.
Hüfttyp III b
1 Echogener knorpeliger Pfannendachknorpel
2 Gelenkkapsel

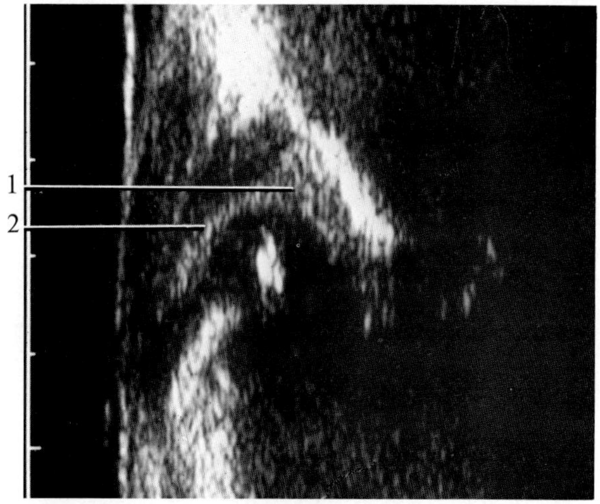

Abb. 10.179. W. P., 5 Wochen, linkes Hüftgelenk
Die knöcherne Pfanne ist flach. Das knorpelige Pfannendach ist verbreitert, nach kranial verdrängt und echogen.
1 Labrum acetabulare
2 Gelenkkapsel
3 Knorpel-Knochen-Grenze
4 Echogener Pfannendachknorpel
5 Umschlagpunkt zwischen Konkavität und Konvexität am knöchernen Erker
Hüfttyp III b

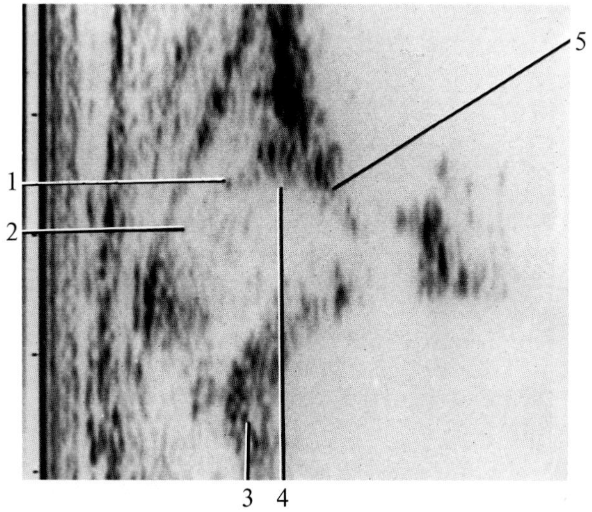

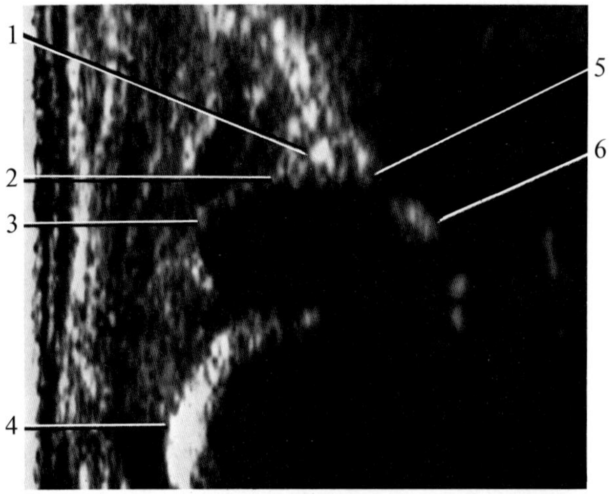

Abb. 10.180. F. R., 4 Monate, rechtes Hüftgelenk, Monitorbild
Die knöcherne Formgebung ist schlecht, der knöcherne Pfannenerker flach, das knorpelige Pfannendach nach kranial verdrängt und echogen.
Vergleiche in Abb. 10.181 den mit Strichen markierten knöchernen Pfannendachdefekt.
1 Echogenes knorpeliges Pfannendach
2 Labrum acetabulare
3 Gelenkkapsel
4 Knorpel-Knochen-Grenze
5 Knöcherner Erker
6 Unterrand des Os ilium

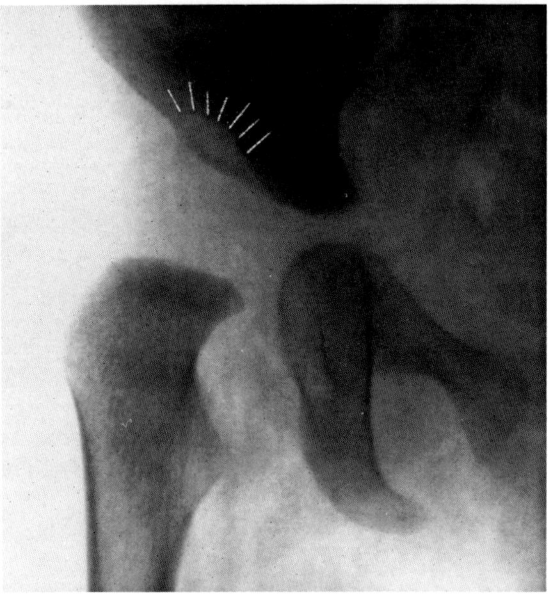

Abb. 10.181. Röntgenbild zu Abb. 10.180

Abb. 10.182. G. M., 3,5 Monate, rechtes Hüftgelenk, Monitorbild
Vergleiche die Echogenität des verdrängten knorpeligen Pfannendachs mit Abb. 10.180. Der knöcherne Erker ist flach, die knöcherne Formgebung mangelhaft, das knorpelige Pfannendach nach kranial verdrängt mit echoarmer Struktur.
1 Perichondrium im proximalen Anteil
2 Perichondriumloch
3 Gelenkkapsel
4 Flüssigkeitsfilm
5 Knöcherner Erker

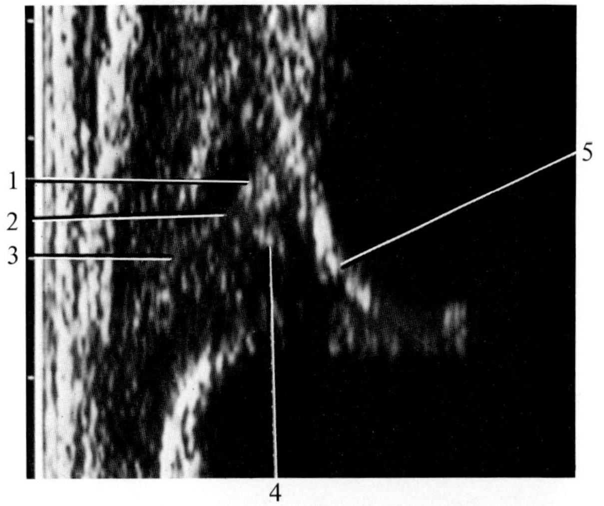

Abb. 10.183. Röntgenbild zu Abb. 10.182

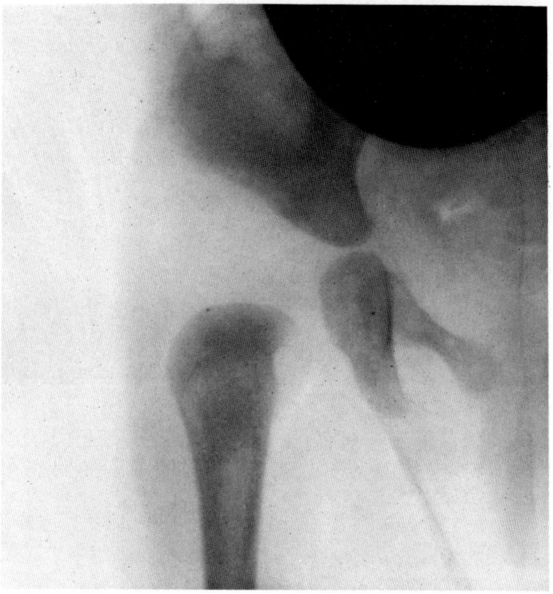

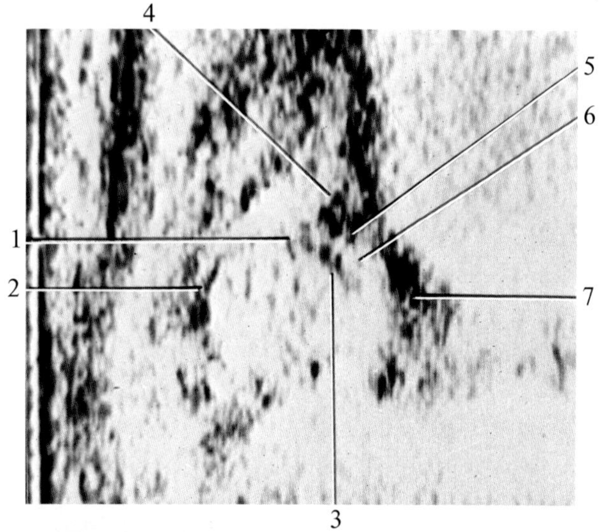

Abb. 10.184. O. M., 6 Wochen, rechtes Hüftgelenk
Der knöcherne Erker ist flach bei schlechter knöcherner Formgebung. Das knorpelige Pfannendach ist nach kranial verdrängt, im oberen Anteil bereits deutlich echogen, im unteren Anteil noch strukturarm.
Vergleiche mit dem Röntgenbild in Abb. 10.185
Hüfttyp IIIa am Übergang zu Typ IIIb.
1 Labrum acetabulare. 2 Gelenkkapsel. 3 Flüssigkeitsfilm. 4 Perichondrium. 5 Strukturstörungen im Pfannendach. 6 Echoarme Zone des Knorpelerkers. 7 Unterrand des Os ilium

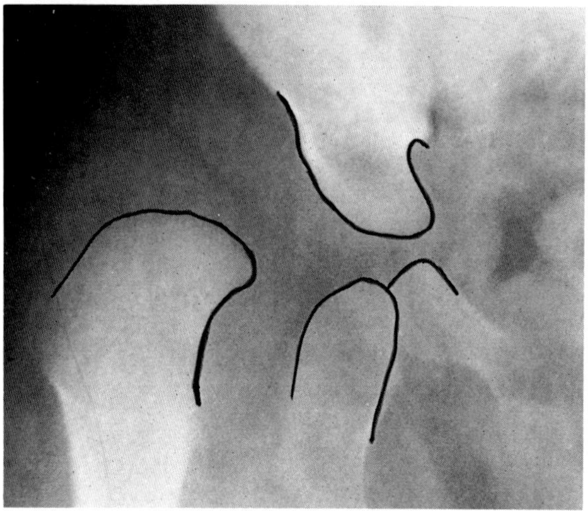

Abb. 10.185. Röntgenbild zu Abb. 10.184

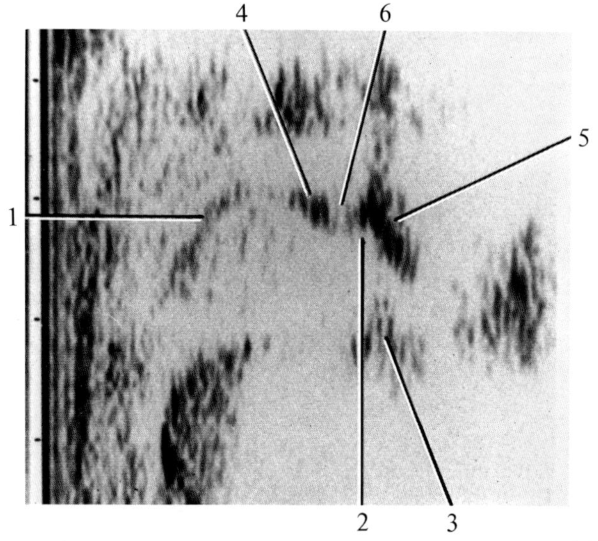

Abb. 10.186. K. T., 4 Wochen, rechtes Hüftgelenk
Der knöcherne Erker ist flach, die knöcherne Formgebung schlecht (Flachpfanne). Das knorpelige Pfannendach ist nach medial-kaudal bereits verdrängt.
Der Hüftkopf steht deutlich höher als das von ihm nach medial-kaudal verdrängte knorpelige Pfannendach.
Hüfttyp IV
1 Gelenkkapsel
2 Pfannendachknorpel
3 Gewebe der Fossa acetabuli
4 Labrum acetabulare
5 Os ilium
6 Perichondriumloch

Abb. 10.187. M. S., 5 Monate, rechtes Hüftgelenk, Monitorbild
Knöcherner Erker eckig, knöcherne Formgebung gut, der knorpelige Erker etwas verbreitert, aber übergreifend.
Vergleiche rechte Seite in Abb. 10.189.
Der sonographische Schnitt wurde etwas zu weit nach ventral gelegt.
Hüfttyp I

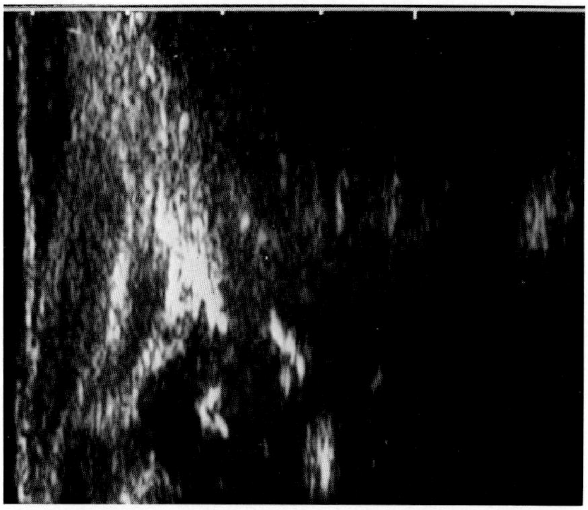

Abb. 10.188. Derselbe Patient wie in Abb. 10.187, linkes Hüftgelenk, Monitorbild
Der knöcherne Erker ist flach bei schlechter knöcherner Formgebung, der knorpelige Pfannendachanteil ist nach medial vom nach kranial luxierenden Hüftkopf verdrängt, der Hüftkopf steht höher als das von ihm nach medial-kaudal verdrängte knorpelige Pfannendach.
Vergleiche linkes Hüftgelenk in Abb. 10.189.
Hüfttyp IV
1 Gelenkkapsel
2 Knöcherner Erker
3 Primärpfanne
4 Eingeschlagene Gelenkkapsel

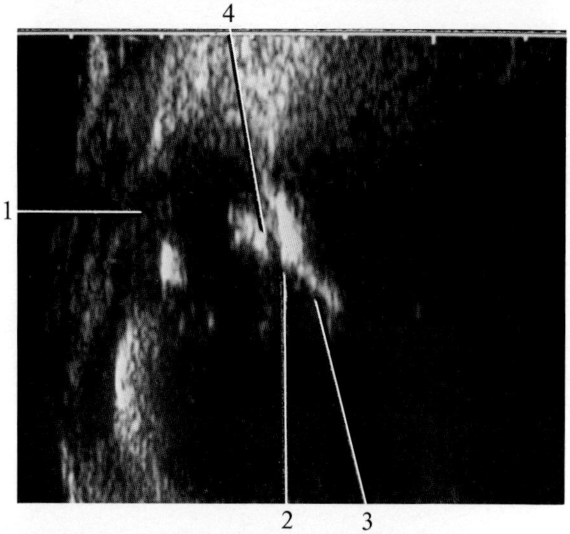

Abb. 10.189. Röntgenbild zu Abb. 10.187 und 10.188

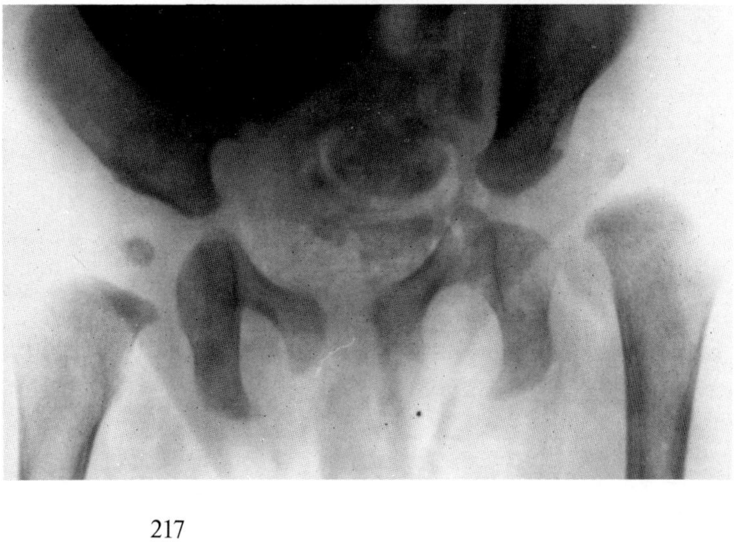

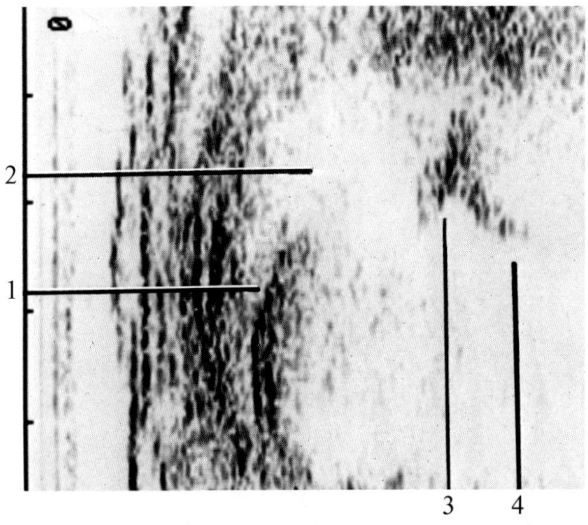

Abb. 10.190. W. S., 10,5 Monate, rechtes Hüftgelenk
Der Hüftkopf hat das Azetabulum vollständig verlassen und ist weit nach kranial dorsal luxiert. Der Pfannendachknorpel ist zerdrückt und echoreich.
1 Knorpel-Knochen-Grenze
2 In die Weichteile luxierter Hüftkopf
3 Deformiertes, echoreiches knorpeliges Pfannendach
4 Leeres Azetabulum

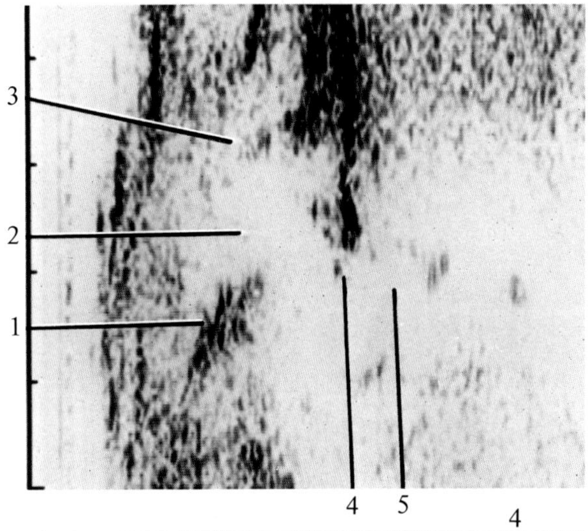

Abb. 10.191. B. C., 6 Monate, rechtes Hüftgelenk
Der Hüftkopf hat ebenfalls das Azetabulum bereits vollständig verlassen und ist in die Weichteile luxiert. Der Pfannendachknorpel ist ausgewalzt und echoreich. Eine Differenzierung zwischen Labrum acetabulare und echoreichem Pfannendach ist sonographisch nicht möglich. Durch den Hochstand des koxalen Femurendes ist die Einsicht in die Primärpfanne durch die Schallschattenbildung der Knorpel-Knochen-Grenze verwehrt.
Hüfttyp IV. 1 Knorpel-Knochen-Grenze. 2 In die Weichteile luxierter Hüftkopf. 3 Abgedrängtes Septum intermusculare. 4 Zerquetschtes, echoreiches knorpeliges Pfannendach. 5 Primärpfanne

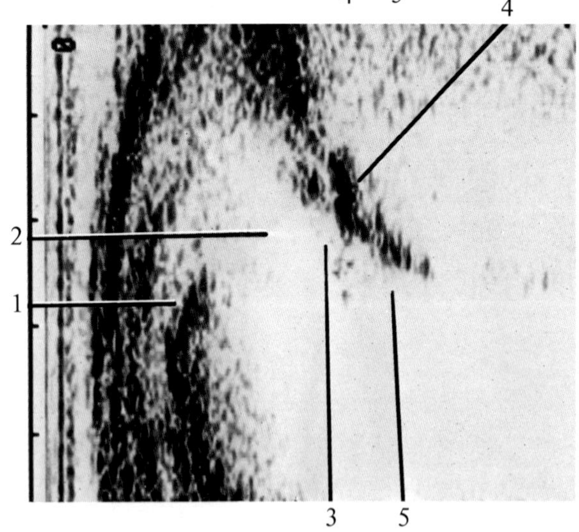

Abb. 10.192. W. D., 5,5 Monate, linkes Hüftgelenk
Das Sonogramm zeigt das Bild einer hohen Hüftluxaton. Der Hüftkopf steht dorsokranial in der Luxationsrinne und hat das hyalinknorpelige Pfannendach zerdrückt und in der Echostruktur verändert. Die Primärpfanne ist leer. Die Einsicht in die Tiefe der Fossa acetabuli wird durch den Schallschatten des knöchernen Anteils des Schenkelhalses verdeckt.
Hüfttyp IV. 1 Knorpel-Knochen-Grenze. 2 Luxierter Hüftkopf. 3 Zerdrücktes, echoreiches knorpeliges Pfannendach. 4 Luxationsrinne. 5 Primärpfanne

Abb. 10.193. B. E., 4 Monate, rechtes Hüftgelenk
Sonographisch ist eine Hüftreifungsstörung Typ IV dargestellt. Der Hüftkopf hat das Azetabulum vollständig verlassen und ist in die Weichteile luxiert.
In dieser Schnittebene kann der echoarme Hüftkopf in den Weichteilen lokalisiert werden. Weniger gut dargestellt ist das zerdrückte, echoarme knorpelige Pfannendach.
1 Echoarmer, in die Weichteile luxierter Hüftkopf
2 Kapselhaube mit Septum intermusculare
3 Luxationsrinne
4 Primärpfanne

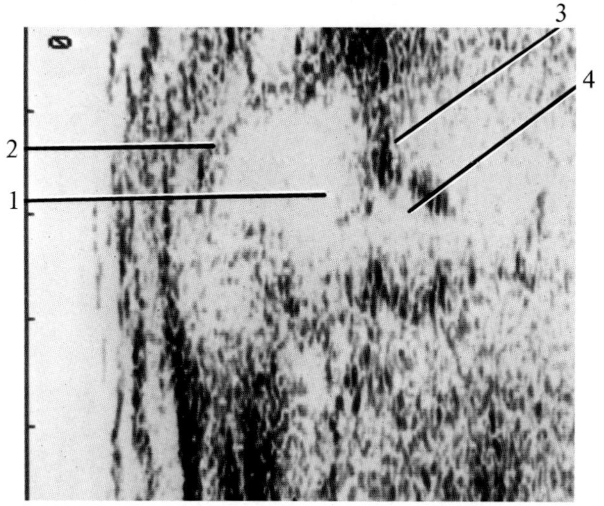

Abb. 10.194. Derselbe Patient wie in Abb. 10.193, rechtes Hüftgelenk
In einer mehr ventral gelegenen Schnittebene kommt soeben das zerdrückte, echoreiche knorpelige Pfannendach zur Darstellung. Dieses liegt zwischen Hüftkopf und Luxationsrinne. Lateral wird der Hüftkopf durch die Gelenkkapsel und das intermuskuläre Septum begrenzt. Beide Strukturen liegen eng beieinander.
1 Knorpel-Knochen-Grenze
2 Gelenkkapsel und intermuskuläres Septum
3 Zerdrücktes, echoreiches knorpeliges Pfannendach
4 Primärpfanne

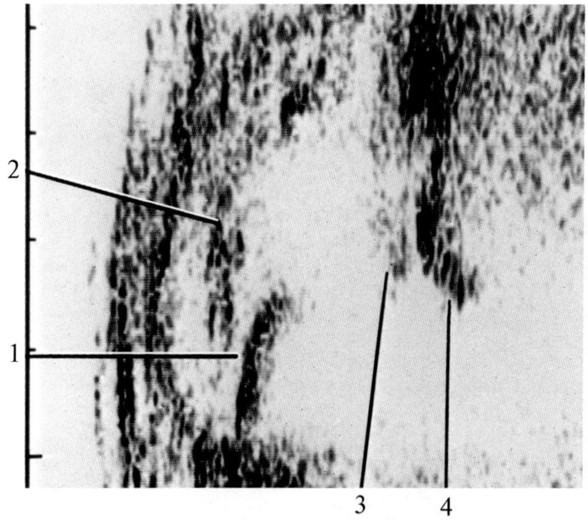

Abb. 10.195. Derselbe Patient wie in Abb. 10.193, rechtes Hüftgelenk
In dieser Aufnahme ist das echoreiche, zerdrückte Pfannendach in der Luxationsrinne deutlich zu erkennen. Der Hüftkopf wird kranial durch die Kapselhaube begrenzt. Es ist lediglich die ventrale Kalotte des Hüftkopfes angeschnitten, da der Hüftkopf mit der größten Zirkumferenz weiter dorsal liegt. Zwischen Hüftkopf und Eingang in das Azetabulum findet sich bereits angedeutet die Umschlagfalte des Kapselisthmus.
1 Knorpel-Knochen-Grenze. 2 Trochanter major. 3 Kopfkalotte, echoarm. 4 Kapselhaube. 5 Intermuskuläres Septum. 6 Pfannendachknorpel. 7 Angeschnittener Kapselisthmus

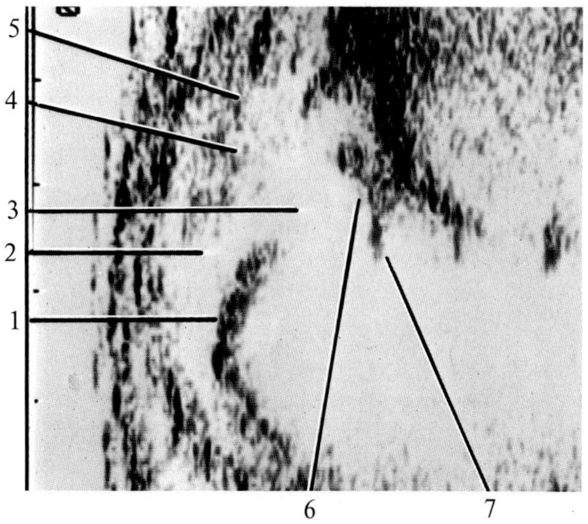

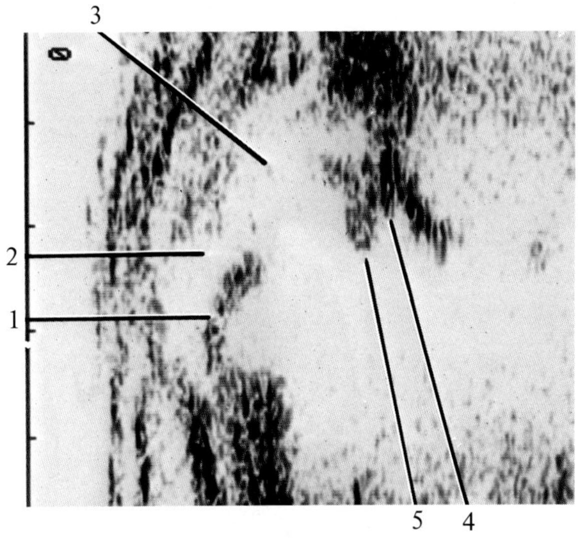

Abb. 10.196. Derselbe Patient wie in Abb. 10.193, rechtes Hüftgelenk
In dieser Aufnahme ist der Hüftkopf noch weiter ventral angeschnitten. Unverändert findet sich das Bild eines leeren Azetabulums mit einem komplett luxierten Hüftkopf. Im Vergleich mit den vorangehenden Aufnahmen kommt hier der Kapselisthmus besonders deutlich zur Darstellung.
1 Knorpel-Knochen-Grenze. 2 Schalloch des Trochanter major. 3 Gelenkkapsel. 4 Echogene Anteile des deformierten Knorpelerkers. 5 Kapselisthmus

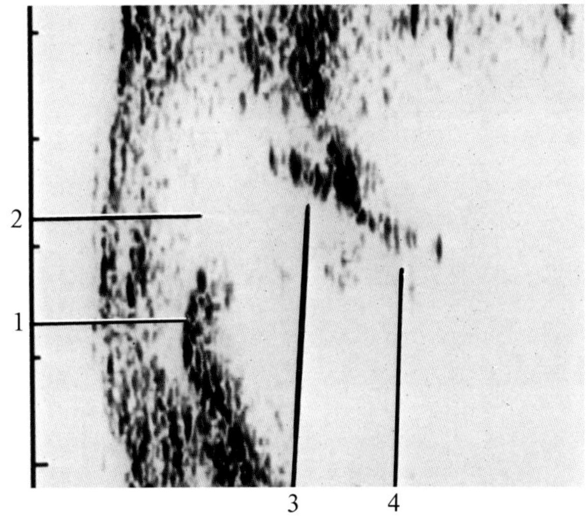

Abb. 10.197. W. D., 6 Monate, linkes Hüftgelenk
Hüfttyp IV mit vollständiger Luxation des Hüftkopfes und leerem Azetabulum. Das knorpelige Pfannendach ist sowohl von der Form als auch von der Struktur stark verändert, es ist zerdrückt und echoreich. Eine Differenzierung des Labrum acetabulare ist im Sonogramm nicht mehr möglich.
1 Knorpel-Knochen-Grenze
2 Luxierter Hüftkopf
3 Echoreicher, deformierter Pfannendachknorpel
4 Primärpfanne

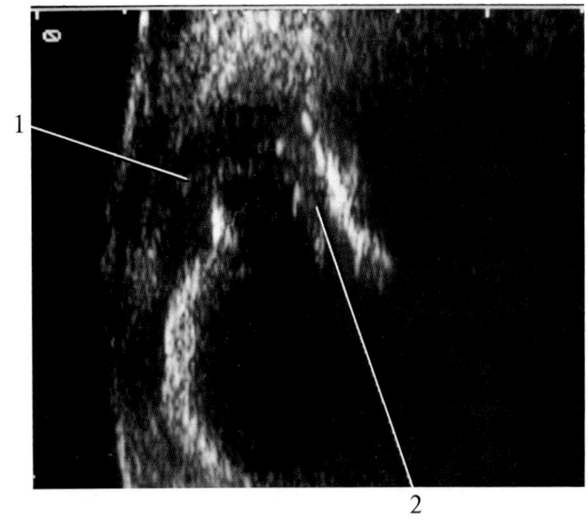

Abb. 10.198. S. N., 5 Monate
Die knöcherne Formgebung ist bis auf eine schiefe Ebene reduziert. Das knorpelig präformierte Pfannendach ist vom luxierten Hüftkopf nach medial verdrängt. Nur ein geringer Teil des knorpeligen Pfannendachs befindet sich kranial des Hüftkopfes.
Hüfttyp III am Übergang zu Typ IV
1 Gelenkkapsel
2 Nach medial verdrängter Pfannendachknorpel

11 Dynamische Untersuchung

Bei der sonographischen Untersuchung kann am Monitor der Bewegungsablauf des Hüftkopfes im Azetabulum direkt mitverfolgt werden. Auch die Veränderungen des knorpelig präformierten Pfannendachs unter Zug und Druck können studiert werden. Hüften im Gefährdungsbereich oder Hüften „am Dezentrieren“ sind in der Regel bereits sonographisch instabil. Wird ein Druck auf den Hüftkopf von kaudal nach kranial während der Untersuchung ausgeübt, kann in diesen Fällen bei schlechter knöcherner Ausformung der knorpelig präformierte Pfannendachanteil nach kranial geschoben und die Instabilität sichtbar gemacht werden.

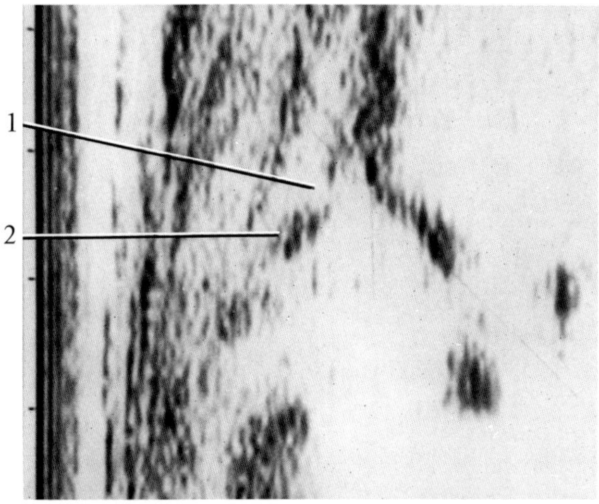

Abb. 11.1. W. E., 3 Monate, dynamische Untersuchung des linken Hüftgelenks, Ausgangsposition
Der knöcherne Erker ist stark gerundet, das knorpelige Pfannendach breit übergreifend.
$\alpha = 45°$
$\beta = 70°$
Hüfttyp II g
1 Perichondriumloch
2 Labrum acetabulare

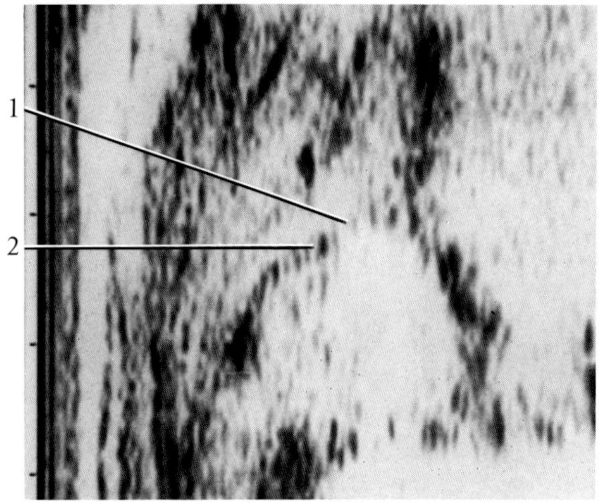

Abb. 11.2. Derselbe Patient wie in Abb. 11.1, bei Druckausübung
Hier tritt der Hüftkopf nach kranial, das knorpelige Pfannendach wird breit.
1 Perichondriumloch
2 Labrum acetabulare

Abb. 11.3. Röntgenbild zu Abb. 11.1 und 11.2
Das linke Hüftgelenk entspricht den Sonogrammen 11.1 und 2.

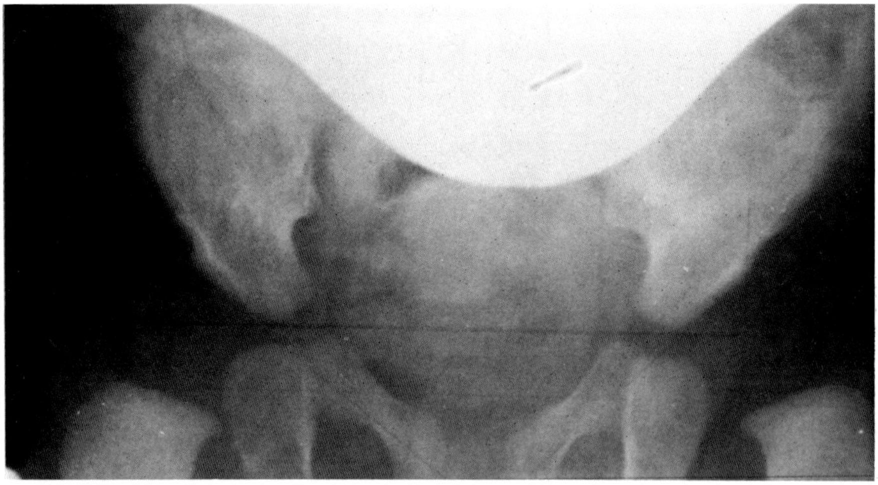

Abb. 11.4. F. A., 6 Wochen, linkes Hüftgelenk
Abgeflachter knöcherner Pfannenerker, schlechte knöcherne Formgebung. Verbreitertes und bereits leicht nach oben abgedrängtes knorpeliges Pfannendach. Noch keine Kopfkernentwicklung. Im Sonogramm sind die Meßlinien zur Errechnung der Winkelparameter eingezeichnet.
$\alpha = 38°$
$\beta = 84°$

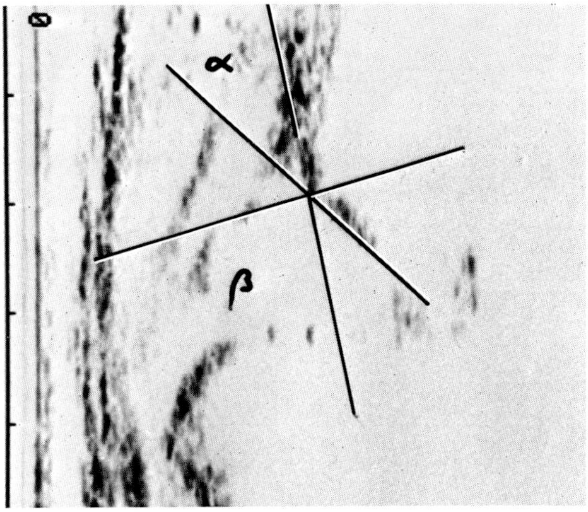

Abb. 11.5. Derselbe Patient am gleichen Untersuchungstag wie in Abb. 11.4, dynamische Untersuchung
Der Vergleich beider Aufnahmen zeigt, daß in Abb. 11.5 der Hüftkopf weiter lateral steht. Dies ist im Sonogramm an der Abdrängung der Gelenkkapsel und an der vermehrten Aufbiegung des Labrum acetabulare zu erkennen.
$\alpha = 38°$
$\beta = 90°$
1 Gelenkkapsel
2 Ausstellungslinie, das Labrum acetabulare wurde ausgespart

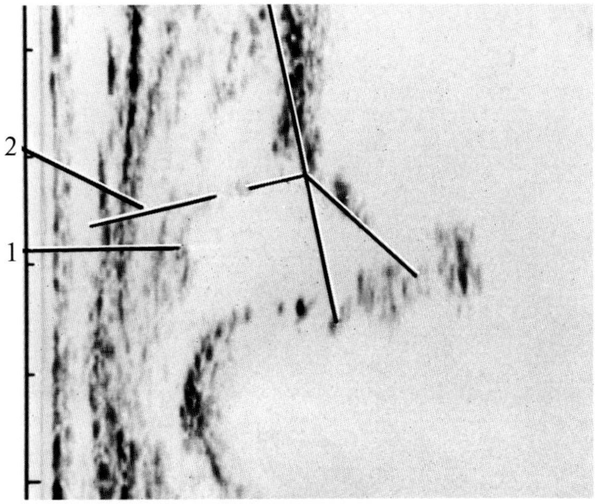

Abb. 11.6. Derselbe Patient wie in Abb. 11.4, rechtes Hüftgelenk
Leichte Abrundung des knöchernen Pfannenerkers bei altersentsprechend guter Ausformung des knöchernen Pfannendachs. Die knorpelige Überdachung ist hinsichtlich Form und Struktur korrekt. Noch keine Kopfkernentwicklung.
1 Gelenkkapsel
2 Labrum acetabulare
3 Flüssigkeitsfilm
4 Unterrand des Os ilium
5 Schallpalisade der Knorpel-Knochen-Grenze
6 Strukturen der Fossa acetabuli

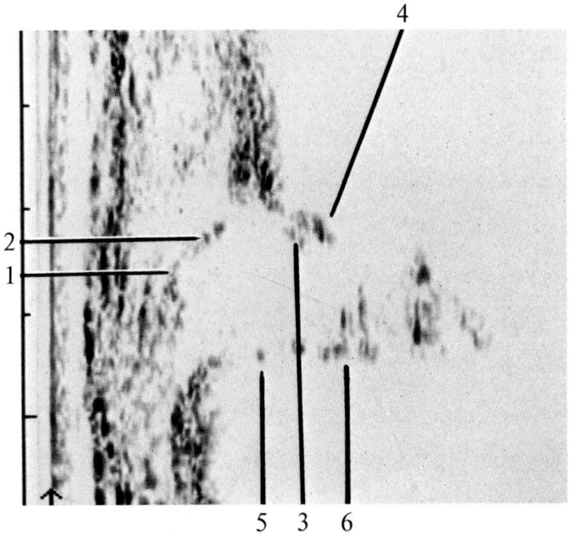

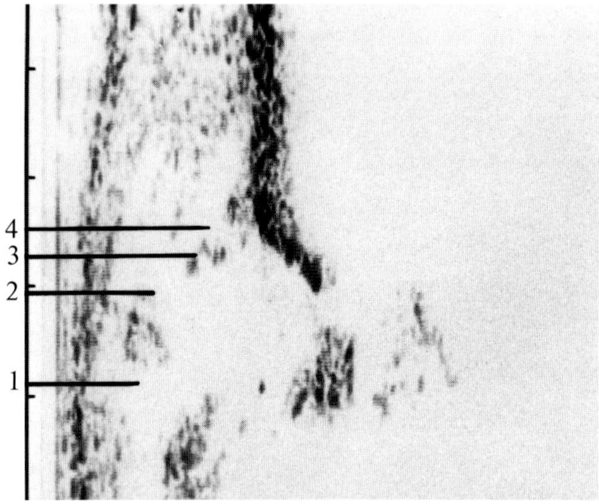

Abb. 11.7. S. N., 2 Tage, linkes Hüftgelenk
Abgeflachter knöcherner Pfannenerker und ungenügende Ausformung des knöchernen Pfannendachs. Leicht nach oben außen aufgebogenes Labrum acetabulare als Zeichen einer beginnenden Dezentrierung.
1 Schalloch des Trochanter major
2 Gelenkkapsel
3 Labrum acetabulare
4 Perichondriumloch

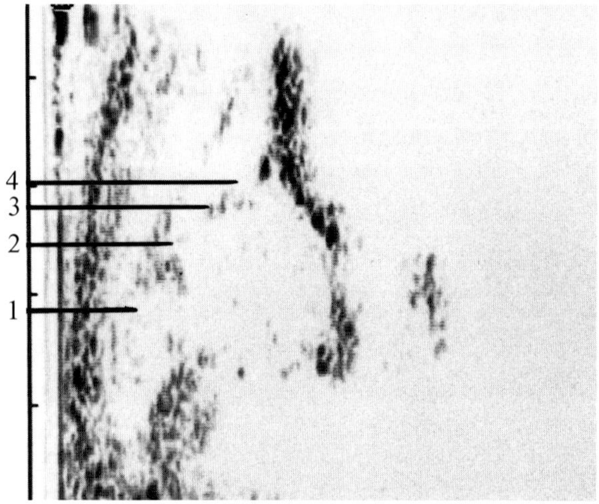

Abb. 11.8. Derselbe Patient wie in Abb. 11.7, linkes Hüftgelenk, dynamische Untersuchung
Im Vergleich mit Abb. 11.7 ist es bei unveränderter knöcherner Pfannenanlage zu einer weiteren Aufbiegung des Labrum acetabulare und der angrenzenden knorpeligen Pfannendachanteile gekommen. Der Hüftkopf steht deutlich dezentriert, die Stellungsänderung des Hüftkopfes ist auch am veränderten Verlauf der Gelenkkapsel zu erkennen.
1 Schalloch des Trochanter major
2 Gelenkkapsel
3 Labrum acetabulare
4 Perichondriumloch

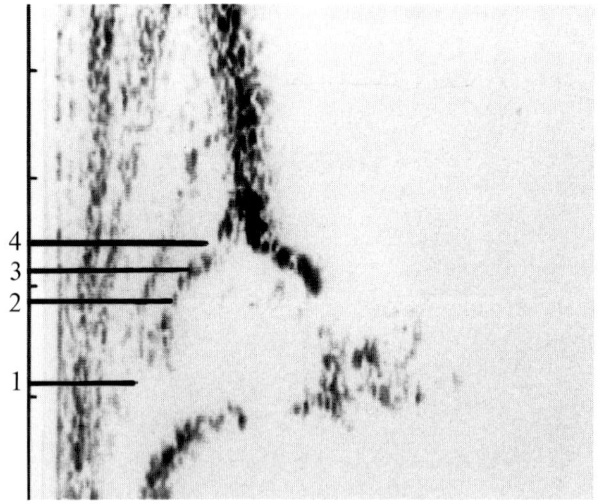

Abb. 11.9. Derselbe Patient wie in Abb. 11.7, rechtes Hüftgelenk
Physiologische Abrundung des knöchernen Pfannenerkers mit altersentsprechend guter knöcherner Formgebung. Die knorpelige Überdachung ist übergreifend. Der Hüftkopf steht zentriert. Noch keine Kopfkernentwicklung.
1 Schalloch des Trochanter major
2 Gelenkkapsel
3 Labrum acetabulare
4 Perichondriumloch

Abb. 11.10. M. P., 7 Wochen, linkes Hüftgelenk
Abrundung des knöchernen Pfannenerkers bei noch in der altersentsprechenden Norm liegenden Ausformung des Azetabulums. Das knorpelige Pfannendach umgreift den Hüftkopf nach lateral distal. Der Hüftkopf steht zentriert, noch keine Kopfkernentwicklung. Im Sonogramm sind die Grund- und Pfannendachlinie zur Ermittlung des Knochenwinkels α eingezeichnet.

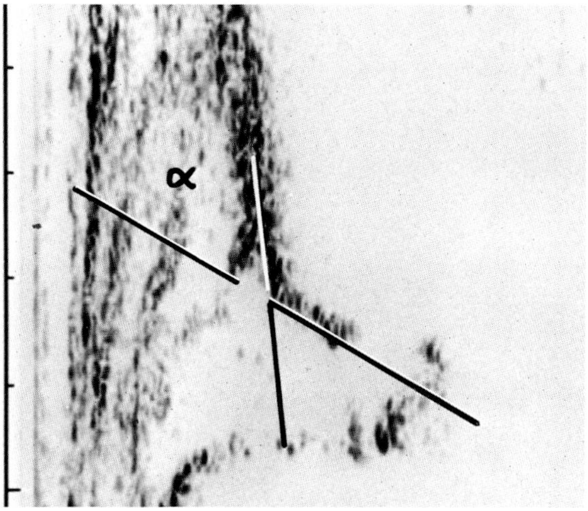

Abb. 11.11. Derselbe Patient wie in Abb. 11.10, linkes Hüftgelenk, dynamische Untersuchung
Die Aufnahme zeigt bei unveränderter knöcherner Formgebung das Hochfedern des Labrum acetabulare bei einer noch nicht vollkommen ausgereiften Hüftpfannenanlage. Das Labrum acetabulare steht jetzt nahezu horizontal, die Gelenkkapsel wurde ebenfalls bei der dynamischen Untersuchung durch den Druck des Hüftkopfes leicht vorgewölbt.
1 Gelenkkapsel. 2 Knorpeliges Pfannendach, nach oben aufgebogen. 3 Pfannendachlinie. 4 Unterrand des Os ilium. 5 Flüssigkeitsfilm

3 4

1 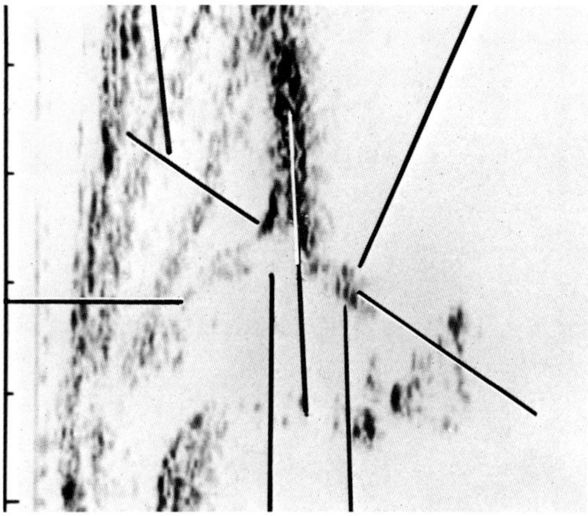

2 5

Abb. 11.12. G. N., 7 Wochen, linkes Hüftgelenk
Abgeflachter knöcherner Pfannenerker und schlechte knöcherne Formgebung. Das verbreiterte knorpelige Pfannendach kompensiert den Defekt, es ist bereits leicht nach oben außen abgedrängt als Zeichen der beginnenden Dezentrierung.
$\alpha = 45°$
$\beta = 90°$
1 Abgeschnittene Echos der Fossa acetabuli
2 Schallschatten des Umschlagpunktes

2

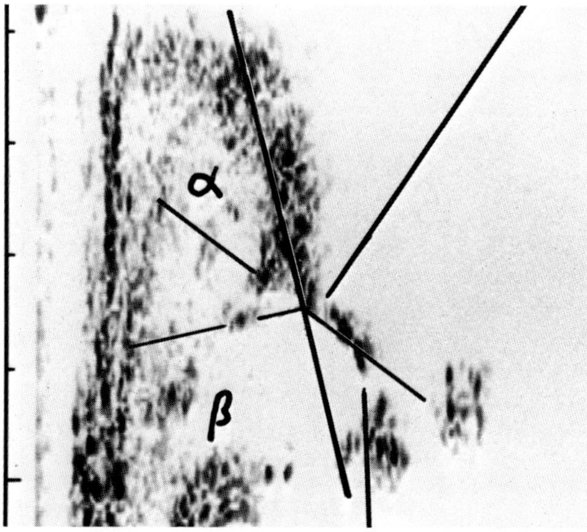

1

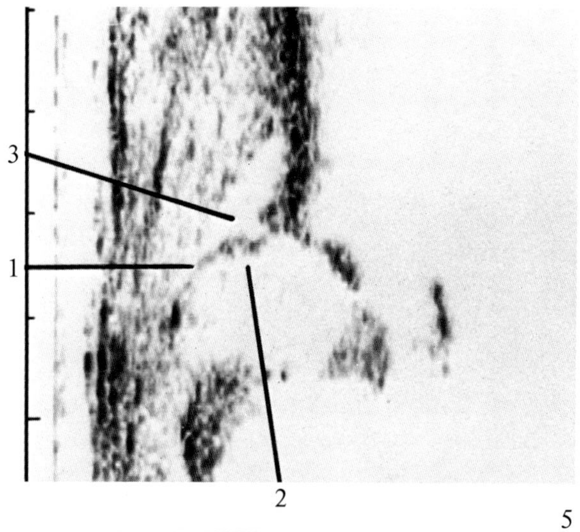

Abb. 11.13. Derselbe Patient wie in Abb. 11.12, linkes Hüftgelenk, dynamische Untersuchung
Bei der dynamischen Untersuchung konnte der Hüftkopf weiter nach dorsokranial dezentriert werden. Die zunehmende Dezentrierung ist an der weiteren Vorwölbung der Gelenkkapsel sowie an der Aufbiegung des Labrum acetabulare im Sonogramm zu erkennen. Die Schnittebene erfaßt hier den dorsalen Pfannendachanteil mit dem dorsalen Pfannenrandwulst. Die dorsale Schnittebene ist an der Konkavität der Darmbeinkontur zu erkennen.
1 Abgedrängte Gelenkkapsel
2 Nach oben außen aufgebogenes Labrum acetabulare
3 Perichondriumloch

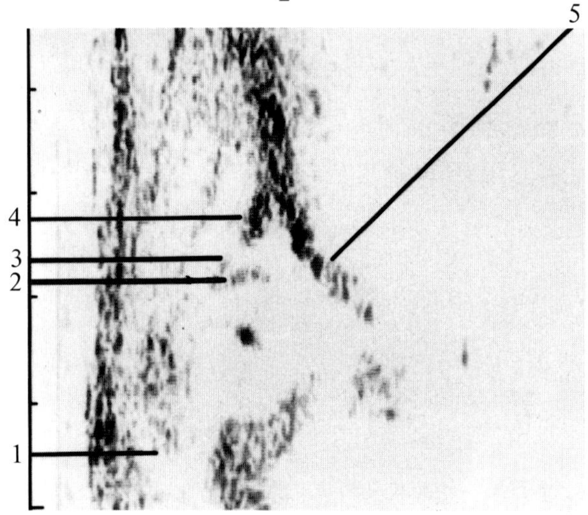

Abb. 11.14. G. M., 4 Monate, linkes Hüftgelenk
Abgeflachter knöcherner Pfannenerker, schlechte knöcherne Formgebung, verbreitertes, nach oben außen abgedrängtes knorpeliges Pfannendach, das sonographisch echoarm ist. Die Gelenkkapsel ist leicht nach oben außen vorgewölbt. Beginnende Kopfkernentwicklung.
1 Schalloch des Trochanter major mit den Reflexen der einstrahlenden Gelenkkapsel sowie der ansetzenden Sehnen
2 Labrum acetabulare
3 Perichondriumloch
4 Proximaler Anteil der Perichondriums und Übergang in das Periost
5 Schallschatten am Umschlagpunkt

Abb. 11.15. Derselbe Patient wie in Abb. 11.14, linkes Hüftgelenk, dynamische Untersuchung
Im Sonogramm ist zu erkennen, wie bei reiner Längsextension eine deutlich bessere Einstellung des Hüftkopfes in die Pfannenanlage zu erzielen ist. Das knorpelige Pfannendach mit dem Labrum acetabulare zieht wieder nach unten, die Gelenkkapsel ist nicht mehr ausgebuchtet. Die Stellungsänderung läßt sich auch an der Position des Hüftkopfkernes verfolgen.
1 Trochanter major
2 Gelenkkapsel
3 Labrum acetabulare
4 Perichondriumloch

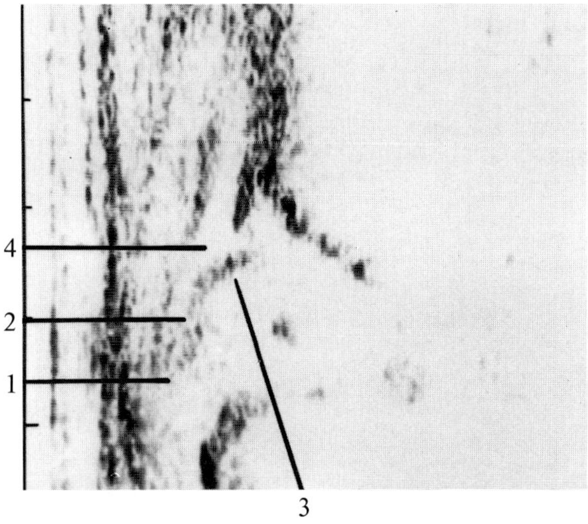

Abb. 11.16. Röntgenbild zu Abb. 11.14 und 11.15
Zur sonographischen Untersuchung mitgebrachte Beckenübersichtsaufnahme, die eine dysplastische knöcherne Pfannenanlage mit subluxiert stehendem Hüftkopf zeigt. Keine Aussage über die knorpelige Hüftkopfüberdachung, keine dynamische Untersuchung.

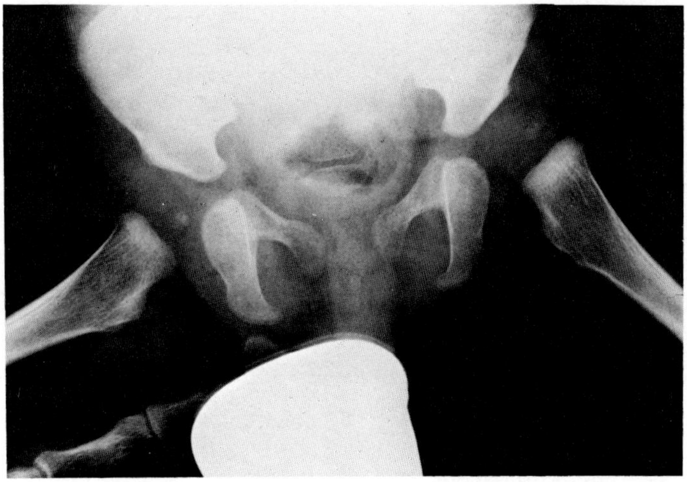

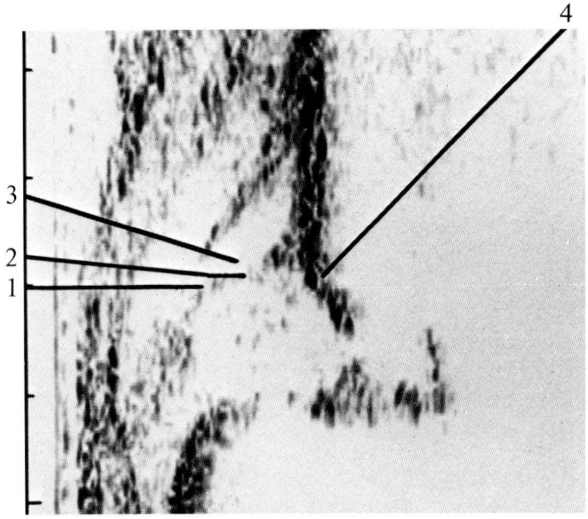

Abb. 11.17. K. L., 10 Tage, linkes Hüftgelenk
Abgeflachter knöcherner Pfannenerker mit schlechter knöcherner Formsicherung. Dezentriert stehender Hüftkopf, erkennbar an der Kapselhaube und am nach oben außen abgedrängten knorpeligen Pfannendach, noch keine Kopfkernentwicklung.

1 Vorwölbung der Gelenkkapsel durch den luxierenden Hüftkopf
2 Labrum acetabulare
3 Perichondriumloch
4 Umschlagpunkt

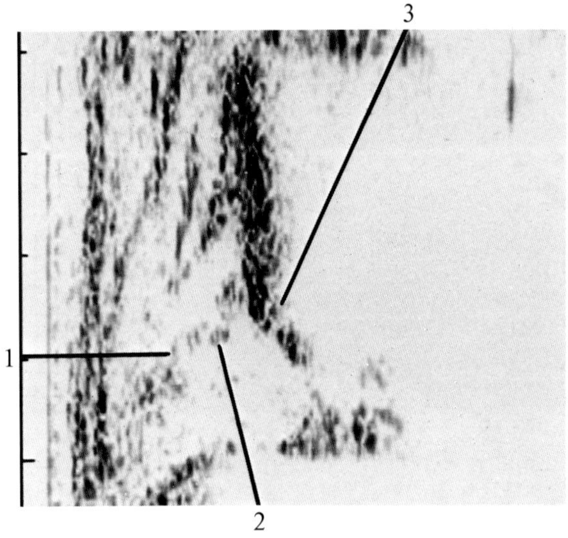

Abb. 11.18. Derselbe Patient wie in Abb. 11.17, linkes Hüftgelenk, dynamische Untersuchung
Durch Abduktion und Extension läßt sich nahezu eine vollständige Reposition des Hüftkopfes herbeiführen. Das knorpelige Pfannendach ist nur noch gering nach oben außen abgedrängt, der Verlauf der Gelenkkapsel hat sich nahezu normalisiert.

1 Gelenkkapsel
2 Labrum acetabulare
3 Schallschatten am Umschlagpunkt

Abb. 11.19. K. L., 10 Tage, rechtes Hüftgelenk Abgeflachter knöcherner Pfannenerker, schlechte Ausformung des Azetabulums, nach oben außen aufgebogenes knorpeliges Pfannendach, haubenformige Ausstülpung der Gelenkkapsel. Der Hüftkopf steht dorsokranial in Luxationsstellung. Im Sonogramm wurde der hintere Pfannendachanteil erfaßt, erkennbar an der Konkavität der Darmbeinkontur in der Fossa glutaealis. Das Labrum acetabulare ist mit Hilfe des Perichondriumlochs zu suchen und eindeutig zu identifizieren.
1 Abgedrängte Gelenkkapsel
2 Perichondriumloch
3 Abgedrängtes Septum intermusculare

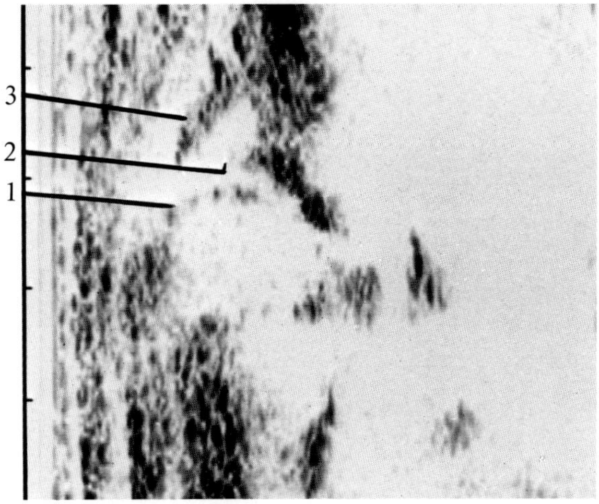

Abb. 11.20. Derselbe Patient wie in Abb. 11.19, rechtes Hüftgelenk, dynamische Untersuchung Durch Längsextension und leichte Abduktion deutlich bessere Einstellung des Hüftkopfes in die Pfannenanlage. Das Labrum acetabulare und die angrenzenden knorpeligen Pfannenanteile sind noch leicht nach oben außen aufgebogen als Zeichen dafür, daß der Hüftkopf noch leicht dezentriert steht.
$\alpha = 40°$
$\beta = 90°$

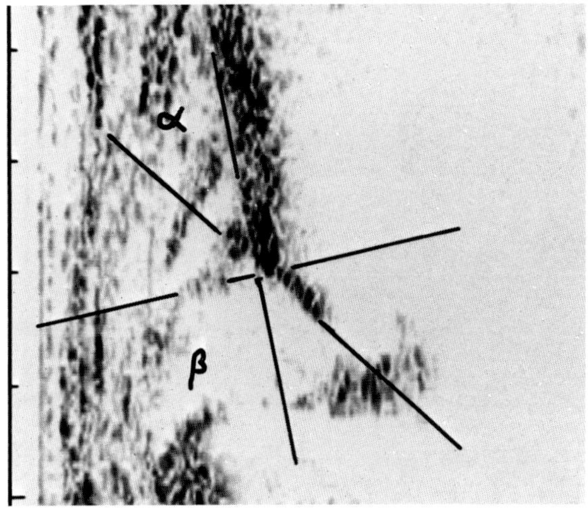

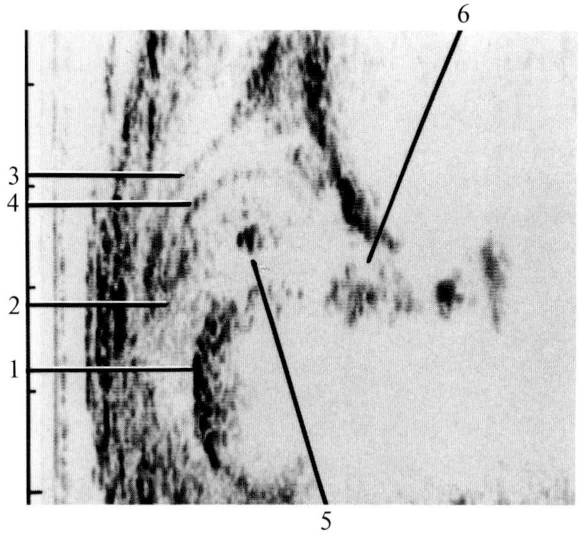

Abb. 11.21. K. J., 6 Wochen, linkes Hüftgelenk
Stark abgeflachter knöcherner Pfannenerker mit fließendem Übergang in das Azetabulum. Der Hüftkopf steht luxiert, erkennbar an der Kapselhaube, an der Abdrängung des intermuskulären Septums sowie an der wulstförmigen Deformierung des knorpeligen Pfannendachs. Die Einsicht in die Fossa acetabuli ist durch den Hochstand des koxalen Femurendes und die Schallschattenbildung der Knorpel-Knochen-Grenze weitgehend verwehrt.
1 Knorpel-Knochen-Grenze
2 Schalloch des Trochanter major
3 Septum intermusculare, 4 Gelenkkapsel,
5 Hüftkopfkern, 6 Urpfanne

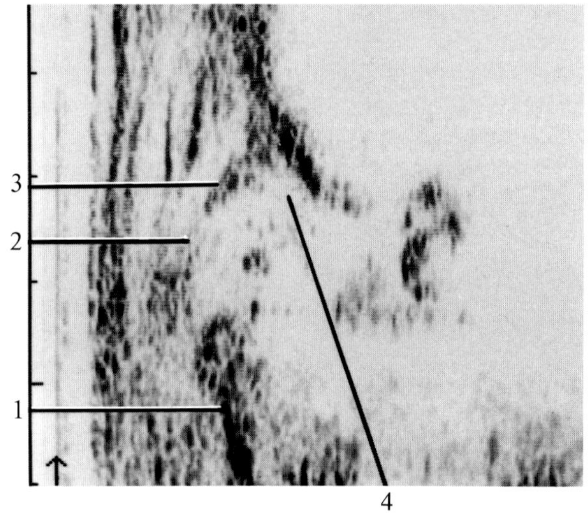

Abb. 11.22. Derselbe Patient wie in Abb. 11.21, linkes Hüftgelenk, dynamische Untersuchung
Durch reine Längsextension läßt sich der Hüftkopf vor die Pfanneneingangsebene bringen. Dies führt zu einer weitgehenden Normalisierung im Verlauf der Gelenkkapsel und des Septum intermusculare. Das knorpelige Pfannendach ist als Zeichen einer nicht vollständigen Reposition noch nach oben außen aufgebogen. Die Änderung in der Position des Hüftkopfes zur Pfanne wird auch durch die bessere Einsicht in die Fossa acetabuli sowie an der Position des Hüftkopfes sichtbar.
1 Knorpel-Knochen-Grenze
2 Gelenkkapsel
3 Labrum acetabulare
4 Knorpeliges Pfannendach

Abb. 11.23. Derselbe Patient wie in Abb. 11.21, rechtes Hüftgelenk
Schlechte knöcherne Formgebung mit fließendem Übergang des Azetabulums in das Os ilium. Dezentriert stehender Hüftkopf mit Abdrängung der Gelenkkapsel, Aufbiegung des Labrum acetabulare under knorpeligen Pfannendachanteile. Mangelhafte Einsicht in die Fossa acetabuli durch den Hochstand des koxalen Femurendes, beginnende Kopfkernentwicklung.
1 Knorpel-Knochen-Grenze
2 Trochanter major
3 Kapselhaube
4 Labrum acetabulare
5 Hyalinknorpeliges Pfannendach

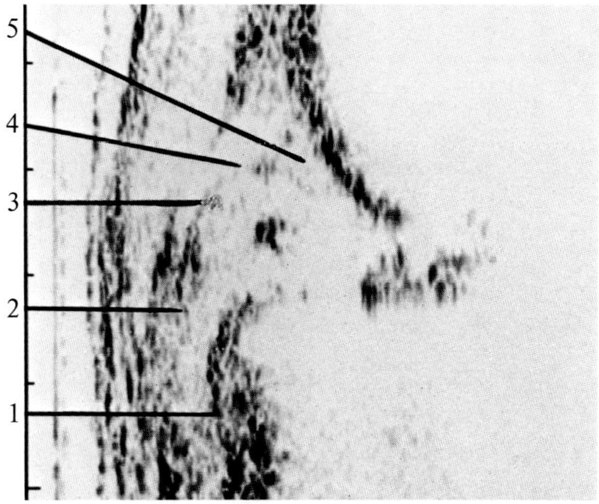

Abb. 11.24. Derselbe Patient wie in Abb. 11.23, rechtes Hüftgelenk, dynamische Untersuchung
Durch reine Längsextension ist bei der dynamischen Untersuchung erwartungsgemäß keine vollständige Reposition zu erreichen. Die Aufnahme zeigt jedoch eine bessere Einstellung des Hüftkopfes in die Pfanne. Dies wird sichtbar durch die Stellungsänderung des Hüftkopfkernes und durch den Verlauf der Gelenkkapsel. Das Labrum acetabulare und das knorpelige Pfannendach sind jedoch noch deutlich nach oben aufgebogen als Zeichen dafür, daß der Hüftkopf noch dezentriert steht.
1 Knorpel-Knochen-Grenze
2 Gelenkkapsel
3 Labrum acetabulare
4 Hyalinknorpeliges Pfannendach

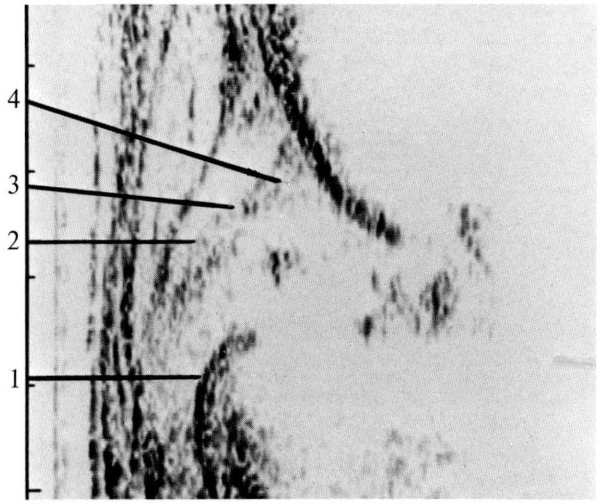

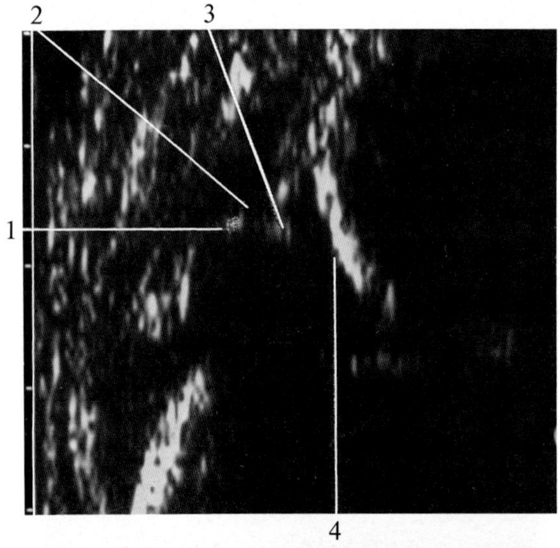

Abb. 11.25. H. N., 5 Monate, linkes Hüftgelenk, dynamische Untersuchung, Hüfte unter Druck, Monitorbild
Der knöcherne Erker ist flach, die knöcherne Formgebung hochgradig mangelhaft, das knorpelige Pfannendach nach kranial verdrängt. Hüfttyp III a
1 Labrum acetabulare
2 Perichondriumloch
3 Flüssigkeitsfilm
4 Knöcherner Erker

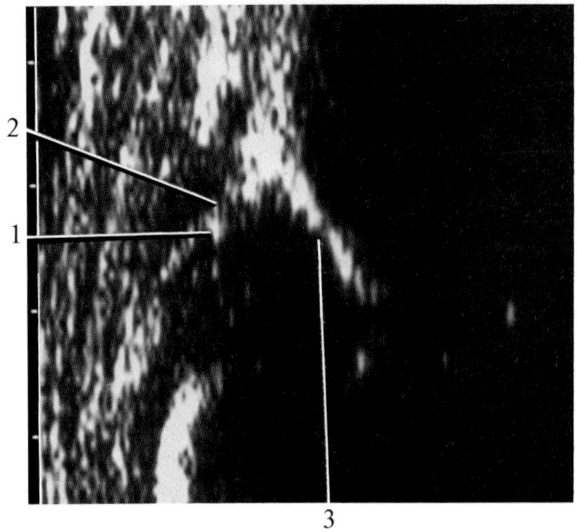

Abb. 11.26. Derselbe Patient wie in Abb. 11.25, Hüfte unter Zug, Monitorbild
Die knöcherne Formgebung ist weiterhin hochgradig mangelhaft, das knorpelige Pfannendach folgt jedoch dem nach kaudal heruntergezogenen Hüpftkopf. Die Situation ist gegenüber Abb. 11.25 deutlich besser.
1 Labrum acetabulare
2 Perichondriumloch
3 Schallschatten am Umschlagpunkt

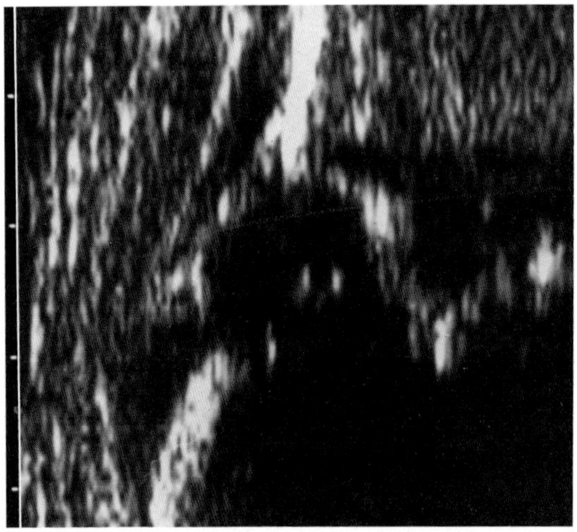

Abb. 11.27. Zum Vergleich zu Abb. 11.26 und 11.27 das rechte Hüftgelenk, Monitorbild
Der knöcherne Erker ist eckig, die knöcherne Formgebung gut, der knorpelige Erker schmal übergreifend; Hüftkopfkernreflexe vorhanden. Hüfttyp I

12 Nachverknöcherung und physiologisches „U“

Bei Verknöcherungsverzögerung kommt es beim Ausheilen zur zunehmenden Verknöcherung des breiten knorpeligen Pfannendachanteils. Es entstehen dadurch echogene Strukturen im Knorpelerker, die von proximal nach distal zunehmen, so daß das knorpelige Pfannendach aufgebraucht wird.

Im Bereich des knöchernen Erkers bleibt der Rest der Wachstumszone bis Wachstumsende als kleine Aufhellungszone, die als physiologisches „U“ bezeichnet wird, bestehen. Die Nachverknöcherung ist besonders häufig bei Verlaufskontrollen zu beobachten. Sie ist als prognostisch günstiges Zeichen zu bewerten.

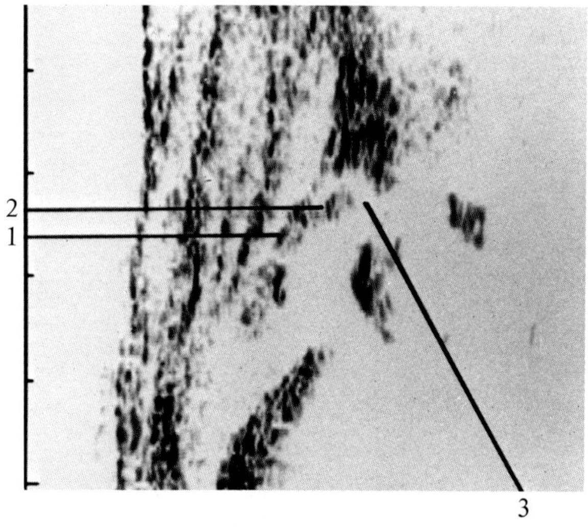

Abb. 12.1. W. A., 11 Monate, rechtes Hüftgelenk Eckiger knöcherner Pfannenerker, gute Ausformung der Pfannenanlage. Das knorpelige Pfannendach ist übergreifend. Der kraniale Anteil des hyalinknorpeligen Pfannendachs ist in der Echostruktur deutlich verdichtet. Dem Alter entsprechend ist noch ein kleines u-förmiges Schalloch erkennbar, das den Resten des hylinen Pfannendachknorpels entspricht.
1 Gelenkkapsel
2 Labrum acetabulare
3 Physiologisches U

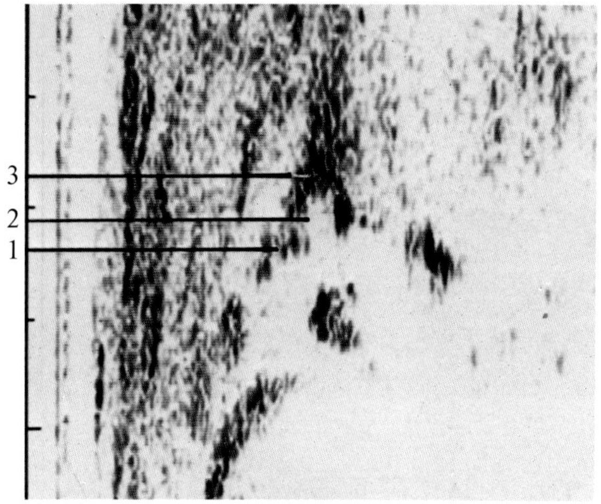

Abb. 12.2. N. B., 6 Monate, linkes Hüftgelenk Das Sonogramm entstand im Rahmen einer Verlaufsbeobachtung einer Dysplasiebehandlung. Der knöcherne Erker ist schon scharf konturiert mit bereits deutlicher Schallschattenbildung. Labrum acetabulare und Unterrand des Os ilium stellen sich gut dar. Der kraniale Anteil des Knorpeldreiecks zeigt an der Kontaktstelle von Perichondrium mit Periost eine erhebliche Verdichtung.
1 Labrum acetabulare
2 Knorpeliges Pfannendach
3 Echoverdichtung im kranialen Pfannendachbereich als Zeichen der Nachverknöcherung

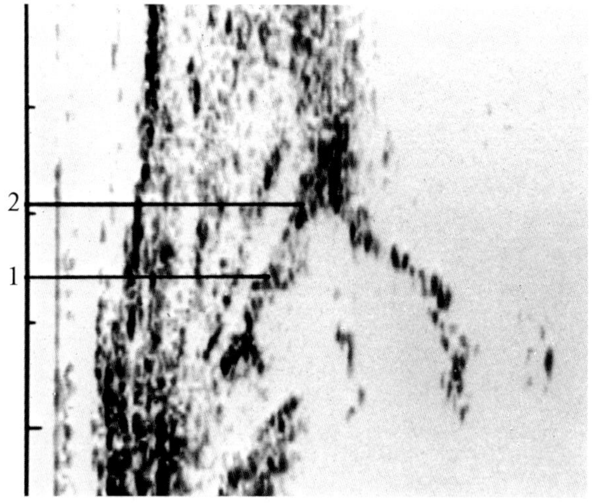

Abb. 12.3. W. B., 6 Monate, linkes Hüftgelenk Deutliche Abrundung des knöchernen Pfannenerkers mit unzureichender knöcherner Formgebung. Das knorpelige Pfannendach ist übergreifend, aber verbreitert. Der breite Knorpel ist im proximalen Anteil bereits echogen.
1 Labrum acetabulare
2 Echogener proximaler Anteil des knorpeligen Pfannendachs

Abb. 12.4. D. S., 6,5 Monate, linkes Hüftgelenk
Der knöcherne Erker ist bereits deutlich konturiert, die knöcherne Formgebung ist mangelhaft. Das knorpelige, breite Pfannendach zieht übergreifend über den Hüftkopf hinweg und ist im kranialen Anteil als Zeichen der Nachverknöcherung in der Struktur deutlich verdichtet.
1 Labrum acetabulare
2 Breites, übergreifendes knorpeliges Pfannendach
3 Nachverknöcherung

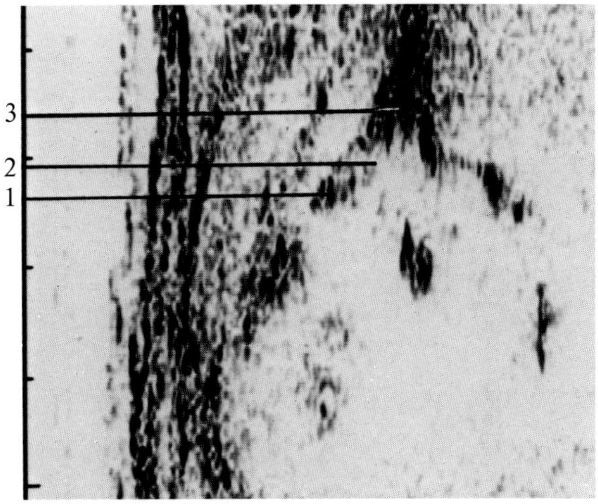

Abb. 12.5. S. M., 4 Wochen, rechtes Hüftgelenk
Der knöcherne Erker ist abgerundet bei gerade noch ausreichender knöcherner Formgebung. Der Knorpelerker ist sehr breit und gerade noch übergreifend mit deutlicher Strukturverdichtung im proximalen Anteil.
$\alpha = 52°$
$\beta = 92°$
Hüfttyp IIa (mit Reifungsdefizit und physiologischer Nachverknöcherung)
1 Nachverknöcherung
2 Labrum acetabulare
3 Schallpalisade

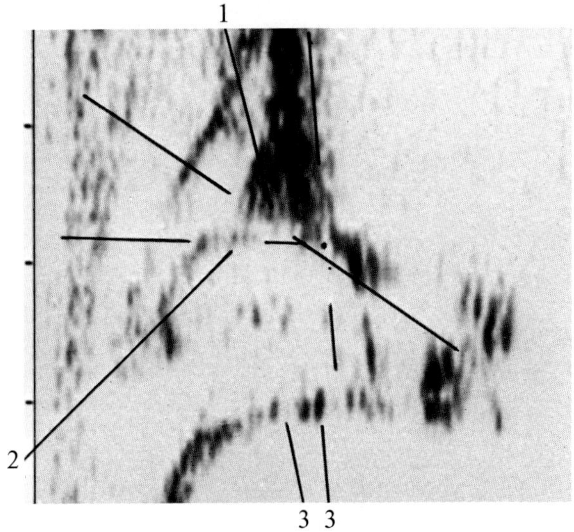

Abb. 12.6. Derselbe Patient wie in Abb. 12.5, linkes Hüftgelenk
Altersentsprechendes Hüftgelenk, etwas zu weit dorsal angeschnitten.
$\alpha = 57°$
$\beta = 70°$
Hüfttyp IIa

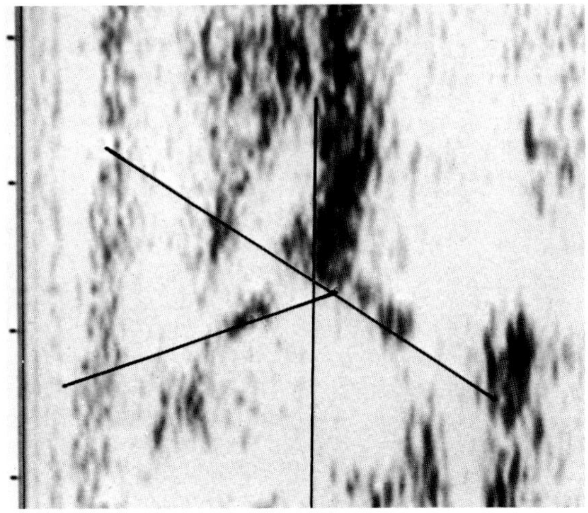

13 Verlaufskontrollen

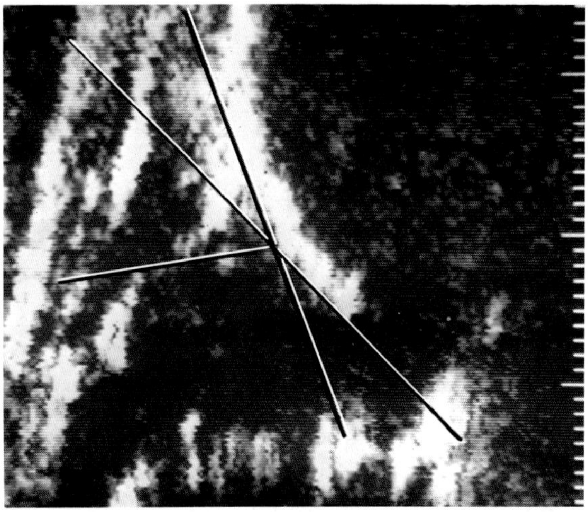

Serie 13.1 W. G., Verlaufsbeobachtung beider Hüftgelenke

Abb. 13.1. Im Alter von 2 Monaten, rechtes Hüftgelenk, Compoundbild
Der knöcherne Erker ist flach, die knöcherne Formgebung schlecht, das knorpelige Pfannendach verbreitert und nach kranial verdrängt. Die Meßlinien sind eingetragen.
$\alpha = 24°$
$\beta = 110°$
Hüfttyp IIIa
Vergleiche auch Abb. 13.3.

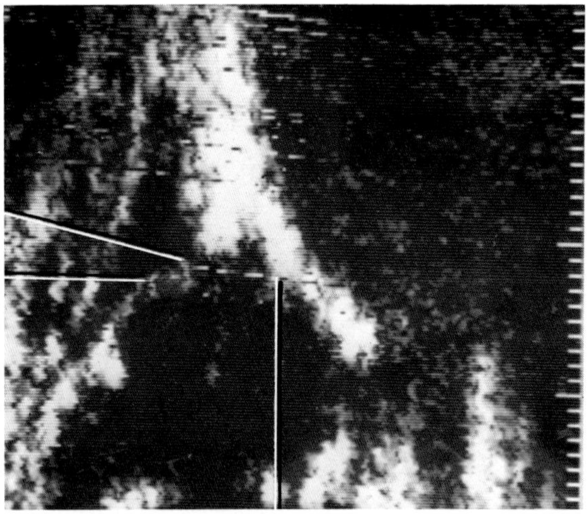

Abb. 13.2. Im Alter von 2 Monaten, linkes Hüftgelenk, Compoundbild
Die knöcherne Formgebung ist schlecht bei flachem knöchernem Erker, das knorpelige Pfannendach verbreitert und nach kranial verdrängt.
Hüfttyp IIIa
1 Perichondriumloch
2 Labrum acetabulare
3 Knöcherner Erker
Vergleiche auch Abb. 13.3.

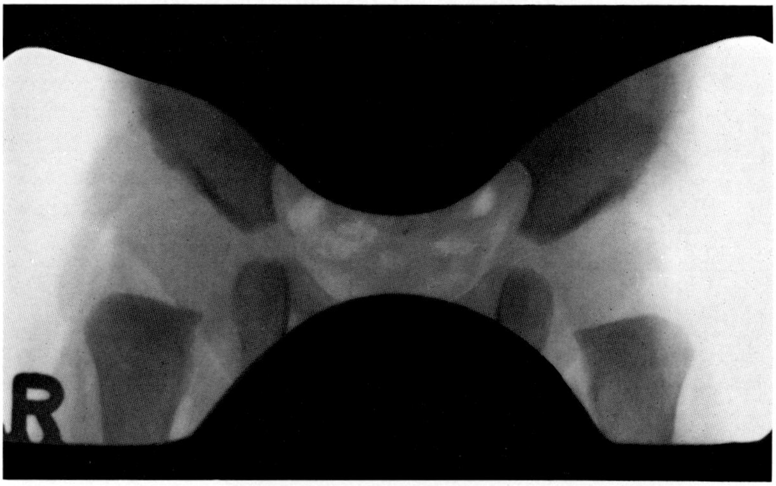

Abb. 13.3. Röntgenbild zu den Sonogrammen 13.1 und 2

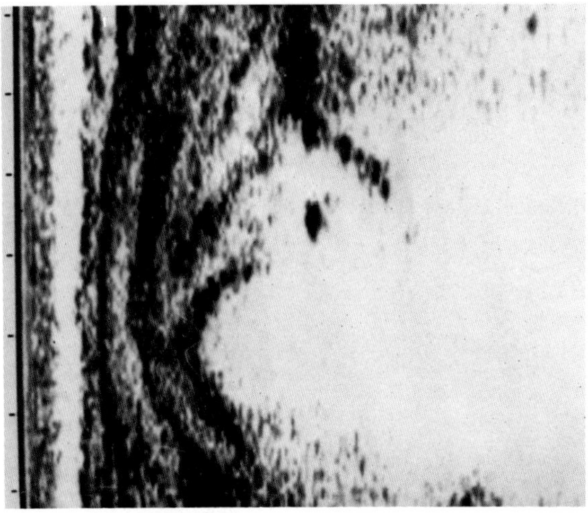

Abb. 13.4. Im Alter von 9,5 Monaten, rechtes Hüftgelenk
Knöcherner Erker eckig, knöcherne Formgebung ausreichend, knorpeliges Pfannendach breit, aber übergreifend.
Hüfttyp II b

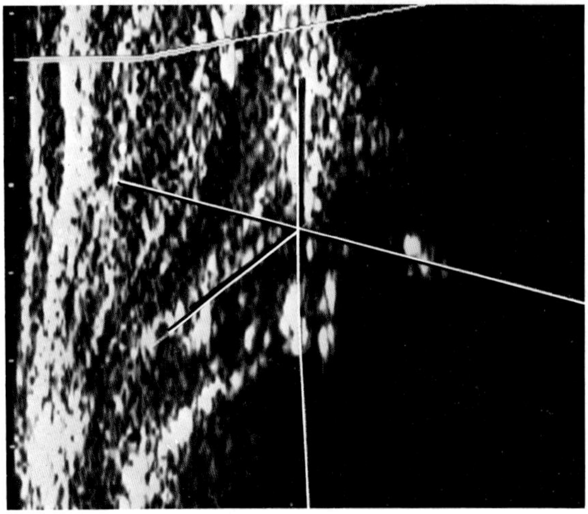

Abb. 13.5. Im Alter von 17 Monaten, rechtes Hüftgelenk, Monitorbild
Knöcherner Erker eckig bei guter knöcherner Formgebung, das knöcherne Pfannendach gut übergreifend. Die Bildqualität ist schlecht, die Ausstellungslinie nicht ganz richtig eingezeichnet; sie geht am Unterrand des Labrum acetabulare entlang und nicht wie definitionsgemäß festgelegt durch die Mitte des Labrum acetabulare.
Hüfttyp I

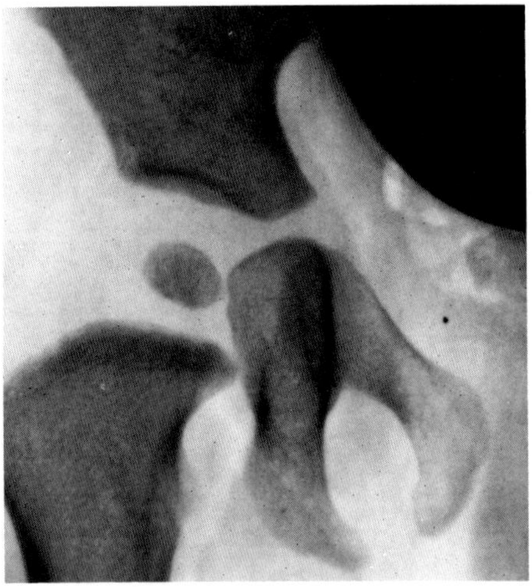

Abb. 13.6. Röntgenbild zu Abb. 13.5

Serie 13.2 G. A., Verlaufsbeobachtung des rechten Hüftgelenkes

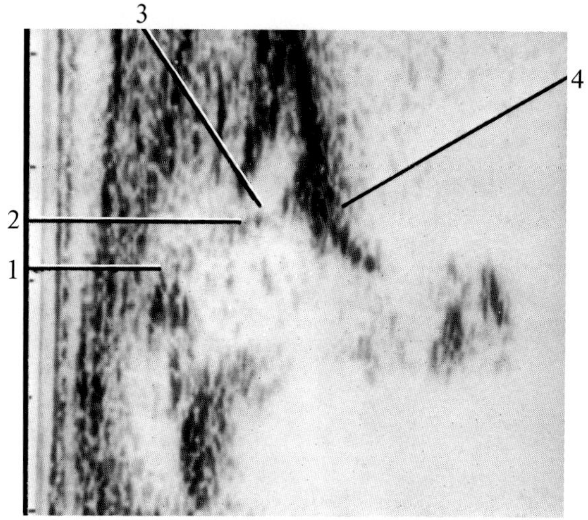

Abb. 13.7. Im Alter von 5 Tagen
Abgeflachter knöcherner Pfannenerker bei schlechter knöcherner Ausformung des Azetabulums. Dieses geht fließend in das Os ilium über. Das knorpelige Pfannendach ist nach oben außen abgedrängt. Distal des Perichondriumlochs ist als schwache Echoverdichtung das Labrum acetabulare zu erkennen. Die Gelenkkapsel wird durch den luxiert stehenden Hüftkopf abgedrängt. Hüfttyp III a.
1 Gelenkkapsel, 2 Lobrum acetabulare, 3 Perichondriumloch, 4 abgeflachter knöcherner Pfannenerker

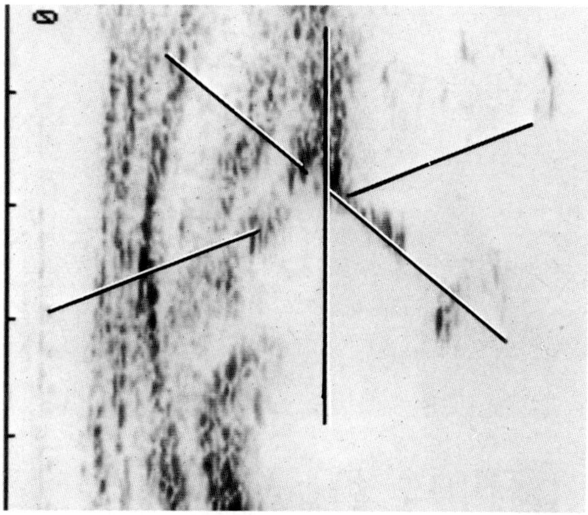

Abb. 13.8. Im Alter von 3,5 Wochen
Nach Einleitung der Therapie mit einer Spreizhose deutliche Besserung der Gelenkverhältnisse. Der knöcherne Pfannenerker ist noch abgerundet. Die Ausformung des knöchernen Pfannendachs ist jedoch im Vergleich mit der Voraufnahme deutlich gebessert. Das knorpelige Pfannendach ist verbreitert und echoarm. Es zieht übergreifend über den Hüftkopf hinweg. Noch keine Kopfkernentwicklung.
$\alpha = 50°$
$\beta = 68°$
Hüfttyp II a an der Grenze zum Gefährdungsbereich

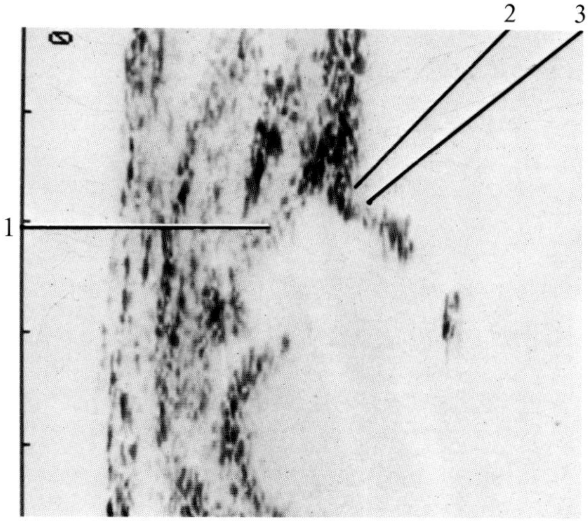

Abb. 13.9. Im Alter von 6 Wochen
Der knöcherne Pfannenerker ist geschweift, die knöcherne Überdachung des Hüftkopfes ist deutlich gebessert. Das hyalinknorpelige Pfannendach zieht übergreifend nach unten außen und sorgt für eine gute Gesamtüberdachung. Noch keine Kopfkernentwicklung.
1 Labrum acetabulare
2 Geschweifter knöcherner Pfannenerker
3 Umschlagpunkt

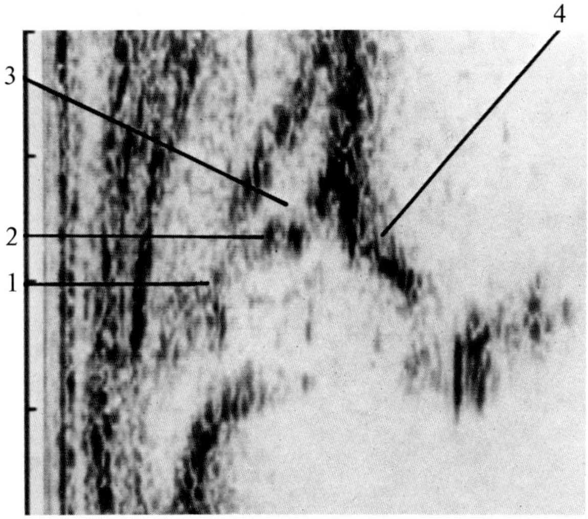

Serie 13.3 G. A., Verlaufsbeobachtung des linken Hüftgelenkes

Abb. 13.10. Im Alter von 5 Tagen
Stark abgerundeter knöcherner Pfannenerker mit schlechter Ausformung des knöchernen Pfannendachs. Der Hüftkopf steht dezentriert und hat das Labrum acetabulare und das knorpelige Pfannendach nach oben aufgebogen. Die Gelenkkapsel wird vom dezentriert stehenden Hüftkopf abgedrängt.
Hüfttyp III a
1 Gelenkkapsel
2 Labrum acetabulare
3 Perichondriumloch
4 Umschlagpunkt

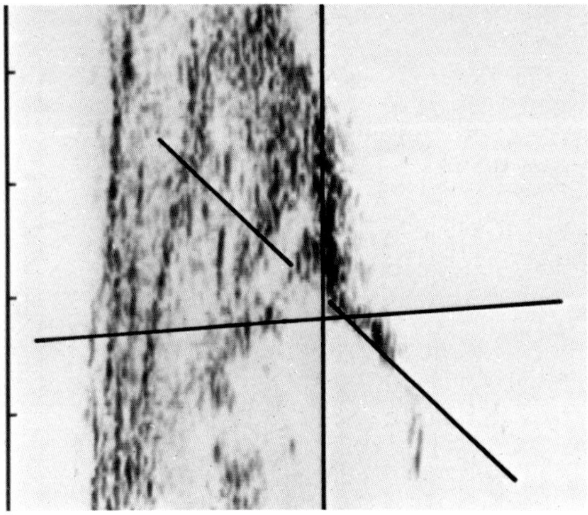

Abb. 13.11. Im Alter von 3,5 Wochen
Im Vergleich mit der Voraufnahme geringe Besserung der knöchernen und der knorpeligen Formgebung der Pfannenanlage. Das hyalinknorpelige Pfannendach ist hinsichtlich des Verlaufes gebessert. Es ist jedoch noch leicht nach oben abgedrängt, der Hüftkopf steht noch nicht vollständig zentriert in der Hüftpfannenanlage. Der Knochenwinkel α liegt mit 47° im Gefährdungsbereich, der Knorpelausstellwinkel β ist mit 85° dem Dezentrierungsbereich zuzuordnen. Das Hüftgelenk ist „am Dezentrieren“.

Abb. 13.12. Im Alter von 6 Wochen
Unter der Spreiztherapie wesentlich gebesserte Hüftpfannenanlage. Der knöcherne Erker weist noch eine Schweifung auf, das echoarme, hyalinknorpelige Pfannendach ist jedoch übergreifend und zieht nach außen. Die knöcherne Formsicherung ist gut. Noch keine Kopfkernentwicklung.
$\alpha = 64°$
$\beta = 75°$
Hüfttyp Ib

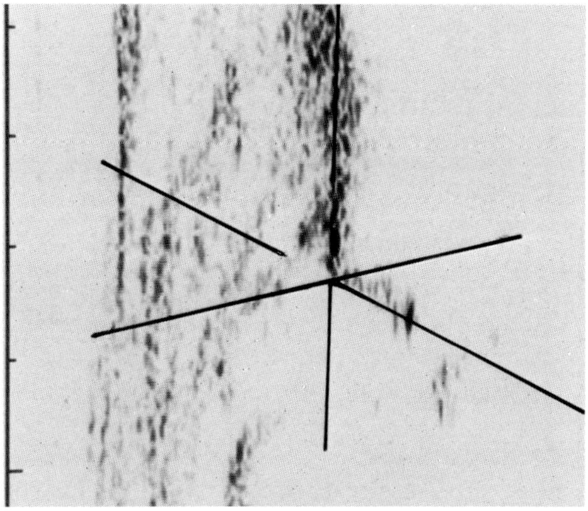

Abb. 13.13. Im Alter von 3 Monaten
Im Vergleich mit der Voraufnahme unveränderte knöcherne Formgebung mit nahezu eckigem knöchernem Pfannenerker und ausreichender knöcherner Formgebung. Das knorpelige Pfannendach zieht übergreifend nach unten außen und führt zu einer guten Gesamtüberdachung. Der Hüftkopf steht zentriert, fehlende Kopfkernentwicklung.
$\alpha = 63°$
$\beta = 68°$
Hüfttyp Ib

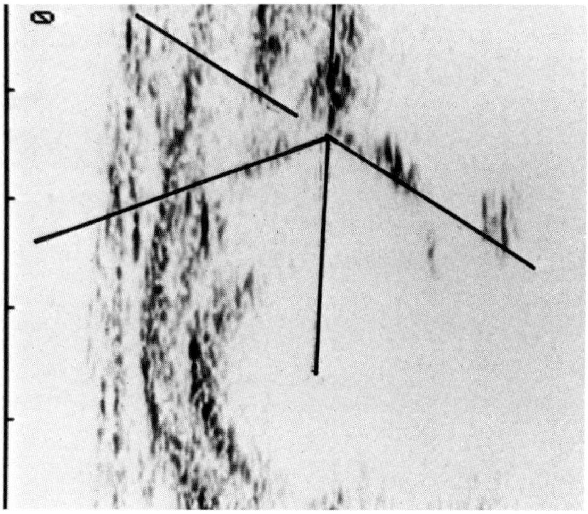

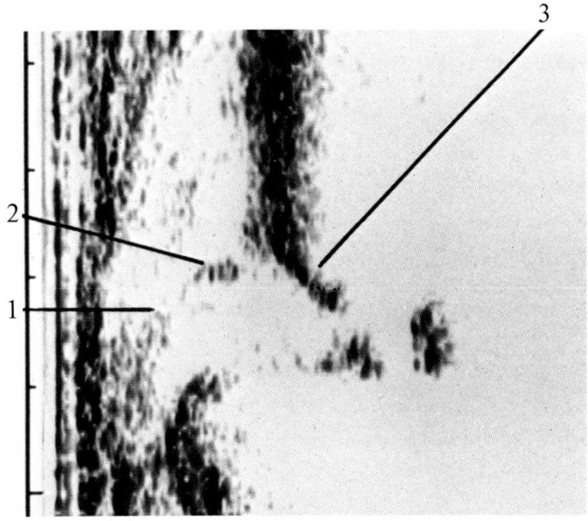

Serie 13.4 F. R., Verlaufsbeobachtung des linken Hüftgelenkes

Abb. 13.14. Im Alter von 3 Wochen
In der Aufnahme ist zu sehen, wie der luxierende Hüftkopf die Gelenkkapsel, das Labrum acetabulare und die hyalinknorpeligen Pfannenanteile nach oben außen aufbiegt. Der knöcherne Erker ist stark abgerundet, die schlechte knöcherne Formgebung kann den Hüftkopf nicht zentriert in der Pfanne halten.
Hüfttyp III a
1 Gelenkkapsel
2 Labrum acetabulare
3 Umschlagpunkt

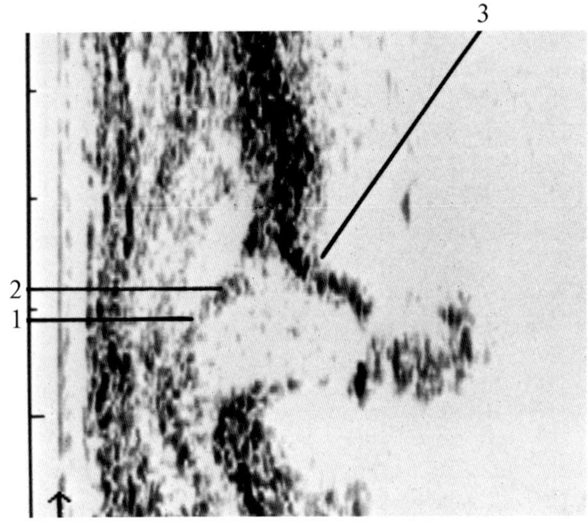

Abb. 13.15. Im Alter von 6 Wochen
Nach 3 Wochen Spreiztherapie sind die Gelenkverhältnisse deutlich gebessert. Der knöcherne Erker ist abgerundet, die knöcherne Formgebung ausreichend. Das knorpelige Pfannendach ist echoarm, in der Basis verbreitert und noch gering abgedrängt.
1 Gelenkkapsel
2 Labrum acetabulare
3 Umschlagpunkt

Abb. 13.16. Im Alter von 10 Wochen
Unter konsequenter Forführung der Spreiztherapie ist sonographisch die weitere Verbesserung der Hüftpfannenanlage zu erkennen. Der knöcherne Erker ist noch leicht gerundet, die knöcherne Formgebung hat sich weitgehend gebessert. Das knorpelige Pfannendach zieht jetzt ohne Abdrängung übergreifend über den Hüftkopf hinweg. Am Übergang von Gelenkkapsel zu Perichondriumloch ist das Labrum acetabulare zu erkennen. Die kraniale Verdichtung im knorpeligen Pfannendach ist Hinweis für die beginnende Nachverknöcherung. Noch keine Kopfkernentwicklung.
$\alpha = 58°$
$\beta = 70°$
Hüfttyp IIa

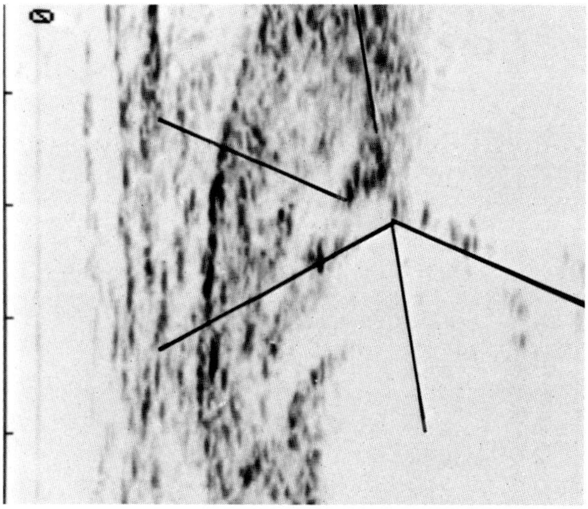

Abb. 13.17. Im Alter von 5,5 Monaten
Die Hüftpfannenanlage ist ausgereift. Der knöcherne Erker ist gut konturiert und eckig. Hinter dem knöchernen Pfannenerker findet sich eine breite Schallschattenbildung. Das knorpelige Pfannedach ist echoarm und zieht übergreifend über den Hüftkopf hinweg
Hüfttyp Ia
1 Gelenkkapsel
2 Labrum acetabulare
3 Perichondriumloch

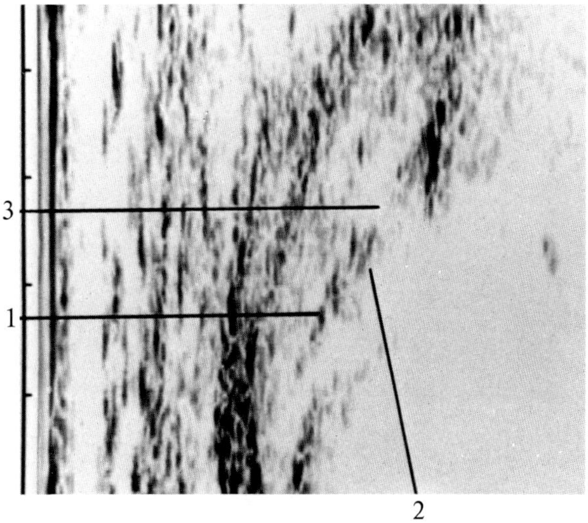

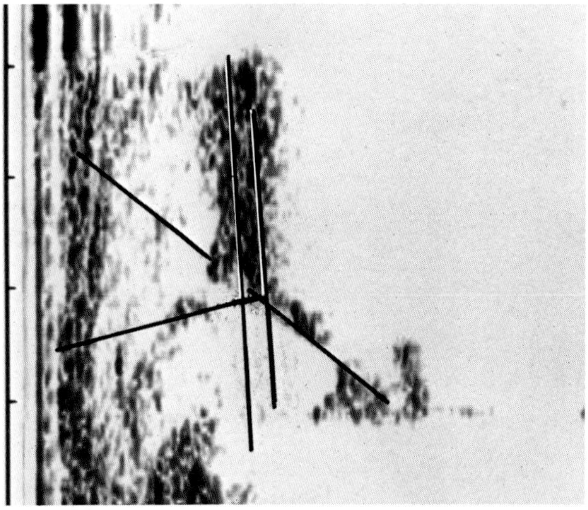

Serie 13.5 F. R., Verlaufsbeobachtung des rechten Hüftgelenkes

Abb. 13.18. Im Alter von 3 Wochen
Stark abgerundeter knöcherner Pfannenerker bei nicht ausreichender knöcherner Formgebung. das knorpelige Pfannendach ist echoarm, verbreitert und bereits leicht nach oben außen aufgebogen.
$\alpha = 48°$
$\beta = 77°$
Die Hüftentwicklung liegt im Gefährdungsbereich, Hüfttyp II g.

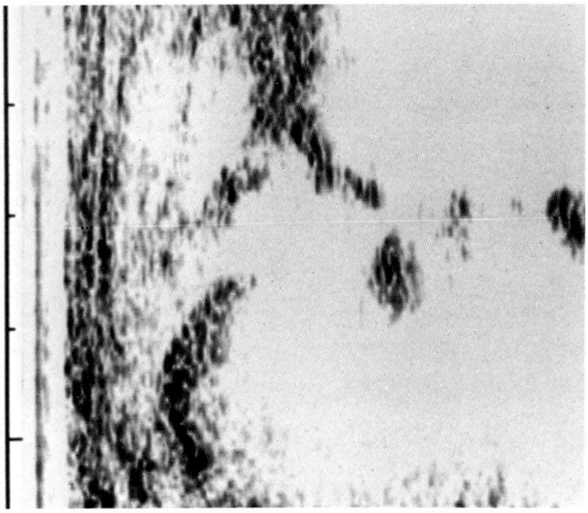

Abb. 13.19. Im Alter von 6 Wochen
Bei sofort eingeleiteter Spreiztherapie Besserung der Hüftpfannenentwicklung. Der knöcherne Erker ist jedoch noch deutlich abgerundet, die knöcherne Formgebung ist noch nicht ausreichend. Das knorpelige Pfannendach zieht nach lateral und ist noch nach oben außen abgedrängt.

Abb. 13.20. Im Alter von 12 Wochen
Nur noch minimale Rundung des knöchernen Pfannenerkers bei insgesamt guter knöcherner Überdachung. Das knorpelige Pfannendach ist hinsichtlich Form und Struktur korrekt entwickelt. Der Hüftkopf steht zentriert, noch keine Kopfkernentwicklung. Im Bild ist die Grundlinie mit Hilfslinie durch die hintere Schallauslöschung eingezeichnet.
$\alpha = 65°$
$\beta = 67°$
Hüfttyp I b

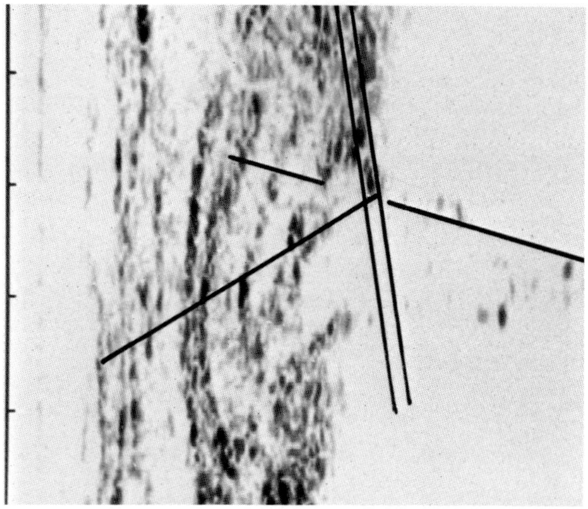

Abb. 13.21. Im Alter von 5,5 Monaten
Die Hüftpfannenanlage ist ausgereift. Der knöcherne Erker ist eckig und scharf konturiert. Die knöcherne Formgebung ist gut. Die knorpelige Überdachung ist hinsichtlich Form und Struktur korrekt. Noch keine Kopfkernentwicklung.
Hüfttyp I b

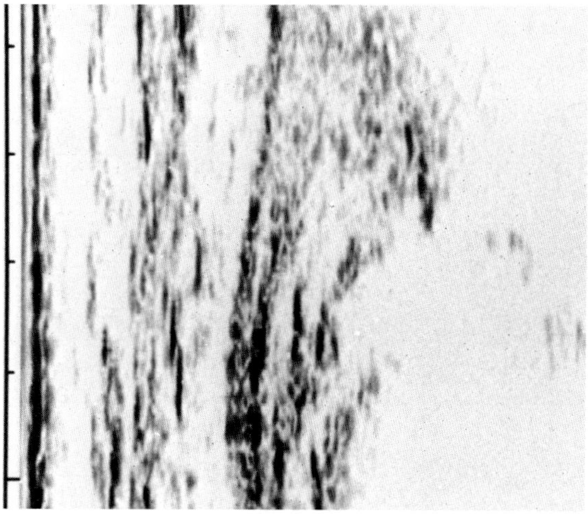

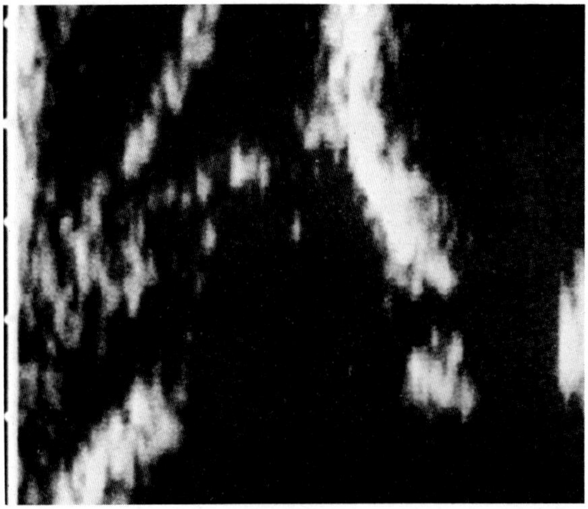

Serie 13.6 R. S., Verlaufsbeobachtung des linken Hüftgelenkes

Abb. 13.22. Im Alter von 1 Tag, Monitorbild
Im Rahmen der Neugeborenenuntersuchung klinisch und sonographisch aufgefallenes Hüftgelenk. Im Sonogramm ist der knöcherne Erker stark abgeflacht, der Übergang des Azetabulums in das Os ilium ist fließend. Das echoarme, hyalinknorpelige Pfannendach ist stark nach oben außen aufgebogen. Die Gelenkkapsel ist vom luxiert stehenden Hüftkopf abgedrängt.
Hüfttyp III a

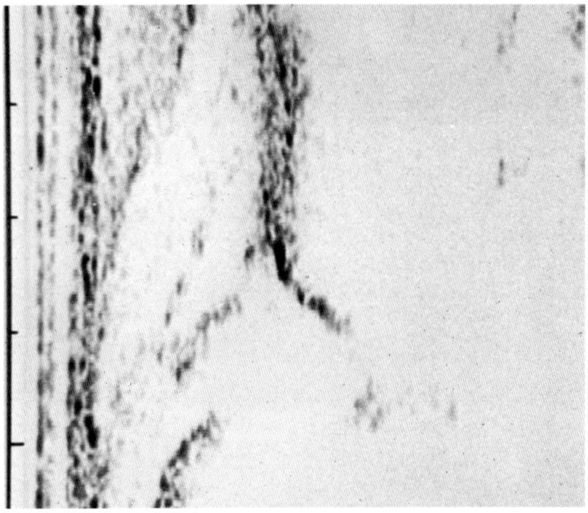

Abb. 13.23. Im Alter von 3 Wochen
Nach Einleitung der Spreiztherapie erste sonographische Verlaufskontrolle nach 3 Wochen. Es zeigt sich bereits eine deutliche Besserung in der Entwicklung des Hüftgelenkes. Insbesondere kann aus dem Sonogramm abgelesen werden, daß der Hüftkopf zentriert in der Hüftpfanne steht. Das knorpelige Pfannendach zieht nach unten außen und umschließt den Hüftkopf über die Hälfte hinweg. Die Voraussetzung für die Weiterentwicklung des knöchernen Pfannenerkers ist günstig. Dieser zeigt im Vergleich mit der Erstuntersuchung bereits eine beginnende Entwicklung. Die knöcherne Formgebung ist jedoch noch mangelhaft.
$\alpha = 48°$
$\beta = 80°$
Hüfttyp II g

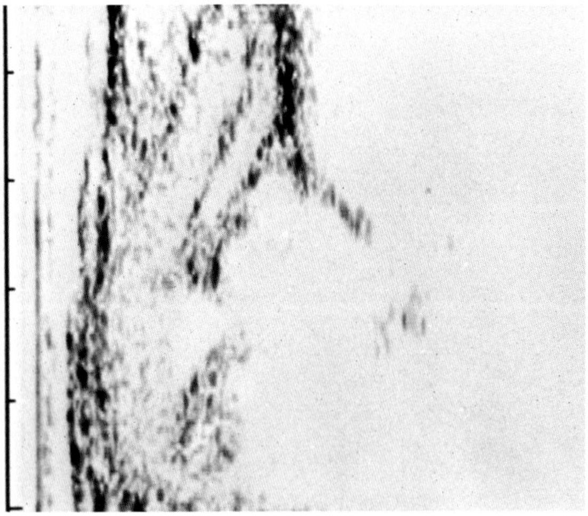

Abb. 13.24. Im Alter von 7 Wochen
Bei der nächsten sonographischen Verlaufskontrolle lediglich geringfügige Änderung der Pfannenverhältnisse. Der knöcherne Erker ist noch stark abgerundet bis abgeflacht. Das echoarme knorpelige Pfannendach ist verbreitert, zieht jedoch übergreifend über den Hüftkopf hinweg. Die Hüftgelenksentwicklung liegt immer noch im Gefährdungsbereich.

Abb. 13.25. Im Alter von 3,5 Monaten
Unter konsequenter Fortführung der Spreiztherapie läßt sich im Sonogramm die Weiterentwicklung des Hüftgelenkes ablesen. Der knöcherne Erker ist geschweift, die Ausformung des Pfannendachs ist weitgehend normalisiert. Unverändert zentriert stehender Hüftkopf mit guter knorpeliger Überdachung. Noch keine Kopfkernentwicklung.
Noch Hüfttyp II b

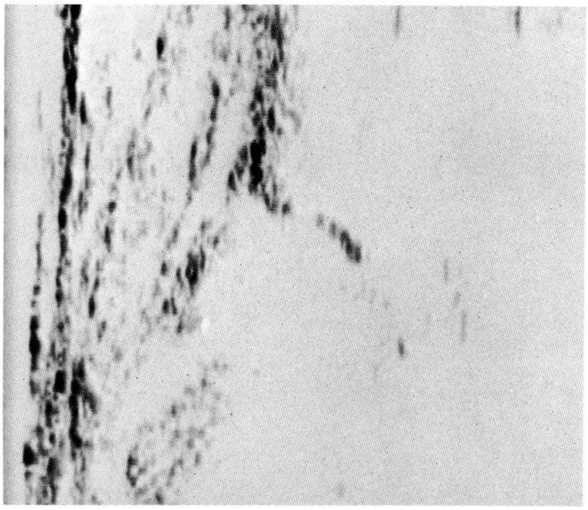

Abb. 13.26. Im Alter von 5 Monaten
Eckiger knöcherner Pfannenerker mit guter knöcherner Hüftkopfüberdachung. Übergreifendes normal strukturiertes knorpeliges Pfannendach. Noch fehlende Kopfkernentwicklung.

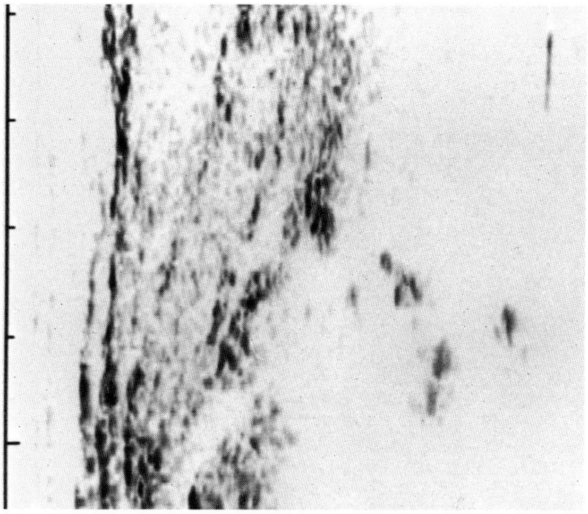

Abb. 13.27. Im Alter von 5 Monaten
Dieses Sonogramm entspricht der Abb. 13.26, jedoch sind die Meßlinien eingezeichnet.
Hüfttyp I a

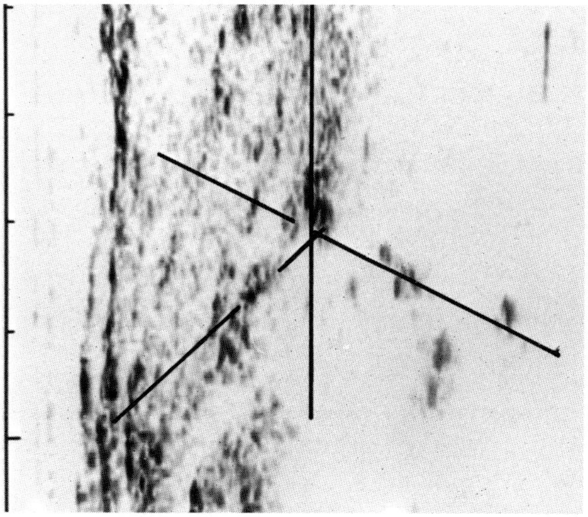

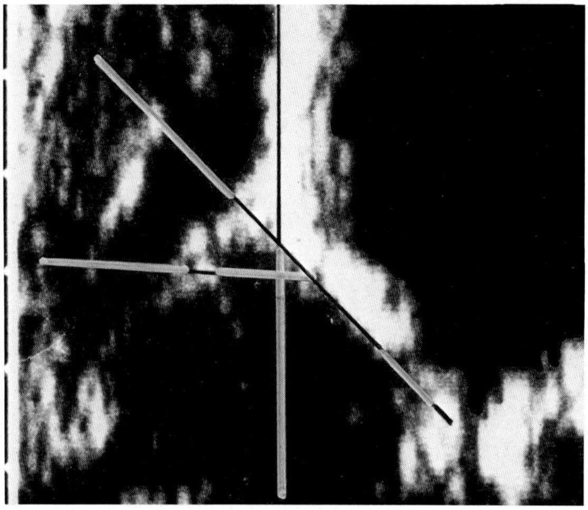

Serie 13.7 R. S., Verlaufsbeobachtung des rechten Hüftgelenkes

Abb. 13.28. Im Alter von 1 Tag, Monitorbild
Auch das rechte Hüftgelenk weist eine Hüftreifungsstörung auf. Der knöcherne Erker ist stark abgerundet. Das verbreiterte, echoarme hyalinknorpelige Pfannendach ist nach oben außen aufgeboben. Der Hüftkopf beginnt zu dezentrieren.
$\alpha = 43°$
$\beta = 95°$
Hüfttyp III a

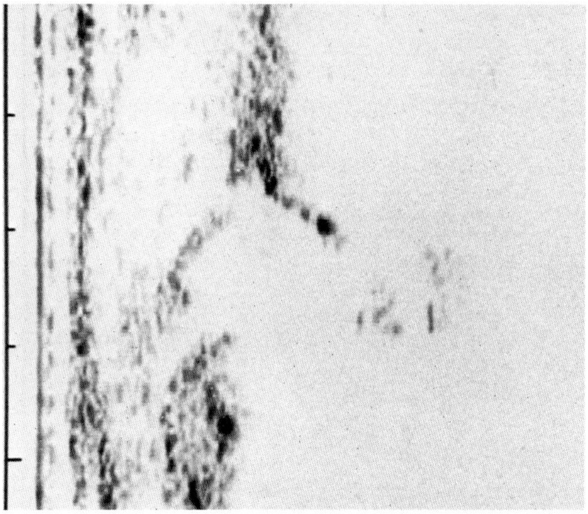

Abb. 13.29. Im Alter von 3 Wochen
Die Kontrollsonographie nach 3 Wochen Spreiztherapie läßt erkennen, daß als wesentlichste Änderung das hyalinknorpelige Pfannendach nicht mehr abgedrängt ist. Es zieht übergreifend nach unten außen und führt somit zu einer guten Gesamtüberdachung des Hüftkopfes. Dieser steht zentriert. Der knöcherne Erker ist abgerundet. Noch keine Kopfkernentwicklung.
$\alpha = 53°$
$\beta = 66°$
Hüfttyp II a

Abb. 13.30. Im Alter von 7 Wochen
Wie auf der Gegenseite ist auch rechts bei der zweiten Therapiekontrolle nur eine geringe Weiterentwicklung der Hüfte eingetreten. Der knöcherne Pfannenerker ist nach wie vor abgerundet, die knöcherne Formsicherung ist noch nicht ausreichend. Unverändert gute knorpelige Hüftkopfüberdachung.
Hüfttyp II a

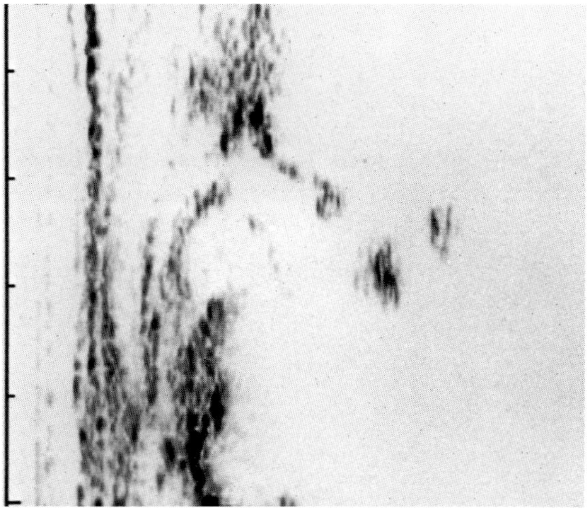

Abb. 13.31. Im Alter von 3,5 Monaten
Geschweifter knöcherner Pfannenerker mit deutlicher Schallschattenbildung hinter dem knöchenen Erker. Die knöcherne Hüftkopfüberdachung ist stark gebessert. Das hyalinknorpelige Pfannendach umschließt ergänzend den Hüftkopf über die Hälfte hinweg. Noch keine Kopfkernentwicklung.
Hüfttyp II b
1 Labrum acetabulare
2 Perichondriumloch
3 Geschweifter knöcherner Erker
4 Schallschattenbildung
5 Unterrand des Os ilium

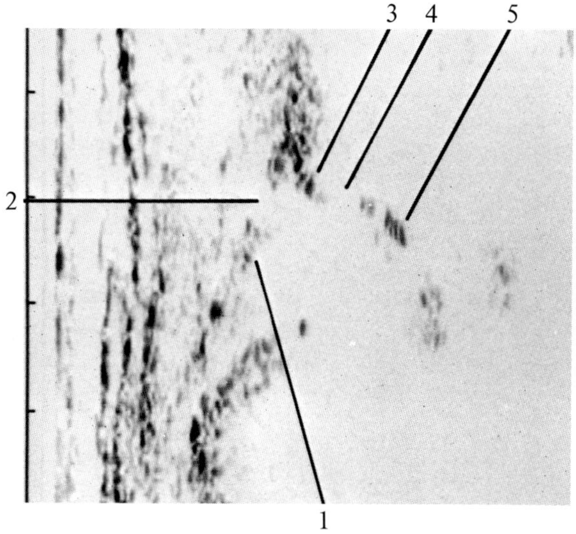

Abb. 13.32. Im Alter von 5 Monaten
Eckiger knöcherner Pfannenerker und gute Ausformung des knöchernen Pfannendachs. Das knorpelige Pfannendach ist hinsichtlich Form und Struktur korrekt. Zentriert stehender Hüftkopf. Noch keine Kopfkernentwicklung.
Hüfttyp I

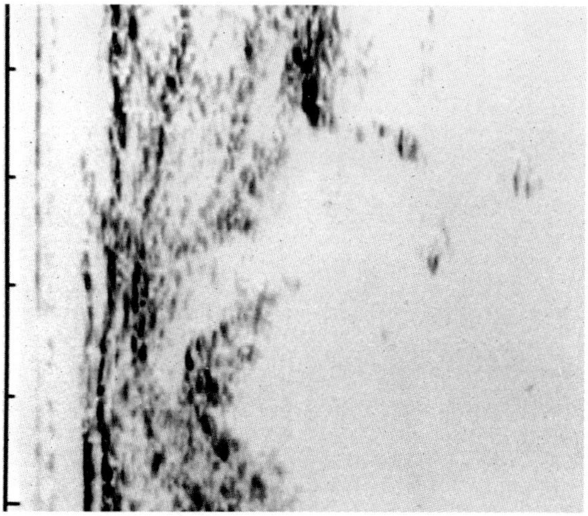

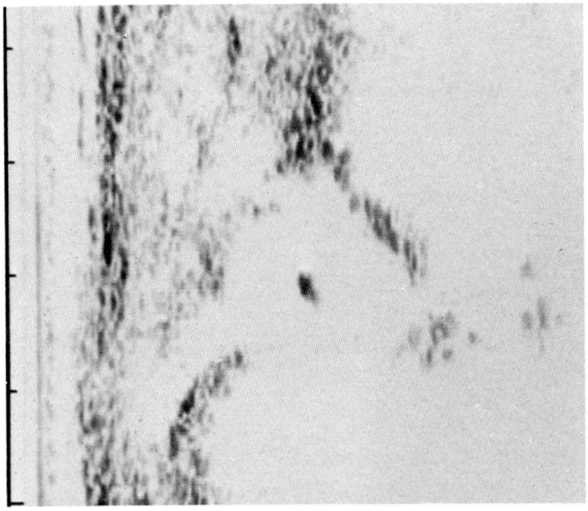

Serie 13.8 S. D., Verlaufsbeobachtung des rechten Hüftgelenkes

Abb. 13.33. Im Alter von 4 Monaten
Im Sonogramm ist ein dezentriert stehender Hüftkopf zu erkennen. Dieser hat das Labrum acetabulare und die angrenzenden knorpeligen Pfannendachanteile nach oben außen aufgebogen. Der knöcherne Erker ist abgeflacht, die knöcherne Formgebung ist völlig unzureichend. Im Zentrum des Hüftkopfes beginnende Kopfkernentwicklung.
$\alpha = 34°$
$\beta = 94°$
Hüfttyp III a

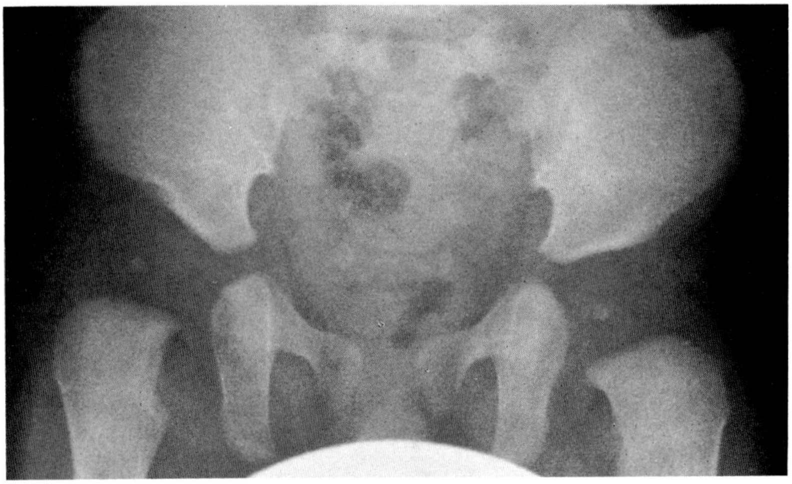

Abb. 13.34. Im Alter von 4 Monaten, Beckenübersichtsaufnahme bei Therapiebeginn
Auch röntgenologisch ist zu erkennen, daß der Hüftkopf nach lateral und kranial verlagert ist. Die knöcherne Pfannendachanlage ist schwer dysplastisch. Im Bereich der sich ausbildenden Luxationsrinne deutlich vermehrte Sklerosierung.

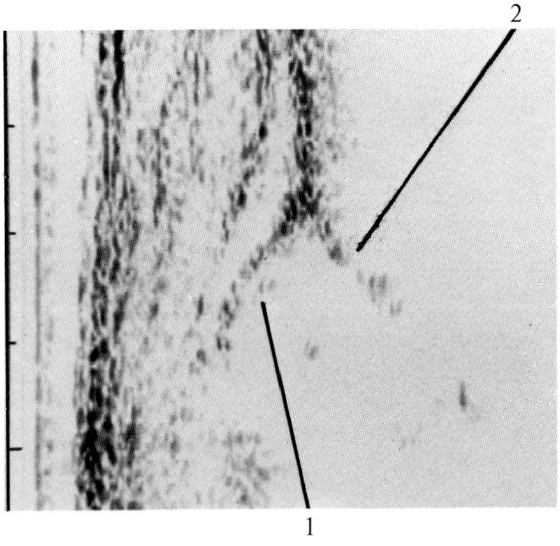

Abb. 13.35. Im Alter von 4,5 Monaten
Bei starker Abspreizhemmung wurde unter stationären Bedingungen die Extensionstherapie eingeleitet. 2 Wochen nach stationärer Aufnahme ist im Sonogramm bei liegender Extension zu erkennen, daß die knöcherne Formgebung nahezu unverändert gleich schlecht ist. Als wesentliche Änderung ist jedoch aus dem Sonogramm abzulesen, daß das hyalinknorpelige Pfannendach nach kaudal distal zieht und den Hüftkopf ausreichend umschließt. Der Hüftkopf steht nahezu zentriert in der Pfannenanlage. Die Retentionstherapie in der Schiene kann eingeleitet werden.
1 Labrum acetabulare
2 Umschlagpunkt

Abb. 13.36. Im Alter von 5,5 Monaten
Nach Versorung mit der Retentionsschiene ist die langsame Entwicklung des knöchernen Pfannenerkers zu erkennen. Dieser ist noch abgerundet und geht in eine mangelhafte knöcherne Hüftkopfüberdachung über. Das echoarme hyalinknorpelige Pfannendach ist stark verbreitert und zieht weit über den Hüftkopf hinweg.
1 Labrum acetabulare
2 Umschlagpunkt

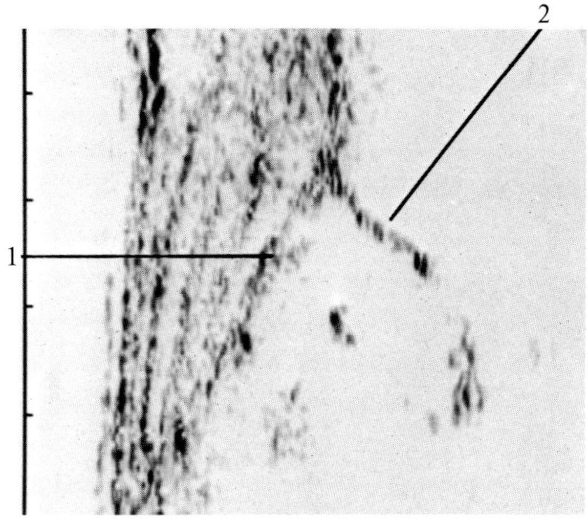

Abb. 13.37. Im Alter von 6,5 Monaten
Die Aufnahme zeigt im Bereich des knöchernen Erkers noch einen deutlichen Ossifikationsdefekt. Dieser wird durch das knorpelige Pfannendach ausgeglichen. Die knöcherne Hüftkopfüberdachung hat sich im Vergleich mit der Voraufnahme weiter entwickelt. Der Hüftkopf steht zentriert mit deutlicher Kopfkernentwicklung.
Hüfttyp II b

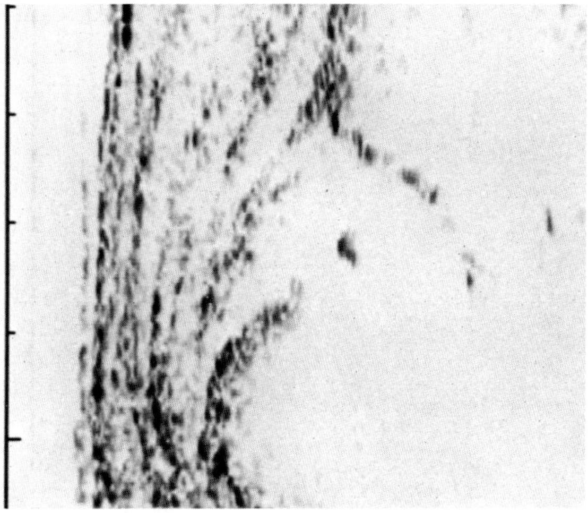

Abb. 13.38. Im Alter von 7,5 Monaten
Die Retentionsschiene wird weiter getragen. Unter dieser Behandlung ist die Hüftreifungsstörung schon nahezu ausgeheilt. Der knöcherne Erker ist nur noch leicht gerundet bei schon ausreichender knöcherner Formgebung. Das knopelige Pfannendach zeigt als Hinweis für die Nachverknöcherung eine Strukturverdichtung im kranialen Pfannendachbereich.
$\alpha = 58°$
$\beta = 70°$
Hüfttyp II b

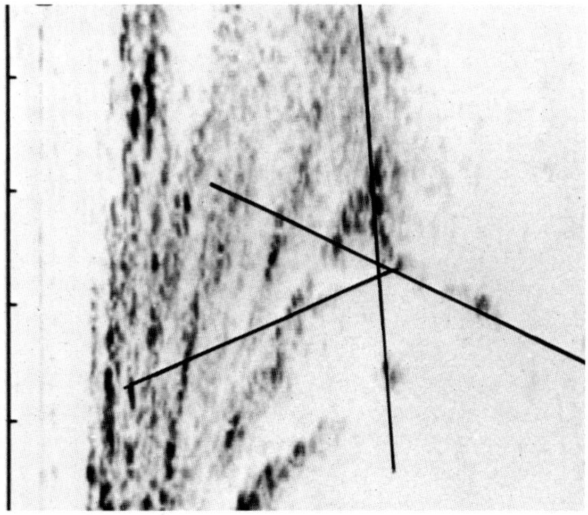

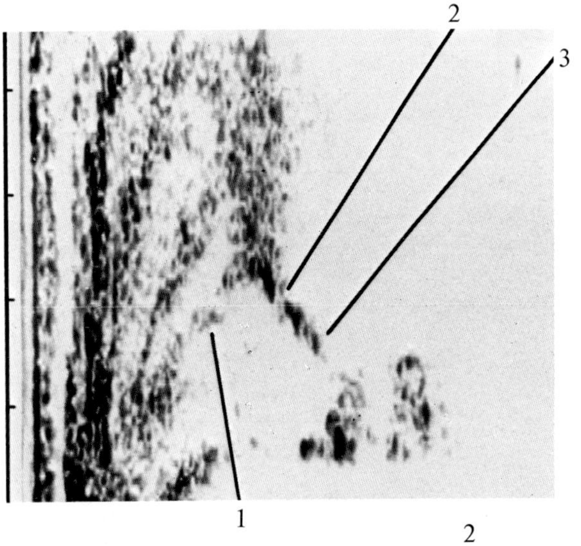

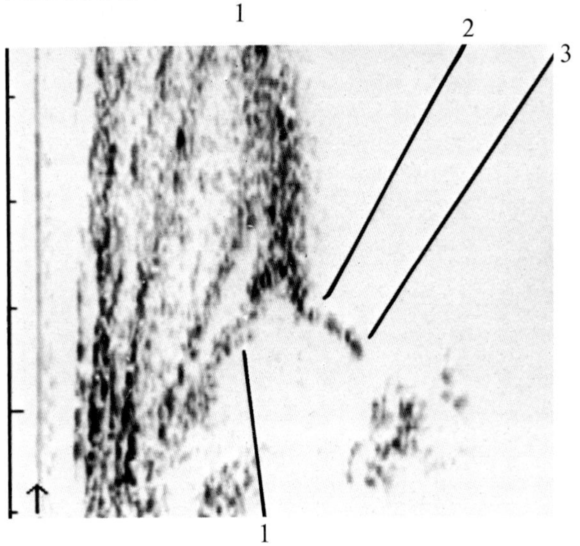

Serie 13.9 G. E., Verlaufsbeobachtung des linken Hüftgelenkes

Abb. 13.39. Im Alter von 3 Wochen
Bei der Neugeborenenuntersuchung zeigten beide Hüftgelenke sonographisch eine überdurchschnittliche Unreife der Hüftpfannenentwicklung. Bei unauffälligem klinischem Befund wurde ohne Therapie zu einer frühzeitigen Verlaufskontrolle in der 3. Lebenswoche geraten. Dabei stellte sich links ein stark abgerundeter knöcherner Pfannenerker mit schlechter knöcherner Hüftkopfüberdachung dar. Das knorpelige Pfannendach ist leicht nach oben außen aufgebogen, der Hüftkopf kann gerade noch in der Pfannenanlage gehalten werden.
$\alpha = 45°$, $\beta = 72°$, Hüfttyp II g
1 Labrum acetabulare, 2 Umschlagpunkt,
3 Unterrand des Os ilium

Abb. 13.40. Im Alter von 5,5 Wochen
Nach der Kontrolle in der 3. Lebenswoche wurde der Säugling mit einer Spreizhose versorgt. Unter dieser Therapie ist im Sonogramm die schnelle Besserung in der knöchernen und knorpeligen Hüftkopfüberdachung nachweisbar. Der knöcherne Erker ist noch gerundet, der pfannenergänzende knorpelige Anteil überdacht den Hüftkopf ausreichend. Noch keine Kopfkernentwicklung.
$\alpha = 53°$, $\beta = 68°$, Hüfttyp II a
1 Labrum acetabulare, 2 Umschlagpunkt
3 Unterrand des Os ilium

Abb. 13.41. Im Alter von 3 Monaten
Noch geschweifter knöcherner Pfannenerker bei deutlich gebesserter knöcherner Hüftkopfüberdachung. Der knorpelige Pfannenanteil ist hinsichtlich Form und Struktur korrekt. Der Hüftkopf steht zentriert, noch keine Kopfkernentwicklung.
1 Labrum acetabulare
2 Umschlagpunkt
3 Unterrand des Os ilium

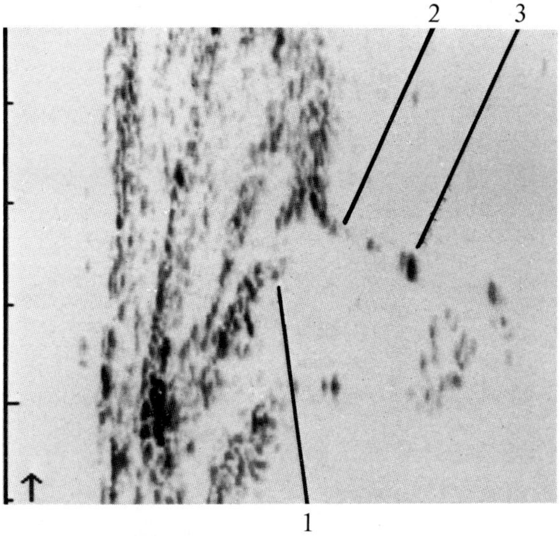

Abb. 13.42. Im Alter von 4 Monaten
Ausgereifte Hüftpfannenanlage mit eckigem, gut konturiertem knöchernem Erker. Die knöcherne und die knorpelige Überdachung des Hüftkopfes ist gut. Beginnende Kopfkernentwicklung.
Hüfttyp Ia, damit Beendigung der Spreiztherapie.

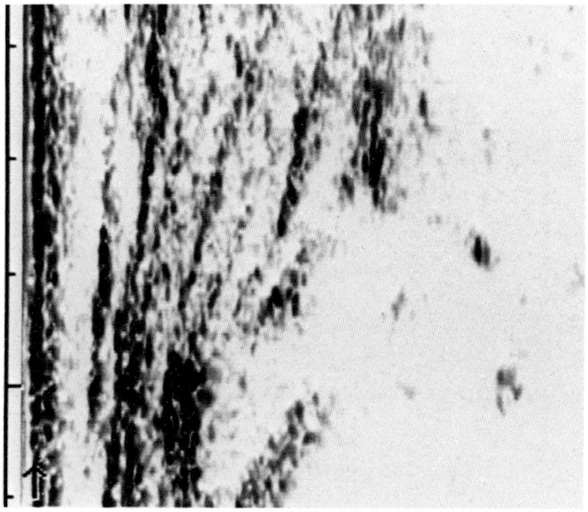

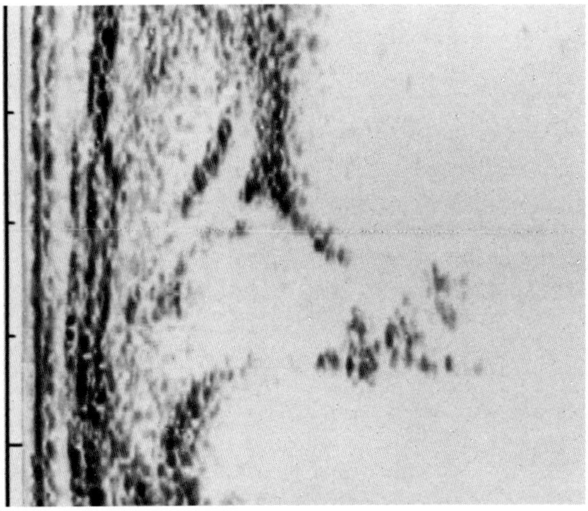

Serie 13.10 G. E., Verlaufsbeobachtung des rechten Hüftgelenkes

Abb. 13.43. Im Alter von 3 Wochen
Das Hüftgelenk befindet sich bereits am Dezentrieren. Der stark abgerundete knöcherne Pfannenerker geht in eine mangelhafte knöcherne Formgebung des Azetabulums über. Das knorpelige Pfannendach ist schon nach oben abgedrängt.
$\alpha = 45°$
$\beta = 90°$
Hüfte „am Dezentrieren"

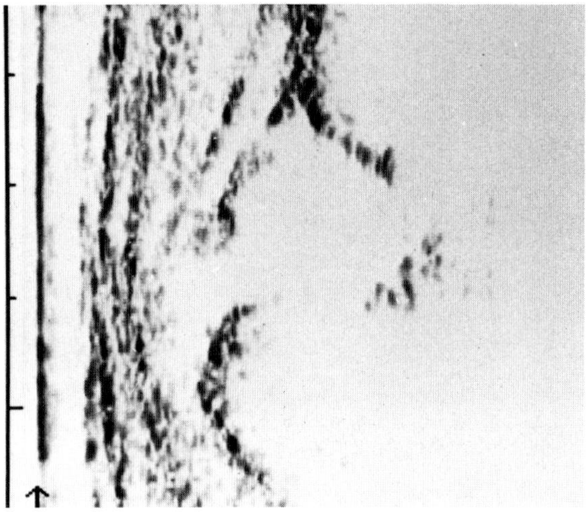

Abb. 13.44. Im Alter von 5,5 Wochen
Unter der Spreiztherapie beginnende Ausbildung eines knöchernen Pfannenerkers. Dieser ist sonographisch noch abgerundet. Das knorpelige Pfannendach zieht jetzt nach lateral distal und umfaßt den Hüftkopf in ausreichender Form.
$\alpha = 49°$
$\beta = 70°$
Hüfttyp II g

Abb. 13.45. Im Alter von 3 Monaten
Nahezu ausgereifte Hüftpfannenanlage. Der knöcherne Erker ist lediglich noch geschweift. Die knöcherne Überdachung des Hüftkopfes ist gut. Die ergänzende knorpelige Hüftkopfüberdachung zieht ohne Abdrängung und ohne Strukturverdichtung nach unten außen. Noch keine Kopfkernentwicklung.

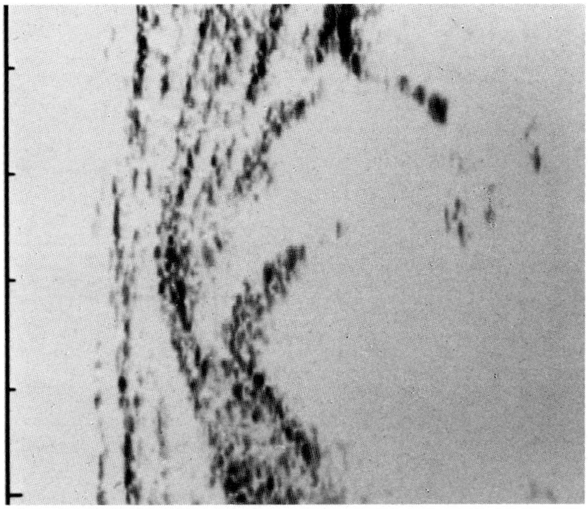

Abb. 13.46. Im Alter von 4 Monaten
Ausgereifte knöcherne Hüftpfannenanlage mit eckigem, gut konturiertem knöchernem Erker. Der Hüftkopf steht zentriert in einer guten knöchernen und knorpeligen Überdachung. Im Zentrum des Hüftkopfes findet sich eine Strukturverdichtung als Zeichen der beginnenden Kopfkernentwicklung.
Hüfttyp I

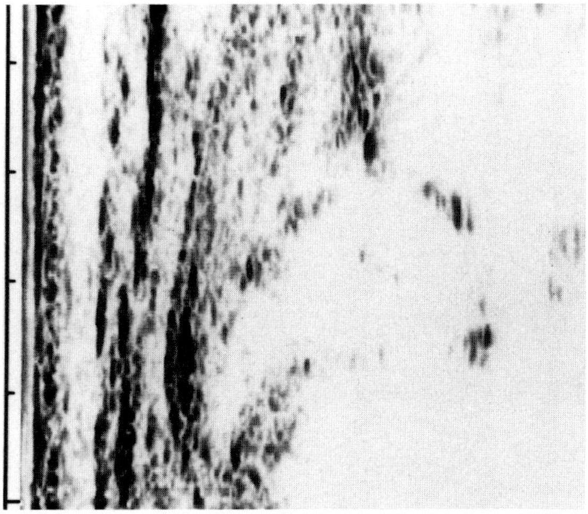

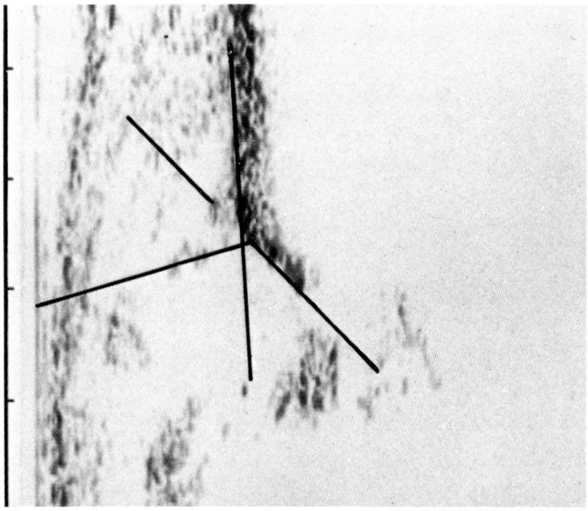

Serie 13.11 S. N., Verlaufsbeobachtung des linken Hüftgelenkes

Abb. 13.47. Im Alter von 2 Tagen
Bei der Neugeborenenuntersuchung sonographisch auffälliges Hüftgelenk mit abgeflachtem knöchernem Pfannenerker und schlechtem knöchernem Pfannendach. Der Knochenwinkel α beträgt 43°. Das echoarme, knorpelige Pfannendach ist schon nach oben außen aufgebogen. Der Knorpelausstellwinkel β beträgt 77°. Entsprechend der Einteilung im Sonometer steht die Hüfte am Dezentrieren.

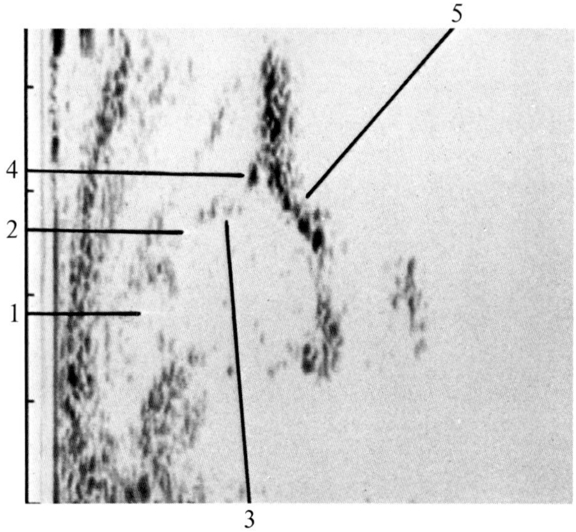

Abb. 13.48. Im Alter von 2 Tagen
Unter leichtem Druck nach kranial dorsal kann der Dezentrierungsvorgang sonographisch sichtbar gemacht werden. Bei unverändert schlechter knöcherner Formgebung sind die Gelenkkapsel und das Labrum acetabulare mit den knorpeligen Pfannenanteilen weiter nach oben außen abgedrängt.
1 Trochanter major
2 Gelenkkapsel
3 Labrum acetabulare
4 Proximaler Anteil des Perichondriums mit dem Übergang in das Darmbeinperiost
5 Umschlagpunkt

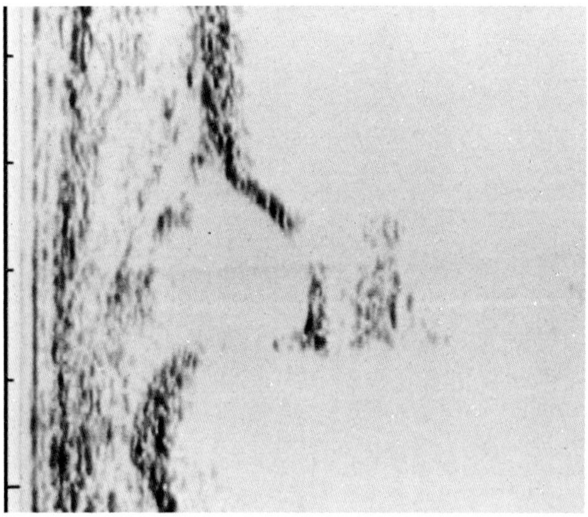

Abb. 13.49. Im Alter von 2 Wochen
Unter der Therapie mit einer Spreizhose rasche Weiterentwicklung der Pfannenanlage mit beginnender Erkerentwicklung. Dieser ist im Sonogramm noch deutlich gerundet. Das knorpelige Pfannendach ist verbreitert und übergreifend.
$\alpha = 47°$
$\beta = 69°$
Hüfttyp II g

Abb. 13.50. Im Alter von 4 Wochen
Dieser Verlauf zeigt die guten Ausheilungsmöglichkeiten bei frühzeitiger Therapie. Der knöcherne Erker ist gerundet, die knöcherne Pfannendachentwicklung hat sich ebenfalls gebessert. Ergänzt wird die Überdachung durch ein breites, übergreifendes knorpeliges Pfannendach. Noch keine Kopfkernentwicklung.
$\alpha = 55°$
$\beta = 74°$
Hüfttyp II a
1 Labrum acetabulare
2 Umschlagpunkt
3 Unterrand des Os ilium

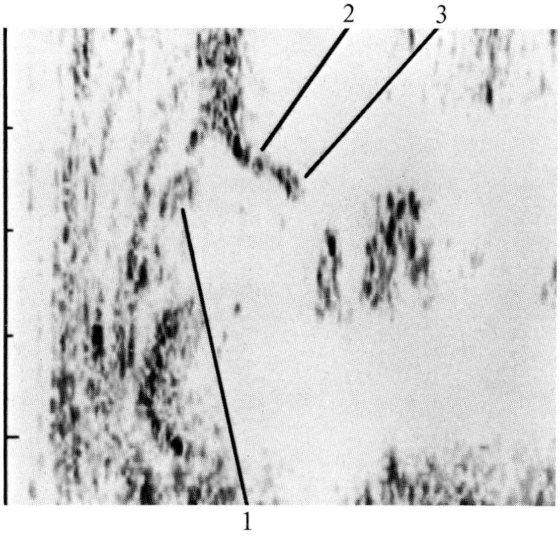

Abb. 13.51. Im Alter von 8 Wochen
Im Sonogramm stellt sich eine Verzögerung in der Ossifizierung des knöchernen Erkers dar. Dieser ist gerundet. Es kommt bereits zur beginnenden Schallschattenbildung hinter dem knöchernen Pfannenerker. Der Hüftkopf steht zentriert und ist in der Gesamtheit gut überdacht. Noch keine Kopfkernentwicklung.

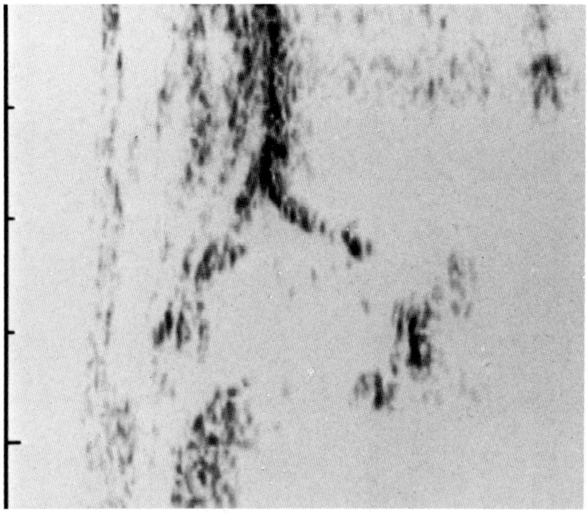

Abb. 13.52. Im Alter von 12 Wochen
Gegenüber den Vorbefunden in Abb. 13.51 konturiert sich der knöcherne Erker deutlich besser, das knorpelig präformierte Pfannendach wird schmäler und übergreift gut. Ebenfalls noch kein Hüftkopfkern sichtbar.
Befund:
Der knöcherne Erker ist gerundet bei ausreichender knöcherner Formgebung und breit übergreifendem knorpeligem Erker.
Hüfttyp II b

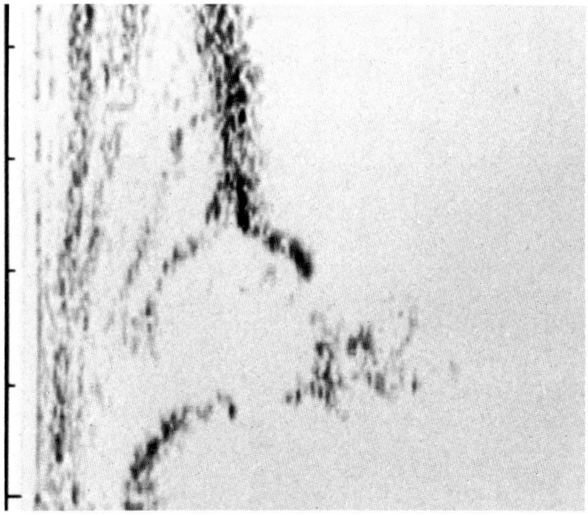

Serie 13.12 K. L., Verlaufsbeobachtung des linken Hüftgelenkes

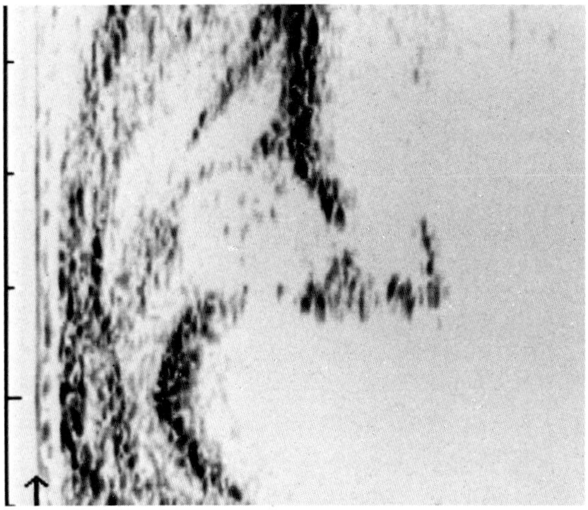

Abb. 13.53. Im Alter von 10 Tagen
Überweisung zur Therapie bei klinisch instabilem Hüftgelenk mit positivem Ortolani-Zeichen. Im Sonogramm Hüfttyp III a mit abgeflachtem knöchernem Pfannenerker bei mangelhafter knöcherner Hüftkopfüberdachung. Luxiert stehender Hüftkopf mit Verdrängung der Gelenkkapsel, des Labrum acetabulare und der knorpeligen Pfannendachanteile. Noch keine Kopfkernentwicklung.

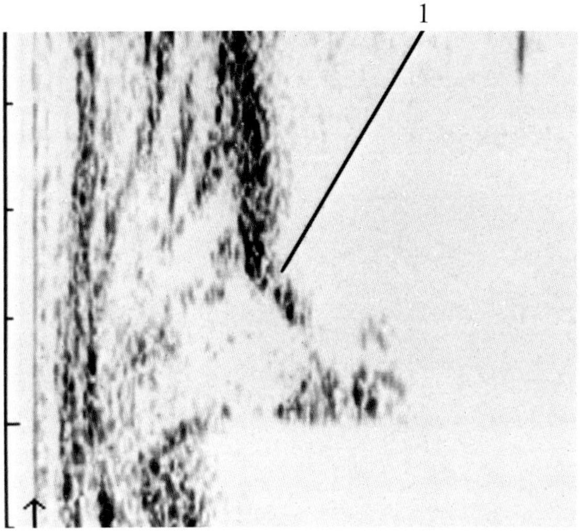

Abb. 13.54. Im Alter von 10 Tagen
Unter Beugung und Abduktion läßt sich der Hüftkopf leicht wieder in die Pfannenanlage einstellen. Die bessere Zentrierung des Hüftkopfes äußert sich im geänderten Verlauf der Gelenkkapsel und in einer besseren knorpeligen Hüftkopfüberdachung. Die knöcherne Formgebung ist unverändert schlecht geblieben.
$\alpha = 40°$
$\beta = 80°$
Hüfttyp III a
1 Schallschattenbildung am Umschlagpunkt

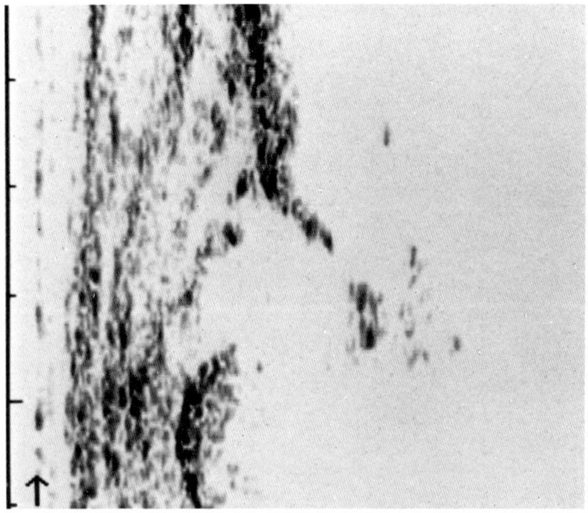

Abb. 13.55. Im Alter von 4 Wochen
Nach Einleitung der Therapie mit einer Spreizhose zeigt die sonographische Untersuchung bereits nach 2 Wochen einen gut zentriert stehenden Hüftkopf. Dies ist im Sonogramm erkennbar an der übergreifenden, nach unten ziehenden knorpeligen Hüftkopfüberdachung. Die Weiterentwicklung der knöchernen Hüftpfanne ist sonographisch zu erkennen, insgesamt ist die knöcherne Hüftkopfüberdachung bei abgerundetem knöchernem Erker noch mangelhaft.

Abb. 13.56. Im Alter von 6 Wochen
Unter konsequent durchgeführter Spreiztherapie zeigt sich im Sonogramm nach 6 Wochen ein abgerundeter knöcherner Pfannenerker und eine deutlich verbesserte knöcherne Hüftkopfüberdachung. Diese ist jedoch noch nicht ausreichend. Der Hüftkopf steht unverändert zentriert und ist knorpelig von einem echoarmen hyalinen Pfannendach umschlossen. Noch keine Kopfkernentwicklung.

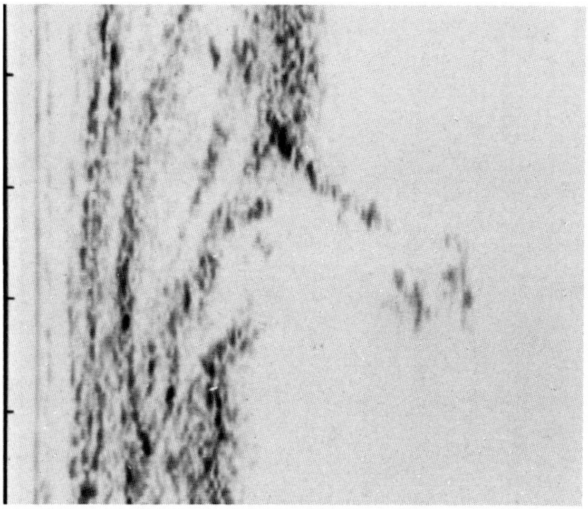

Abb. 13.57. Im Alter von 4 Monaten
Hinter dem sich jetzt deutlich abzeichnenden knöchernen Pfannenerker kommt es zur ersten Schallschattenbildung. Die Ausformung des knöchernen Pfannendachs ist im Vergleich mit den Voraufnahmen gebessert, aber noch nicht abgeschlossen. Als Zeichen der Nachverknöcherung ist der kraniale Anteil des hyalinknorpeligen Pfannendachs in der Struktur verdichtet.
$\alpha = 58°$
$\beta = 76°$
Hüfttyp II b
Die Spreiztherapie wird noch weitergeführt.
1 Mit der Pfannendachlinie abgeschnittene Echos der Fossa acetabuli

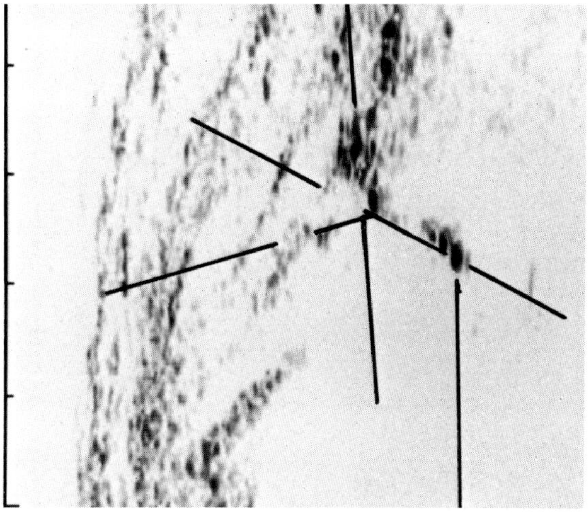

1

Abb. 13.58. Dasselbe Bild wie in Abb. 13.57, jedoch ohne Meßlinien
Die Aufnahmetechnik ist nicht korrekt, der Schnitt geht etwas zu weit nach dorsal in die Fossa glutaealis, kenntlich durch die Konkavität der Darmbeinkontur.

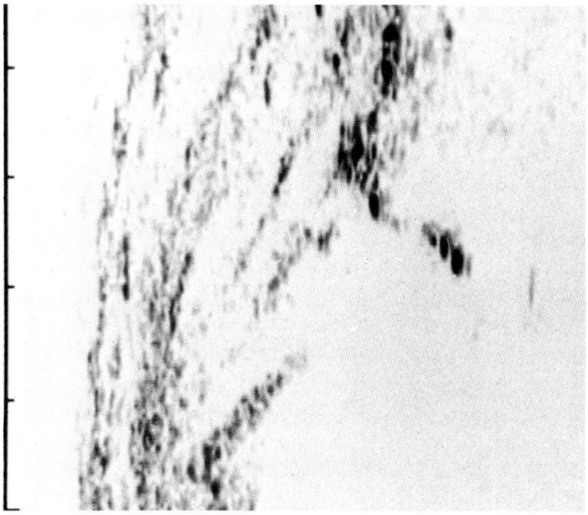

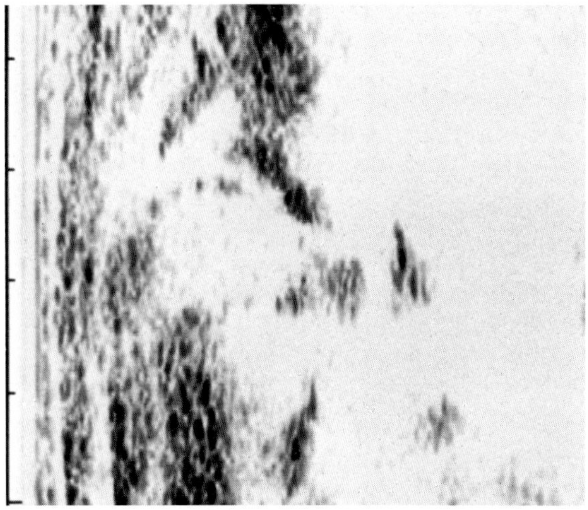

Serie 13.13 K. L., Verlaufsbeobachtung des rechten Hüftgelenkes

Abb. 13.59. Im Alter von 10 Tagen
Auch das rechte Hüftgelenk des Patienten K. L. ist bei der klinischen und sonographischen Untersuchung auffällig. Klinisch äußert sich die Instabilität in einem positiven Ortolani-Zeichen, im Sonogramm stellt sich ein luxiert stehender Hüftkopf dar. Dieser hat die Gelenkkapsel und das knorpelige Pfannendach nach oben außen abgedrängt. Nahezu fehlender knöcherner Pfannenerker und fließender Übergang des Azetabulums in das Os ilium.

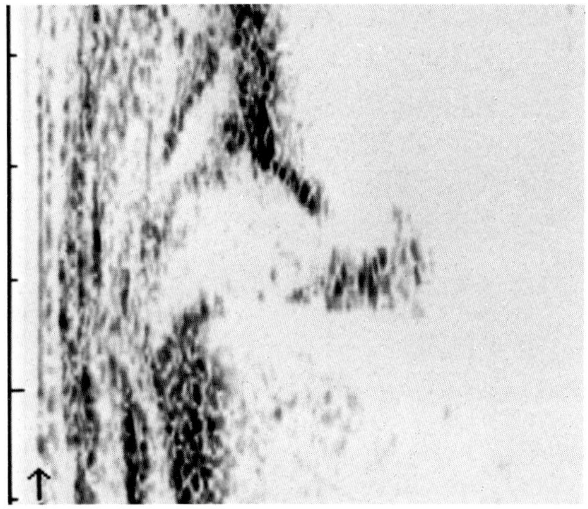

Abb. 13.60. Im Alter von 10 Tagen
Die Abbildung zeigt eine wesentlich verbesserte Einstellung des Hüftkopfes in die Hüftpfanne bei der dynamischen Untersuchung. Wird das Sonogramm ausgemessen, so liegen der Knochenwinkel α bei 40° und der Knorpelausstellwinkel β bei 90°, entsprechend einem Hüfttyp III a.

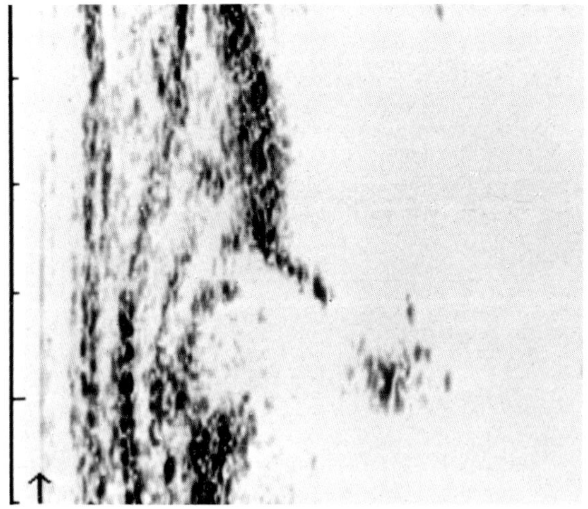

Abb. 13.61. Im Alter von 2 Wochen
Nach Behandlungsbeginn mit einer Spreizwindelhose zeigt sich als erster Therapieerfolg im Sonogramm, daß der Hüftkopf zentriert steht. Die knorpelige Überdachung zieht nach außen unten und umschließt den Hüftkopf über die Hälfte hinweg. Der knöcherne Erker ist noch stark gerundet, die knöcherne Formgebung ist noch mangelhaft.

Abb. 13.62. Im Alter von 6 Wochen
Noch stark abgerundeter knöcherner Pfannenerker bei mangelhafter knöcherner Ausformung des Azetabulums. Breites, echoarmes übergreifendes knorpeliges Pfannendach. Noch keine Kopfkernentwicklung.

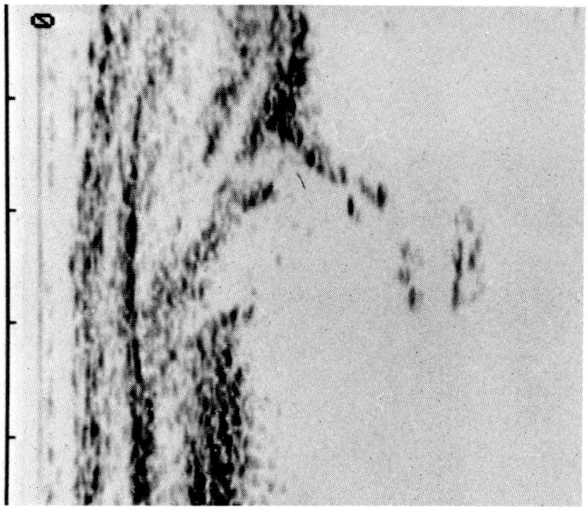

Abb. 13.63. Im Alter von 4 Monaten
Noch abgerundeter knöcherner Pfannenerker, der sich jetzt im Vergleich mit den Voraufnahmen deutlich abzeichnet. Hinter dem Erker kommt es erstmals zur Schallschattenbildung. Das knorpelige Pfannendach zieht übergreifend nach unten außen und ist echoarm. Zentriert stehender Hüftkopf mit fehlender Kopfkernentwicklung.
Hüfttyp II b

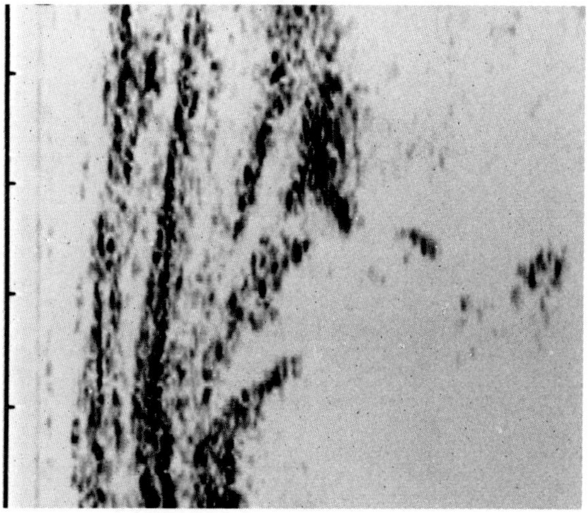

Abb. 13.64. Dasselbe Sonogramm wie Abb. 13.63 mit eingezeichneten Meßlinien
$\alpha = 51°$
$\beta = 90°$
Schlechte II-b-Hüfte

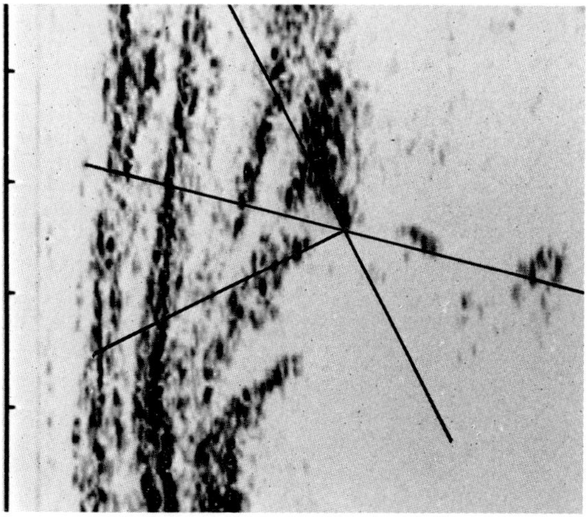

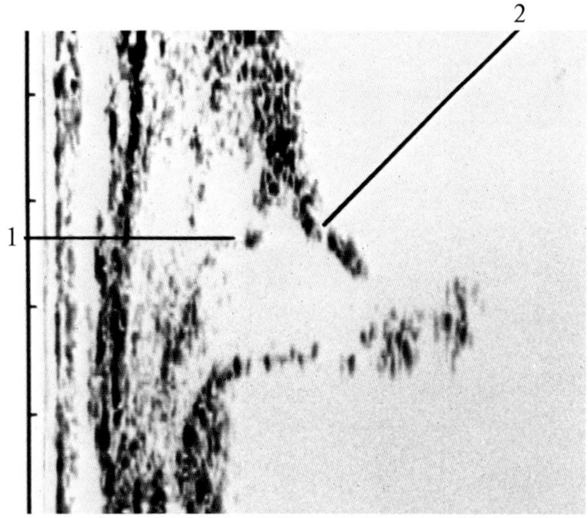

Serie 13.14 F. A., Verlaufsbeobachtung des linken Hüftgelenkes

Abb. 13.65. Im Alter von 6 Wochen
Stark abgerundeter knöcherner Pfannenerker und eine nicht ausreichende knöcherne Ausformung des Azetabulums. Der Hüftkopf kann nicht mehr ausreichend zentriert in der Pfannenanlage gehalten werden und dezentriert. Das Labrum acetabulare mit dem hyalinknorpeligen Pfannendach ist bereits nach oben außen aufgebogen.
1 Labrum acetabulare
2 Umschlagpunkt

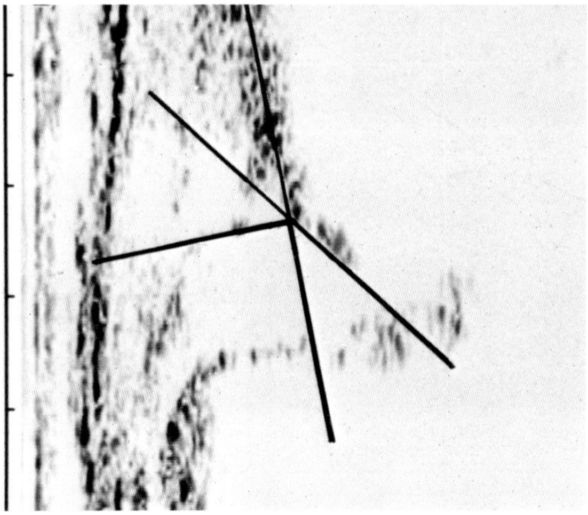

Abb. 13.66. Gleiche Abbildung wie 13.65 mit eingezeichneten Meßlinien
$\alpha = 40°$
$\beta = 87°$
Hüfttyp III a

Abb. 13.67. Im Alter von 8 Wochen
Nach Einleitung der Therapie mit einer Spreizhose ist bei der ersten sonographischen Verlaufskontrolle als erster Therapieerfolg eine Besserung im Verlauf des knorpeligen Pfannendachs nachweisbar. Dieses zieht jetzt nach unten außen und führt zu einer guten knorpeligen Überdachung. Der Hüftkopf steht zentriert. Die knöcherne Überdachung hat sich leicht gebessert.
1 Labrum acetabulare
2 Umschlagpunkt

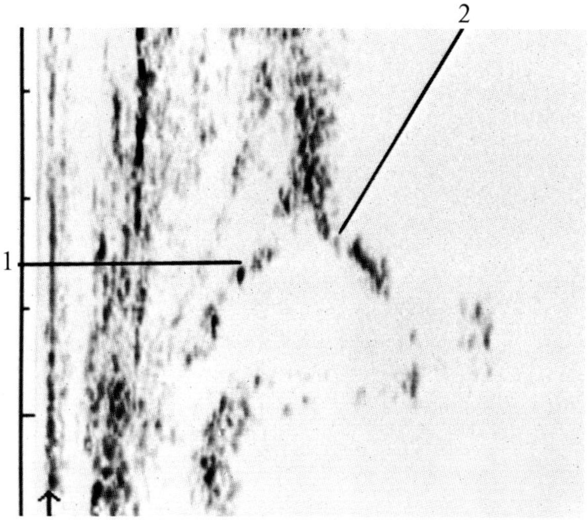

Abb. 13.68. Gleiches Sonogramm wie Abb. 13.67 mit eingezeichneten Meßlinien
$\alpha = 45°$
$\beta = 73°$
Hüfttyp II g (noch im Gefährdungsbereich)

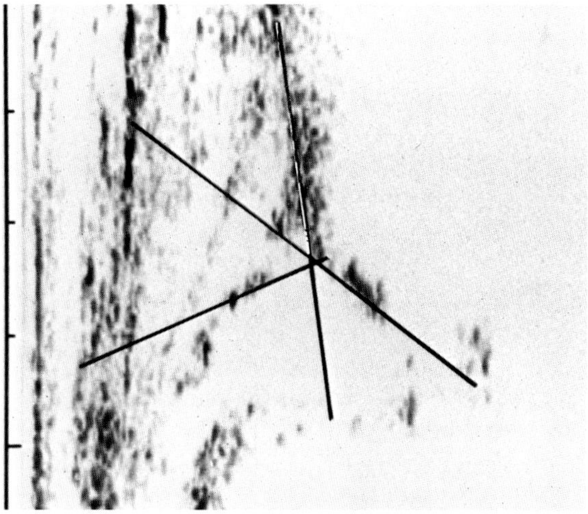

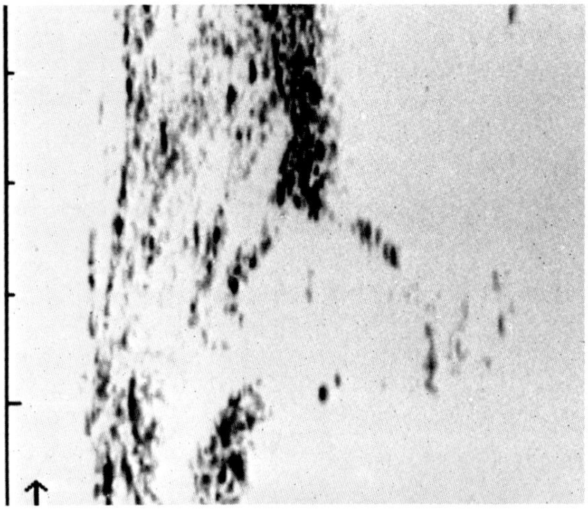

Abb. 13.69. Im Alter von 12 Wochen
Nach 6 Wochen dauernder Spreiztherapie kommt im Sonogramm die beginnende Erkerentwicklung zur Darstellung. Der knöcherne Erker ist noch geschweift, es kommt jedoch bereits zur zunehmenden Schallschattenbildung hinter dem knöchernen Erker als Ausdruck für eine zunehmende Ausformung des knöchernen Pfannendachs. Die knorpelige Überdachung ist unverändert übergreifend und echoarm. Der Hüftkopf steht zentriert und zeigt eine Echogenität im Kopfzentrum als Hinweis für eine beginnende Kopfkernentwicklung.

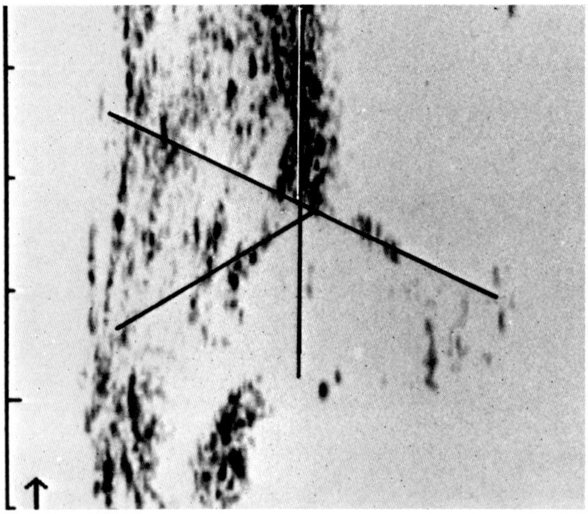

Abb. 13.70. Gleiches Hüftsonogramm wie Abb. 13.69 mit eingezeichneten Meßlinien
$\alpha = 64°$
$\beta = 60°$
Hüfttyp I b

Serie 13.15 B. M., Verlaufsbeobachtung des linken Hüftgelenkes

Abb. 13.71. Im Alter von 2,5 Monaten
Stark abgeflachter knöcherner Pfannenerker mit völlig mangelhafter knöcherner Hüftkopfüberdachung. Der Hüftkopf steht luxiert. Das hyalinknorpelige Pfannendach ist deformiert und echogen als Hinweis für eine Strukturstörung.

1 Knorpel-Knochen-Grenze
2 Abgedrängtes Septum intermusculare
3 Echodichtes, deformiertes knorpeliges Pfannendach
4 Stark abgeflachter knöcherner Pfannenerker

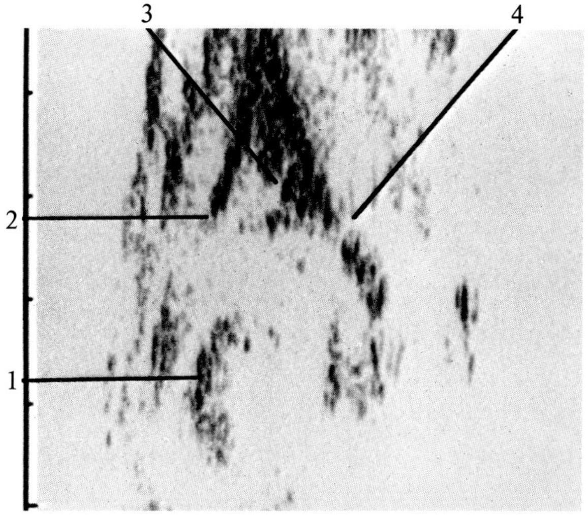

Abb. 13.72. Im Alter von 11,5 Monaten
Sonographische Verlaufskontrolle nach einer Therapiedauer von 9 Monaten (Sitz-Hock-Gips, Retentionsschiene). Der knöcherne Pfannenerker ist eckig konturiert, das knöcherne Pfannendach ist gut ausgeformt. Der Hüftkopf steht zentriert in einer guten knöchernen Hüftpfanne. Die ergänzende knorpelige Überdachung zieht nach unten außen und ist echoarm. Beginnende Kopfkernentwicklung im Zentrum.
Der Knochenwinkel α entspricht mit 60° einem Hüfttyp I. Die Ausstellungslinie ist im Sonogramm nicht ganz korrekt eingezeichnet. Diese zieht nicht durch die Basis und das Hauptecho. Bei korrekt eingezeichneter Ausstellinie ergibt sich ein Ausstellwinkel β von 60°. Insgesamt liegt ein Hüfttyp I b vor.

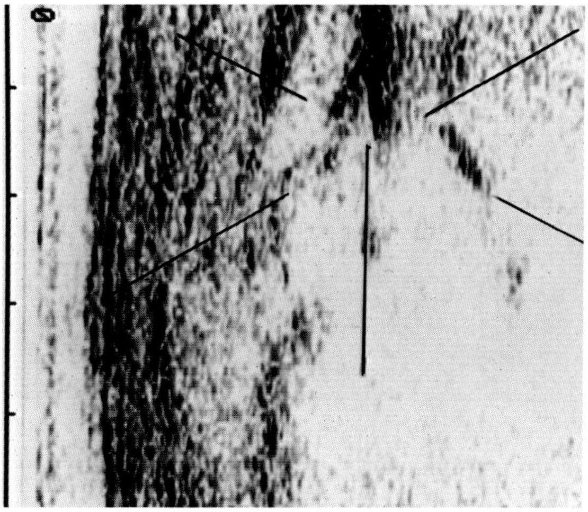

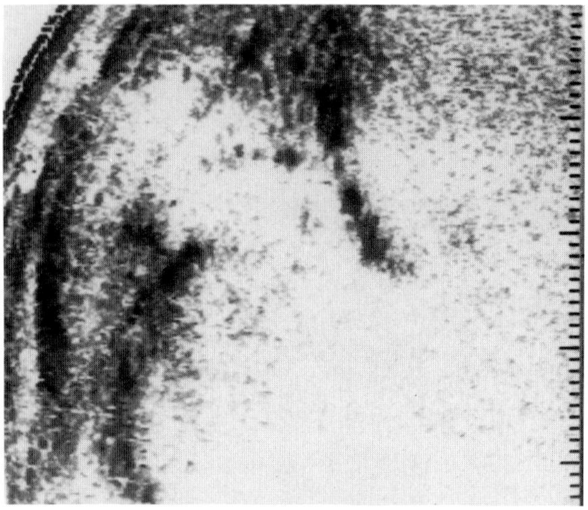

Serie 13.16 H. M., Verlaufsbeobachtung des linken Hüftgelenkes

Abb. 13.73. Im Alter von 5 Monaten
Das Hüftgelenk wurde in der Compoundtechnik geschallt. Fließender Übergang der knöchernen Hüftpfannenanlage in das Os ilium bei stark abgeflachtem knöchernem Pfannenerker. Der Hüftkopf hat das Azetabulum verlassen und ist in die Weichteile luxiert. Das knorpelige Pfannendach ist abgedrängt und deformiert und in der Struktur verdichtet.

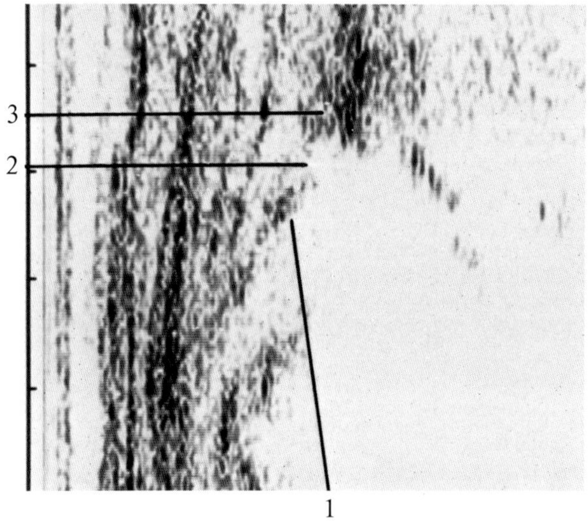

Abb. 13.74. Im Alter von 14 Monaten
Sonographische Verlaufskontrolle nach 9 Monaten Therapie (Sitz-Hock-Gips, Retentionsschiene). Nahezu eckig entwickelter knöcherner Pfannenerker mit insgesamt guter Ausformung des knöchernen Pfannendachs. Hinter dem knöchernen Pfannenerker kommt die Schallauslöschung zur Darstellung. Sonographisch ist ein echoarmes, knorpeliges Pfannendach nachweisbar. Dieses zieht bei zentriert stehendem Hüftkopf ohne Abdrängung nach unten außen. Vermehrte Echogenität im kranialen Anteil als Ausdruck der Nachverknöcherung.

1 Labrum acetabulare, 2 Echoarmes, hyalines Pfannendach, 3 Nachverknöcherung im kranialen Pfannendachanteil

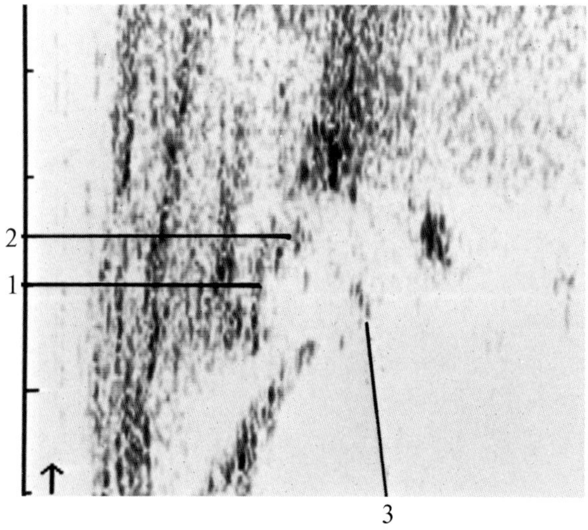

Abb. 13.75. Im Alter von 16 Monaten
Im Vergleich mit der Abb. 13.74 zunehmende Schallschattenbildung hinter dem knöchernen Pfannenerker als Hinweis für eine gute knöcherne Hüftkopfüberdachung. Diese wird vervollständigt durch ein übergreifendes knorpeliges Pfannendach. Der Hüftkopf steht zentriert.
1 Gelenkkapsel
2 Labrum acetabulare
3 Beginnende Kopfkernentwicklung

Serie 13.17 S. S., Verlaufsbeobachtung des linken Hüftgelenkes

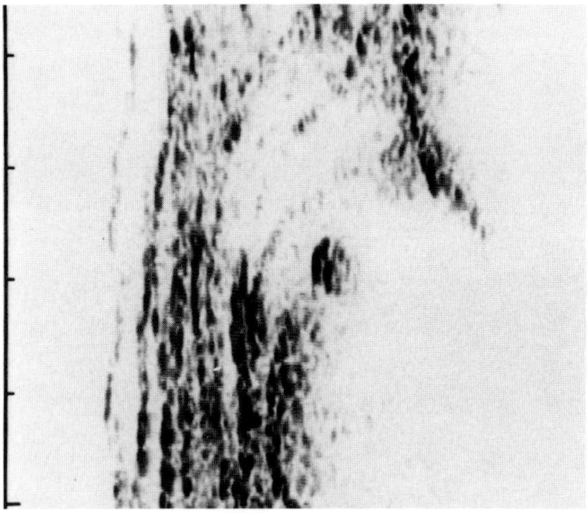

Abb. 13.76. Im Alter von 6 Monaten
Im Sonogramm deutlich dezentriert stehender Hüftkopf mit Abdrängung der Gelenkkapsel und Deformierung des knorpeligen Pfannendachs, das in der Struktur verdichtet ist. Die knöcherne Hüftkopfüberdachung ist völlig mangelhaft, der knöcherne Erker ist stark abgeflacht.
Hüfttyp III b

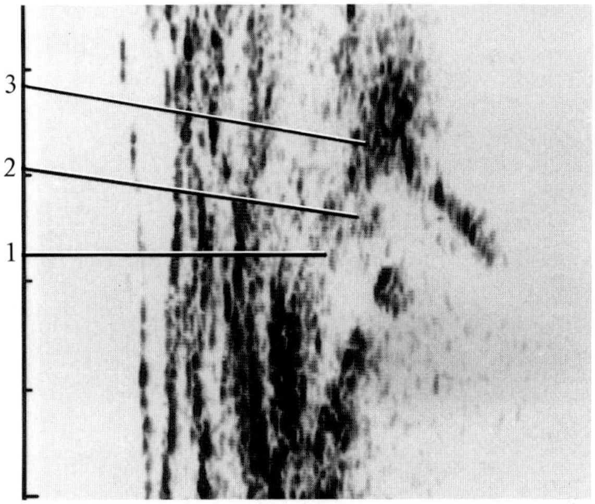

Abb. 13.77. Im Alter von 8,5 Monaten
Nach frustran verlaufender konservativer Behandlung wurde die Indikation zur offenen Hüfteinstellung nach Ludloff gestellt. Das Sonogramm zeigt die Gelenkverhältnisse 6 Wochen postoperativ. Der Hüftkopf steht zentriert in der knöchernen Hüftpfannenanlage. Der Erker ist noch abgerundet, die knöcherne Überdachung nicht ausreichend. Sonographisch läßt sich das echoarme, knorpelige Pfannendach deutlich nachweisen. Das Labrum acetabulare ist an der starken Echogenität distal des Schallochs des knorpeligen Pfannendachs zu erkennen. Bei guter knorpeliger Hüftkopfüberdachung sind die Voraussetzungen für eine nachholende Erkerentwicklung in der Retentionsschiene günstig.
1 Verdickte Gelenkkapsel, 2 Labrum acetabulare, 3 Nachverknöcherung

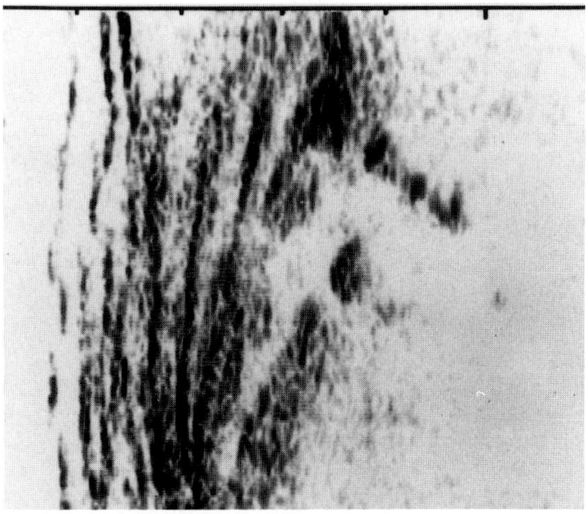

Abb. 13.78. Im Alter von 10 Monaten
Hüftsonogramm 12 Wochen postoperativ nach offener Einstellung. Noch deutlich abgerundeter knöcherner Pfannenerker. Im Vergleich mit Abb. 13.77 ist eine Verbesserung der knöchernen Hüftkopfüberdachung erkennbar. Unverändert zieht das knorpelige Pfannendach übergreifend über den Hüftkopf hinweg. Im kranialen Pfannendachbereich findet sich eine starke Echogenität als Hinweis für die Nachverknöcherung.

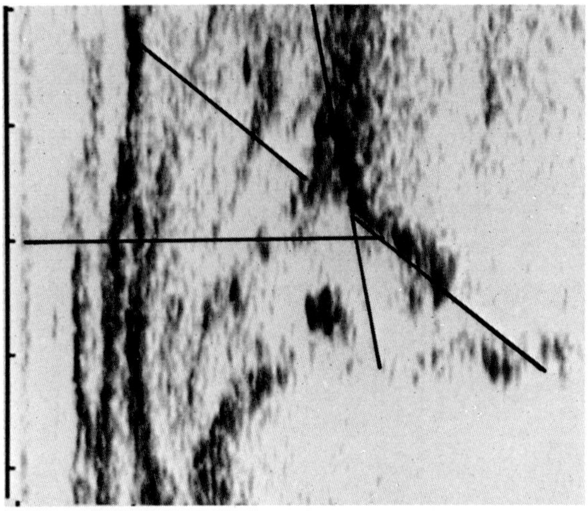

Serie 13.18 P. S., Verlaufsbeobachtung des linken Hüftgelenkes

Abb. 13.79. Im Alter von 4 Monaten
Stark abgeflachter knöcherner Pfannenerker mit schlechter Ausformung des knöchernen Pfannendachs. Das knorpelige Pfannendach ist echoarm und nach oben außen aufgebogen. Der Hüftkopf steht dezentriert. Deutliche Kopfkernverdichtung.
$\alpha = 43°$
$\beta = 100°$
Hüfttyp IIIa

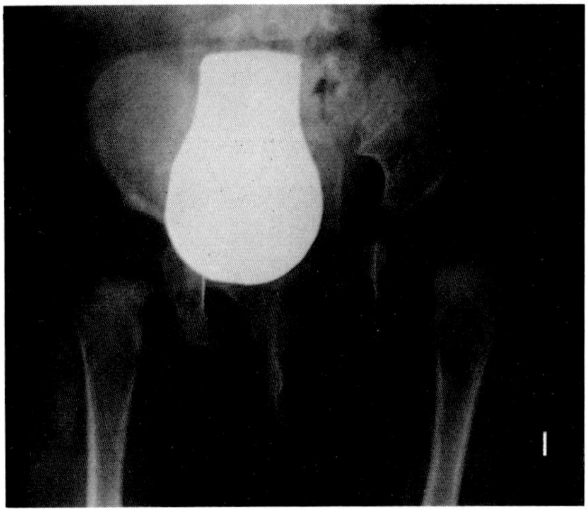

Abb. 13.80. Röntgenbild zu dem Sonogramm 13.79
Auf der Beckenübersichtsaufnahme zeigt sich eine dysplastische Pfannenanlage mit vermehrter Sklerosierung in der Kompressionszone. Das koxale Femurende steht nach lateral und kranial verlagert.

Abb. 13.81. Im Alter von 5 Monaten
Nach Einleitung der Spreiztherapie zeigt sich bei der ersten Verlaufskontrolle als Zeichen der Besserung eine Änderung im Verlauf des knorpeligen Pfannendachs. Dieses zieht jetzt wieder nach außen unten über den Hüftkopf hinweg, der zentriert in der knöchernen und knorpeligen Pfannenanlage steht. Der knöcherne Erker ist noch gerundet, die knöcherne Überdachung ist gebessert. Beginnendes Halbmondphänomen des Hüftkopfkerns.
1 Labrum acetabulare
2 Umschlagpunkt
$\alpha = 55°$
$\beta = 76°$
Hüfttyp II b

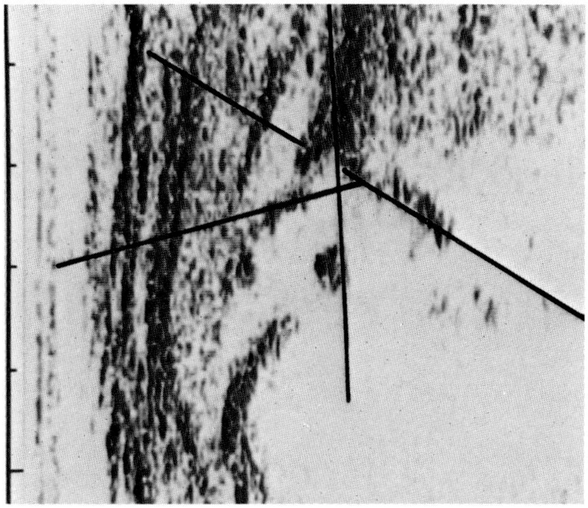

Abb. 13.82. Im Alter von 6 Monaten
Unter Fortführung der Therapie zeigt sich eine beginnende Erkerkonturierung, der jedoch noch geschweift ist. Hinter dem knöchernen Pfannenerker kommt es bereits zur deutlichen Schallschattenbildung. Das knorpelige Pfannendach zieht übergreifend über den Hüftkopf hinweg, dieser steht zentriert in der knöchernen und knorpeligen Pfannenanlage.
$\alpha = 62°$
$\beta = 78°$
Hüfttyp I b

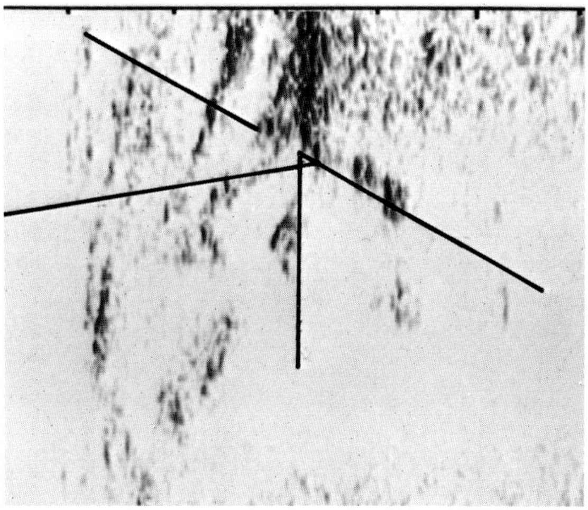

Abb. 13.83. Im Alter von 10 Monaten
Nicht optimal dokumentiertes Hüftsonogramm. Die Aufnahme läßt jedoch erkennen, daß die Hüfte in der Standardebene geschallt wurde. Die für die Beurteilung wesentlichen Kriterien sind im Bild zu erkennen.
Der knöcherne Erker ist jetzt eckig und gut konturiert, das knöcherne Pfannendach ist gut ausgeformt. Pfannenergänzend zieht das knorpelige Dach übergreifend und echoarm über den Hüftkopf hinweg. Der Hüftkopfkern zeigt ein deutliches Halbmondphänomen.
1 Gelenkkapsel, 2 Labrum acetabulare
3 Knöcherner Erker mit Schallschattenbildung
4 Unterrand des Os ilium
5 Hüftkopfkern mit Halbmondphänomen

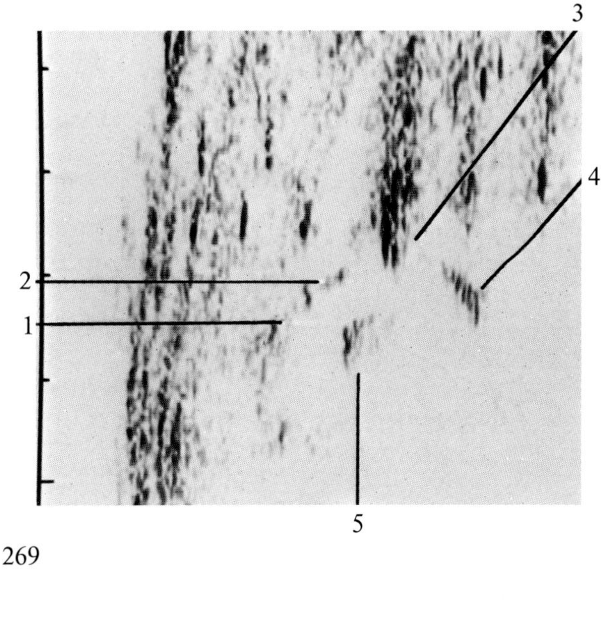

Serie 13.19 T. D., Verlaufsbeobachtung des linken Hüftgelenkes

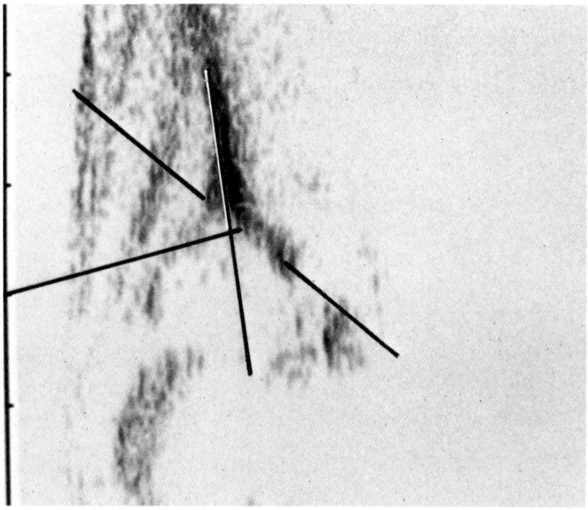

Abb. 13.84. Im Alter von 5 Tagen
Deutlich abgerundeter knöcherner Pfannenerker mit schlechter knöcherner Hüftkopfüberdachung. Der pfannenergänzende knorpelige Anteil zieht über den Hüftkopf noch hinweg.
$\alpha = 45°$
$\beta = 80°$
Das Hüftgelenk liegt im Gefährdungsbereich an der Grenze zum Dezentrieren.
Die Schnittebene ist nicht völlig korrekt.

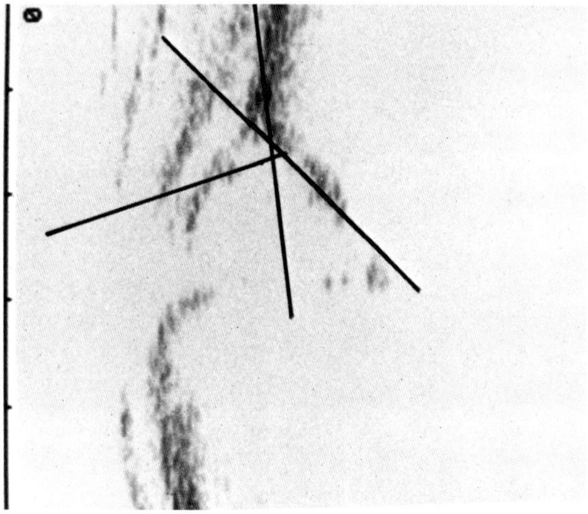

Abb. 13.85. Im Alter von 7 Wochen
Unbehandelt ist keine Besserung in der Hüftgelenksentwicklung eingetreten. Der knöcherne Pfannenerker ist abgeflacht, die knöcherne Formgebung bleibt mangelhaft. Die Gelenkkapsel und das knorpelige Pfannendach können den Hüftkopf soeben noch in der Gelenkanlage halten.
$\alpha = 42°$
$\beta = 78°$

Abb. 13.86. Im Alter von 3 Monaten
Die verordnete Spreiztherapie wurde inkonsequent durchgeführt. Bei der Verlaufssonographie zeigt sich daher ein nahezu unveränderter Befund mit stark abgerundetem knöchernem Pfannenerker bei schlechter knöcherner Hüftkopfüberdachung und Abdrängung des knorpeligen Pfannendachs nach oben außen. Noch keine Kopfkernentwicklung.
$\alpha = 45°$
$\beta = 90°$
Das Hüftgelenk befindet sich am Dezentrieren.

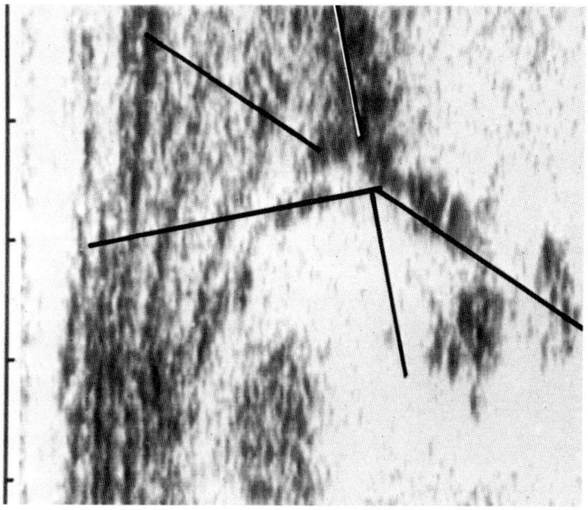

Abb. 13.87. Im Alter von 4 Monaten
Bei jetzt konsequent durchgeführter Spreiztherapie ist im Sonogramm bereits nach 4 Wochen die Weiterentwicklung der Gelenkanlage zu erkennen. Der knöcherne Erker ist noch gerundet. Der Hüftkopf steht jedoch zentriert und ist ausreichend gut von der knöchernen und knorpeligen Gesamtpfanne umgeben.
$\alpha = 55°$
$\beta = 73°$
Hüfttyp II b
1 Abgeschnittene Echos der Fossa acetabuli

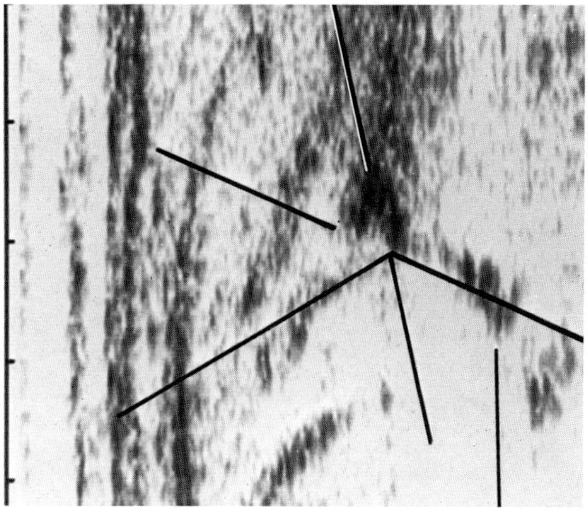

Abb. 13.88. Im Alter von 6,5 Monaten
Bei Therapieende liegt ein regelrecht entwickeltes Hüftgelenk vor. Dieses zeigt im Sonogramm einen eckigen, gut konturierten knöchernen Pfannenerker mit deutlicher Schallschattenbildung. Die knöcherne und knorpelige Überdachung ist gut. Der Hüftkopf steht zentriert mit Kopfkernentwicklung im Zentrum.
$\alpha = 66°$
$\beta = 55°$
Hüfttyp I a

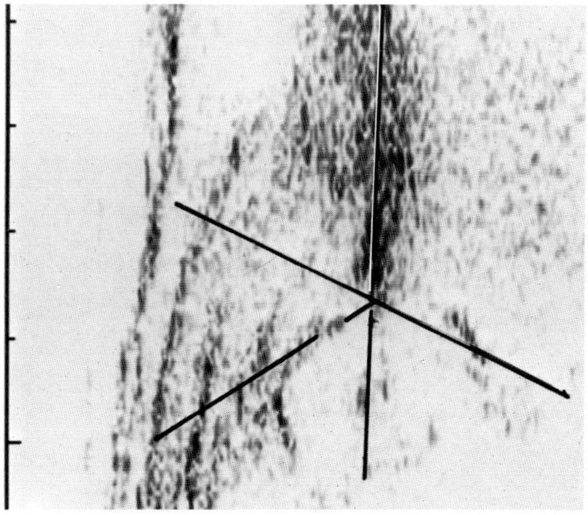

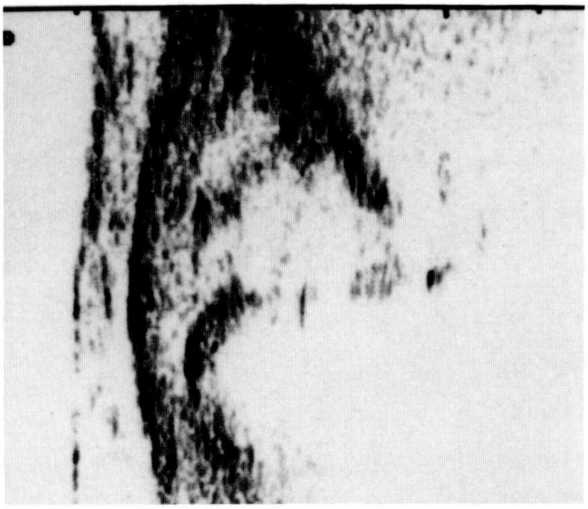

Serie 13.20 S. D., Verlaufsbeobachtung des linken Hüftgelenkes

Abb. 13.89. Im Alter von 4 Monaten
Stark abgeflachter knöcherner Pfannenerker mit nahezu fehlender knöcherner Hüftkopfüberdachung, dezentriert stehender Hüftkopf. Das hyalinknorpelige Pfannendach ist sonographisch echodicht.
Hüfttyp III b

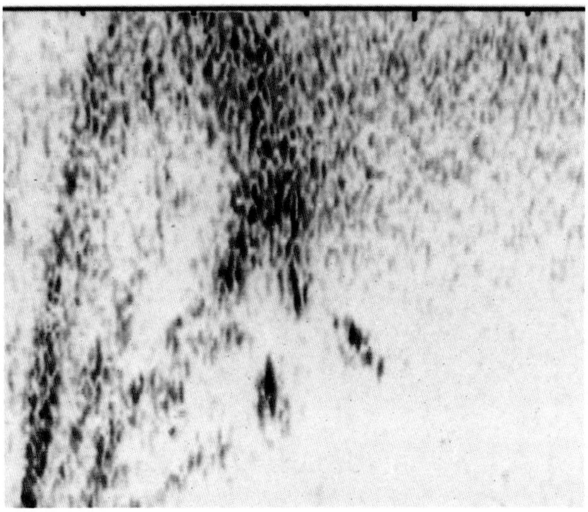

Abb. 13.90. Im Alter von 10 Monaten
Im Sonogramm ist gut zu erkennen, wie sich unter Therapie (Sitz-Hock-Gips, Retentionsschiene) die Struktur des hyalinknorpeligen Pfannendachs wieder bessert. Dieses stellt sich im Sonogramm wieder echoarm dar, das Labrum acetabulare kann wieder differenziert werden. Der Hüftkopf steht zentriert. Es liegt noch eine Ossifikationsstörung im Bereich des knöchernen Pfannenerkers vor bei noch nicht ausreichender knöcherner Hüftkopfüberdachung. Die Kopfkernentwicklung hat begonnen.

Literatur

[1] Batory I (1982) Ätiologie der pathologischen Veränderungen des kindlichen Hüftgelenkes. Enke, Stuttgart

[2] Braun B, Günther R, Schwerk W. (1983) Ultraschalldiagnostik, Lehrbuch und Atlas. Ecomed

[3] Götz AJ (1983) Kompendium der medizinisch-diagnostischen Ultrasonographie. Enke, Stuttgart

[4] Graf R (1983) Die sonographische Beurteilugn der Hüftdysplasie mit Hilfe der „Erkerdiagnostik". Z Orthop 121: 693

[5] Graf R (1985) Sonographie der Säuglingshüfte. Enke, Stuttgart

[6] Hill CR (1979) ICP/CEP 803, zit. nach: Braun B, Günther R, Schwerk W. (1984) Ultraschalldiagnostik, Lehrbuch und Atlas, 1. erg. Aufl. Ecomed

[7] Schuler P (1984) Die sonographische Differenzierung der Hüftreifungsstörungen. Orthop Prax 20:218

Sachregister